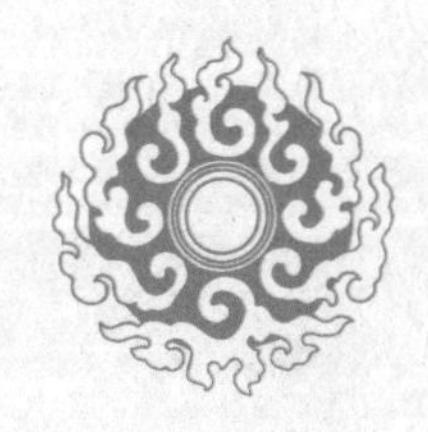

U0309092

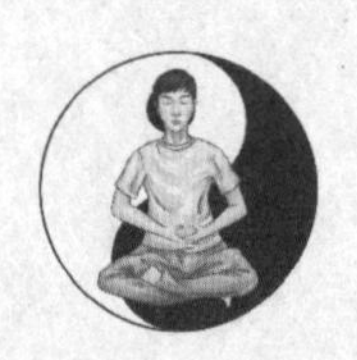

国医绝学系列

自己的身体会说话
察颜观色知健康

蔡向红　编著

解读身体的求救信号
洞悉身体的健康密码

天津出版传媒集团
天津科学技术出版社

图书在版编目（CIP）数据

自己的身体会说话 察颜观色知健康 / 蔡向红编著
. -- 天津：天津科学技术出版社，2014.6（2020.10 重印）
ISBN 978-7-5308-8879-7

Ⅰ.①自… Ⅱ.①蔡… Ⅲ.①保健—基本知识 Ⅳ.
① R161

中国版本图书馆 CIP 数据核字（2014）第 086036 号

自己的身体会说话 察颜观色知健康
ZIJI DE SHENTI HUI SHUOHUA CHAYAN GUANSE ZHI JIANKANG

策 划 人：杨 譞
责任编辑：张 跃
责任印制：兰 毅
出 版：天津出版传媒集团
天津科学技术出版社
地 址：天津市西康路 35 号
邮 编：300051
电 话：（022）23332490
网 址：www.tjkjcbs.com.cn
发 行：新华书店经销
印 刷：三河市吉祥印务有限公司

开本 720×1020 1/16 印张 15 字数 320 000
2020 年 10 月第 1 版第 2 次印刷
定价：45.00 元

前言

日常生活中，身体状况的变化是很容易被我们察觉到的，而很多人发现“色变”之后都在为遇到这样的小毛病需不需要看医生而烦恼。往往上医院看病，排队等了半天，医生三五分钟就把你给打发了。患者即使将病痛等症状完整地表述给医生，医生也无法在仓促之间真正掌握病况。反之，如果不去看医生，又总是忐忑不安，放心不下。这时候，对身体进行“察颜观色”就很有必要了。因为许多疾病是在身体“颜色”上有迹可循的。生活之中也许不怎么起眼的小征兆，你都不要忽略了，它们可能就是身体向你发出的警报。人体从头发到肠胃、肾脏、血液、心脏的健康状态，与我们的身体所表现出来的状况都有着千丝万缕的联系。你偶然间发现的皮肤变色、眼睑水肿、舌苔异常等不起眼的小毛病，往往可能是癌症、脑中风、尿毒症等严重疾病的警讯。

“察颜观色”的诊病法在几千年前就被我们的祖先们作为一种常用的中医疗法了，我们通过身体细部的微小变化可以发现人的身体是否健康。中医认为，面部是脏腑气血的外荣，又为经脉所聚。面部脉络丰富，气血充盛，而且皮肤薄嫩，故色泽变化易显露于外。《望诊遵经·五色相应提纲》云：“当考内经望法，以为五色形于外，五脏应于内，犹根本之与枝叶也。色脉形肉，不得相失也，故有病必有色，内外相袭，如影随形，如鼓应桴。”故脏腑气血的盛衰，邪气对气血的扰乱，都会在面部有所反映。再如：《医述》引柯韵伯论亦曰：“医者欲知病人脏腑寒热虚实，必要问其以内走出者，故凡病当验二便。”著名的医书《黄帝内经》讲到，人的12经脉，365络，“其血气皆上于面而走空窍”，也就是说人体的气血可以通过静脉溶于人的面色，所以人的面色及身体其他部位的表现可以体现人体内在的一些脏腑和气血精液的健康状况。古人这些经验，获得了现代医学的肯定，如今已经成为医生眼中窥知人体健康的一扇窗户。

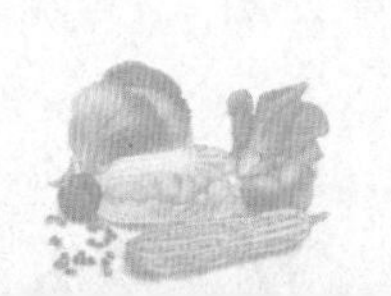
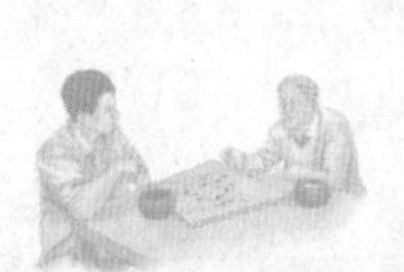
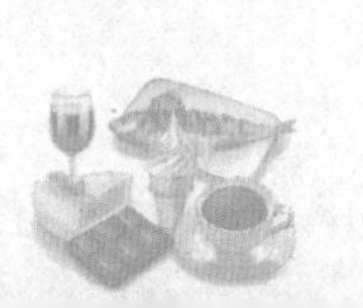
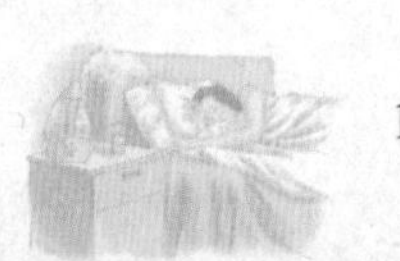

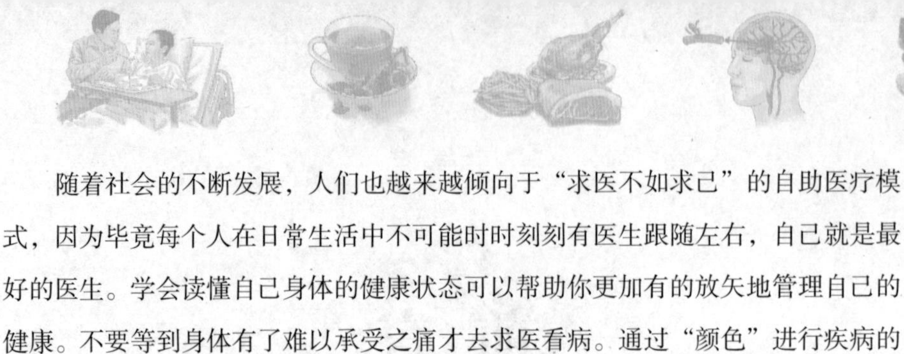

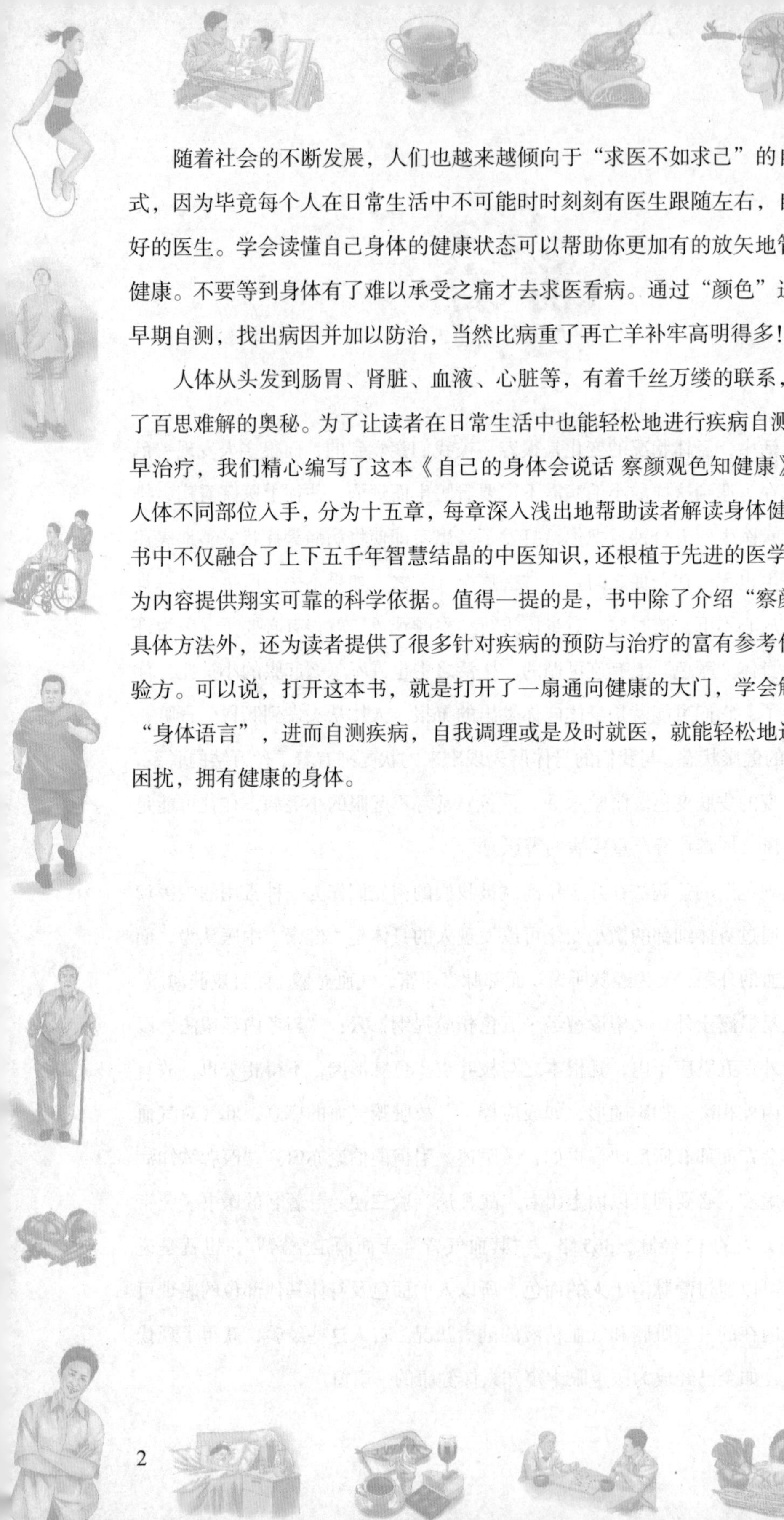

随着社会的不断发展，人们也越来越倾向于“求医不如求己”的自助医疗模式，因为毕竟每个人在日常生活中不可能时时刻刻有医生跟随左右，自己就是最好的医生。学会读懂自己身体的健康状态可以帮助你更加有的放矢地管理自己的健康。不要等到身体有了难以承受之痛才去求医看病。通过“颜色”进行疾病的早期自测，找出病因并加以防治，当然比病重了再亡羊补牢高明得多!

人体从头发到肠胃、肾脏、血液、心脏等，有着千丝万缕的联系，无不充满了百思难解的奥秘。为了让读者在日常生活中也能轻松地进行疾病自测，早发现，早治疗，我们精心编写了这本《自己的身体会说话 察颜观色知健康》。本书从人体不同部位入手，分为十五章，每章深入浅出地帮助读者解读身体健康的密码。书中不仅融合了上下五千年智慧结晶的中医知识，还根植于先进的医学研究成果，为内容提供翔实可靠的科学依据。值得一提的是，书中除了介绍“察颜观色”的具体方法外，还为读者提供了很多针对疾病的预防与治疗的富有参考价值的自助验方。可以说，打开这本书，就是打开了一扇通向健康的大门，学会解读自己的“身体语言”，进而自测疾病，自我调理或是及时就医，就能轻松地远离病痛的困扰，拥有健康的身体。

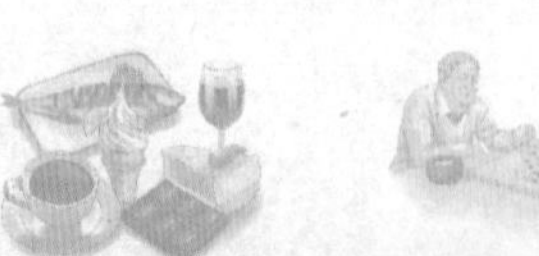

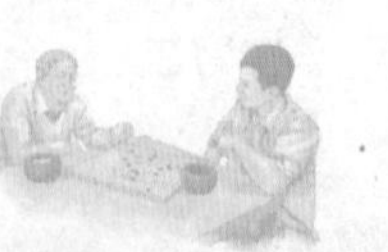

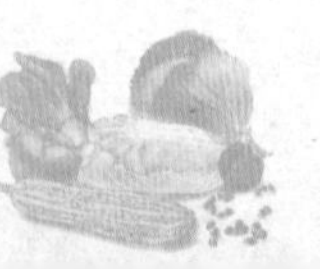

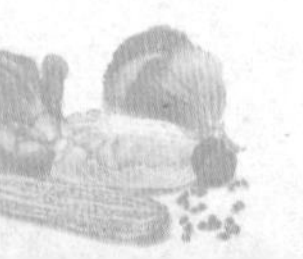

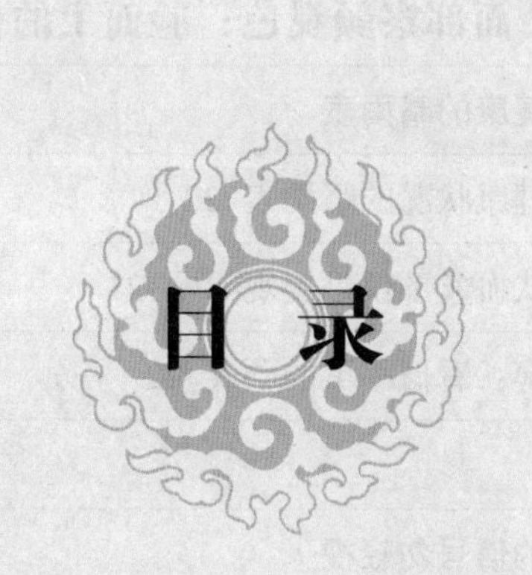

目　录

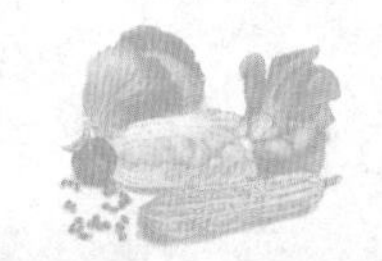
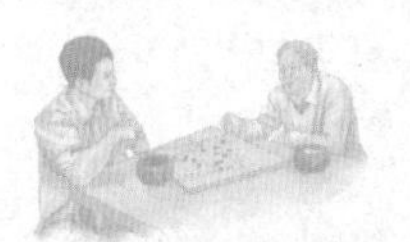
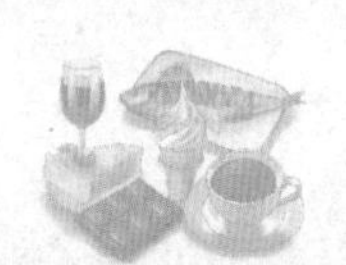
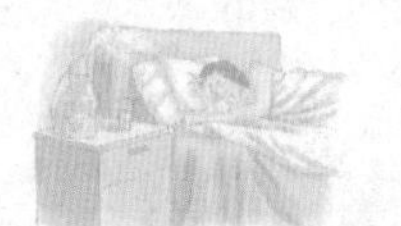

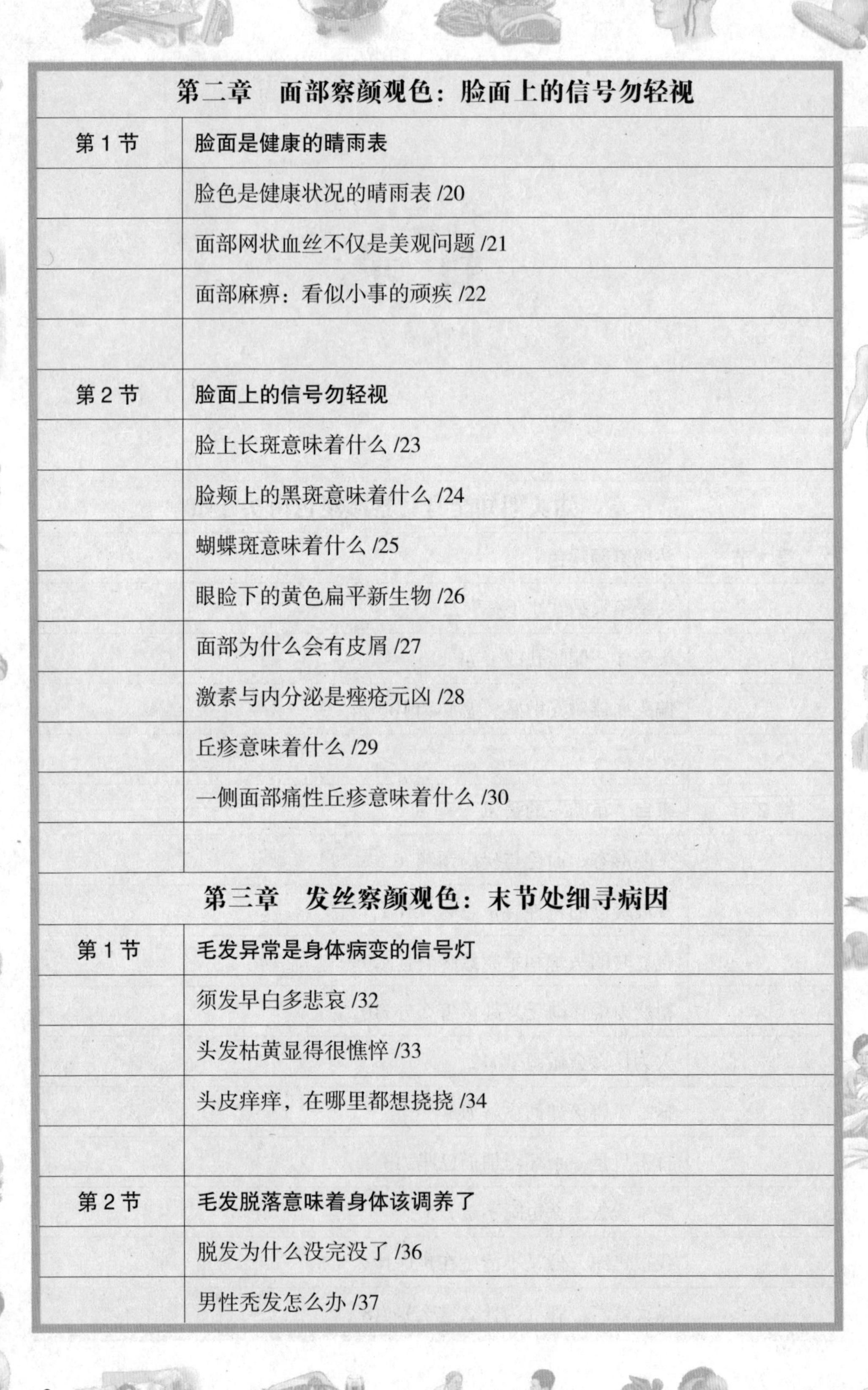

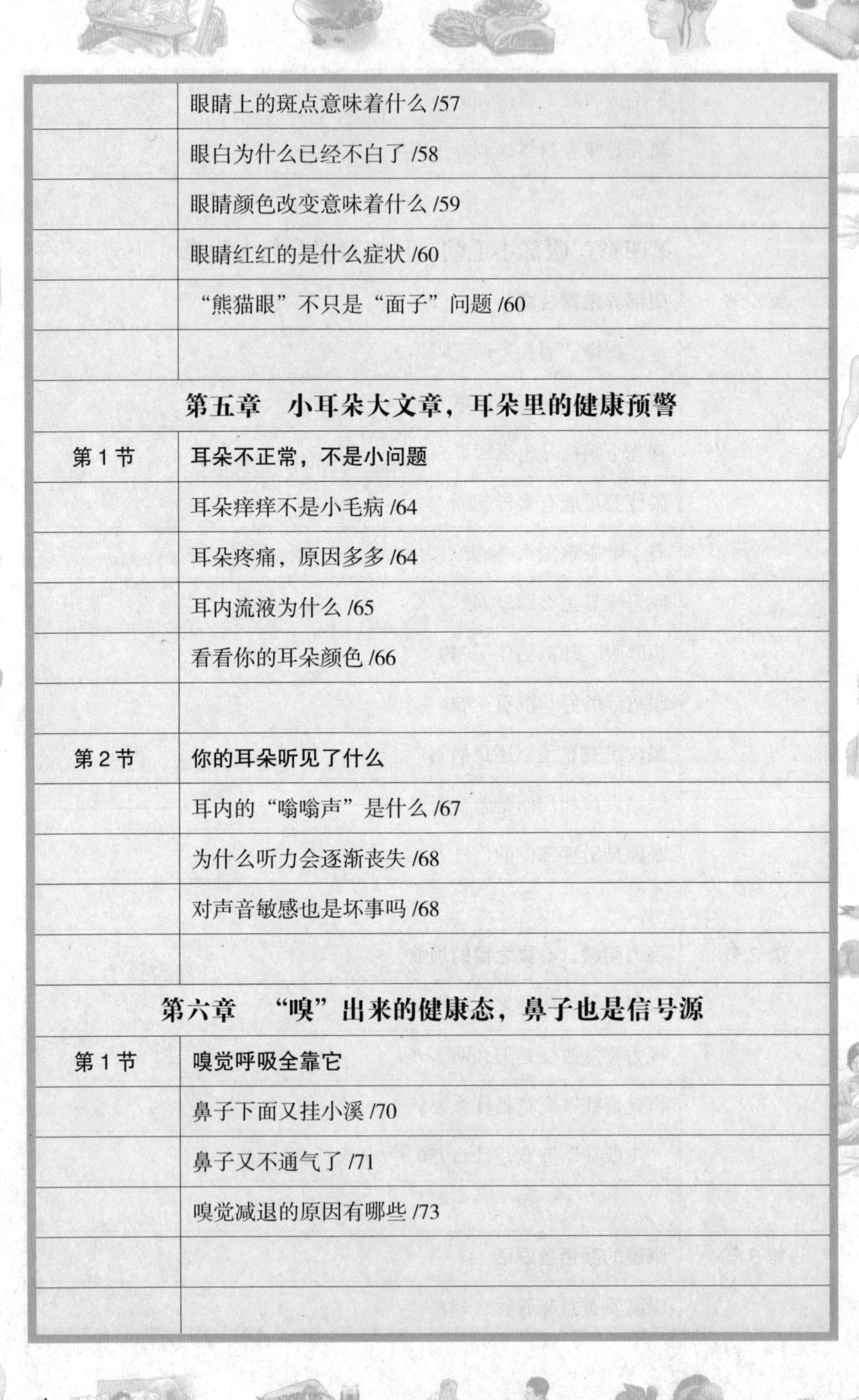

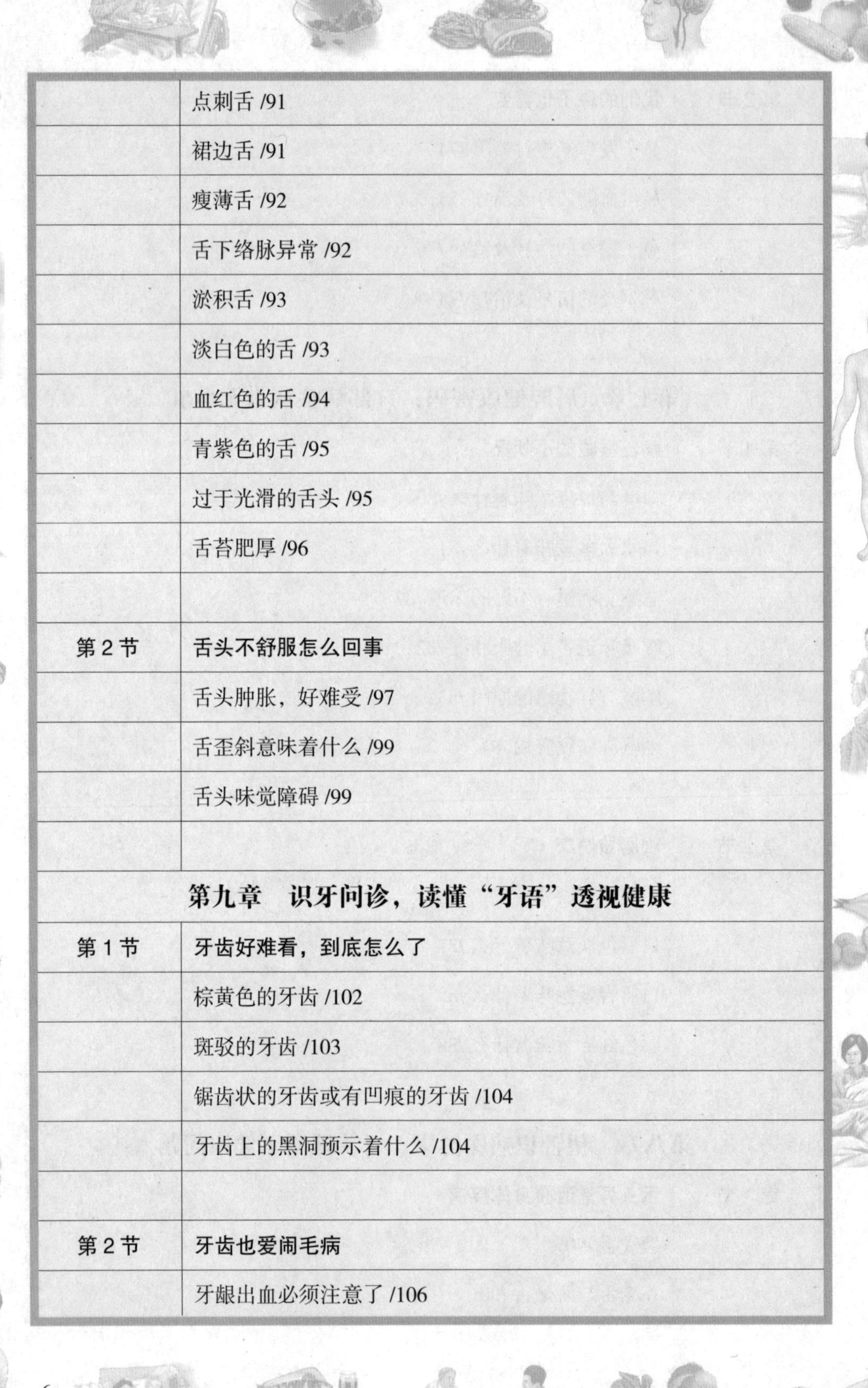

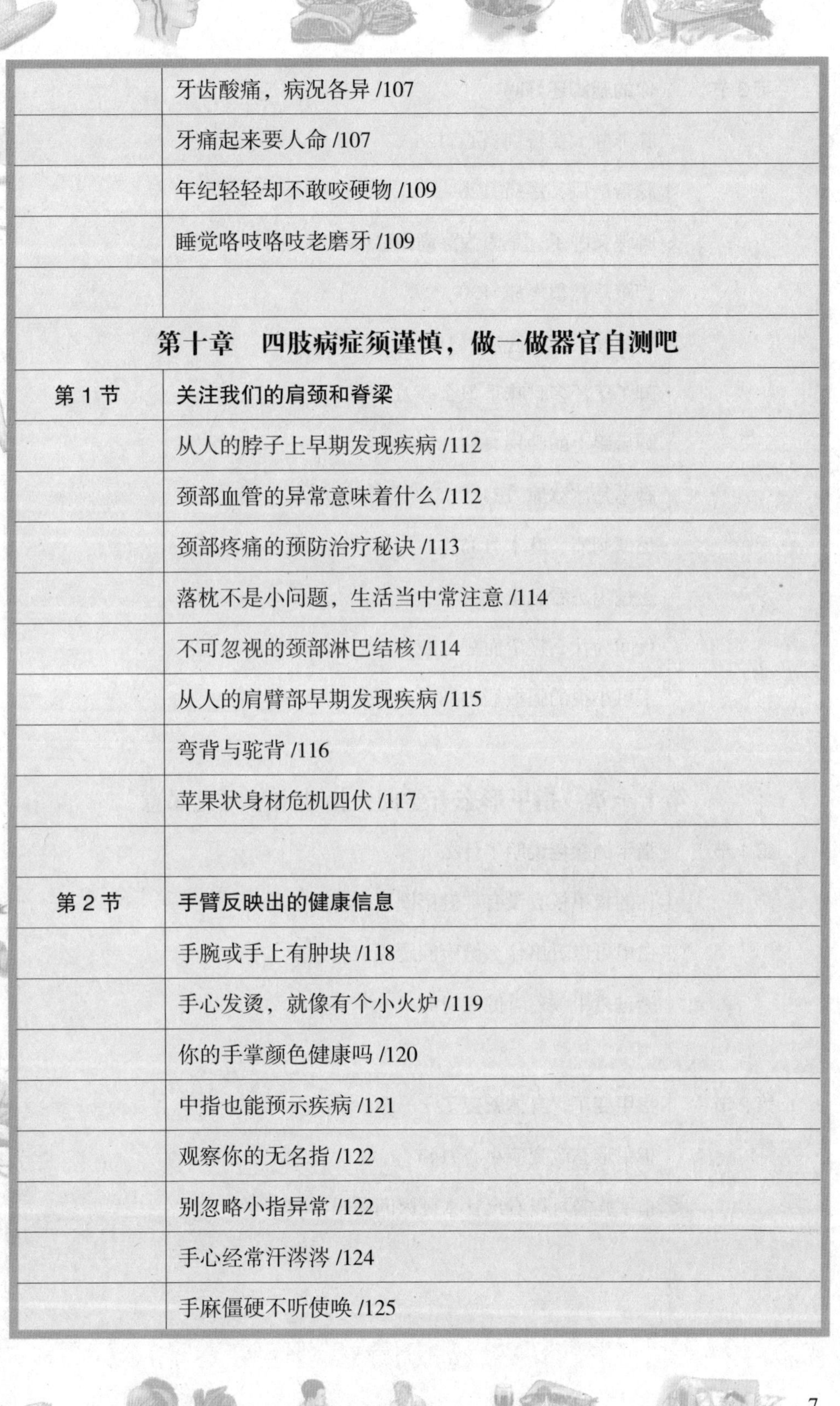

第十章　四肢病症须谨慎，做一做器官自测吧

第十一章　指甲形态有学问，指端末节可见深意

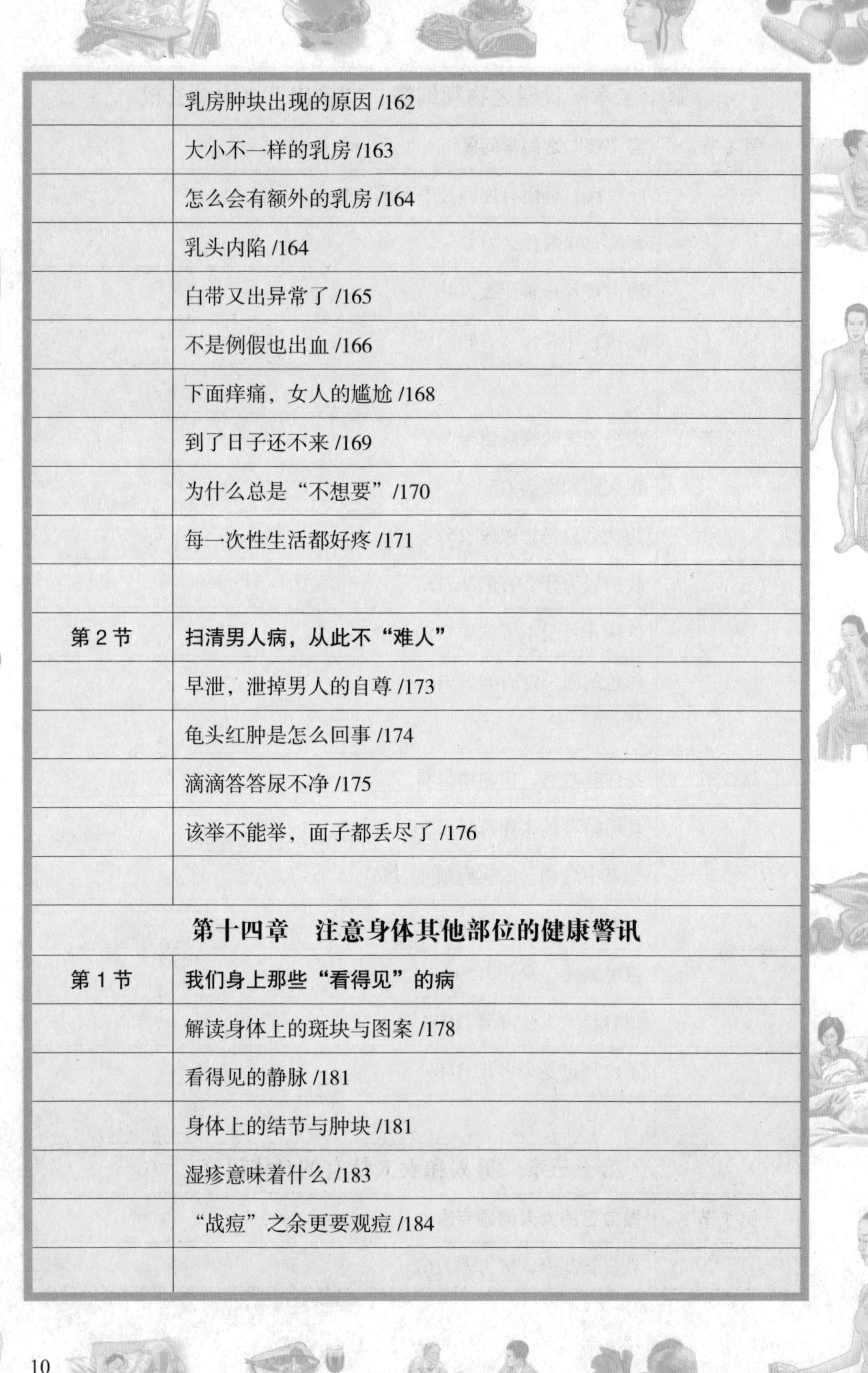

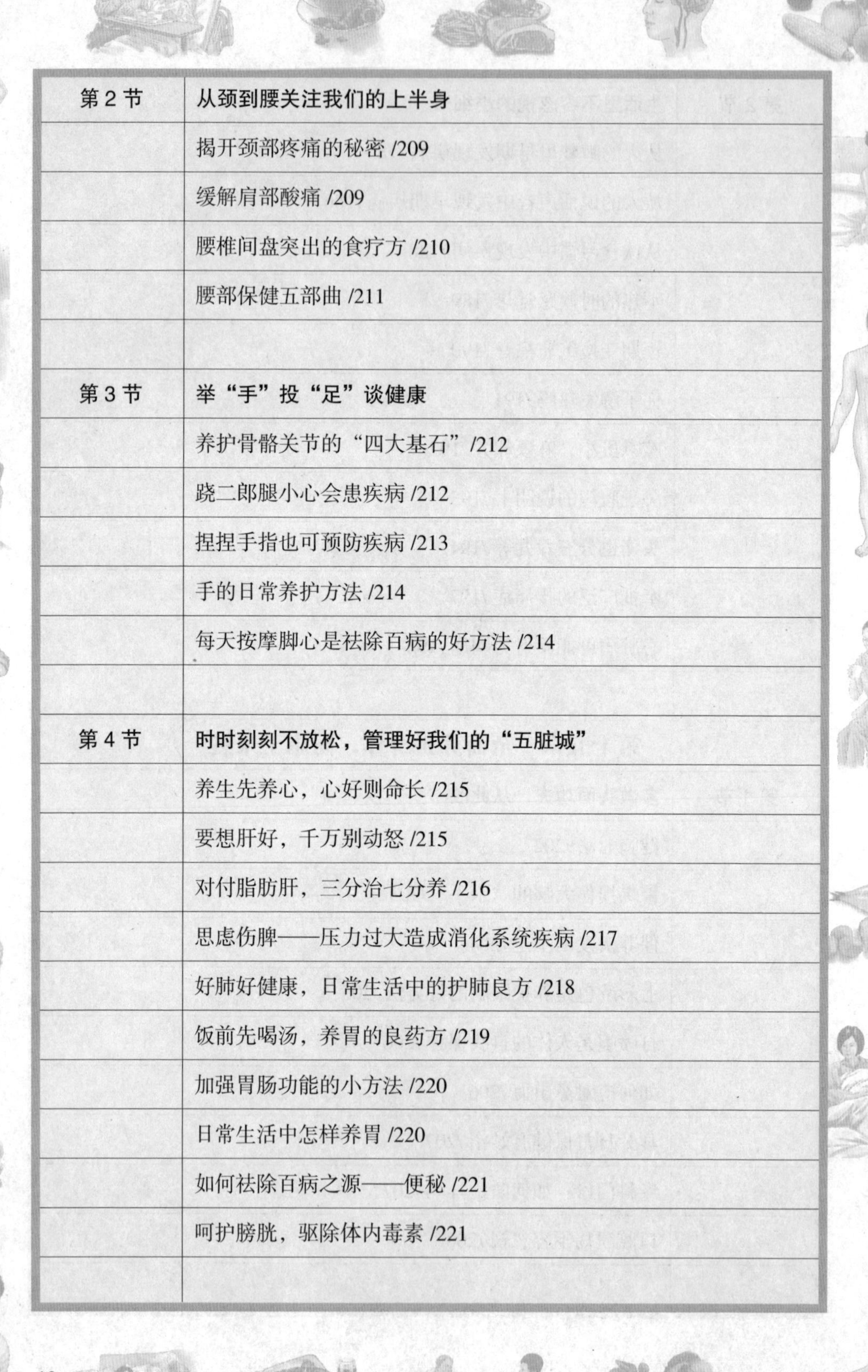

第一章

知头即知全身：察颜观色由头开始

头部作为人类身体的『首脑』，对人体功能的正常运转发挥着极其重要的作用，但在日常生活中，我们的头部也难免会出现一些『小毛病』，如偶尔的头晕、头痛或者睡眠障碍、精神不佳等。这些症状看似小毛病，但如果长期忽视，有可能最终发展成大麻烦。所以，学会对自己的头部察颜观色，才能注意到来自『首脑』的警讯。

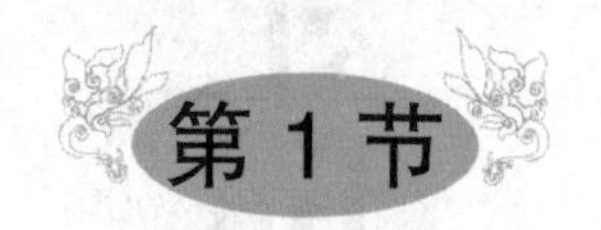

头部察颜观色

头晕不只是“小毛病”

你可能觉得头晕只是个小毛病，因为绝大多数人在生活中都可能遇到过晕眩几秒，现代人还有个口头禅就叫“晕”。然而，虽然头晕一般不会直接导致严重的后果，然而头晕背后的原因却不能被忽视。这些原因可能是身体中存在着严重的疾病和隐患。常防小毛病，才不会出现大问题。

头晕，很多人认为是小毛病，饿时会头晕，经期前后会头晕，蹲久了站起来会头晕。一般情况下，偶尔头晕或因体位改变而头晕不会有太大的问题，应无大碍。不过，如果长时间头晕，就应引起重视，因为长期头晕或经常头晕可能是重病的先兆。

头晕是一个综合病症，是许多疾病的临床表现，头晕的常见原因有以下几种：

1.神经系统病变：如脑缺血病变、小脑病变、脑部病变、脑外伤、某些类型的癫痫等。此外，自主神经功能失调以及某些神经症的病人也会常常感到头晕

2.颈椎骨退化：长期姿势或睡姿不良，造成颈椎增生、变形、退化，颈部肌肉扯紧，动脉供血受阻，使脑供血不足，是头晕的主要原因之一

3.内科疾病：如高血压病、低血压病、各种心脑血管病、贫血、感染、中毒、低血糖等

4.感冒：有时感冒可能会附带有头晕的症状

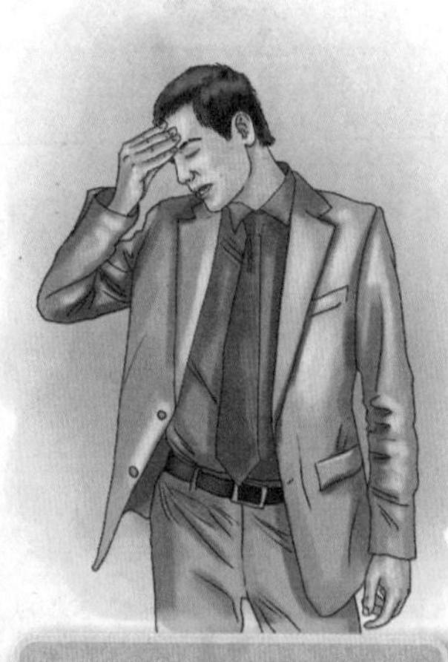

5.耳部疾病：如耳内疾病影响到平衡而引起头晕

6.心脏病、冠心病早期：患者感觉头晕、四肢无力、耳鸣或健忘等。此时发生头晕的原因主要是心脏冠状动脉发生粥样硬化造成供血不足

7.脑动脉硬化病：患者自觉头晕，且经常失眠，耳鸣，情绪不稳，健忘，四肢发麻

8.血黏度高：高血脂、血小板增多症等均可使血黏度增高，造成血流缓慢，脑部供血不足，容易发生疲倦、头晕、乏力等症状

9.贫血：如头晕伴有乏力、面色苍白的表现，应该考虑贫血的可能性

中医认为，头晕是由肝肾不足，精血亏虚，不能上荣于脑；肝阴不足，肝阳上亢；膏粱厚味，化湿生痰，痰浊蒙蔽清阳；脾气虚弱，气血生化不足引起的，常予补益肝肾、养血活血、滋阴潜阳、健脾补血、化湿通络法治疗。

对于头晕最好的解决办法还是预防。预防首要的就是保持良好的生活习惯。另外应及时到医院检查，以免耽误病情。

1. 保持良好的心态

良好的心态是避免头部问题的一大法宝。在遇到不愉快事的时候，要尽量控制情绪，避免肝火太大。这样既可以正确地解决问题，又可以防止因肝火太大而出现头晕

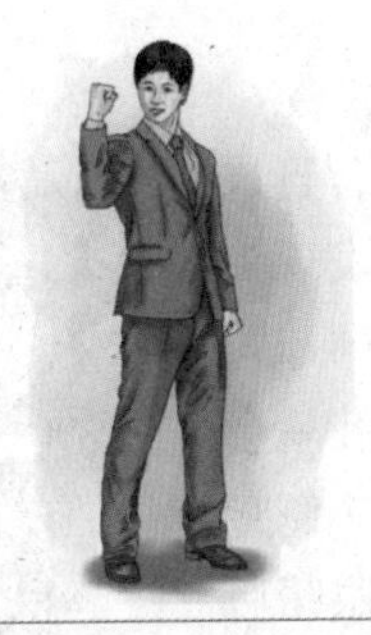

2. 正确面对压力和紧张情绪

处理好生活、工作中的各种压力，避免思虑过度，防止心脾两虚导致的血虚性头晕。妇女在月经期尤其要保证充足的休息，避免劳累过度

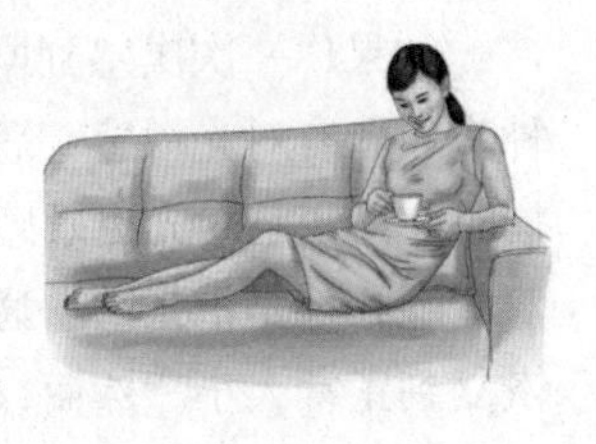

3. 保证充足睡眠

睡眠长期不足或熬夜后会感到头晕、乏力，是大脑没有得到休息造成的。应保证每天9小时的睡眠，大学生8小时，成人8小时，老人6～7小时

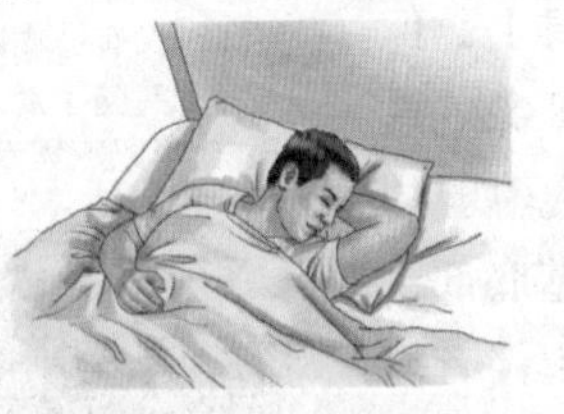

4. 给自己充足的运动时间

不管工作有多忙，都要腾出适当的时间做一做运动。科学、持续的锻炼能够不断地调节身体功能、平衡系统失调

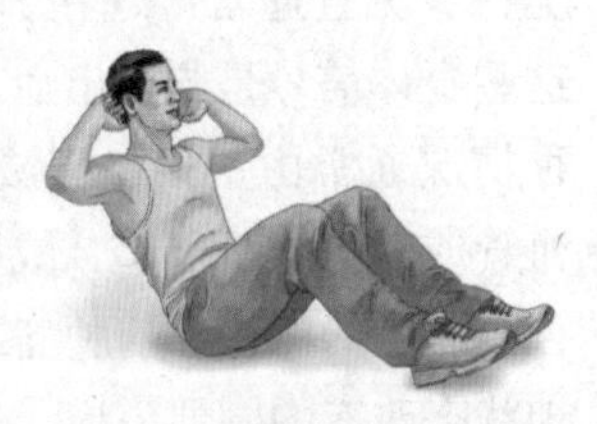

5. 注意饮食

通过戒烟酒，忌生、冷、油腻以及过咸、过辣、过酸的食物，适当饮水，多食新鲜蔬菜、水果，如瓜类、豆芽、芹菜、荸荠，和黑木耳、奶、鱼、虾等，控制茶水和咖啡类饮品的饮用，以降低脑前庭系统的兴奋，减轻头晕症状

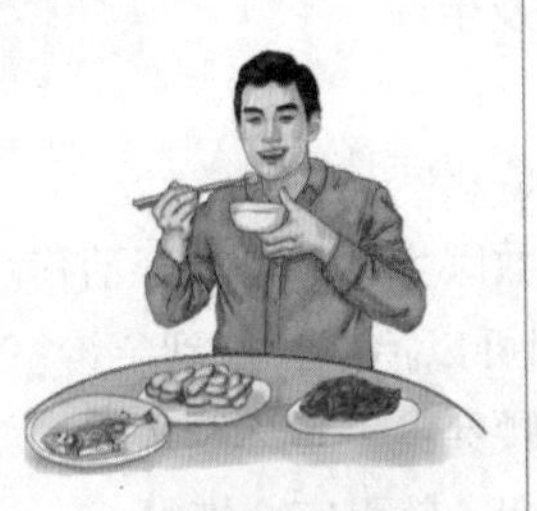

6. 端正体型

一些人每天坐在电脑前工作十几个小时。这样很容易罹患颈椎病而致头晕。工作1～2小时，应起来活动一下。还可把电脑放高一点儿，平视或仰视屏幕，从而预防颈椎病。练习正确的坐姿，上身坐直，颈部不要下弯太久

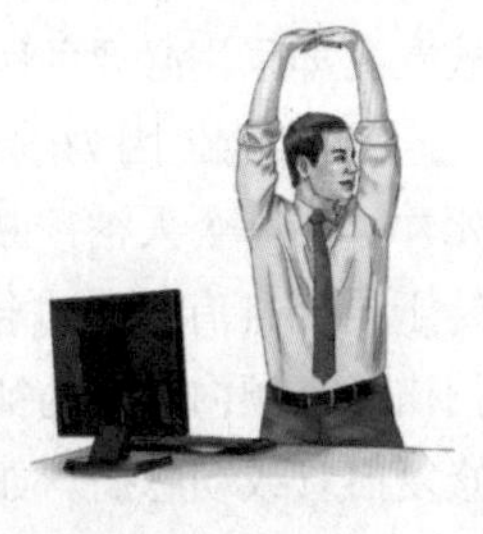

7. 防止体位性头晕

坐了很长时间后，站起来时一定要慢。老年人起床也应缓慢一些，坐起后过2～3分钟再站起来

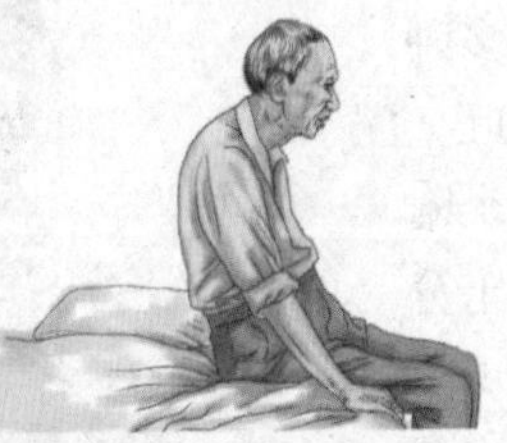

8. 生活规律

控制性生活频率；做粗重工作时，应注意休息；在读书或写作时，确定光线足够，但不能太亮，也不要斜视

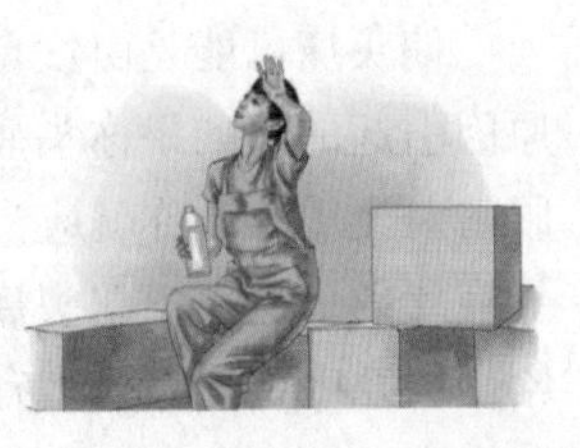

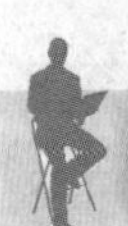

小贴士

老年人不可空腹晨练

建议老年人在晨练前，最好补充一些带水分、易消化且热量高的食物，如豆浆、麦片、稀饭，或吃些蛋糕、面包等，以避免低血压、供血不足引起的眩晕。

头痛伴一侧瞳孔改变

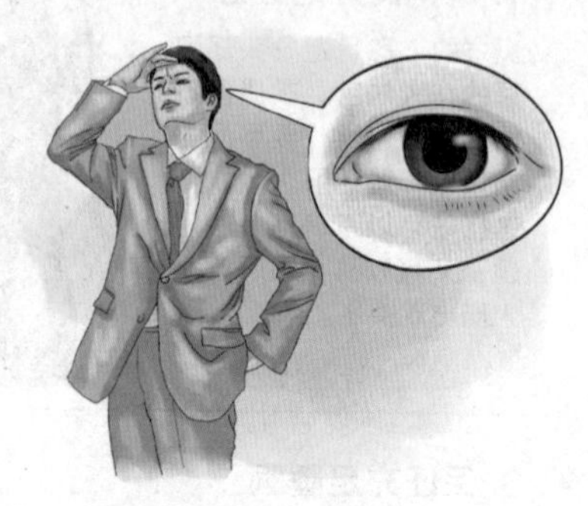
头痛时仅有一侧瞳孔扩张，且头脑不清，常见于 50 岁以下男女

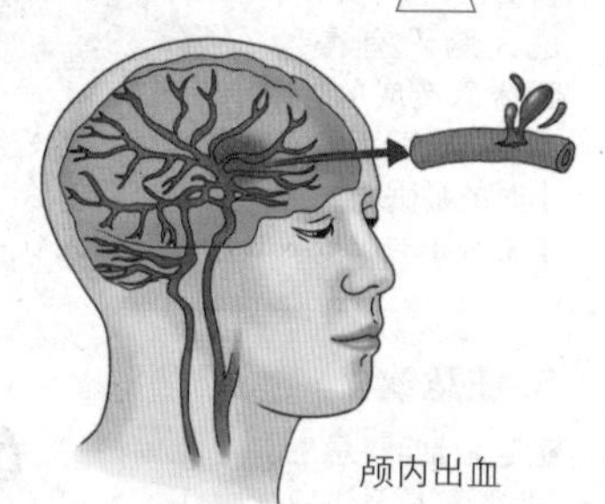
颅内出血

如果你一次次感到剧烈头痛甚或偏头痛，且这种头痛伴有对光敏感、恶心和呕吐，你可能发现头痛时你的眼睛对光更敏感，无论何时何地睁开眼睛，双侧瞳孔都是扩张的。通常，头痛过后，瞳孔就会恢复到正常大小。然而，如果你头痛时仅有一侧瞳孔扩张，且头脑不清，感到恶心，且同一侧眼睛后方有固定的疼痛，则要立即看医生。当然，这种情况很少见且通常出现在 50 岁以下的男女身上，但这些身体信号是脑内出血，即颅内出血的征象。这种情况通常由一根位于威勒氏 (Willis) 环的薄弱的血管或动脉瘤所引起。威勒氏环位于脑的基底部，且控制脑的血供。脑肿瘤或脑膜炎也可引起伴有精神状态改变的剧烈头痛，但颅内出血常由过度的体力活动如移动重物或搬卸重物引发。这似乎是颅内出血发展的一个基本方面，颅内出血可危及生命，故要立即采用必要的医疗措施。

20 年前，因为颅内出血的情况几乎是意味着死亡，当一个人被诊断为颅内出血时，多数医生常选择放弃治疗。现在如果颅内出血处于早期且有条件进行显微外科治疗，则可以治愈。一到急诊室，医生就会采用 CT 扫描检查颅内出血的征象，并可能做一个腰穿：一旦诊断确定，就可开始外科手术以修复血管或动脉瘤。如果动脉瘤发生在早期，就可完全恢复。

偏头痛伴对光敏感、恶心和呕吐

偏头痛可能是由饮食不当或者脑肿瘤等多种原因引起的。如果你头痛时，感到恶心及呕吐，眼睛对光敏感，你就应去看医生。伴有这三个附加症状的头痛属于偏头痛范畴，且有时疼痛十分剧烈，几乎不能忍受。有些人儿童时期就出现了偏头痛。另一些人，通常是 30 多岁的女性，中年时期出现并持续十年或更长时间，通常在绝经时消失。

偏头痛是反复发作的一种搏动性头痛，属众多头痛类型中的“大户”。发作前常有视物模糊、肢体麻木等先兆，同时可伴有神经、精神功能障碍。

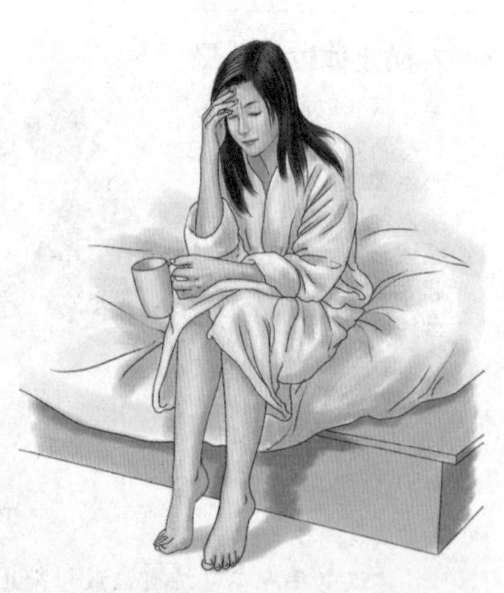
如果头痛时伴随着对光敏感、恶心以及呕吐的症状，应该及时就医，查找病因

它是一种可逐步恶化的疾病，发病频率通常越来越高。

偏头痛患者在饮食上应注意：

勿饮用过量咖啡，勿食过凉的冰激凌。据专家统计，易诱发头痛的食物排行依次是：巧克力、酒精饮料、生乳制品、柠檬汁、奶酪、红酒、熏鱼、蛋类。饮食要节制，不要吸烟

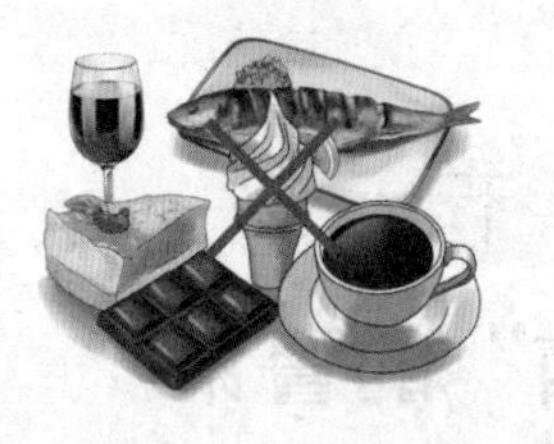

还应该多吃些含镁丰富的食物，包括小米、荞麦面等谷类，黄豆、蚕豆、豌豆等豆类、豆制品以及雪里蕻、冬菜、冬菇、紫菜、桃子、桂圆、核桃、花生等，增加大脑中的镁含量

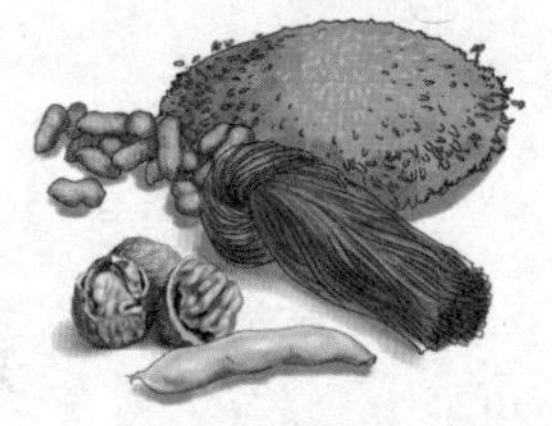

下面来介绍一下有效缓解偏头痛的六个方法：

1. 冰袋冷敷

将冰块放在冰袋里或用毛巾包好，敷在头痛部位。等冷却的头部血管收缩后，症状自然会减轻

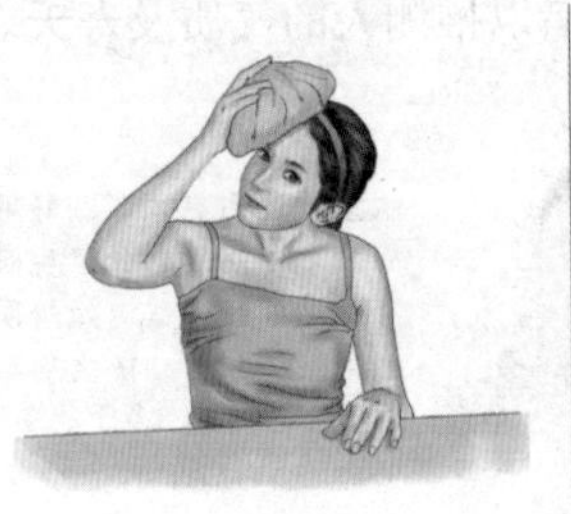

2. 躺下来休息一会儿

有条件的话，在偏头痛发作时，不妨在光线较暗、四周安静的房间里休息一会儿，一般来说，只要睡上半个小时，偏头痛就会有所减缓

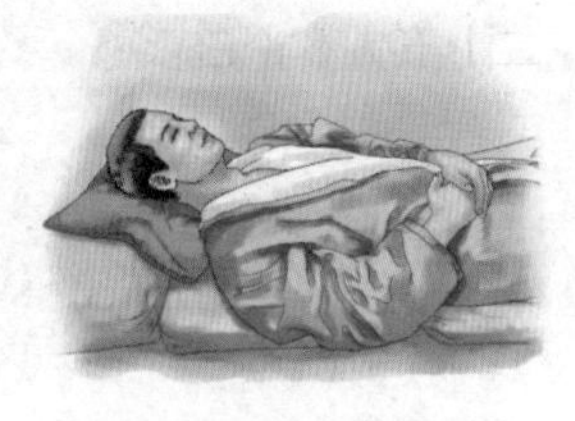

3. 按摩头部

对头部进行力度适中的按摩，是缓解偏头痛的有效方法。太阳穴是通过按摩治疗偏头痛的重要穴道，你可以用示指来按压，也可以用拳头在太阳穴到发际处轻轻来回转动按摩

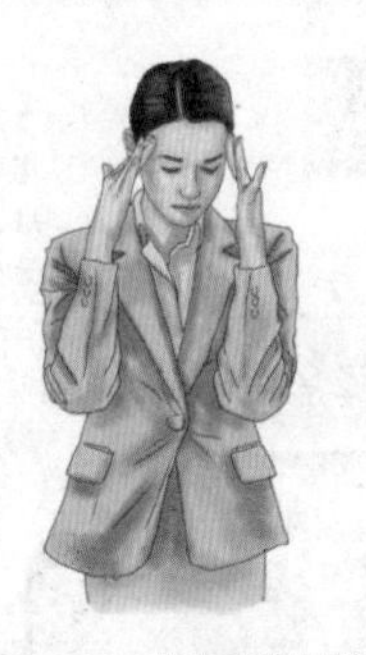

4. 饮用绿茶

绿茶中的物质对缓解偏头痛有效果，所以，可以适量地饮用绿茶来克服严重的偏头痛

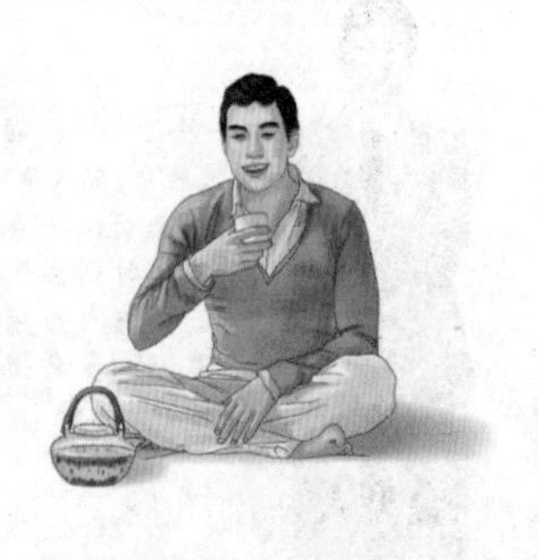

5. 静心冥想

瑜伽和冥想是治疗偏头痛的新方法。你可以购买一盘此类的CD，在头痛发作时随着音乐闭目冥想一会儿，让优美的旋律使你忘却病痛

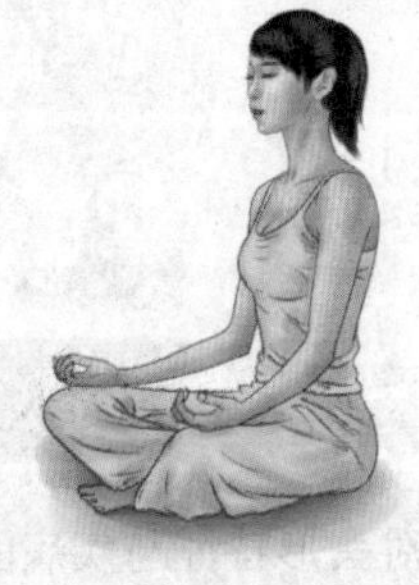

6. 头缠毛巾

疼痛时，使用毛巾或柔软的布条松紧适宜地缠在太阳穴周围，如此可达到抑制血管扩张、缓解疼痛的目的

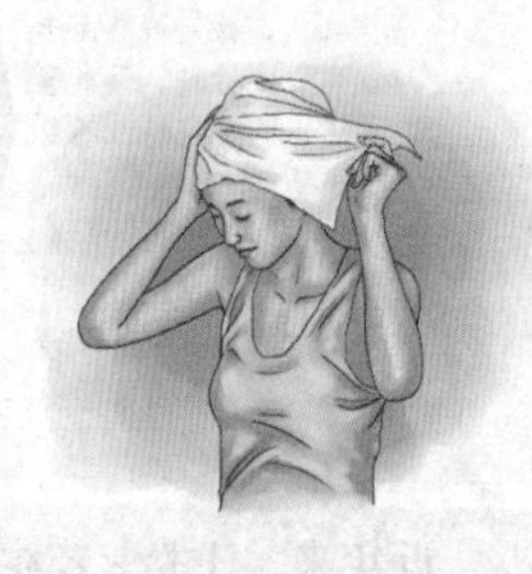

尽量避免过度劳累和忧虑、焦虑等情绪，保证良好的睡眠，谨防由眼、耳、鼻及鼻窦、牙齿、颈部等部位的病变引发的偏头痛。注意个人卫生，防止感染。如有牙科疾病，应首先治疗牙病。

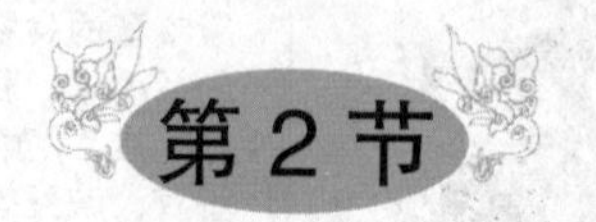

来自“首脑”的警讯

头颅形态、面色与疾病预测

你知道吗，头颅形态也能透露出你的疾病隐患与性格特征？

据中国古代文献记载，颅面形态可以借以推测人的气质及寿夭。如《灵枢·阴阳二十五人》论曰：

小头、长面、青色之人属于木型人，气质有才多疑，劳心少力，能春夏不能秋冬

木型人聪明有才华，好用心机，肝胆主之，故易患肝胆疾病，无病亦有时感肝经不适，如巅顶似有压物感，左胁易痛，在秋冬季节时易感受病邪的侵袭，多于秋冬发生疾病

木型人

方面色白者，属金型人，气质内向，精明沉着，能秋冬不能春夏

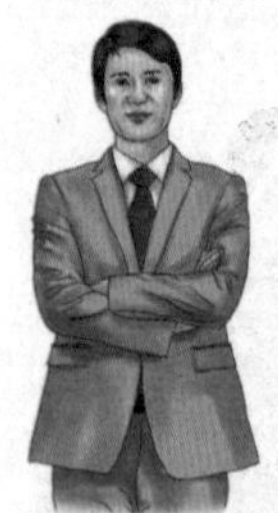

金型之人，行动轻快，性急，其人清廉，洁身自好，不动则静，动时则猛悍异常。此种人易患肺部疾病。春夏季感受外邪易患病

金型人

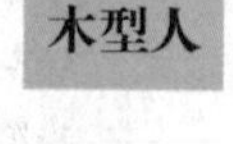

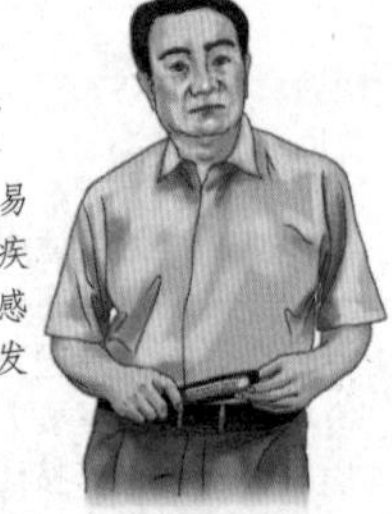

水型之人，易患肾和膀胱疾病，若春夏感受外邪，易发生疾病

水型人

大头者，为水型人，藏而不露，性格多变，能秋冬不能春夏

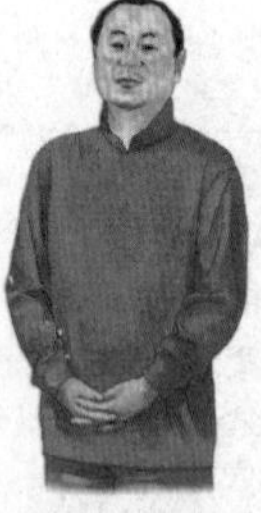

圆面大头者，属土型人，稳重，敦厚，勤恳实干

土型之人，待人诚恳而忠厚，宽心不计较，做事取信于人。人喜安静，不急躁，好帮人，不争逐权势，善于团结人。但是，对事物的理解和认识能力稍迟钝而不敏感。易患脾胃和风湿性疾病。春夏季感受外邪就容易生病

土型人

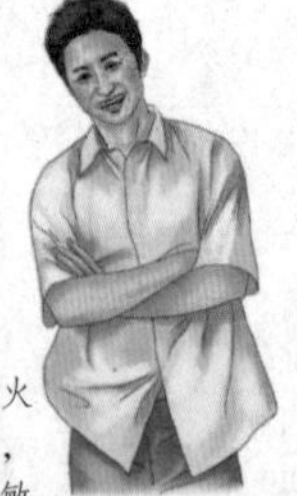

面形尖而色赤属火型人，精力充沛，气质外向，思维敏捷，性急，能春秋不能冬夏

火型之人，讲求实效，对事物认识深刻，有气魄，轻财，性情急躁，秋冬季易感外邪发生疾病

火型人

近年来，日本学者在中医学理论基础上，对头形特征与疾病的预测研究比较深入。他们把头面部分为三个区域，即眉以上为上亭，显示脑的部位；眉与鼻孔之间为中亭，显示呼吸部位；鼻孔以下为下亭，显示消化部位。因此，根据不同的头形特征我们可以将人的不同种类归纳为呼吸型、消化型、肌肉型、脑型。

1. 呼吸型

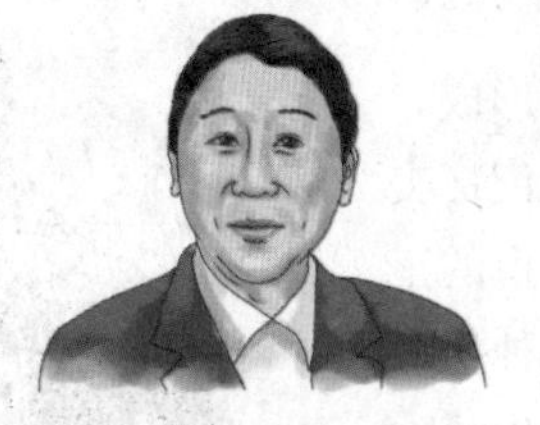

两头小中间宽，从颧骨到下巴的线条细长，面颊骨突出，下巴棱角分明，两眼瞳孔间隔窄。此型人消化功能弱，肌肉和韧带很柔软，肺部发达，胸部发育健康，由于体壮积热，易患咽部及肺部疾病

2. 消化型

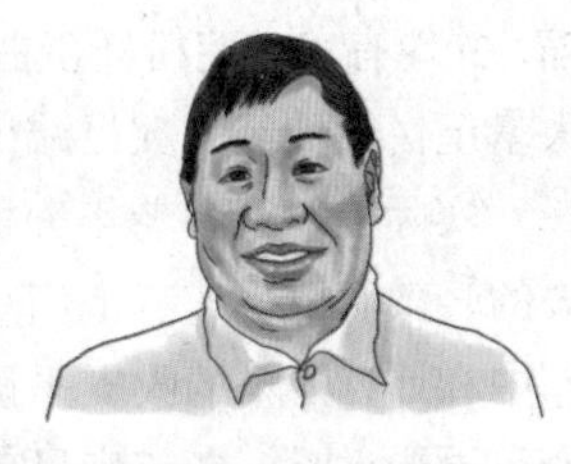

头面呈上小下大的正梯形，此型又称"中风型"，其头下部肌肉柔软膨胀，嘴大，唇厚。此型人消化力较强。由于消化力强，常因过食而易患腹胀、腹泻等消化系统疾病及胆囊疾病

3. 肌肉型

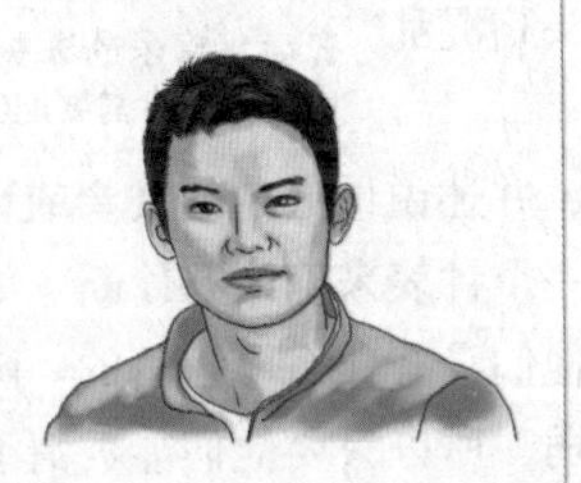

头面呈长方形，上下不一致，面部各部位匀称。此型人运动力较强，由于肌肉型者体强过劳，易患关节、肌肉各部位的疼痛，以及关节炎等运动疾病

4. 脑型

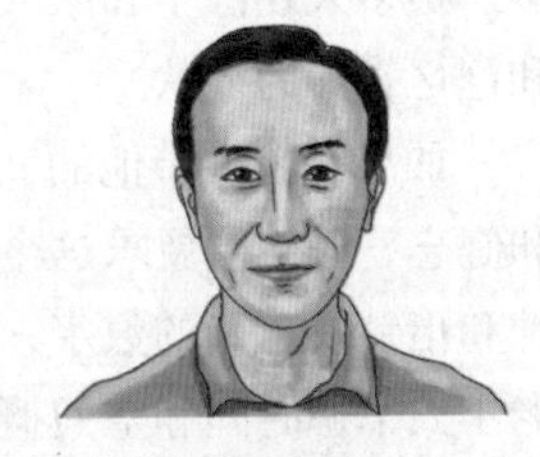

头面呈上大下小的倒梯形，头盖骨大，前额宽，下巴尖细。此型人智力较为发达。脑型人因自恃智强而过用，易患神经衰弱、失眠、头痛、精神病等

发展缓慢的精神异常意味着什么

当一个老年亲属开始表现出精神异常和记忆丧失的征象时，你和你的亲属可能会认为这是人体衰老的自然表现。虽然大多数情况下是这样，但也不排除患有其他疾患的可能。

当一个老年人突然变得精神异常并有其他症状与精神异常一起出现时，他身上可能有一种潜在的疾病

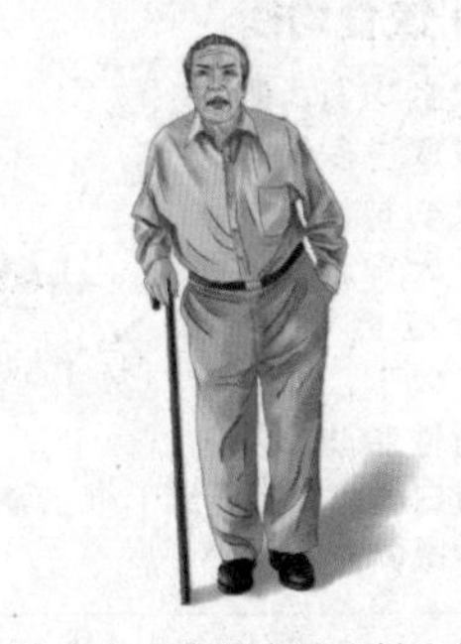

个性改变，变得有攻击性和抑郁

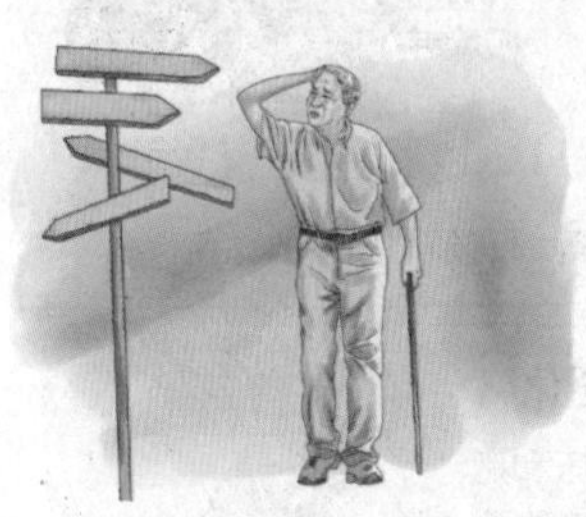

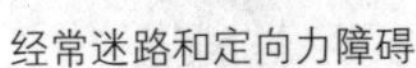

经常迷路和定向力障碍

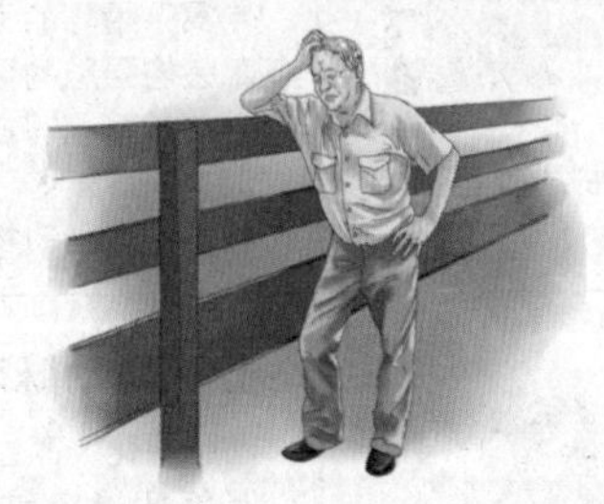

丧失记忆

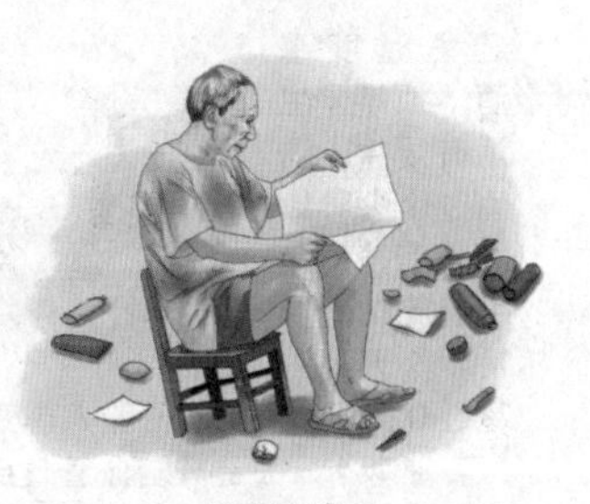

卫生不良

有以上这些症状时，就要警惕是否是老年痴呆症的前兆。所谓的老年痴呆症，又称阿尔茨海默病，是发生在老年期及老年前期的一种原发性退行性脑病，指的是一种持续性高级神经功能活动障碍，即在没有意识障碍的状态下，记忆、思维、分析判断、视空间辨认、情

绪等方面的障碍。其特征性病理变化为大脑皮层萎缩，并伴有 β－淀粉样蛋白沉积，神经元纤维缠结，大量记忆性神经元数目减少，以及老年斑的形成。

实际上，很多老年痴呆患者只是有某些记忆丧失的轻微病情，或者他们只是在与数字打交道的工作中和计算账本的收支平衡时有困难。当这种疾病变得更严重时，老年痴呆病人将开始在日常生活中出现困难。然而，无论这种疾病是轻是重，老年痴呆患者都非常在意他们的问题，且常常情绪非常低落。很多人在医生和家人面前竭力掩盖其头脑混乱和记忆丧失的症状。

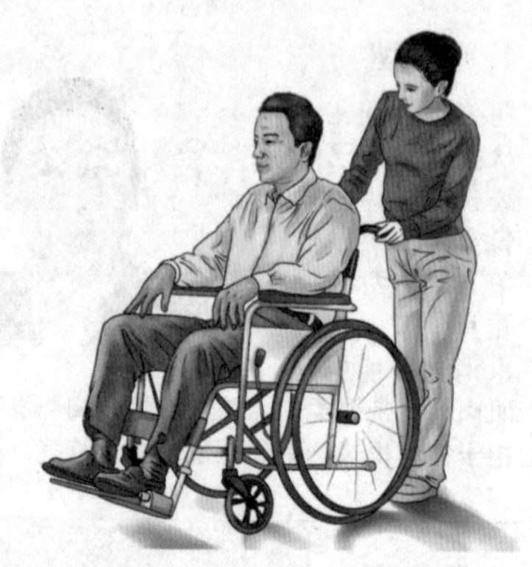

在老年痴呆的进展期，病人需要全面的照顾，且常需要配备一名家庭护理

如果一个人带他的父亲或母亲来看病，并述说最近他的父亲或母亲变得头脑不清和健忘，医生会要求这个老人在纸上手绘一个钟表来确认并诊断。如这个老人能画出钟和指针及正确的数字，那么医生会告诉他们没有什么可担心的。随着正常的衰老，老年人掌握时间和空间概念的能力逐渐减弱，所以只要他们能数清手指就没有问题。然而，如果发现一个老年亲属在很长一段时间里变得精神异常加重，且开始影响他的生活质量，我们要做的第一步就应该是带他去看内科医生。医生可能让他做一些血液检查来确定有无维生素缺乏、甲状腺疾病或其他可能的可治疗的疾病。如果医生确定你的亲属的确得了老年痴呆，治疗将根据疾病的严重程度而定。

由于痴呆的病因不同，预防的方法也不同，主要有以下几个方面：

1. 饮食均衡

饮食均衡，避免摄取过多的盐分及动物性脂肪。一天食盐的摄取量应控制在10克以下，少吃动物性脂肪及糖，蛋白质、食物纤维、维生素、矿物质等都要均衡摄取

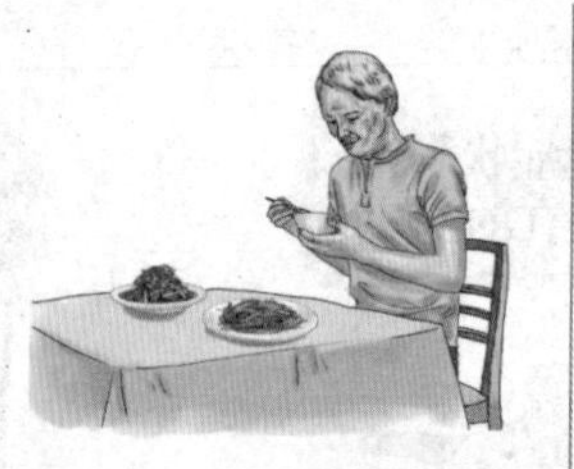

2. 适度运动

适度运动，维持腰部及脚的强壮。手的运动也很重要，常做一些复杂精巧的手工会增强脑的活力，做菜、写日记、吹奏乐器、画画、养小动物等都有预防痴呆的作用

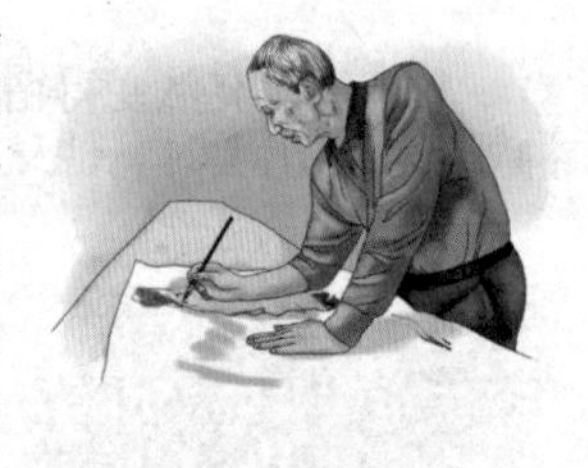

3. 戒烟戒酒

避免过度喝酒、抽烟，生活有规律。喝酒过度会导致肝功能障碍、引起脑功能异常。一天喝酒超过0.3升的人比起一般人容易得脑血管性痴呆。抽烟不只会造成脑血管性痴呆，也是心肌梗死等危险疾病的重要原因

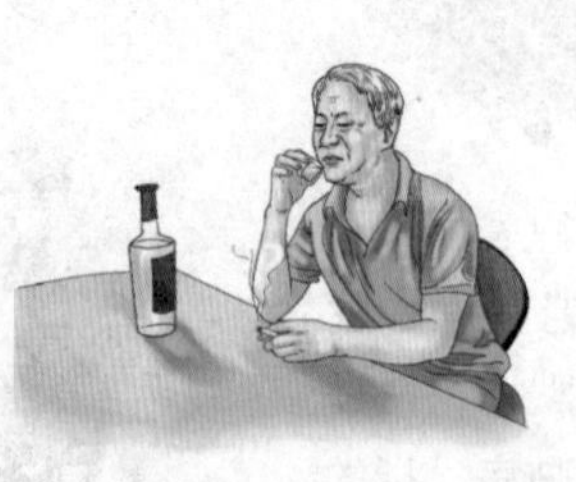

4. 预防动脉硬化

动脉硬化、高血压和肥胖等病很容易导致痴呆。这些病都是不良生活习惯导致的，应加强预防。多注意自己的身体情况，以尽早发现这些疾病，发现之后应及早进行治疗

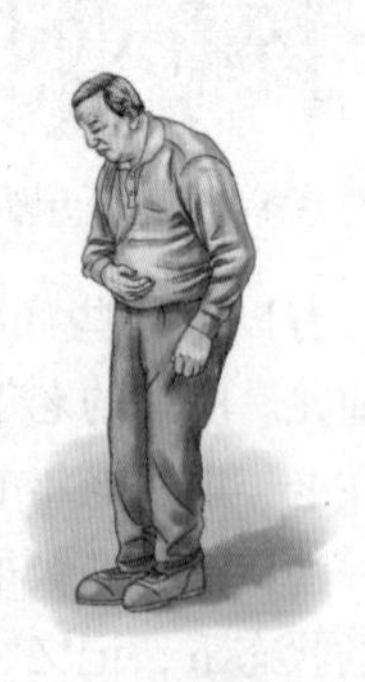

5. 小心别跌倒

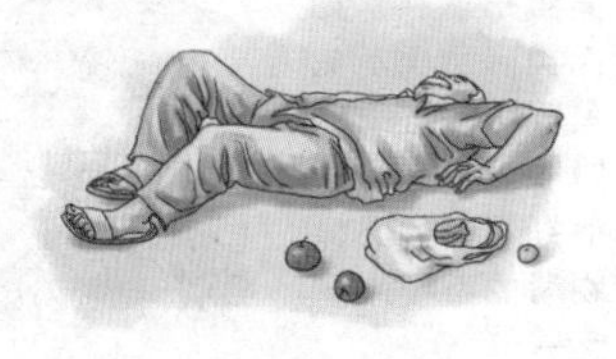

小心别跌倒，头部摔伤是导致痴呆的一个重要因素。年纪较大的人，走路不太方便，出门的时候就一定要带上一根拐杖，以免不小心跌倒

6. 对事物常保持高度的兴趣及好奇心

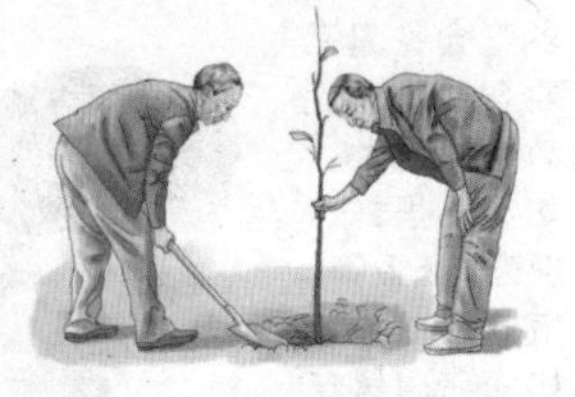

对事物常保持高度的兴趣及好奇心，可以增强人的注意力，防止记忆力减退。老年人应该多做些感兴趣的事，并参加公益活动、社会活动等来强化脑部神经

7. 要积极用脑

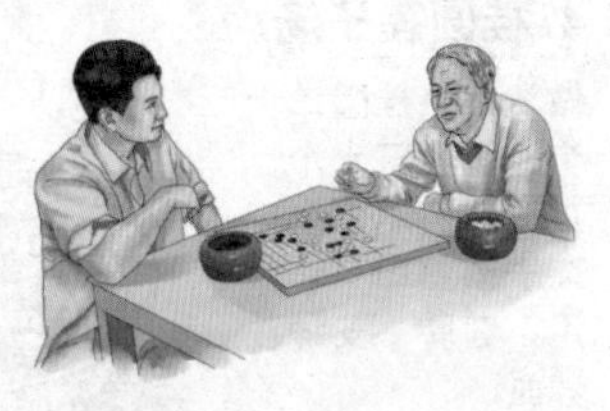

要积极用脑，预防脑力衰退。即使是在看电视连续剧时，随时说出自己的感想也可以达到活用脑力的目的。读书发表心得、下棋、写日记、写信等都是简单而有助于提高脑力的方法

8. 积极乐观，找到生命的价值

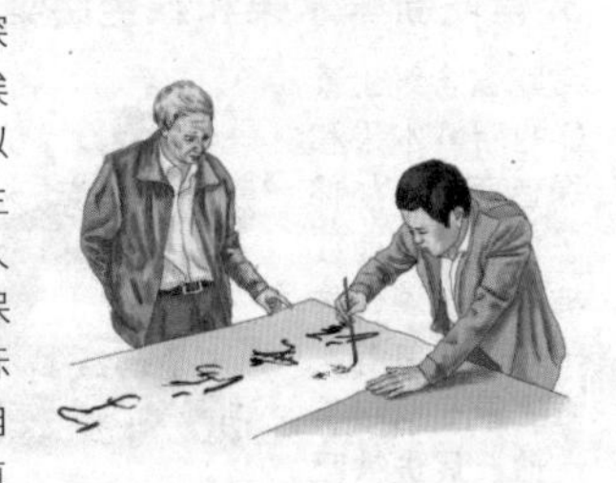

避免过于深沉、消极、唉声叹气，要以开朗的心情生活。随时对人付出关心，保持良好的人际关系，找到自己的生存价值

直立时的头晕和晕厥意味着什么

不同于体位或头位改变时产生的眩晕感，直立时的头晕甚至晕厥可能是过于激动的情绪使然，不过也有可能是药物作用的结果。

当你从躺着或坐着的位置站起来时感到头晕和晕厥时，头晕和晕厥的原因可能是暂时性且容易发现的。最常见的是一种激烈的情绪状态，使用某些使血压下降的药物（多为治疗心脏病和精神病的药物）甚至卧床时间过长也可使人感到眩晕和虚弱。有时，快速改变体位也可引起眩晕的感觉。

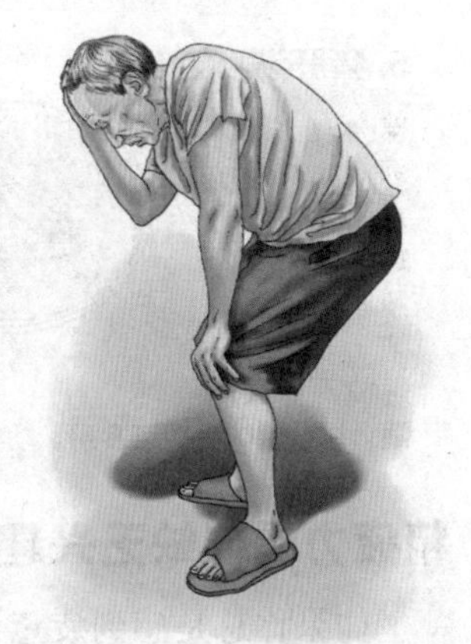

如果是快速改变体位引起的眩晕，试着转慢一些来看看，如仍引起眩晕，就需要治疗

然而，有个别病例，包括出血性溃疡或严重贫血患者，因血压降低，会有眩晕和虚弱的感觉。这些疾病造成的血压改变称为直立性低血压。

如你最近身体不适或大多数时间卧床休息，那么只要你恢复了健康的状态，眩晕就将消失。如你近来改变或增加了一种新药，换一种没有此副作用的药物，头晕的症状就会缓解。

如这些建议都对你没有帮助，就应该去看病了。医生将进行全面的病史调查及体检，并分别测量站立和躺着时的血压以检查有无明显差别。如你患有贫血或出血性溃疡，医生将制订一个治疗计划，内容包括药物、饮食和运动等方面的治疗手段。

1. 多吃含铁量高的食物

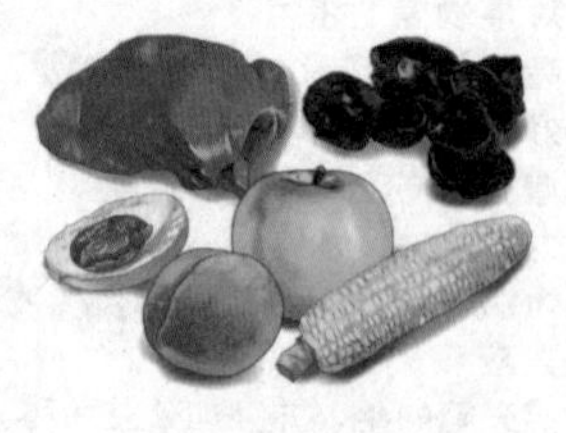

多吃含铁量高的食物。包括动物性食物，如动物肝脏、瘦肉、蛋黄等；植物性食物，如海带、黑芝麻、菠菜、黑木耳、黄豆、黑豆、紫菜、大米、玉米、麦芽等；水果类食物，如李子、桃、杏、苹果等

2. 足量的高蛋白食物

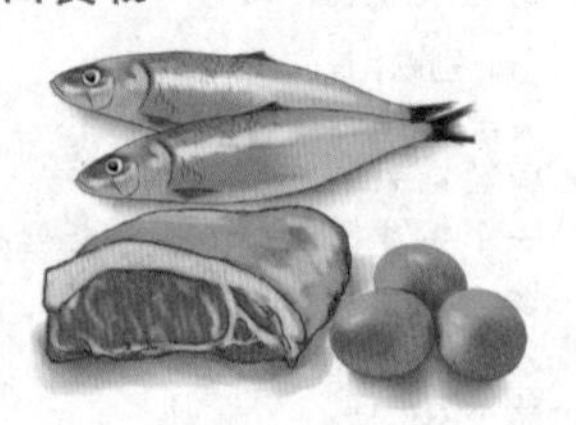

高蛋白饮食，如肉类、鱼类、禽蛋等可促进铁的吸收，也是合成血红蛋白的必需物质的重要来源之一

3. 常吃新鲜水果和绿色蔬菜

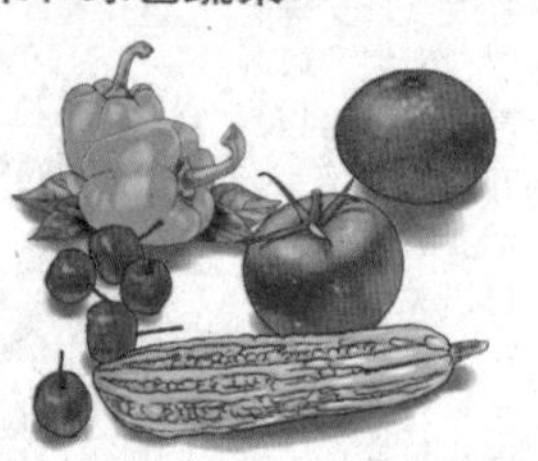

常吃富含维生素C的新鲜水果和绿色蔬菜，如橘子、山楂、西红柿、苦瓜、青柿子椒、青笋等。维生素C有参与造血、促进铁吸收利用的功能。上述食物在日常饮食中应注意调配，尽量做到食物的多样化

4. 桂圆莲子汤

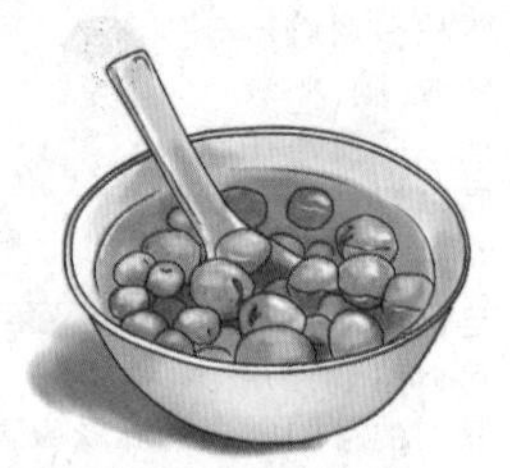

做法：将桂圆二十个、莲子五十个，加适量清水，煮至莲子软熟即可。功用：健脾、安神、养血

5. 猪肝汤

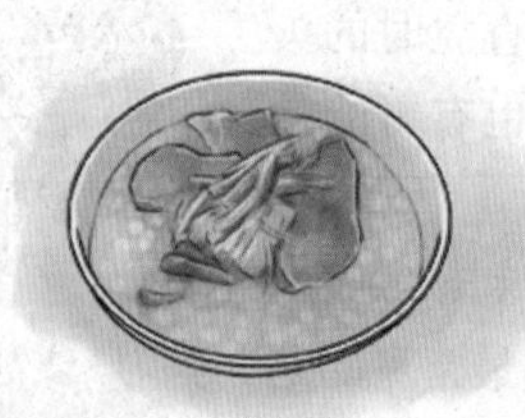

做法：猪肝洗净，切薄片；滚水中放入姜丝、猪肝片，稍滚一会儿，再加入葱段、酒，以盐调味后即可食用。功用：补血

6. 参枣汤

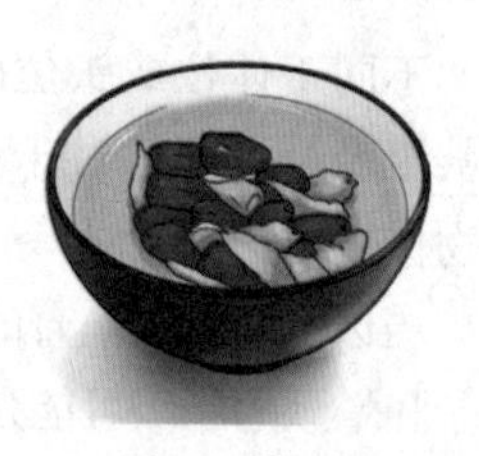

材料：红枣5枚，人参片10克，冰糖1小块。功用：红枣味甘、性温、补中益气、治虚、润心肺、生津补血、可养颜抗老化。做法：红枣洗净，和人参片一起放在小锅内，加水一杯，小火焖煮1小时

精疲力竭伴缺乏兴趣该怎么办

如果你总是感到疲惫，无论睡多久还是没有精神，而且对新事物没什么兴趣，那么你可能在心理方面比生理方面存在更多的问题。

常有报道上班族精英离奇暴毙的新闻，其中“慢性疲劳症”是死因之一。多年前，美国发现了第一宗与感冒症状相似的病例，后来，它被正式命名为“慢性疲劳综合征”。这是一种因过度工作或运动，造成严重疲劳的病症。

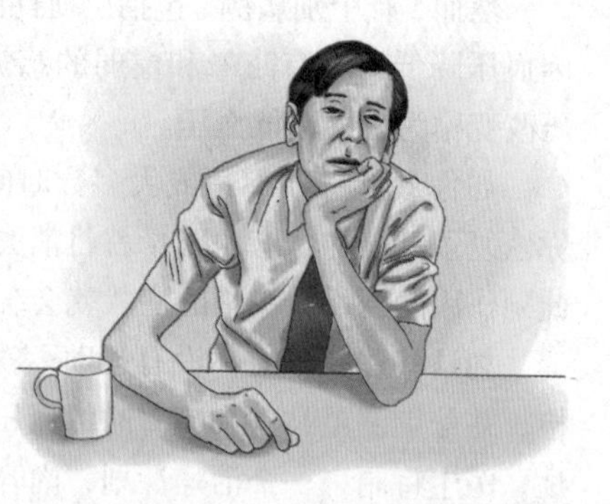

慢性疲劳综合征已困扰着越来越多的人群

正常的人一般休息一宿就可恢复充沛精力。

你如果好一段时间一觉起来还是觉得十分疲倦，就有可能患了“慢性疲劳症”。这会影响个人的学业、工作和日常生活。严重的长期性疲劳，可能会引起其他病症。

除了工作或运动过度，一些病症如恶性肿瘤，肾脏、肝脏疾病，甲状腺功能不足等，酗酒和服药引起的副作用，以及压力、忧郁症也会带来慢性疲劳症。

世界卫生组织(WHO)的一项全球性调查表明，世界上75%的人处于亚健康状态。慢性疲劳综合征是亚健康状态的一种特殊表现，是以持续或反复发作的严重疲劳(时间超过6个月)为主要特征的症候群。由于在中高收入、教育背景较高的三四十岁人群中比较常见，慢性疲劳综合征一度被形容为“雅皮士感冒”。

当筋疲力尽时，有人可能需要停止他们的工作并换一个地方，不再重复以前的生活方式。虽然这种情况很少，但当症状严重时，这样做却是十分必要的。

部分医学界人士认为，慢性疲劳症跟免疫力有关，一个人的免疫力强，患慢性疲劳症的概率就相对减低，所以平时多注意增强免疫力，可避免慢性疲劳症来袭。要预防积劳成疾，必须在发现不妥时，给予适当的治疗。疲劳症如果跟心理和精神因素有关，就应接受心理辅导，配合医生的安定剂和抗忧郁药物等进行治疗。

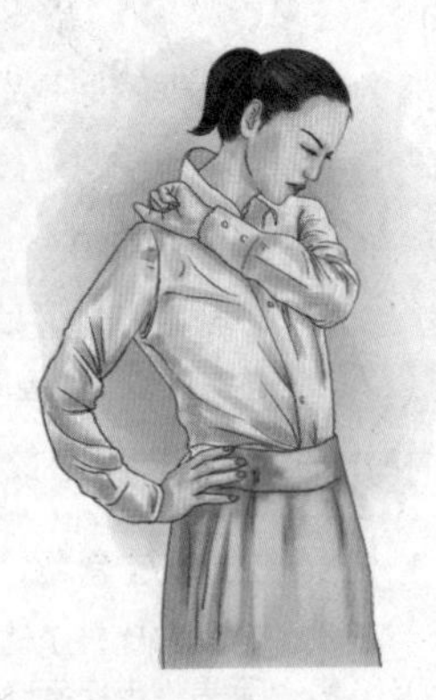

慢性疲劳综合征持续半年以上就可产生明显亚健康症状

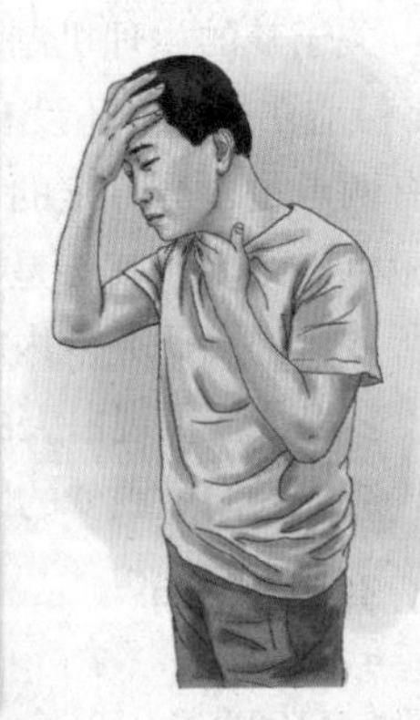

强烈的疲劳感如果持续半年或更久，便会出现轻微发热、咽喉痛、淋巴结肿大、集中力降低、全身无力等。其实，身体长期处于疲劳状态，会造成体内激素代谢失调、神经系统调节功能异常、免疫力减低，同时也会引起肩膀酸痛、头痛等自律神经失调症状，感染疾病的概率也提高。疲劳症状强烈的人，较一般人患上呼吸、消化系统、循环器官等各种感染症的机会也多许多。患有血管、心脏等疾病的人，如果平时操劳过度，可能出现猝死

治疗慢性疲劳综合征的方法

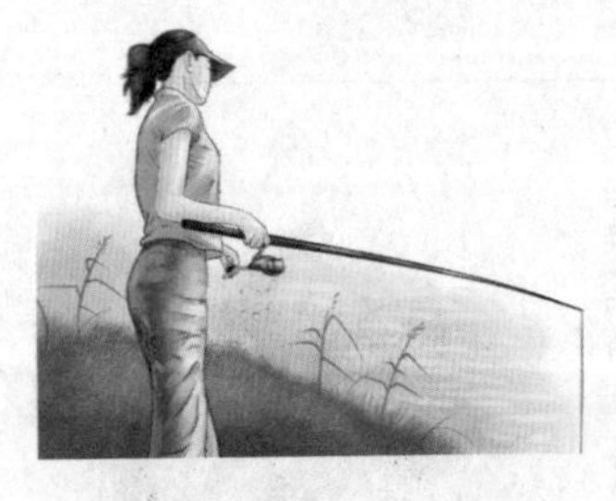

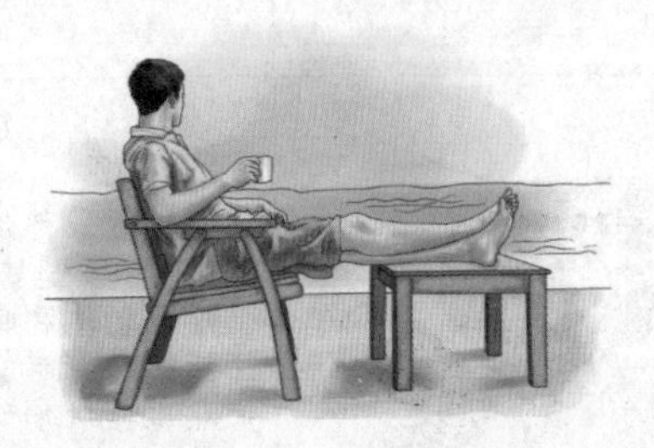

长时间休养可取得最佳疗效。治疗筋疲力尽最好的方法应该是挤出时间来放松，什么事也不安排。简短地度假或尽情地满足一下业余爱好或体育锻炼，会给你沉闷的生活一些新意，且可使你焕然一新

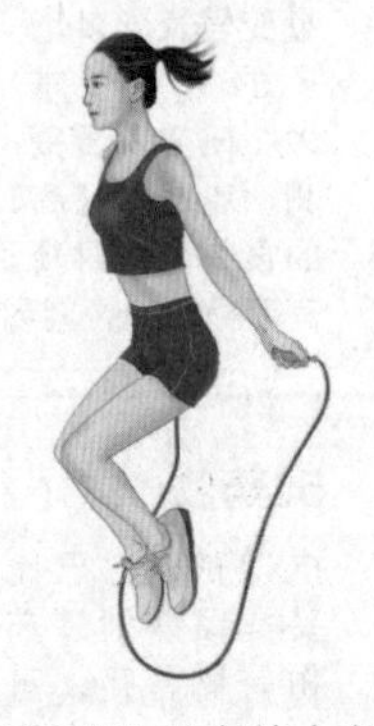

适度运动也对病情有帮助，运动可舒缓压力和减轻疲劳，因为运动可活动筋骨，使平时较少活动的肌肉得以松弛，对于消除局部疲劳有效用

人为什么会做噩梦

也许每个人都经历过这样的时刻：从噩梦中惊醒，浑身都是冷汗。那么，人为什么会做一些噩梦呢？是心理的原因还是身体的呢？

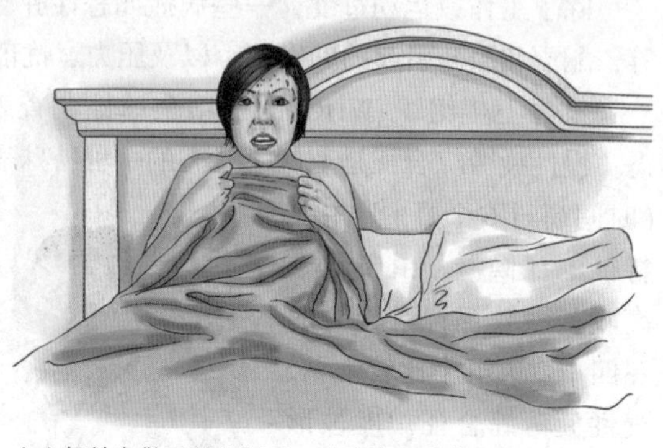
人人都曾有做噩梦的经历，这或许是健康在报警了

关于梦的生理机制和心理机制问题，目前在科学上还没有圆满的解答，但有两点是十分肯定的：其一是外界刺激可以致梦；其二是日有所思，夜有所梦。许多研究梦内容的科学家发现，梦里往往重现白天的经历。

造成人们做噩梦的因素主要有以下几种：

1. 焦虑和压力

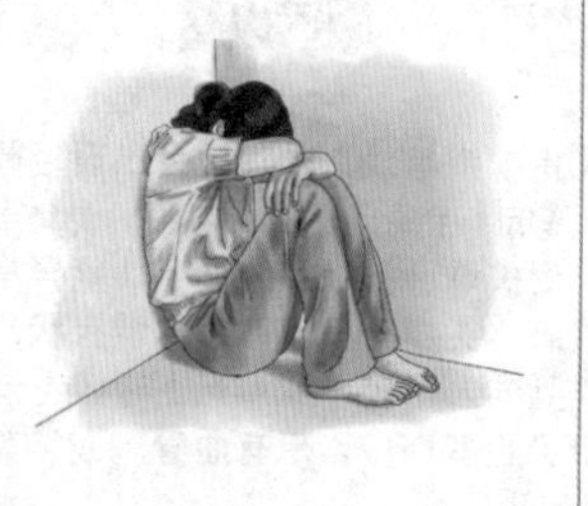

生活中，一件痛苦难忘的事常常造成焦虑和压力。有时，它们会使人做噩梦和坏梦。创伤后应激障碍(PTSD)是造成周期性噩梦的普遍因素

2. 辛辣食物

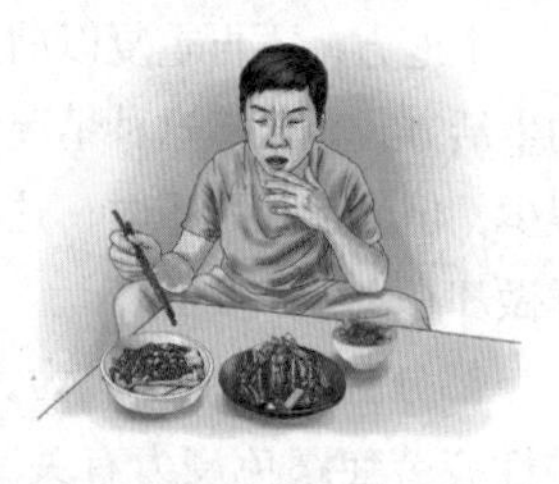

科学家比较了健康男性志愿者晚睡前吃辛辣食物和不吃辛辣食物两种情况下的睡眠质量。他们发现，这些志愿者吃辛辣食物休息时，醒来的次数更多，睡眠质量更差

3. 食物的脂肪含量

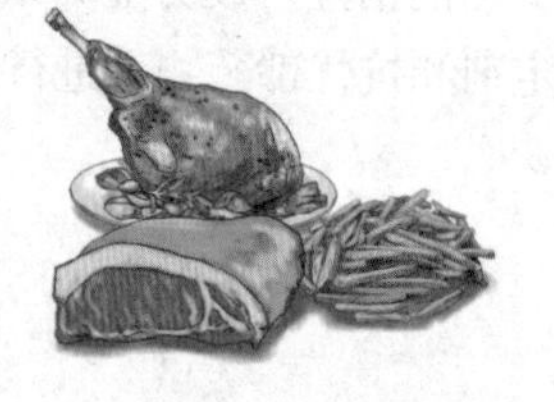

白天吃高脂肪食物越多，睡眠质量变差及噩梦增多的概率就越大。研究人员猜测，脂肪含量高的食物可能对梦有消极影响，容易让人做坏梦

4. 酒精

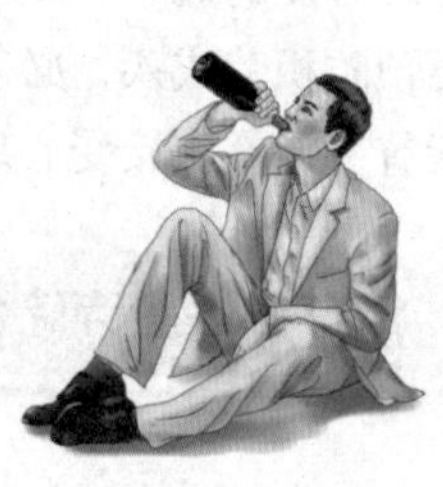

酒精是使人短时间内入睡的镇静剂，但是一旦它的作用逐渐消失，人就会过早醒来。饮酒过多还可能导致噩梦和坏梦。那些有戒酒经历的人也经常做噩梦

5. 药物

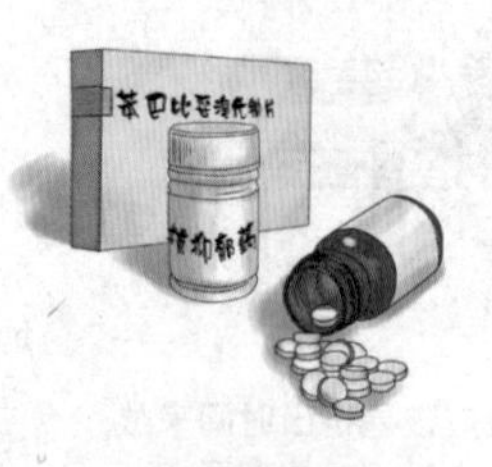

抗抑郁药、巴比妥类镇静剂等药物有副作用，可能会使人产生噩梦。用于贫血症和消遣的克他命也会使人产生更多让自己不愉快的梦，增高坏梦发生率

6. 疾病

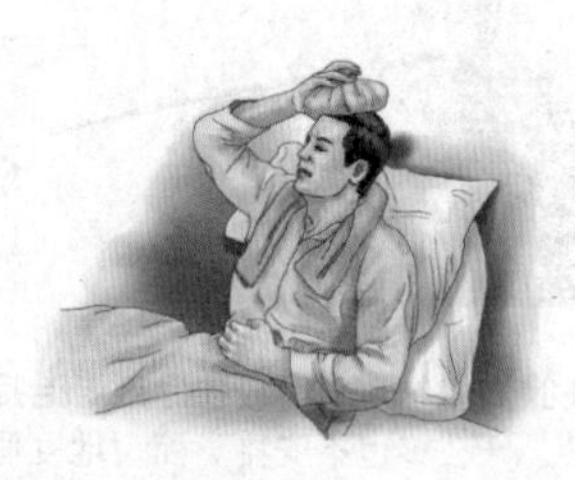

流感等发热疾病常引发噩梦。呼吸暂停和嗜睡病等睡眠紊乱也会增加坏梦和噩梦的发生率

虽然坏梦和噩梦被认为是对日常生活做出的正常反映，但国际梦研究协会指出，如果它们的强烈和严重程度长期得不到降低，就要咨询治疗专家。而努力消除上述六个因素或许是使人做美梦和夜间远离噩梦的最好的办法。

睡眠障碍该如何缓解

睡眠障碍是指睡眠量不正常以及睡眠中出现异常行为的表现，也是睡眠和觉醒正常节律性交替紊乱的表现。睡眠障碍可由多种因素引起，常与躯体疾病有关。

睡眠障碍首先表现为睡眠量的不正常，可包括睡眠量过度增多和睡眠量不足两种情况

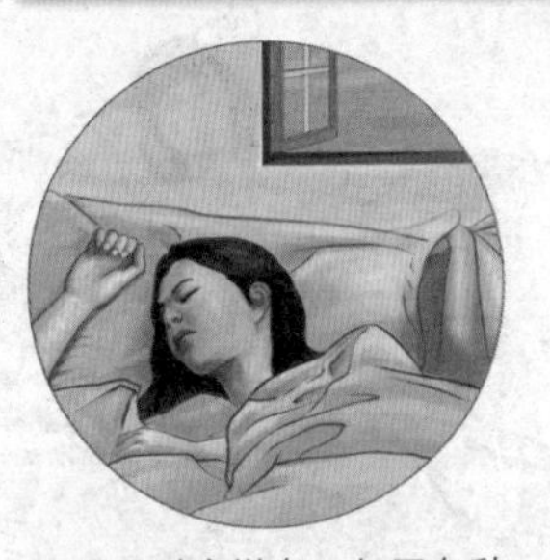

睡眠量过度增多，如因各种脑病、内分泌障碍、代谢异常引起的嗜睡状态或昏睡

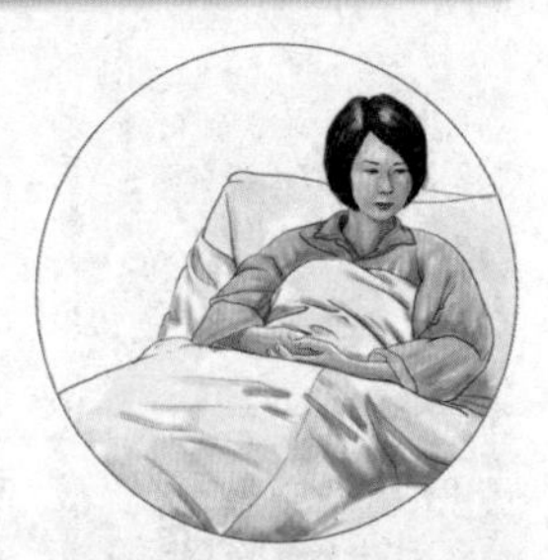

睡眠量不足表现为整夜睡眠时间少于5小时，入眠困难、浅睡、易醒或早醒等

人一生中有三分之一的时间是在睡眠中度过的，五天不睡就会影响人的生存，可见睡眠是人重要的生理需要之一。睡眠是生命所必需的过程，是机体复原、整合和巩固记忆的重要环节，是健康不可缺少的组成部分。

在生活中，要想克服睡眠障碍，要从这几方面入手：

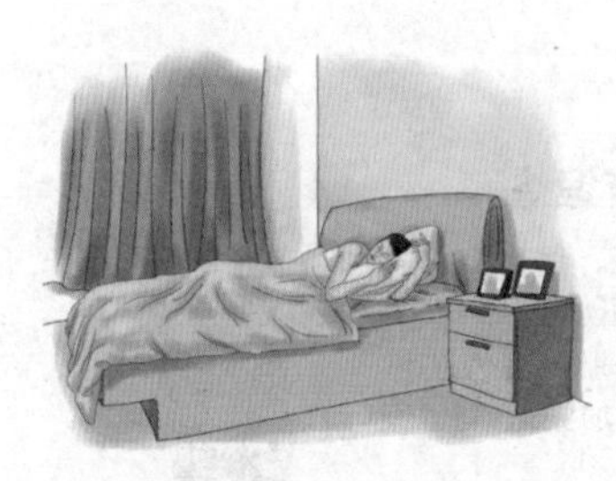

第一，给自己一个舒适的睡眠空间，床要舒服，卧室内最好悬挂遮光效果好的窗帘，同时把门窗密封工作做好，省得外面的噪声吵到您的休息

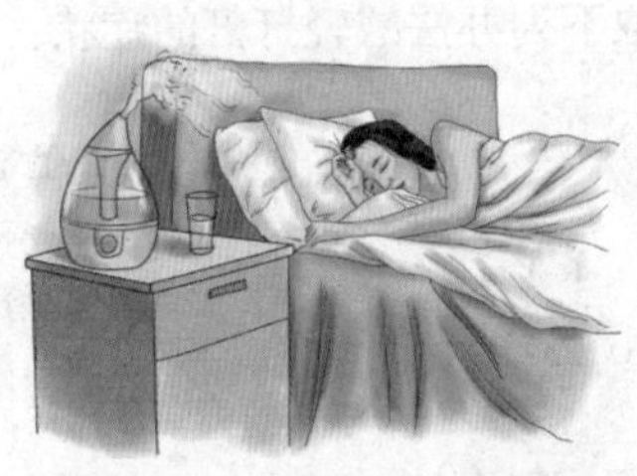

第二，冬天气候干燥，在卧室里放一个加湿器会对睡眠起到好的作用。床头边放上一杯水，万一夜里渴了，也不用起来找水喝，免得困意全消

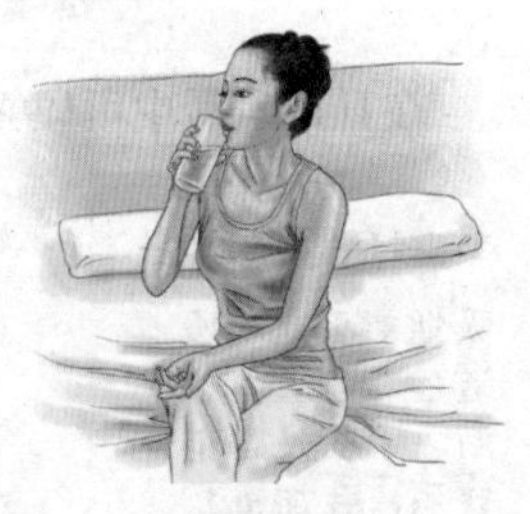

第三，睡前不要服用会让中枢神经兴奋的药物，咖啡、浓茶、巧克力都是睡前不该接触的食物。有人认为，喝点儿酒可以帮助睡眠，实际上，酒精会使睡眠质量降低

打鼾只是一个坏习惯而已吗

打鼾是一种普遍存在的睡眠现象。目前大多数人认为这是司空见惯的，而且不以为然，只不过把打鼾定义为一种不好的生活习惯而已。而且，不少人都把它看成睡得香、睡得熟的表现。殊不知，打鼾其实是一种病症，是一种常见的睡眠障碍，严重地影响着睡眠质量。与之相同的睡眠障碍还有睡间呼吸暂停和嗜睡。

打鼾也叫鼾症。当人进入深度睡眠时，人的全身都会放松。在这个时候如果咽、喉、鼻有堵塞，就会出现打鼾。打鼾是健康的大敌。打鼾使睡眠呼吸反复暂停，造成大脑、血液严重低氧，形成低氧血症，常能诱发高血压、脑心病、心律失常、心肌梗死、心绞痛。

在医学上，打鼾称为“睡眠呼吸终止症候群”。统计数据显示，打鼾问题以男性较为严重，男与女的发生比例是“6 比 1”。另一方面，男性打鼾开始得较早，大约在 20 岁以后就有可能发生，女性较男性为迟，多数发生在 40 岁以后。一般来讲，打鼾的主要原因有如下几点：

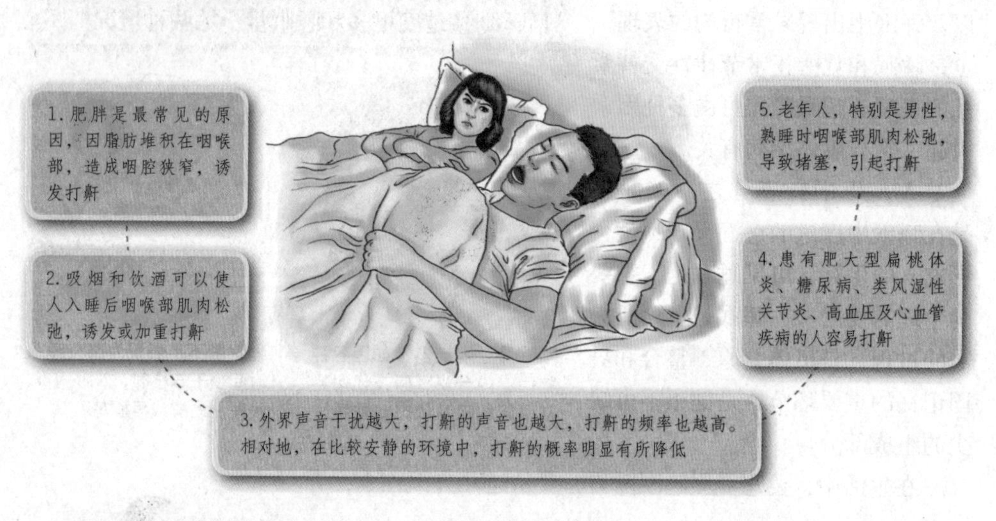

在日常生活中可以采取下列办法减轻打鼾的症状：

1. 避免烟酒嗜好

吸烟能引起呼吸道症状加重，饮酒，尤其是睡前饮酒，会加重打鼾、夜间呼吸紊乱及低氧血症

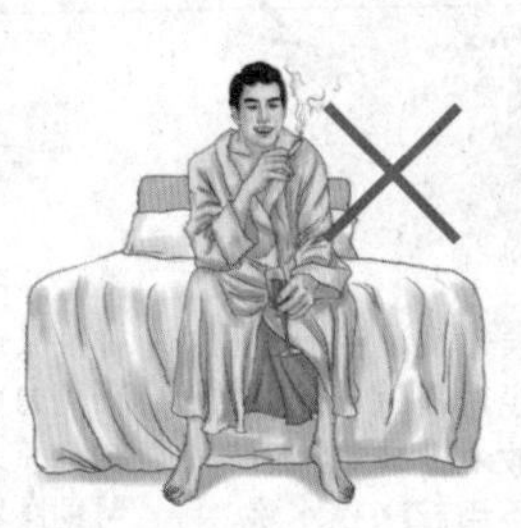

2. 加强体育锻炼

加强体育锻炼，保持良好的生活习惯是预防打鼾的重要手段。尤其是肥胖者，要积极减轻体重，加强运动

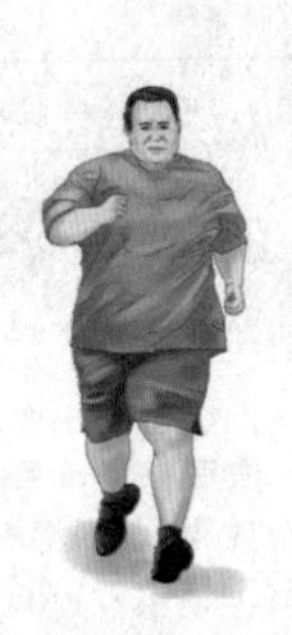

3. 重视血压监测，按时服用降压药物

鼾症病人多有血氧含量下降，故常伴有高血压、心律失常、血液黏稠度增高，心脏负担加重，容易导致心脑血管疾病的发生，所以要重视血压的监测，按时服用降压药物

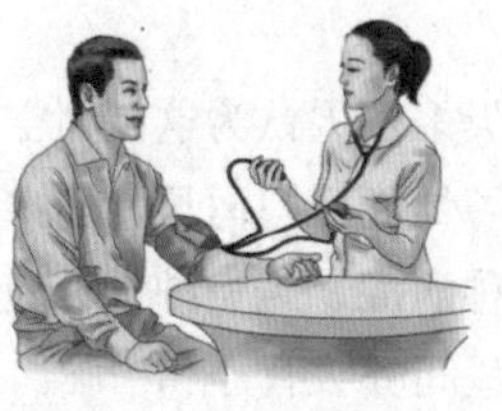

4. 睡前禁止服用镇静、安眠药物

睡前禁止服用镇静、安眠药物，以免加重对呼吸中枢调节的抑制

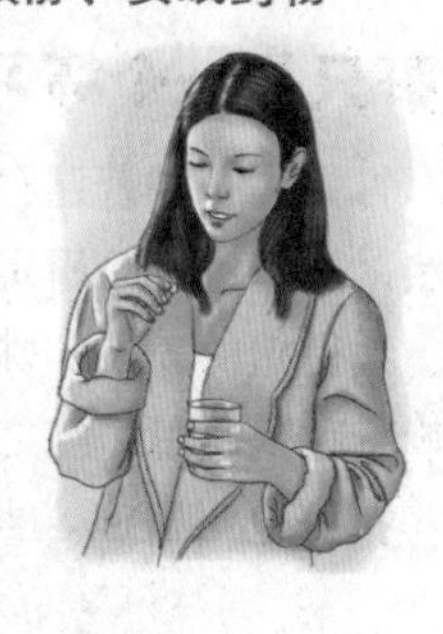

5. 采用侧卧位睡眠姿势

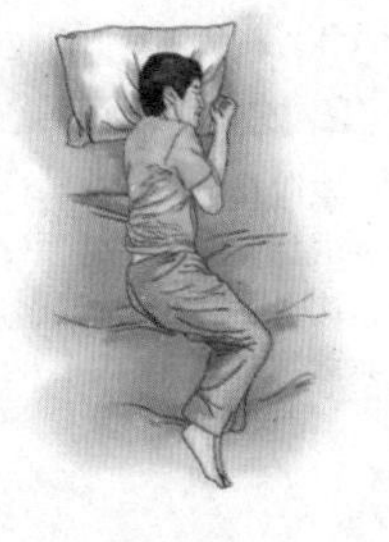

采用侧卧位睡眠姿势，尤以右侧卧位为宜，避免在睡眠时舌、软腭、悬雍垂松弛后坠，加重上气道堵塞。睡眠时可在背部褙一个小皮球，有助于强制性保持侧卧位睡眠

6. 术后患者须知

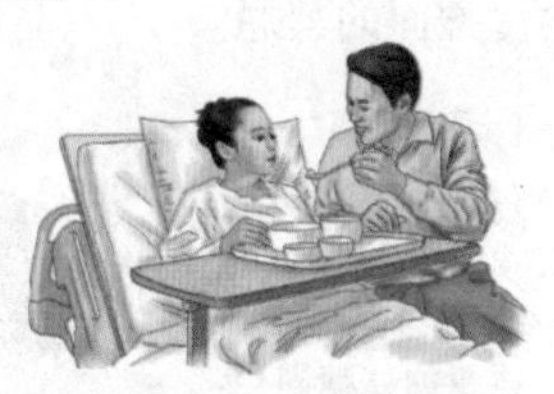

手术后的患者要以软食为主，勿食过烫的食物。避免剧烈活动

翻来覆去怎么也睡不着

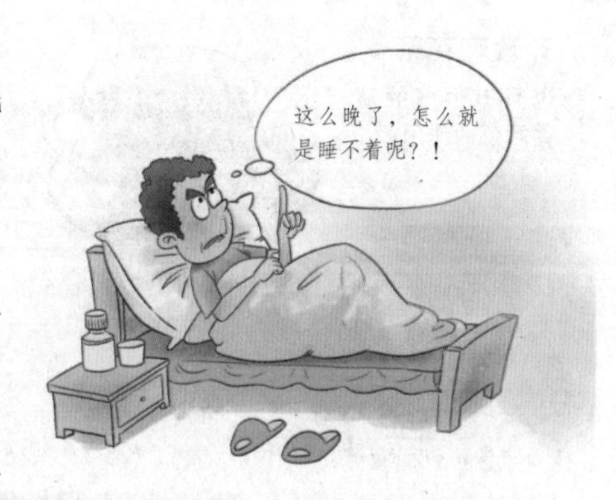

你常因躺在床上辗转反侧，无法入眠而感到心烦气躁吗？有些人越是躺在床上，脑子里的思绪就越活跃，想着白天的工作，想着明天的计划，人际的沟通，经济的问题，总有许多事情在脑海里徘徊不去，一个接一个，即使好不容易睡着了，也是时睡时醒，多梦，长期持续下来，搞得自己精疲力竭，工作时头昏脑涨，无法专心，睡觉时又无法获得充足的睡眠，长期持续下来不但容易头痛，也容易造成脑神经衰弱，无法让体内的器官获得适度的休息，容易过度消耗而在外观上呈现未老先衰的现象。

导致失眠的因素有很多，只要将导致失眠的因素去除，通常都可以恢复原本的睡眠品质。但是有一种失眠是没有特定原因的，发生的原因与个性有很大的关系，主要发生在本身就容易操心、紧张性格的人身上。这些人心中只要有一点儿事就神经绷紧、焦虑、放不开，即使是没事的时候，睡眠品质也不好，多梦、梦呓、易惊醒，处于浅睡眠状态，遇到重大压力就更睡不着了，久而久之就成了习惯性失眠，即使压力消失了，也很难安睡。

安眠药因为会造成肝脏的负担，长期服用弊多于利。从自我训练、饮食、作息来改善失眠或睡眠品质不佳的状态是最自然也是最根本的办法。

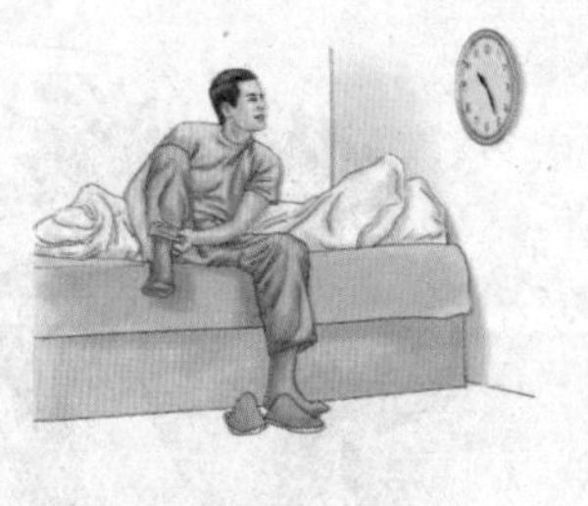

1. 尽量养成每天同一时间上床睡觉，上床后除了睡觉之外，不想其他事的习惯。营造一个优质的睡眠环境：关灯、安静，或点一盏有助睡眠的薰衣草薰香油，避免太冷或太热的环境。每天下午以后避免刺激性饮料如酒、咖啡、茶、可乐，睡前避免吃大餐

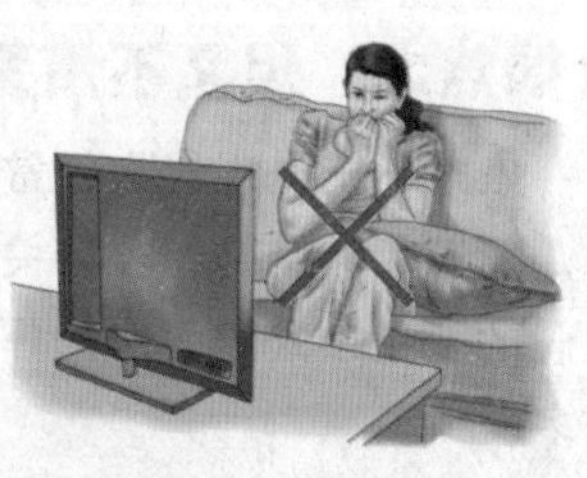

2. 睡前避免观赏紧张刺激恐怖的电视、电影如鬼片、凶杀片等，以免造成心理不安而影响入睡。当你在床上翻来覆去辗转难眠时，躺在床上只会使你更加紧张，更难入睡。干脆起床离开房间做些轻松活动，如看书、听音乐、静坐，等到累了再进房间

防治失眠，可以借助一些具有安神、镇静功效的饮食来进行，同时也要注意一些饮食方面的禁忌。

1. 莲藕茶

藕粉一碗，水一碗，入锅中不断地搅匀，再加入适量的冰糖即可，当茶喝，有养心安神的作用

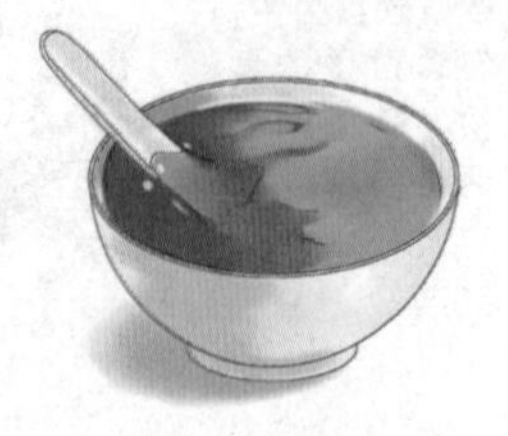

2. 龙眼百合茶

龙眼肉加上百合，很适合中午过后饮用，有安神、镇定神经的作用

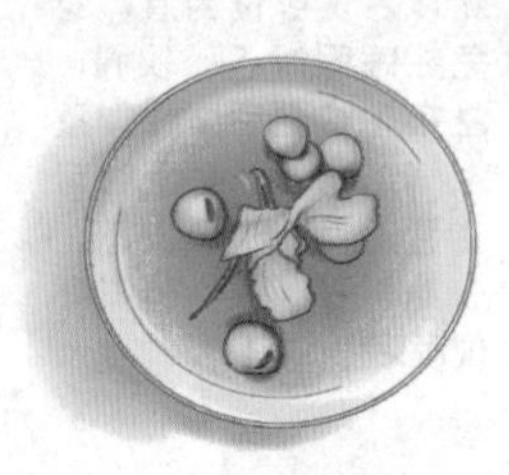

3. 玫瑰花茶

也具有很好的清香解郁的作用

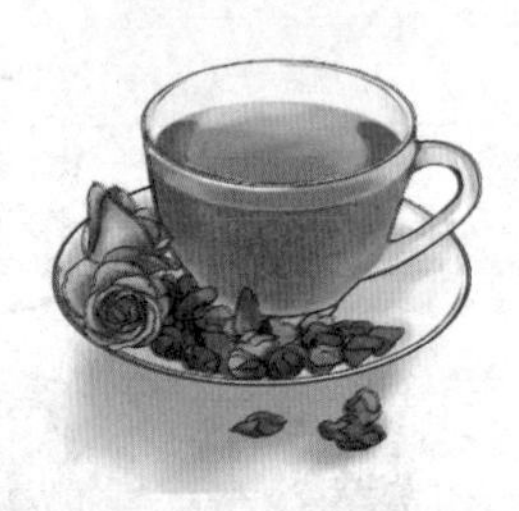

3. 睡前喝牛奶须知

睡前喝牛奶，应搭配饼干、面包之类的甜点，因为牛奶中的蛋白质，可以促进血液循环，有提神的作用，高糖食物可以促进血管收缩素的分泌，促进睡意的产生

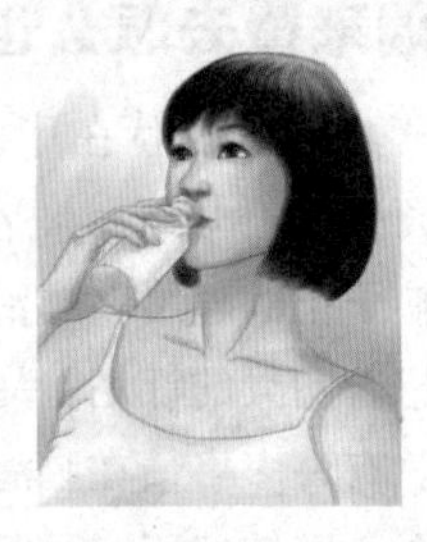

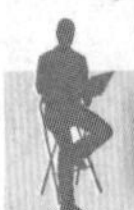

小贴士

自助催眠妙方

当你躺在床上无法控制脑中的思绪时，你可以这样做：

1. 平躺，不垫枕头，将双手双脚打开呈大字形，手心朝上，眼睛闭起，下巴往内收，将注意力集中在腹部，开始用腹部呼吸，并将每次的吸气、吐气的时间一次一次拉长变慢，进行五六个回合。

2. 除了呼吸之外，还要想着自己身体的每一个部位，顺序从脚趾、脚板、脚踝、小腿渐渐往上，不漏掉身上任何一个部位，慢慢地在心中默念，其他不用力的部位放松，重重地掉在床上，渐渐地连腰部都可以平贴在床面上（多练习几次即可），渐渐地你会发现你已将心中的杂念都甩掉了。试试看，这是一个不错的方法。即使只有几个小时的睡眠，也可以让身体各器官获得足够的休息。

我很焦虑，但又不清楚在焦虑什么

焦虑不安是现代人经常会遇到的心理障碍，随着社会结构、社会关系以及人们价值观念的变化，人们面对的焦虑状况只会越来越多。

在职场上，竞争的压力处处存在，使得职场中人心里的那根弦似乎从来就没有放松的时刻。

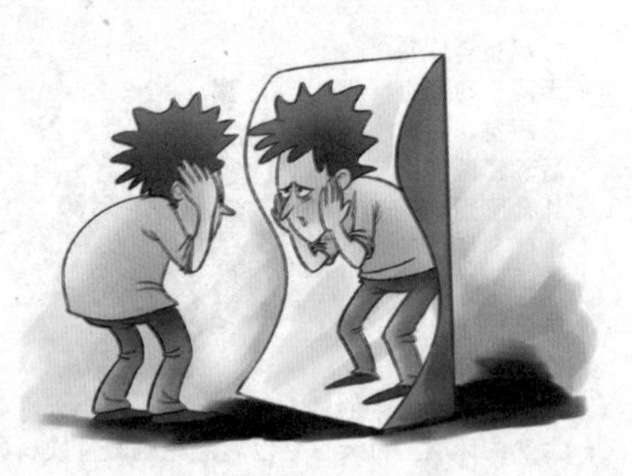

焦虑症影响情绪，影响生活

焦虑不仅仅是在面对一次选择的时候出现，在你面对一场重要的考试，或者和某位要人的一次重要的会面之前，当你得知你的亲人或者自己得了某种疾病的时候，都会产生焦虑。虽然说，适当的焦虑可以激发人的积极性，对促进个人和社会的进步都有好处，焦虑还能促使你鼓起力量，以谦虚谨慎的心态迎接即将到来的调整，但是很多人都无法控制这个度，以至于形成焦虑症，使之成为行动上巨大的阻碍力量。

在心理学上，焦虑有三种严重的发作形式：

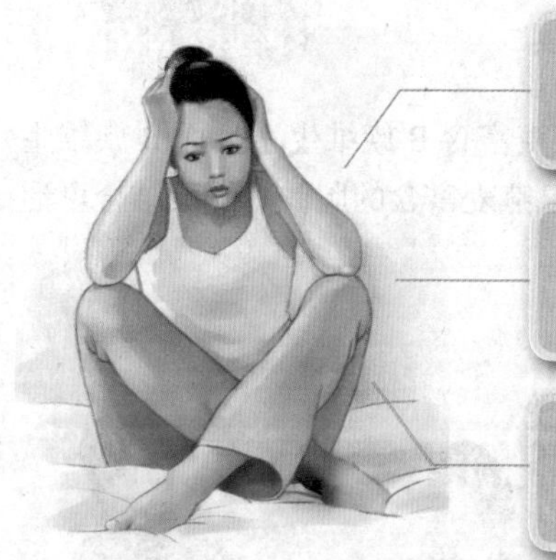

其一，是濒死感。发作时你会感到胸闷，喘不过气来，心里难受得要命，就像快要死了一样。这种状况一般不会造成真的死亡，但是对人的身体健康是非常不利的

其二，惊恐万分。无论何时何地，心中都充满了莫名的恐惧，害怕黑暗，担心财物遗失，担心会遇到不测等，即便是平时很大胆的人，遇到焦虑发作的时候，也会惊恐万分

其三，精神崩溃感。这个时候就是觉得想找到一处发泄情绪的通道，但又觉得六神无主，心乱如麻，时刻感觉自己要疯掉了，但又不会真的精神错乱

这些状况发作的时候往往只有几个小时，逐渐平息下来之后，就一切都正常了，经常因为焦虑过度而发作的话，很可能是患上了焦虑性神经官能症、高血压、神经性皮炎等疾病。那些有心脑血管疾病的人，更是要学会控制好焦虑的情绪，否则后果不堪设想。

缓解你的焦虑症状可以从下面几点入手做起：

1 从心理的认知活动以及人格特点入手，改变对事物的一些看法

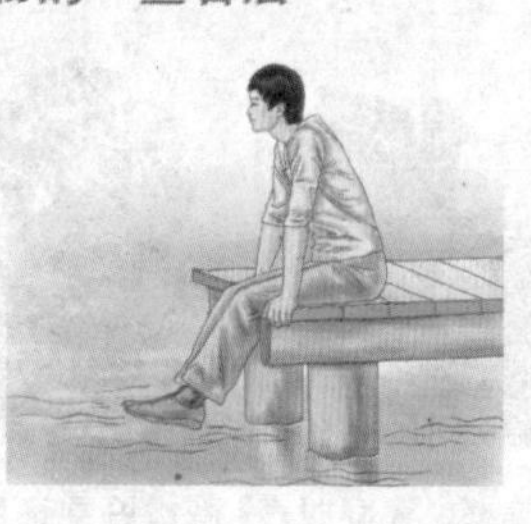

焦虑症不是一朝一夕就会产生的，它有一个积累的过程。在这个过程中，一些偏激或者不健康的人生观和价值观会直接影响人对事物的看法。比如对待相同的事情，有的人会表现得异常的烦躁不安，而有的人能静下心来该干吗还干吗。因此，我们首先要学习不过分地追求完美，把自己逼得太紧太累，要学会知足而乐、随遇而安。其次，要做好迎接苦难的准备。苦难也是人生的一笔财富，要敢于迎接苦难。此外，矫正神经质的人格对任何小小的刺激都会异常敏感，一触即发，常常无病呻吟，杞人忧天，情况严重的话，应该积极就医，通过专业手段克服神经质的人格缺陷

2. 练习气功、瑜伽

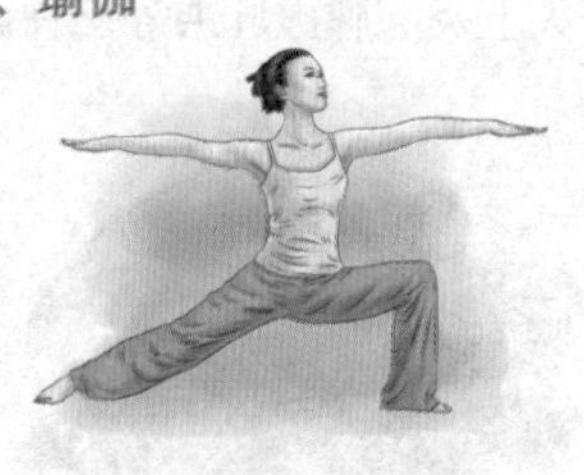

气功、瑜伽、太极拳都是教人在练功中心态归于平静的方法，也可以消除人心中的焦虑

3. 尝试冥想

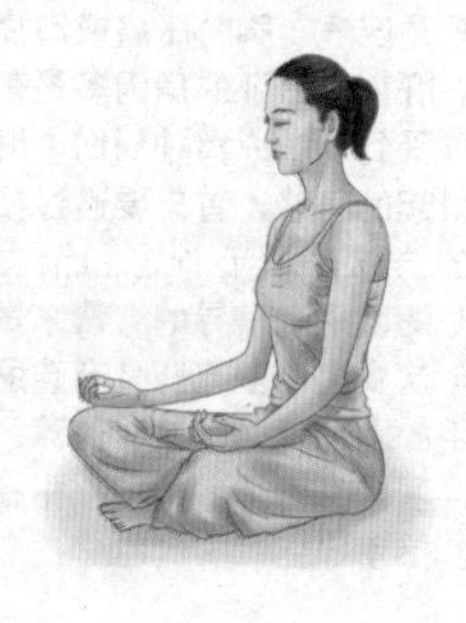

冥想对于焦虑也是一个很有效的解决办法。平时有时间的时候可以多做做静思冥想之类的训练，从生活的点滴入手，可以预防焦虑症的爆发

4. 从肌肉放松入手

心理的焦虑与肌肉的紧张联系得十分紧密，所以缓解焦虑可以从肌肉放松入手。肌肉放松过程中可以运用一些积极的心理暗示。不断地暗示自己“放松，放松”，并且配合适当的呼吸法，可以有效地缓解焦虑症

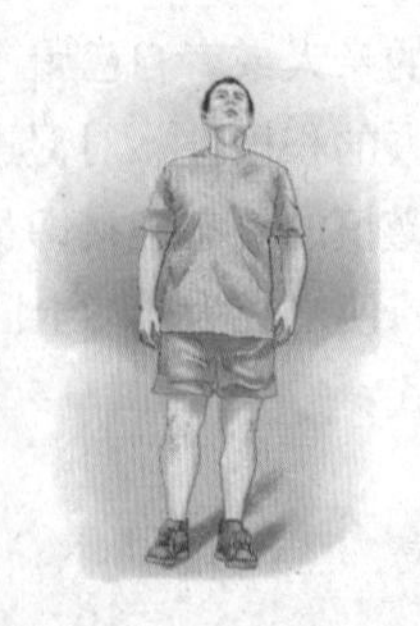

5. 服用药物

若存在情况很严重的焦虑症状，可以在医生的指导下服用一些对抗焦虑的有镇定舒缓效果的药物

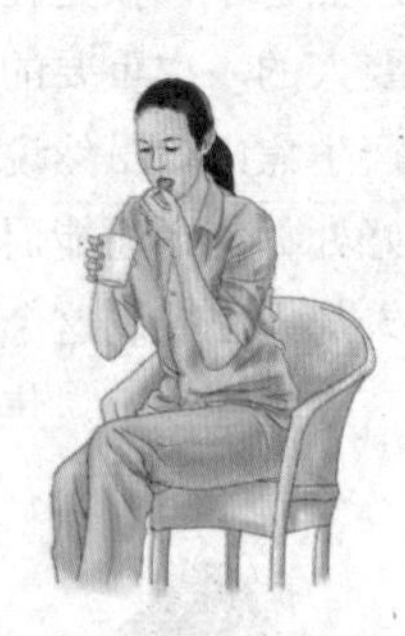

此外，当感觉到焦虑时，可以吃一些燕麦。燕麦富含 B 族维生素，而 B 族维生素有助于平衡中枢神经系统，使你慢慢平静下来。且燕麦富含的胆碱和烟酸结合可形成乙酰胆碱，有利于缓解焦虑不安的情绪。

点火就着，脾气为什么这么暴

现实生活中，有的人很容易发怒，周围的人都只知道此人脾气大，却很少想到此人很可能是患了一种疾病。

中医理论认为：“肝为刚脏，喜条达而恶抑郁，在志为怒。”意思是说，肝属于刚强、躁急的脏器，喜欢舒畅柔和的情绪，而不喜欢抑郁的情绪，其情绪表现主要为发怒。所以，善怒主要与肝有关，主要为肝郁气滞、肝火上炎、脾虚肝乘等三种证候。

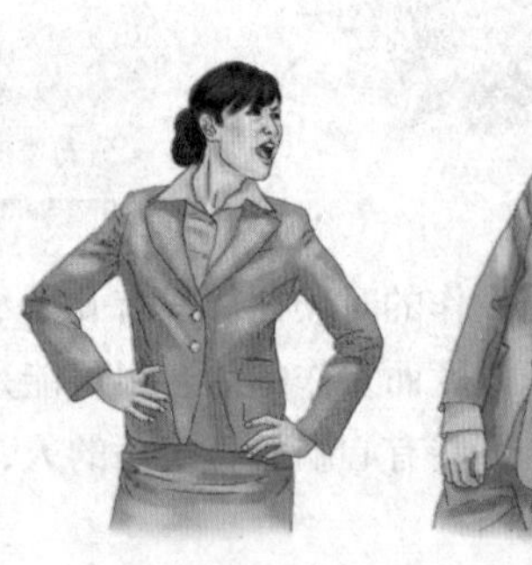
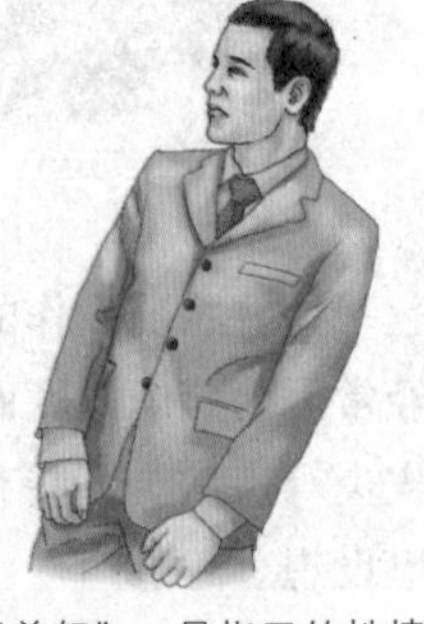

容易发怒在中医中称为“善怒”，是指无故性情急躁、易于发怒、不能自制的症状，又称“喜怒”“易怒”，属于疾病的范畴

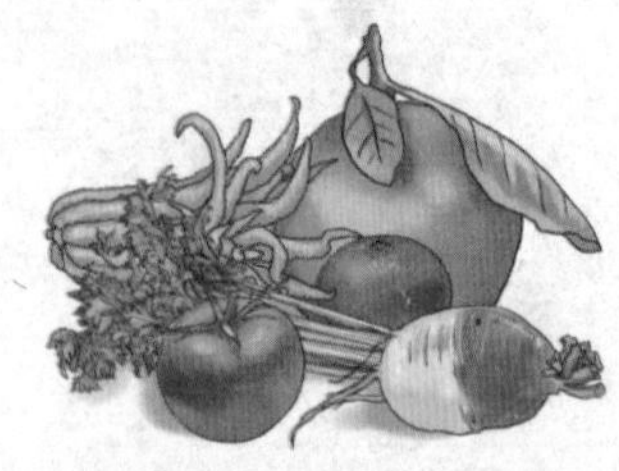

肝郁气滞所致的善怒，还同时表现出频频叹气、胸胁胀痛或串痛等症状。肝郁气滞证的病因多是郁闷、精神受到刺激或精神创伤。肝郁气滞引起的善怒，首先要通过精神养生的方法来调节神志和情志，并针对病因采取疏导的方法来进行治疗。饮食上可多吃些具有疏肝理气作用的食物，如芹菜、茼蒿、西红柿、萝卜、橙子、柚子、柑橘、香橼、佛手等

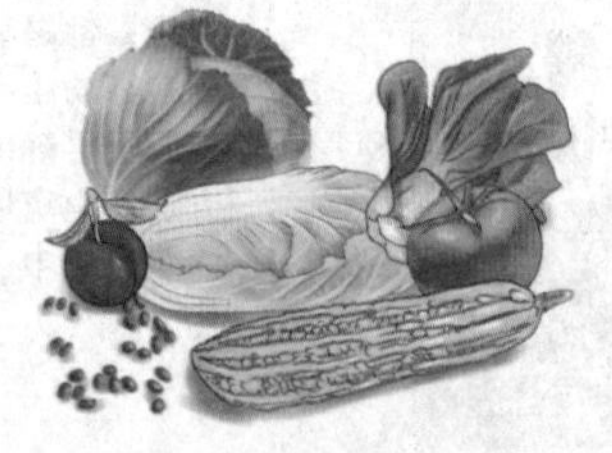

肝火上炎证所致的善怒，还同时表现出睡眠多梦、目赤肿痛、口苦口渴等症状。肝火上炎证的病因多为肝气久郁，或吸烟喝酒过度，或过食甘肥辛辣之物。肝火上炎所引起的善怒，除应戒烟限酒，禁食甘肥辛辣的食品外，要适量多吃清肝泻热的食物，如苦瓜、苦菜、西红柿、绿豆、绿豆芽、黄豆芽、芹菜、白菜、包心菜、金针菜、油菜、丝瓜、李子、青梅、山楂及柑橘等

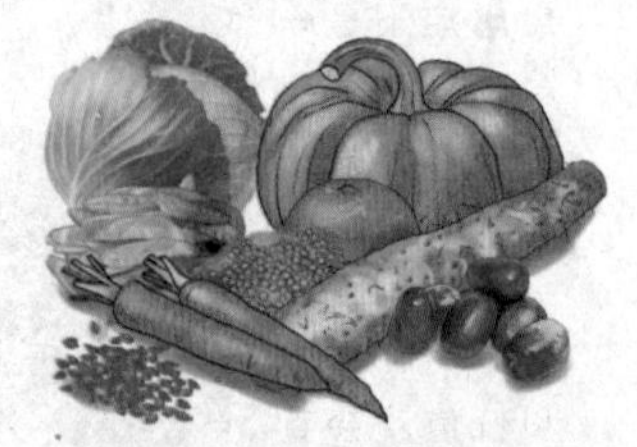

脾虚肝乘证所致的善怒，还同时表现出身倦乏力、食少腹胀、两胁胀痛、大便稀溏等症状。脾虚肝乘证的病因多是脾气虚弱，肝气太盛，影响脾的运行功能。脾虚肝乘引起的善怒的调理以健脾理气为主，饮食上应多吃一些有健脾益气功效的食物，如扁豆、高粱米、薏米、荞麦、栗子、莲子、芡实、山药、大枣、胡萝卜、包心菜、南瓜、柑橘、橙子等食物

第二章

面部察颜观色：脸面上的信号勿轻视

『脸面』自古就被人们重视，它不仅是人的尊严的象征，其实更透露着人体健康的密码。零星冒出的痤疮，面部的斑点或者血丝，看似小问题，实际上可能是身体疾患的信号灯。因此，在日常生活中不仅要爱『面子』，更要学会对自己的面部察颜观色，从而及早预防疾病。

第1节
脸面是健康的晴雨表

脸色是健康状况的晴雨表

人体是一个有机整体，面部不同部位与脏腑有着密切的联系，人体脏腑功能失调，也可引起面部相应的变化。可见，脸面不仅是人们情绪的“表演舞台”，还是健康状况的“晴雨表”。

病人患病之后在面部五官所呈现出来的异常起色，称为病色。病色在疾病过程中伴随着疾病而发生，是疾病在面部独特的显现形式，可以随着病情的发展而变化，还可能预示疾病的演变和转归。

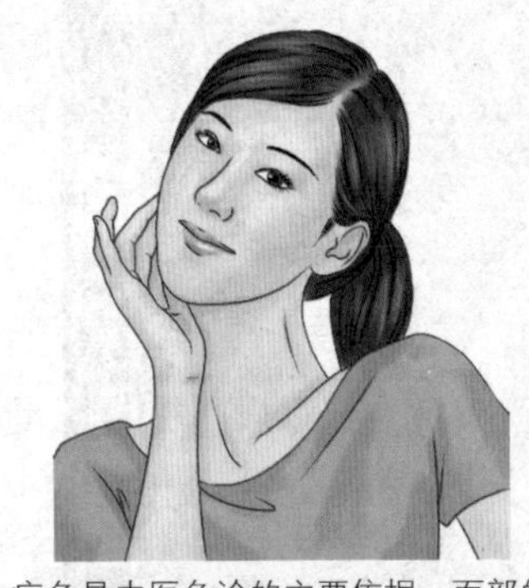
病色是中医色诊的主要依据，面部的色泽是血气通过经络上注于面而表现出来的，气血的盛衰及运行情况，必定会从面色上反映出来。中国健康人的面色通常是微黄，显红润而有光泽，否则是不健康的表现，需要就诊

面部颜色预示疾病

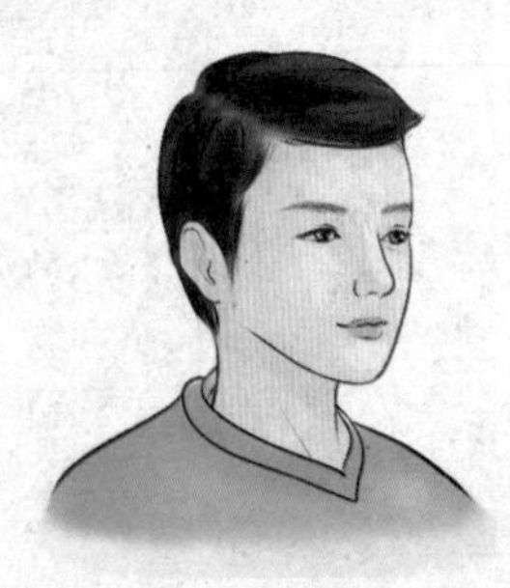

满面白色主血虚

血虚的病人面色的特点是面色淡白而缺少光华，或者颜面黄白如鸡皮状，面色憔悴，毛发枯萎。脸色苍白是贫血、慢性肾炎、甲状腺功能减退等疾病的征兆

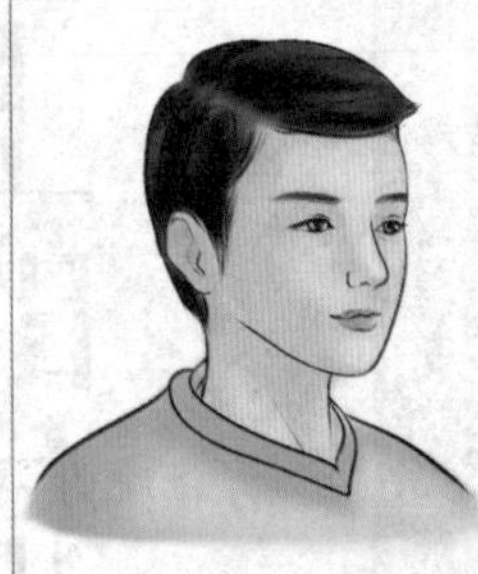

脸色发黄是脾虚的表现

如果突然出现脸色变黄，则很可能是肝胆“罢工”的迹象，急性黄疸型肝炎、胆结石、急性胆囊炎、肝硬化、肝癌等病患者常会发出上述“黄色警报”

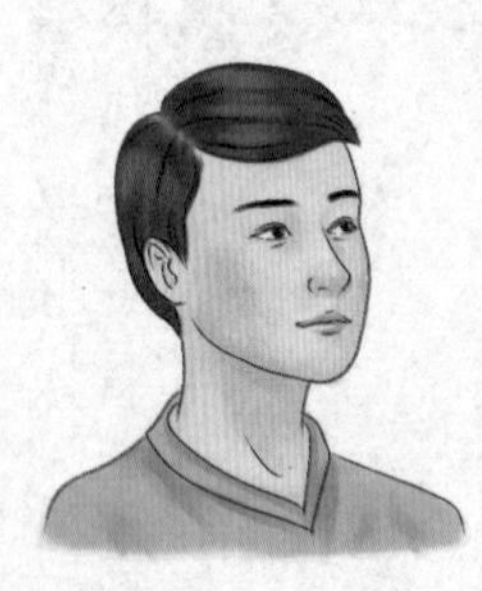

面部发红是血液循环系统出了问题

风吹、日晒、高温刺激，伤及颜面经络，导致血脉扩张而发病；有瘀血阻滞经络，血脉运行不畅，或瘀血阻滞肌肤，使血脉扩张，或血液循环不好，体内的毒素难以排出体外，也会形成红血丝

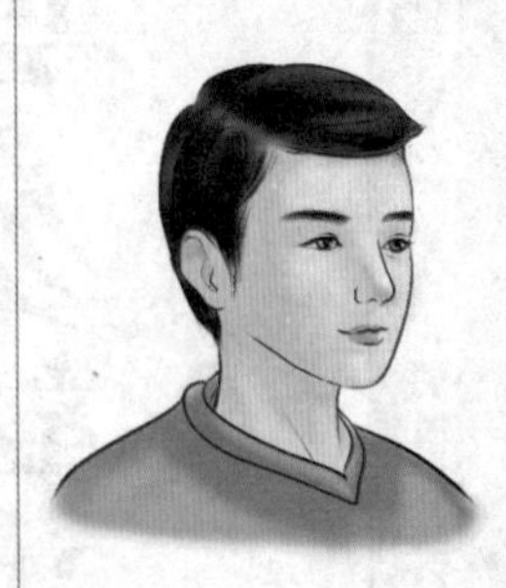

脸色发黑是肾亏损的表现

肝硬化、肾上腺素功能减退症、慢性肾功能不全、慢性心肺功能不全、肝癌等病患者，也会出现脸色变黑。因生理现象而形成脸色变黑、老年性色素斑、妇女妊娠斑等，则属正常现象

人们常说，“不爱看别人的脸色”，殊不知脸色的变化也是生物特征的一种，可以及时反映出身体内部健康与否，反映体内将要发生的各种问题，值得认真学习、推广应用。从今天起，我们就开始关注脸色，仔仔细细地察颜观色，好好看看自己的脸色吧！

面部网状血丝不仅是美观问题

脸部红血丝皮肤薄而敏感，过冷、过热、情绪激动、温度突然变化时脸色更红，严重者还会形成沉积性色斑，难以治愈。脸部红血丝主要包括以下几种类型：

面部红血丝的种类

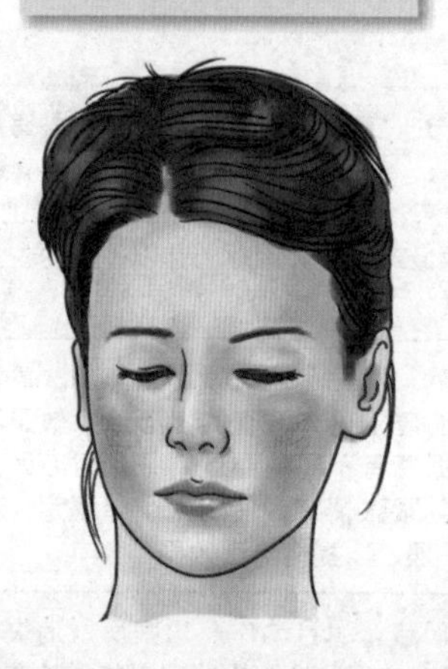

1. 内脏性毛细血管扩张症：
由于心、肺等器官的疾病而出现的继发性毛细血管扩张症。对因这种原因出现的红血丝，首先应抓紧治疗原发疾病。当原发疾病治愈后，此症状可自行消退

2. 生理性毛细血管扩张症：
害羞、紧张、愤怒、激动等原因致使肾上腺激素分泌一过性增高引起毛细血管扩张，一般不必治疗，但要注意保养。使用护肤品时应先试用，不过敏再使用。每天洗脸的次数要少一些，不要经常化妆，以使肌肤得到充分休息。注意饮食均衡，多喝开水和果汁，少吃辛辣食物

3. 地域性毛细血管扩张症：
长期居住在高寒地区或曾经受过冻伤，致使血液循环受阻，会使面部呈现红血丝。寒冷刺激、风沙气候、干燥、曝晒等也会使毛细血管耐受性超常，引起毛细血管扩张、破裂，从而出现红红血丝。要先脱离恶劣的生活和工作环境，再对症进行治疗。如果短时间内不能离开恶劣的环境，要经常用冷水洗脸，锻炼皮肤，以便增强皮肤的耐受力

4. 皮损性毛细血管扩张症：
在治疗一些皮肤疾患时长期使用激素类外擦药物，或滥用乱用化妆品，或诸如脱皮换肤等错误的治疗措施以及过于频繁的皮肤护理均能导致皮肤结构和功能严重受损，皮肤免疫力低下，致使毛细血管扩张。首先要停止使用激素类药物及再度刺激皮肤，尽量不使用含重金属的化妆品，避免色素沉积，毒素残留表皮，同时要服用天然无刺激的产品进行对症治疗，症状方可减轻或消退

5. 遗传性毛细血管扩张症：
医学研究证明，有15%的毛细血管扩张症与遗传因素关系密切，目前医学上尚无较好对策来解决遗传因素导致的红血丝问题，只能在日常生活中加强对皮肤的护理和保养，在生活中经常按摩红血丝部位，促进血液流动，有助于增强毛细血管的弹性

治疗面部红血丝的方法

光子嫩肤

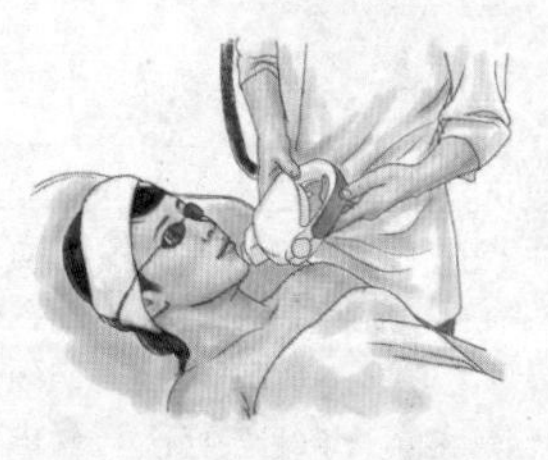

光子治疗主要是基于光子机对红血丝有特定的治疗波长，通过光扫，使真皮中毛细血管内血液的血红蛋白吸光受热后凝固，封闭异常扩张的毛细血管，使皮肤看起来没有红血丝了，一般治疗见效后，会保持一段时间，但是，这种外在刺激强加的治疗方法显然不是长久之计，所以出现了很多反弹的迹象

中医治疗的方法

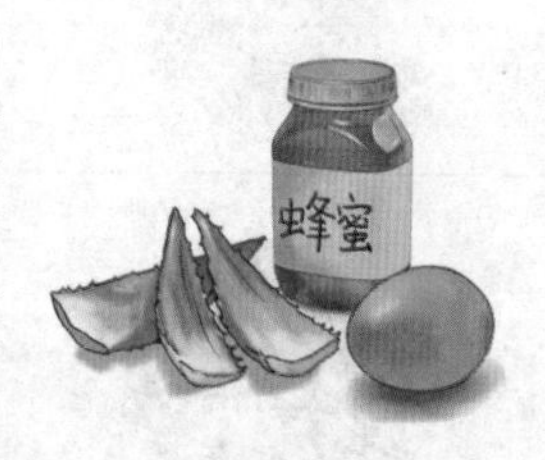

中医治疗红血丝的方法并不多见，但是患者可以尝试一下芦荟蛋白方。功效：芦荟消炎镇定，蛋白清热解毒，蜂蜜所含的维生素、葡萄糖、果糖能抑制红血丝的发作。中医治疗红血丝效果尽管不错，但是需要红血丝患者长期坚持才能看到效果

面部麻痹：看似小事的顽疾

在日常生活中有些人会遭遇面部麻痹，中医称之为“中风”。引起中风的因素多种多样，但避免遭遇中风却需要我们从日常生活中的各个方面来加以注意。

面部麻痹，又称面瘫，也称面神经炎、贝尔氏麻痹，以面部表情肌群运动功能障碍为主要特征，是面部的肌肉失去平衡控制能力，嘴唇被牵向一边，一侧的面部肌肉发生麻痹导致的，一般症状是口眼歪斜。它是一种常见病、多发病，不受年龄和性别限制。面部神经因为水肿引起组织变化而受到压迫时，面部麻痹就出现了，如果兼有严重的瘀痛，或伴有淋巴结、耳下腺体肿大，则须细心寻找形成面部神经麻痹的原因。此病最常见于骨折、肿瘤、中耳炎、颅骨乳突部分发炎、带状疱疹及结节癌等疾病。

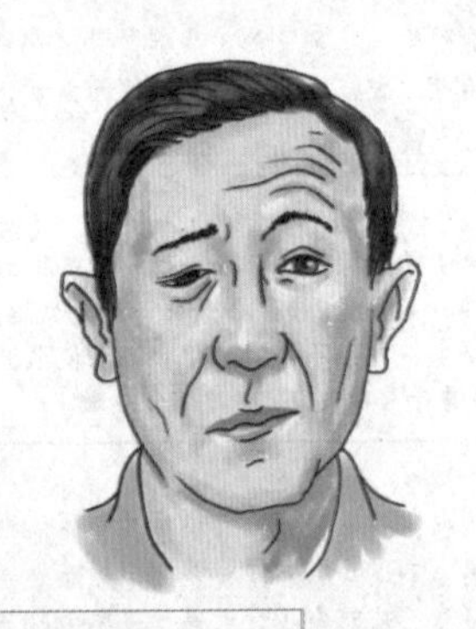

后遗症

1. 面部的肌肉大约有26块之多，它们互相重叠在一起，各有各的功能，而针灸、拔罐、贴药、电针、火针、面部注射营养神经的药物，介入治疗等治疗方法，会造成这些肌肉的损伤、出血、纤维化及炎性反应，所以面瘫最好以针灸治疗，并以手法为主，治疗过程中不加用药物或电针

2. 面部麻痹的患者多突然起病，难免会产生紧张、焦虑、恐惧的情绪，有的担心面容改变而羞于见人，有的担心治疗效果不好而留下后遗症，这时要根据患者不同的心理特征，耐心做好解释和安慰疏导工作，缓解其紧张情绪，使病人情绪稳定，以最佳的身心状态接受治疗及护理，以提高治疗效果

3. 由于眼睑闭合不全或不能闭合，瞬目动作及角膜反射消失，角膜长期外露，易有眼内感染，损害角膜，因此眼睛的保护非常重要，应尽量减少用眼，外出时戴墨镜保护，同时滴一些有润滑、消炎、营养作用的眼药水，睡觉时可戴眼罩或盖纱块保护

常用治疗方法

采用针灸、贴药、拔罐、割治、火针、电针、理疗、鼻塞药、介入治疗、面部注射药物等

面瘫的调理方法

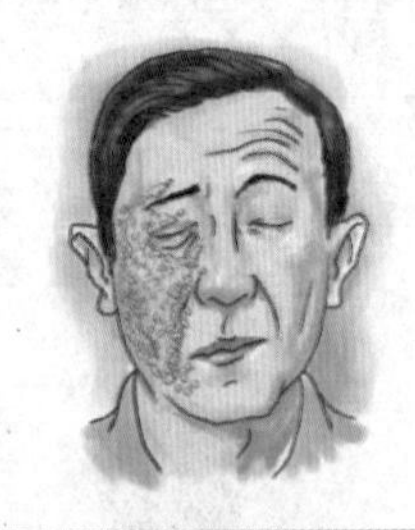

1. 以生姜末局部敷于面瘫侧，每日1~2次

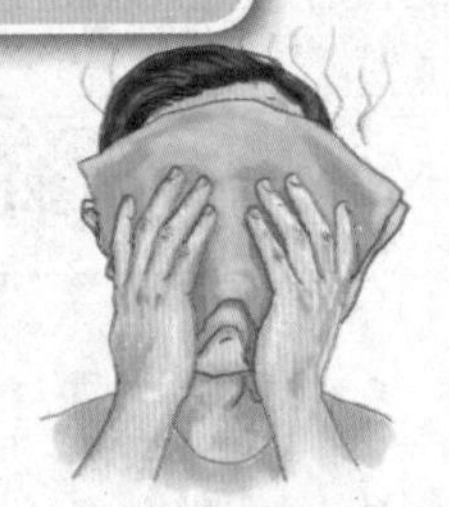

2. 温湿毛巾热敷面部，每日2~3次

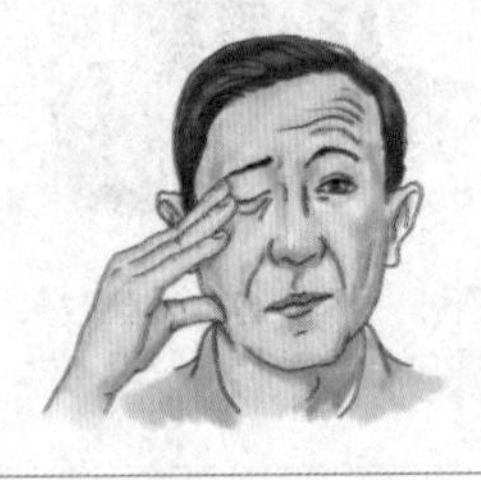

3. 早晚自行按摩患侧，按摩时力度要适宜，部位要准确

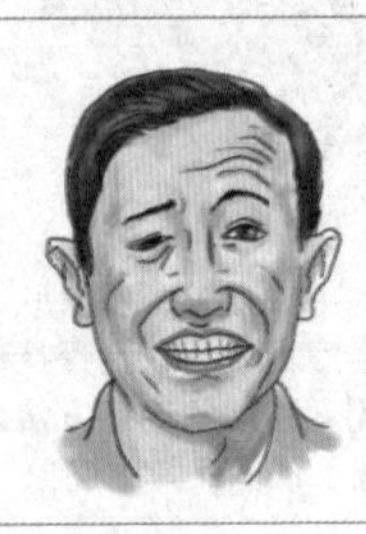

4. 只要患侧面肌能运动，就可自行对镜子做皱额、闭眼、吹口哨、露齿等动作。每个动作做2个8拍或4个8拍，每天2~3次，对于防止麻痹肌肉的萎缩及促进康复是非常重要的

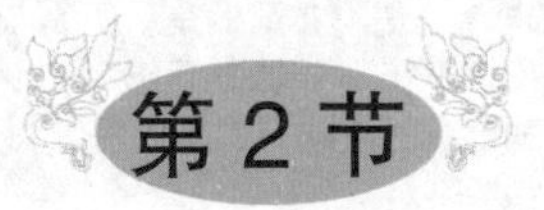

脸面上的信号勿轻视

脸上长斑意味着什么

本来白皙清秀的面庞，莫名生出了一些细小的斑点，深深浅浅的，极影响面容，而且也影响着好心情。实际上，脸上的斑点不仅影响外表的美观，更有可能是身体疾病所致。

面部产生色斑的原因很多，比如日光照射、疾病、药物、化妆品、情绪因素等。中医认为，大多数面斑产生的原因都是肝郁气滞，是内在循环系统被气滞阻断的表现，常常由不良情绪等引发。很多女性长斑者还伴有某些妇科疾病，如卵巢囊肿、子宫肌瘤、乳腺增生、月经不调等，所以女性长色斑时要特别警惕身体疾病。

不同部位的色斑意味着身体的不同地方出现了状况

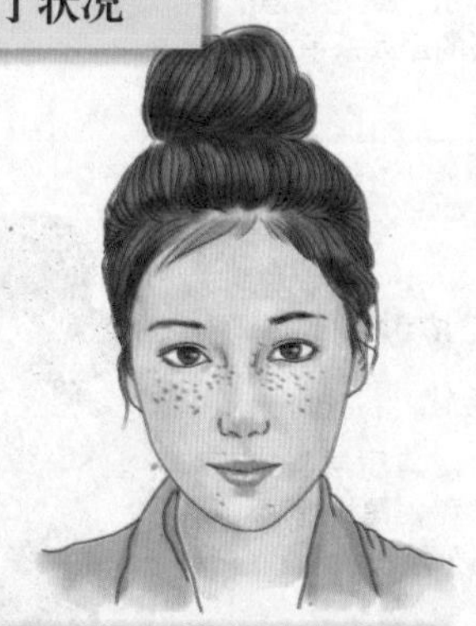

1. **发际边长斑。**多和妇科疾病有关，如女性激素不平衡、内分泌失调等

2. **额头长斑。**多见于性激素、肾上腺皮质激素、卵巢激素异常者，因此额头长斑者要注意自己的体内激素分泌问题

3. **眼皮部位长斑。**多见于妊娠与人流次数过多及女性激素不平衡者

4. **眼周围长斑。**子宫疾患、流产过多及激素不平衡引起的情绪不稳定者经常会有这种情况

5. **面颊部长斑。**多见于肝脏疾患和更年期者，肾上腺功能减弱者面部也有显现

6. **太阳穴、眼尾部长斑。**这种情况多和甲状腺功能减弱、妊娠、神经质及心理受到强烈打击等因素有关

7. **鼻下长斑。**卵巢疾患者经常会出现这种情况

8. **嘴巴周围长斑。**进食量过多或胃肠功能不良者较常见

9. **下颌长斑。**常见于白带过多、异常等妇科疾患

针对面部色斑的不同起因，在日常生活中应该以不同的方式预防与调理：

1. 如果是与疾病相关的色斑，就应该及早去医治。尤其是妇科病，发现乳腺增生、痛经、月经不调等就应该去看病。这是预防长斑的根本方法

2. 睡眠与饮食对皮肤很重要，特别是睡眠。哪怕闭目养神 10 分钟也好，只有在不低氧、不缺水的情况下，皮肤才会光彩照人。同时要多喝水，多喝汤，多吃水果，当然鸡蛋和瘦肉中的优质蛋白质对皮肤的光滑细腻也有帮助

3. 夏季应适当补充糖分。因为肝、肾、脾等脏器都需要糖分，而这些器官健康的人才能拥有红润光滑的肌肤

4. 注意防晒。因为斑点大部分都是肌肤老化、黑色素沉淀引起的，所以应在日常生活中注意防晒。帽子、遮阳伞、防晒护肤品都是防晒的好帮手。值得提醒的是，不是长时间暴露在阳光下，就不需要使用防晒系数 (SPF) 很高的防晒品，一般 SPF15 的指数就足够了，使用 SPF30 以上的防晒品应在 2 ～ 3 小时内清洗掉，因为防晒系数太高的产品对皮肤有刺激作用

脸颊上的黑斑意味着什么

黑斑又称“色斑”，多发生在面部，常见于女性，是一种严重影响美观并使人心烦的“病症”。研究证明，引起面部皮肤黑斑的因素有许多，归纳起来主要有以下几种因素：

色斑形成的因素

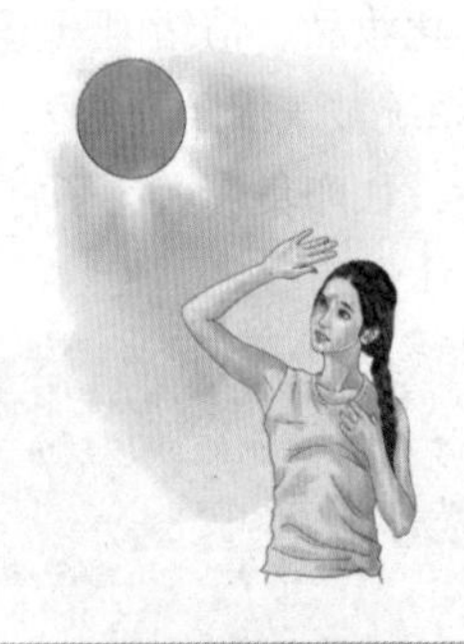

1. 长期过度的紫外线照射

长期过度的紫外线照射使黑色素大量生长，不易排出，是形成黑斑的最大杀手

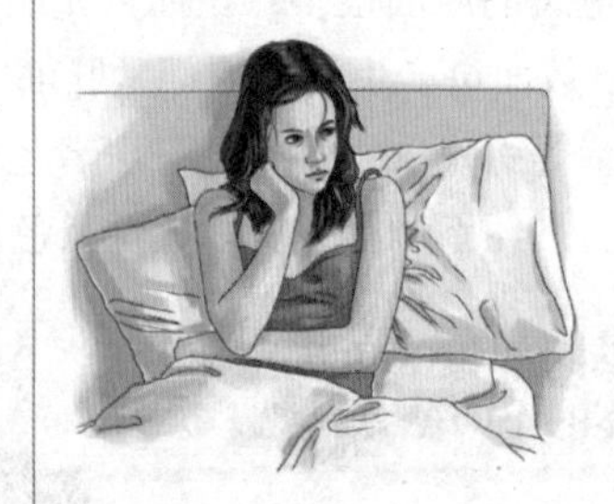

2. 内分泌失调

女性内分泌失调，消化功能紊乱，精神压力过大，严重睡眠不足

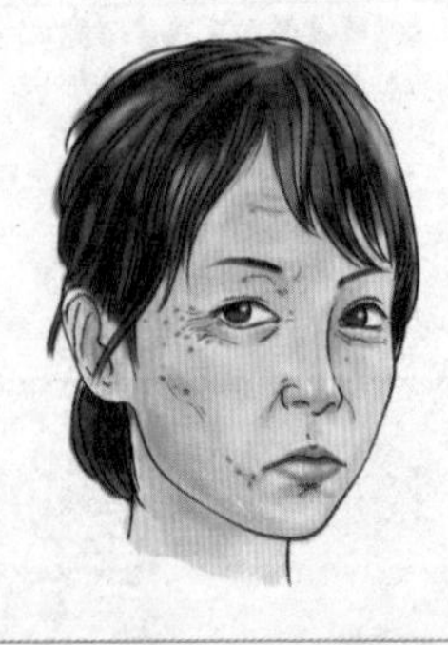

3. 皮肤的过早老化

它使角质层异常堆积，黑色素不易分解代谢

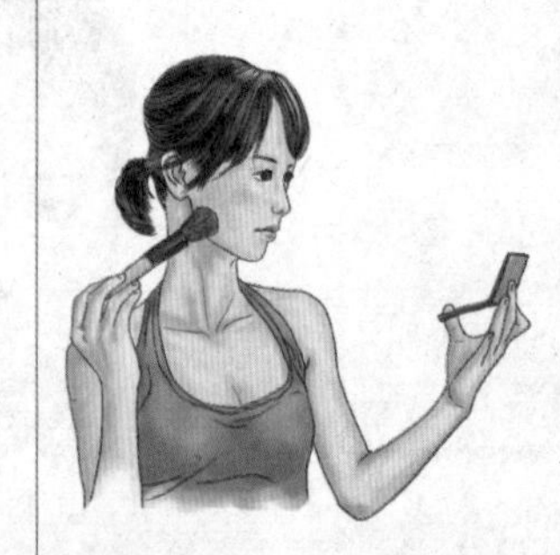

4. 化妆品使用不当

使用劣质化妆品或长期使用与自己皮肤属性不一致的化妆品，造成色素沉积

医学专家认为，防治黑斑要讲究正确的方法，必须内外兼顾，科学合理。常用方法有：

1. 避免阳光直接照射，尤其是盛夏季节，紫外线对面部皮肤的损害较大，外出时须注意防护，带上遮光用品或涂擦防晒霜

2. 多摄取一些富含维生素 C 的食物，如草莓、西红柿、西瓜、柑橘、杨梅、红枣等水果和绿叶类蔬菜。适量补充维生素 E。避免食用辣椒、大蒜之类刺激性的食物

3. 女性朋友如发现自己患有内分泌失调以及便秘等消化功能紊乱的疾病，应及时到正规医院治疗。常言道："内疏外通，永葆青春；肠道好，气色才更好。"切忌听信不实广告的瞎吹，自作主张乱服一些调理内分泌和清肠排毒的药物

4. 乐观开朗，笑口常开。避免长时期熬夜，注重补充水分。这点对于女性十分重要

5. 冷冻及激光疗法。冷冻用的液态氨保存和使用要求特定的技术，激光需要专用的设备，所以只能限定于在正规的医疗机构进行治疗。治疗时间选择在春秋两季最为适宜

6. 外涂药物。中医典籍上记载：土瓜根能润肤白面，治疗面部黑斑。现代研究证实，土瓜根的维生素 C 含量达 14 毫克，故能使皮肤变白，治疗面部黑斑是肯定有效的，也可以使手皮肤白净光泽

蝴蝶斑意味着什么

黄褐斑是一种发生在面部的常见的色素沉着病，中医学又称"黧黑斑""肝斑"，俗称"蝴蝶斑"。

蝴蝶斑多发生于青中年女性，因其严重影响面部皮肤的美容，往往给患者造成极大的心理负担和精神压力，属于一种损容性的皮肤病。近年来发病有增多的趋势，皮肤科门诊几乎每天都要接待大量的黄褐斑患者，其中很大一部分由于不了解黄褐斑的发病原理及防治知识，盲目相信化妆品和美容换肤等治疗方法，治疗后不仅没有达到预期的效果，反而给皮肤造成了不必要的损伤，而且有一些因为黄褐斑是内在疾病引起的，而忽视因为盲目祛斑而延误病情的危险。

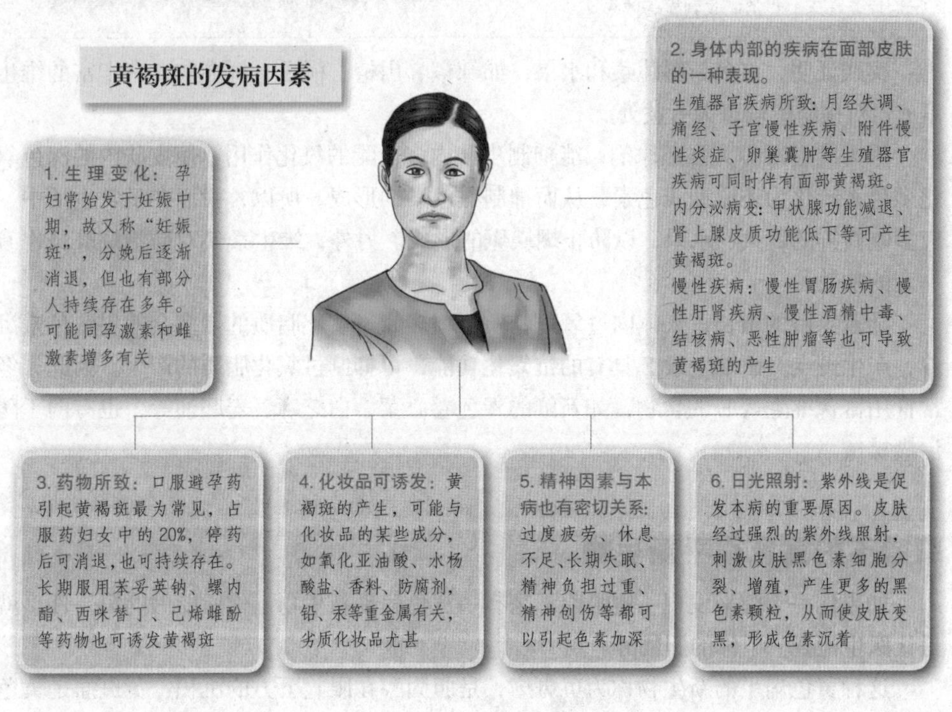

有了黄褐斑，你可以尝试以下几种治疗手段：

黄褐斑的治疗方法

1. 去除病因

避免日光暴晒，选用光谱宽的防晒霜；积极治疗原发病；避免口服避孕药或其他易致黄褐斑的药物；注意选择适合自己肤质的优质化妆品；注意情绪、心理的调整，保持良好的人格及心态；注意劳逸结合，保证充足的休息睡眠

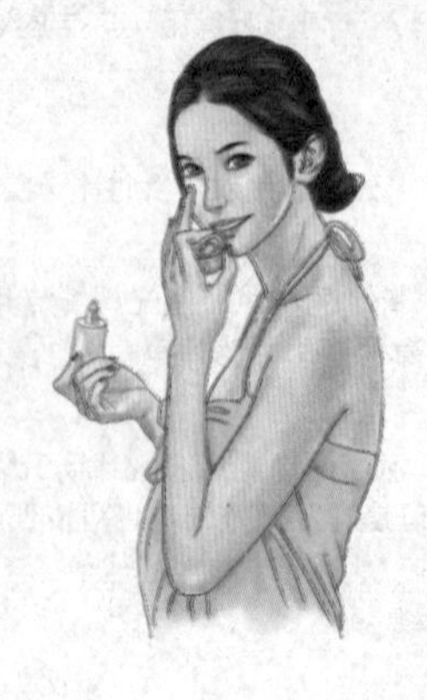

2. 外用治疗

治疗黄褐斑的外用药较多，有氢醌霜、维A酸霜、过氧化氢溶液、SOD霜以及各种中药外用制剂，但其中一部分药物对皮肤有刺激性，可引起皮肤发红脱皮，甚至发生过敏反应，所以最好在医生指导下使用

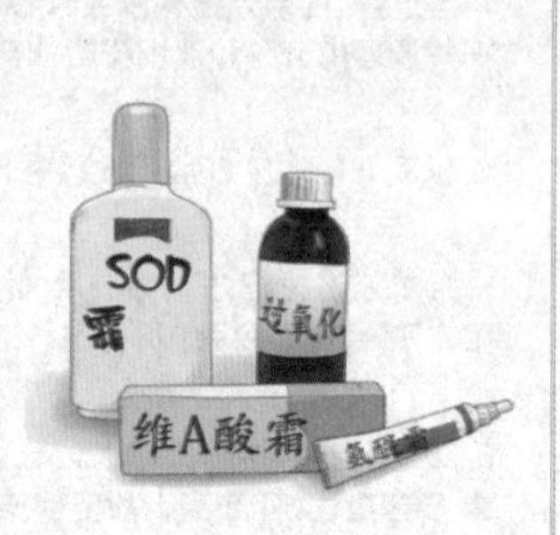

3. 内用治疗

维生素C和维生素E合用有抑制黑色素形成、淡化色斑的作用。中成药可选用杞菊地黄丸、六味地黄丸、加味逍遥丸、参苓白术丸等。另外，根据不同证型选用相应的中药方剂进行治疗，临床上也常能收到显著效果

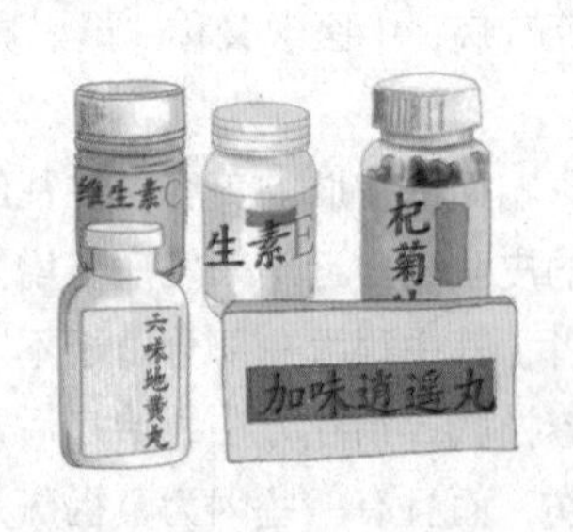

最后值得一提的是，黄褐斑对化学剥脱术（俗称换肤）和皮肤磨削术（俗称磨皮）的反应是无法预测的。这两种疗法均易发生瘢痕和严重的色素沉着，一般不主张使用

实践证明，许多新鲜蔬菜和水果，如辣椒、山楂、橘子、鲜枣中含有丰富的维生素C，对预防蝴蝶斑大有益处。

因为维生素C为强还原剂，能抑制皮肤内多巴醌的氧化作用，使皮肤内的深色氧化型色素转化为还原型浅色素，从而抑制黑色素的形成，所以，我们在日常生活中，应多吃新鲜的蔬菜、水果，以防止蝴蝶斑的形成。另外，维生素E对防治蝴蝶斑也有一定的功效。

随着年龄的增长，人体内过氧化脂质会增多，过氧化脂质的增多会使皮肤色素沉着，产生斑点。而维生素E具有的抗氧化功能，可抑制过氧化脂质的产生。因此，经常食用富含维生素E的食物，如新鲜的青色卷心菜、白芝麻、麦胚油等，也有助于防治蝴蝶斑。

眼睑下的黄色扁平新生物

如果你一天醒来发现一侧眼睑下缘有一黄色扁平新生物，你所要做的第一件事就是让医生检查一下你的胆固醇。

这种黄色扁平的新生物称为黄斑瘤，是胆固醇在眼睑下方的沉积：黄斑瘤是黄色

瘤的一种，是指发生于眼睑周围的黄色斑块，多见于老年人、女性，常见于双上睑和双下睑皮肤内侧，为对称性、扁平稍隆起于皮肤表面的黄色斑块。这个病多由体内的脂质代谢不正常而造成脂质的堆积引起，为脂肪代谢障碍性的皮肤病，多数患者都有血脂高的问题，黄色扁平新生物也可偶尔出现在糖尿病患者身上。

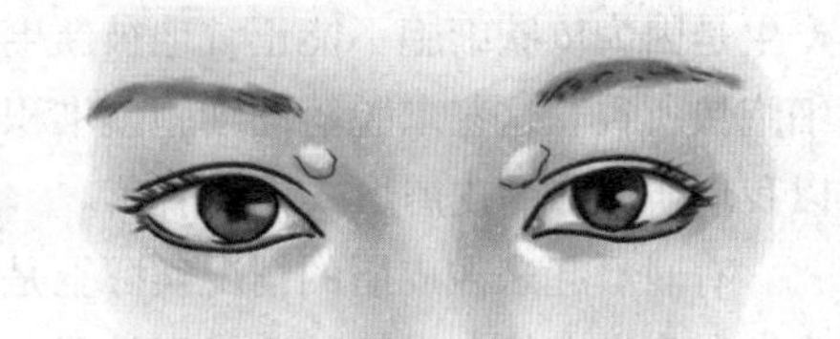

当眼睑黄斑瘤患者患有高脂血症时，把血脂降低后，眼睑黄斑瘤的情况也可稍微改善。如果还是不满意，可用激光治疗、手术切除、局部用三氯醋酸涂抹或是液态氮冷冻治疗予以去除黄斑瘤

高脂血症既是冠心病的主要易患因素，又是冠心病的常见合并症，因此，合理的饮食营养对高脂血症的综合治疗非常重要。不少高脂血症是饮食不当引起或继发于糖尿病、肾病综合征、肝病等疾病的。如能及早进行饮食控制，可预防其发生、发展。饮食控制是治疗本病的基本措施，应当长期坚持。

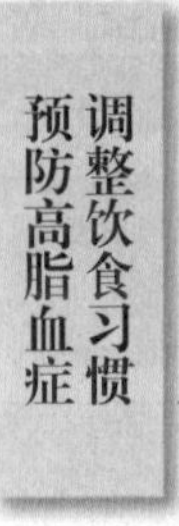

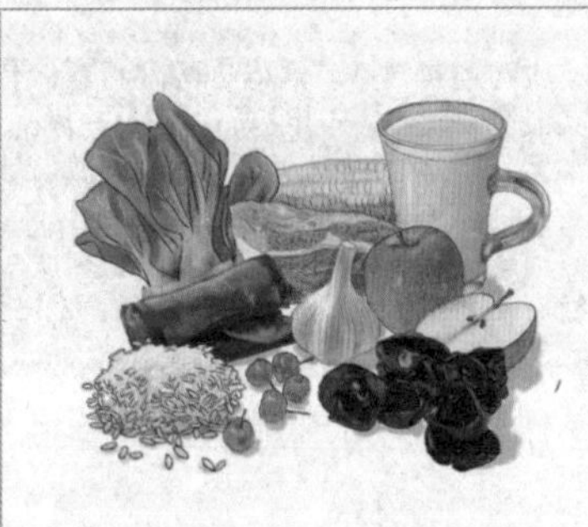

1. 单纯血胆固醇增高者

应多摄入低胆固醇、低饱和脂肪酸食物，并适当补充多不饱和脂肪酸丰富的食物。胆固醇摄入量每日控制在300毫克以内。可选食糙米、全麦粉、储粮、玉米、燕麦、绿色蔬菜、水果、鸡蛋白、脱脂奶、除去脂肪的瘦肉、鱼虾类等。可多食新鲜蔬菜及瓜果，增加食物纤维，以利胆固醇的排出。可选食洋葱、香菇、海带、紫菜、山楂、淡茶、魔芋、大蒜、木耳、大豆制品等降低胆固醇含量的食物

2. 单项血清三酰甘油增高者

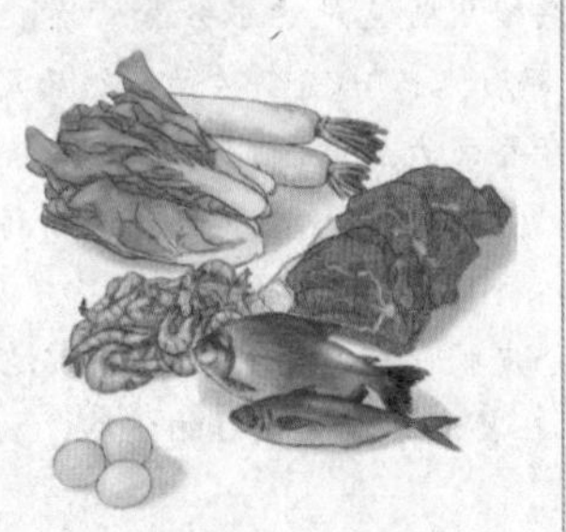

治疗重点是限制总热量，控制碳水化合物量，同时补充蛋白，尤其是植物蛋白如大豆蛋白。对食物中胆固醇不必严格限制，每周可食鸡蛋三只。此外，瘦肉类、鱼虾类及新鲜蔬菜可增加食物纤维及饱腹感，又可供给丰富的维生素和矿物质，也可适量摄取

3. 高胆固醇及高三酰甘油血症

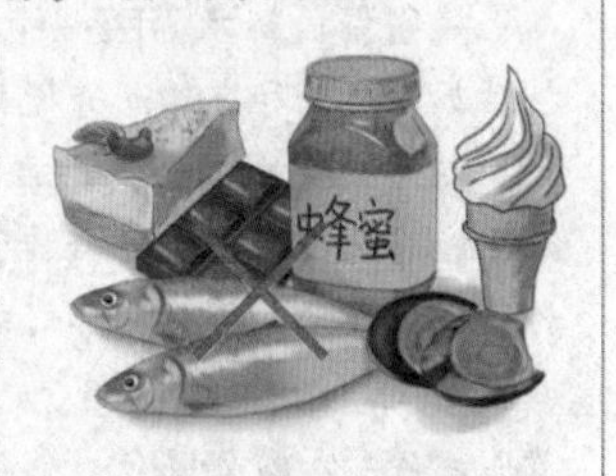

治疗重点是控制总热量，控制胆固醇摄入量，每天控制在200毫克，禁食高胆固醇的食物，如肥肉、蟹黄、脑、沙丁鱼、肝、肾、松花蛋等。禁食蔗糖、冰糖、蜂蜜、巧克力、冰激凌，各种水果糖、甜点心等。适当增加蛋白质的摄入，尤其是大豆蛋白，多吃新鲜蔬菜及水果，增加食物纤维及各种维生素和矿物质，戒烟，限制饮酒

面部为什么会有皮屑

湿疹和牛皮癣是产生面部皮屑的最主要原因，不过面部的缺水或过敏也有可能造成面部出现皮屑。

湿疹是一种皮肤病，即部分皮肤，包括头皮发红并易剥落，也可发痒。牛皮癣的

产生是因为皮肤细胞不能正常地被新生的细胞覆盖。这是皮肤的新陈代谢不及脱落的细胞快所致。这些未脱落的细胞就堆积在皮肤的表面并形成白色易剥脱的区域，最终以我们所熟知的皮屑形式大块脱落。

有时看起来像皮屑的情况实际上是头发上的洗头剂没有完全清洗干净，这种留在头发和头皮上的皂样物干后就剥脱下来。

除了湿疹和牛皮癣，面部出现皮屑还可能是以下因素造成的：

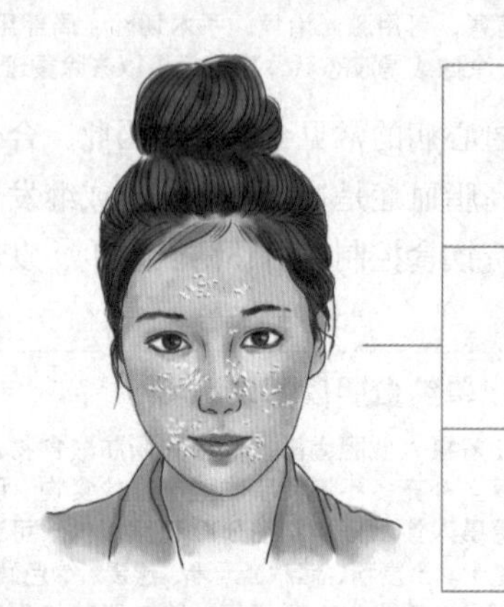

1. 可能是皮肤缺水，你得适当补水，平时要用化妆水，一定要用化妆棉蘸着均匀地涂抹在脸上

2. 可能是因为你用的是美白功效的化妆品，所以有时候会引起角质层不均匀脱落，可偶尔适当用去角质的化妆品去一下角质

3. 也可能是过敏，最好去医院看看，有时候过一阵就会慢慢改善，不用担心，多补充维生素就行

4. 可能是因为天气，有时候皮肤在换季时也会出现红点和紧绷的感觉，等过了换季的时节会好点儿

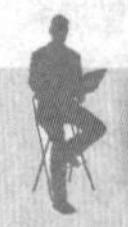

小贴士

预防皮肤干燥的DIY妙法

蜂蜜蛋黄补水面膜：蜂蜜蛋黄面膜能够供给皮肤充足的水分和营养。取适量蛋黄，搅拌后加入鲜蛋和杏仁油并搅拌，均匀涂抹到面部后休息10分钟左右，然后用温水洗净即可。

猕猴桃补水面膜：猕猴桃又叫奇异果，奇异果天然面膜能够供给皮肤充足的水分，同时还能有效去除皮肤暗斑、色斑，令皮肤变得更加白皙光泽。将奇异果粉碎后加入适量海藻粉后搅拌均匀，再将制作好的面膜涂抹到面部，10分钟后洗净。

黄瓜眼部补水面膜：黄瓜眼部面膜能够令皮肤变得更加光亮，非常适合深夜使用，将黄瓜切碎后和酸奶混合，然后找2个绿茶袋，在其中加入混合好的黄瓜，放入冰箱5分钟，再取出冰袋，放在眼睛上部10分钟左右。

茶叶红糖补水面膜：茶叶所含的营养成分甚多，经常饮茶的人，皮肤显得滋润好看。将红茶和红糖各两汤匙，加水煲煎，以面粉打底，调匀敷面，15分钟以后用湿毛巾擦净脸部。每月涂敷一次，一个月后容颜就会变得滋润白皙，不掉渣。

激素与内分泌是痤疮元凶

相信很多朋友都有过长青春痘的历史，青春痘不仅仅象征着青春，同时也带来了很多烦恼。其发病会严重影响患者的外形美观。在医学上，青春痘称为痤疮，是毛囊皮脂腺常见的慢性炎症性皮肤病，是一种临床上常见的皮肤病。

痤疮的形成过程

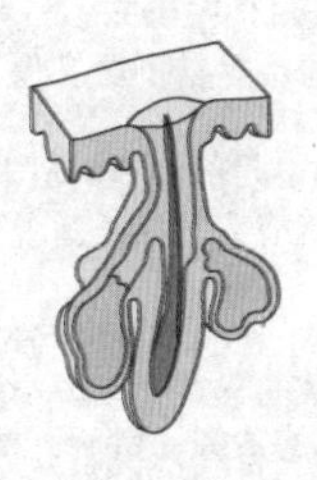
正常

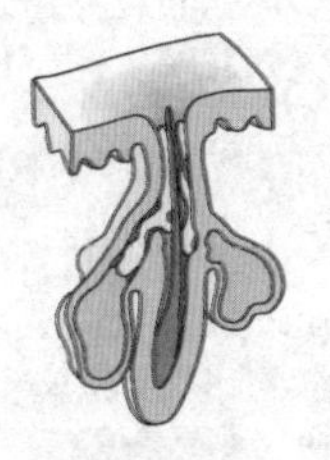
微粉刺阶段

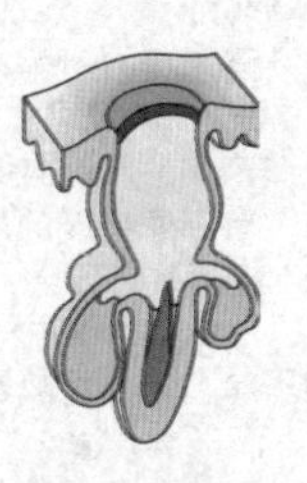
闭合性粉刺

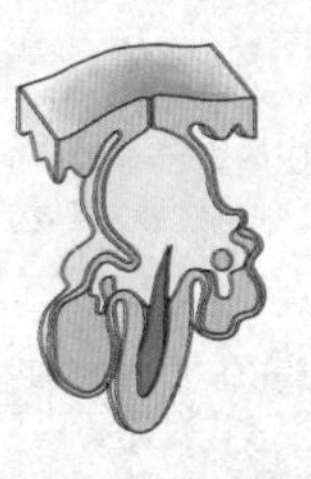
开放性粉刺

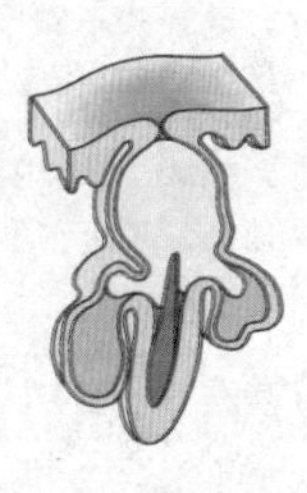
丘疹

痤疮的病因是多方面的，很复杂，常因人而异，而且多种原因又相互关联。仅由一种因素引起痤疮的情况是很罕见的。

1. 青春期性激素平衡失调、雄性激素分泌增高

现代医学研究证明，皮脂腺的发育与分泌是受雄性激素直接支配的。人体内不论男女都有雄性激素和雌性激素，只是在男女体内有不同的比例，比例的改变可能使痤疮出现。青春期中，雄性激素的分泌量扶摇直上，刺激皮脂腺增生，导致皮脂高产，很容易造成皮脂排泄受阻而发生皮质滞留而引发痤疮。男性如此，女性的雄性激素水平在这一时期同样也会相对上升。此外，女性在排卵后的一段时间内黄体酮的增加也刺激皮脂腺，使皮脂分泌增加，因此女性在月经前常有痤疮发生。常有这样的情况出现：女性经期前，雌性激素水平下降，雄性激素水平相对较高，这时有痤疮的患者便伴随着症状加剧，月经后随着雄性激素水平回升，其症状又会有所减轻

2. 皮脂分泌过剩

正常情况下，皮脂腺产生的皮脂，通过排出管、毛漏斗部分分泌到皮肤表面，但由于雄性激素水平增高，使皮脂腺激素发达起来，特别是在面部、背部和胸部的皮脂腺分泌功能旺盛，皮脂的产生量和皮脂排出能力的平衡被破坏，使排泄不能顺利进行，导致皮脂淤积，毛囊口堵塞，形成栓子，在皮肤上常会形成一颗颗米粒大的疙瘩，并可挤出细条状乳白色豆渣样的物质。这就是粉刺的由来

从中医上来说，内分泌失调是阴虚的表现，是由气血瘀滞造成的。瘀血滞留体内、脉络受阻、外毒入侵人体、产后恶露不下等都可能会引致气血瘀滞。很多女性常见病，其实都是内分泌失调所引起的。因此，治疗这些病症，要从内分泌失调的调理入手。

中医上如何调理内分泌失调呢？中医主张通过通畅气血，使精血滋养全身，促进血液循环，由内而外进行全面调理。根据中医的辨证施治原则，功能亢进者应多注意养阴治疗，而功能减退者则往往表现有气血两虚、肾虚等，一般可通过补血益气、补肾等治疗，使情况得以改善。

丘疹意味着什么

丘疹的形成是由于位于毛囊周围的皮脂腺被皮脂堵塞。男性及女性均可产生雄激素，雄激素在皮脂的产生中起作用。雄激素的增加，即意味着皮脂的增加。

丘疹为高出皮肤的局限性突起，可能高耸或平坦，呈平滑或疣状结构，或有色素与周围皮肤颜色相同。许多皮肤病最初的病损都起自丘疹，应予以密切观察和诊断。

丘疹也可能是下列疾病造成的：

1. 毛囊炎：发于身体任何部位的多形性皮疹，表现为小丘疹、丘疱疹，对称性分布，皮疹边缘不清，具有明显的渗出倾向、糜烂、结痂及鳞屑，有时伴有浸润肥厚，有剧烈瘙痒，常反复发作，呈慢性经过

2. 湿疹：好发于皮脂腺分布较多的部位如头皮、面部、上胸、上背、腋窝、阴部等处，基本损害为红斑、丘疹，表面有黄色油腻性鳞屑或痂，有不同程度的瘙痒；分布对称，可造成头发稀疏、脱落

3. 脂溢性皮炎：好发于易受摩擦部位（多见于青年或中年人），如项颈部、肘关节伸侧、骶部、眼周（尤其是上眼睑），局部皮肤先有剧烈瘙痒，由于反复搔抓可出现与皮纹一致的三角形或多角形、皮色或淡褐色扁平丘疹，皮疹干燥无渗出，表面干燥，触之坚实，可密集成片，形成苔藓样斑块，表面可有抓痕、血痂及色素沉着

4. 神经性皮炎：多见于青年男女（女性比男性发病早，而男性比女性病情重），好发于颜面、胸背部皮脂腺较丰富的部位；有白头粉刺和黑头粉刺两种；用手挤压可见乳白色脂栓被挤出。常由于细菌感染而发生毛囊性炎症性小丘疹，丘疹顶端有脓疱，愈后遗留点状萎缩性瘢痕。若炎症剧烈，可见深在性豌豆大暗红色坚硬结节以及多孔性黑头粉刺、多个穿通性脓肿及窦道、结节、囊肿、增生性瘢痕

5. 痤疮：又称寻常性痤疮，俗称“青春痘”“暗疮”“酒刺”。皮损大多骤然出现（多见于青少年），好发于面部、手背、前臂，为米粒至绿豆大小的扁平坚实丘疹，略高出皮面，表面平滑，境界清楚，圆形、椭圆形或略带不规则形，正常皮色或灰褐色，数量不定，散在分布。搔抓可引起自身接种，出现数个丘疹沿抓痕呈串珠状排列，常无自觉症状，经过呈慢性，可自行消退

6. 扁平疣：好发于指背、手背、足背、甲缘等处（多见于青少年），损害初起时为针头大扁平角质丘疹，数月后逐渐长大成玉米或花生米大的半球形或不规则形乳头状角质物，表面粗糙不平，呈皮色、灰色、灰黄色以至污褐色，境界清楚，数目不定（少则一两个，多则数十个），无自觉症状，经过呈慢性，部分可自行消退

7. 瘊子：又称寻常疣、千日疮，俗称刺瘊

一侧面部痛性丘疹意味着什么

在面部的一侧出现的一串让人感到疼痛的丘疹，就是带状疱疹，可能由病毒造成。

带状疱疹也可能出现在胸部以下的身体一侧，是由带状疱疹病毒所致的。这种病毒也引起儿童的水痘。成年人可能因不活动的病毒被再激活而出现带状疱疹。病毒可能在脊神经末梢已潜伏了多年。病毒是怎样被激活的尚不清楚，并且，不是每一个年轻时患过水痘的成人都会得带状疱疹。不管怎样，源于神经的病毒产生锐利的局限疼痛是带状疱疹的特征。

带状疱疹的症状

在丘疹出现之前，面部可能会感到锐痛，并伴有烧灼感。皮疹常持续一周，但疼痛在丘疹消失后一个月仍可能存在。如果皮疹发生在眼睛附近，则可能出现暂时性或永久性的视力障碍

带状疱疹的缓解与治疗

一旦发生带状疱疹并出现皮疹，你只能采用减轻其严重程度的方法进行治疗。你可用阿司匹林和炉甘石液治疗疼痛及皮疹所致的炎症。冷敷是用 5% 的醋酸铝浸泡，以利减轻炎症，比炉甘石的效果要好，尤其是皮疹严重时。一些医生开的处方可能是皮质类固醇药物泼尼松，有助于缓解疼痛及肿胀，但是并不能减少皮疹存在的时间。皮疹如果发生在眼睛附近，则可能引起严重的眼部感染。如果发生了结膜炎，（又称红眼病）又伴有皮疹，则应看眼科

第三章

发丝察颜观色：末节处细寻病因

毛发作为我们身体的末梢，看似没有什么作用。事实上，毛发的异常或者病变更是人身体病变的信号灯。因此，在日常生活中不仅要让自己的毛发，尤其是头发看起来美观，更要注意毛发的异常，从而及早发现身体的病变。

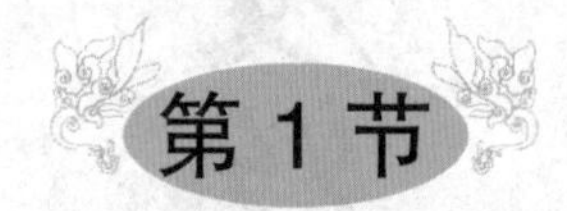

毛发异常是身体病变的信号灯

须发早白多悲哀

有些人年纪轻轻却一头白发，并不是故意染白的，而是医学上所谓的“少白头”。

决定头发颜色的是头发中色素颗粒的多少，与发根乳头色素细胞的发育生长情况有关。头发由黑变白，一般是毛发的色素细胞功能衰退造成的，当衰退到完全不能产生色素颗粒时，头发就完全变白了。正常人从35岁开始，毛发色素细胞开始衰退。而有的人20来岁就白了，医学上称少年白发，俗称“少白头”。

少白头的发生原因比较复杂，既与遗传性、体质性因素有关，又与后天的各种因素有关。

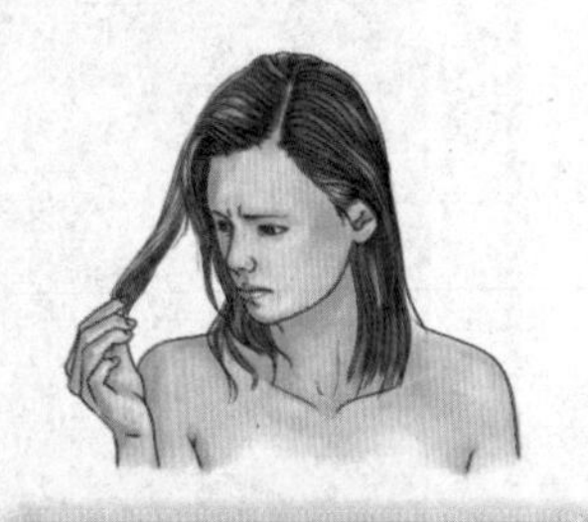

压力是导致白发的重要因素。调节精神状态,工作之余多多放松心情,加强锻炼身体，养成合理健康的饮食习惯可以起到防治白发的作用

先天性早老性白发病

大都是遗传因素造成的，如遗传性早老病、布科氏综合征、沃登伯格氏综合征往往有家庭内数代遗传的历史

后天性少白头

1. 营养不良，如缺乏蛋白质、维生素以及某些微量元素（如铜）等，都会使头发变白
2. 某些慢性消耗性疾病如结核病等的患者，因营养缺乏，头发也比一般人要白得早些
3. 一些长期发热的病人，头发会黄脆甚至变白脱落
4. 有的内分泌疾病，如脑垂体或甲状腺疾患，可影响色素细胞产生色素颗粒的能力而导致头发过早变白
5. 脑炎、神经系统病变等也可使头发变白
6. 白化病病人的皮肤、头发、眉毛都是白的
7. 皮肤变白的疾病——“白癜风”，如发生在头皮上，头发也会变白
8. 有些年轻人在短时间内头发大量变白，则与过度焦虑、悲伤等严重精神创伤或精神过度疲劳有关

少白头一般在少年或青年时发病，大多数首先出现在头皮的后部或顶部，夹杂在黑发中呈花白状。随后，白发可逐渐或突然增多，也有部分人长时间内白发并不增加。一般无自觉症状。如果是骤然发生者，可能与营养障碍有关。部分患者在诱发因素消除后，白发在不知不觉中减少甚至消失。而有些人连胡须都变白，中医称须发早白。

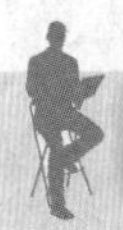

小贴士

“少白头”的食疗方法

1. 黑芝麻

【食用方法】取黑芝麻25克捣碎，加适量大米煮成粥，每天一次食用，对“少白头”的白发变黑有良好作用。也可与海带放在一起煮食。黑芝麻30克，粳米60克。先将黑芝麻淘洗干净，晒干后炒熟研碎，用时与粳米兑水煮粥即可。此粥有补肝肾、润五脏之功，适用于身体虚弱、头发早白。

【作用】补益肝肾，滋润五脏。对于肝肾不足所引起的身体虚弱、津枯便结、须发早白、未老先衰等均宜；具有美容乌发等效果。

2. 枸杞子

【食用方法】内服煎汤、炖食，每次9～15克；熬膏浸酒或入丸、散均可。

【作用】补益肝肾，对肝肾亏损所致头目昏花、头发早白有治疗效果。

3. 仙人粥

【材料】何首乌30～60克，红枣5枚，红糖10克，粳米60克。

【食用方法】先将何首乌放入小砂锅内，煎取汁液，去渣后放入淘洗干净的粳米和红枣，加水适量煮粥，粥熟后加入红糖即成。每天一剂，分两次食用，连食7～10天为一疗程，间隔5天再进行下一疗程的治疗。大便溏泄者不宜食用。

【作用】此粥有养血益肝、固精补肾、乌须发之功，适用于须发早白和头发枯黄的人。

头发枯黄显得很憔悴

头发枯黄是指头发失去水分和油脂的滋润导致的头发干枯发黄、易折断，发尾出现分叉的现象。

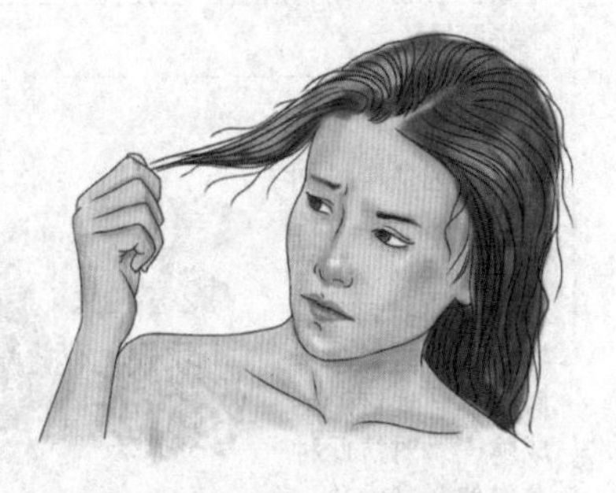

摄取适当营养，避免过度日晒及烫发、染发，可改善头发枯黄

防止头发枯黄要避免日晒和烫发：阳光中的紫外线会破坏存在于头发中的黑色素，而使头发褪色，变得枯黄、无光泽，强碱性的烫发剂也会破坏头发的组织腱，致使头发变色。所以，防止头发泛黄的关键在于避免过多日晒和烫发。

头发干枯的原因很多。首先，头发干枯与人体内脏的功能密切相关。人体内气血不足，内脏功能失调，都会使头发失去濡养，导致头发干枯；营养不良，营养失调，如维生素A缺乏、蛋白质缺乏等；遗传因素；大气污染的侵害；阳光中紫外线的伤害；化学物的伤害，如染发、烫发等造成的伤害；长期睡眠不足和疲劳过度；吸烟过多；某些疾病如贫血、低钾的伤害。

从病理上来说，导致头发枯黄的主要病因有：甲状腺功能低下；高度营养不良；重度缺铁性贫血和大病初愈等导致机体内黑色素减少，使头发基本物质缺乏，黑发逐渐变为黄褐色或淡黄色。另外，经常烫发、用碱水或洗衣粉洗发，也会使头发受损发黄。

针对几种病因所致的黄发采取的饮食疗法

1. 营养不良性黄发：

主要是高度营养不良引起的，应注意调配饮食，改善机体的营养状态。鸡蛋、瘦肉、大豆、花生、核桃、黑芝麻除含有大量的动物蛋白和植物蛋白外，还含有构成头发主要成分的胱氨酸及半胱氨酸，是养发护发的最佳食品

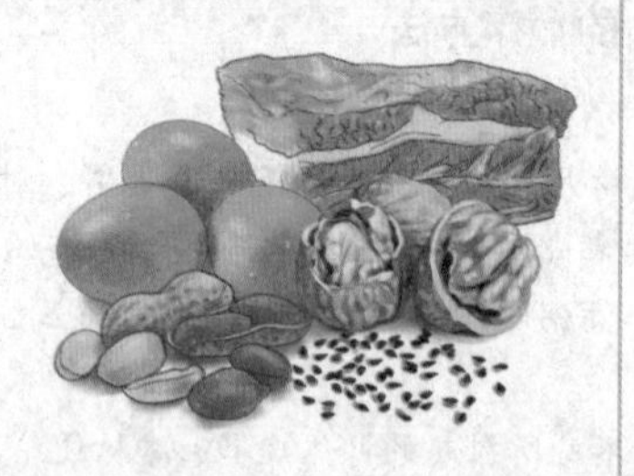

2. 酸性体质黄发：

与血液中酸性毒素增多有关，也与过度劳累及过食甜食、脂肪有关。应多食海带、鱼、鲜奶、豆类、蘑菇等。此外，多食用新鲜蔬菜、水果，如芹菜、油菜、菠菜、小白菜、柑橘等有利于中和体内酸性毒素，改善发黄状态

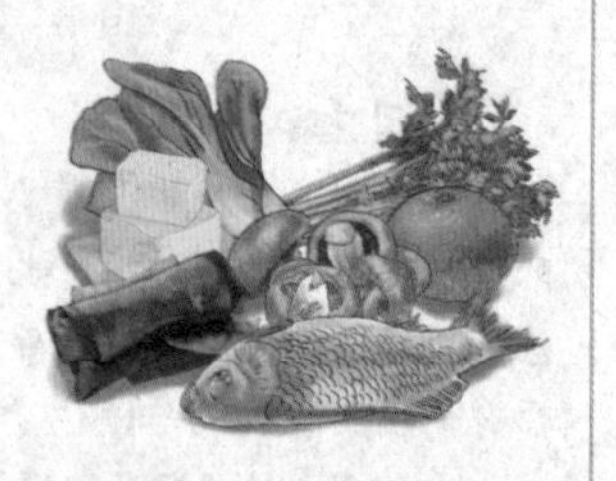

3. 缺铜性黄发：

在头发生成黑色素过程中缺乏一种重要的含有铜的“酪氨酸酶”。体内铜缺乏会影响这种酶的活性，使头发变黄。含铜元素丰富的食物有动物肝脏、西红柿、土豆、芹菜、水果等

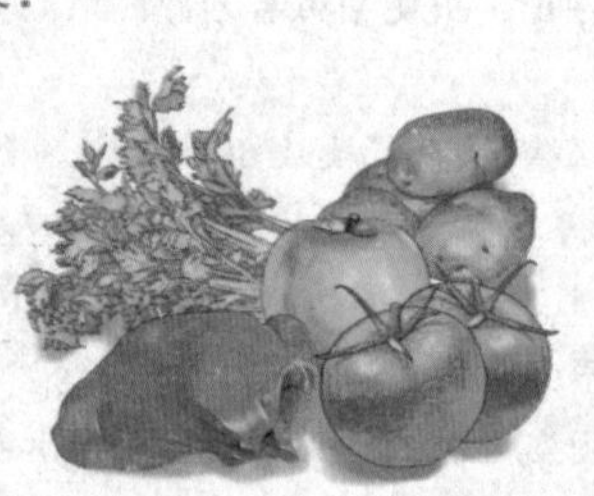

4. 辐射性黄发：

长期受射线辐射，如从事需经常使用电脑、雷达以及X光等的工作而出现头发发黄，应注意补充富含维生素A的食物如猪肝、蛋黄、奶类、胡萝卜等，多吃能抗辐射的食品如紫菜、高蛋白食品以及多饮绿茶

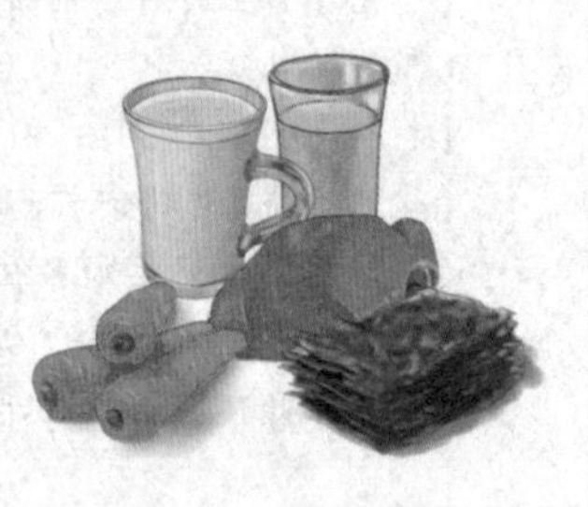

5. 功能性黄发：

主要原因是精神创伤、劳累、季节性内分泌失调、药物和化学物品刺激等导致机体内黑色素原和黑色素细胞生成障碍。对抗此种黄发要多食海鱼、黑芝麻、苜蓿菜等。苜蓿中的有效成分能复制黑色素细胞，有再生黑色素的功能；黑芝麻能生化黑色素原；海鱼中的烟酸可扩张毛细血管，加快微循环，使气血畅达，消除黑色素生成障碍，祛黄健美

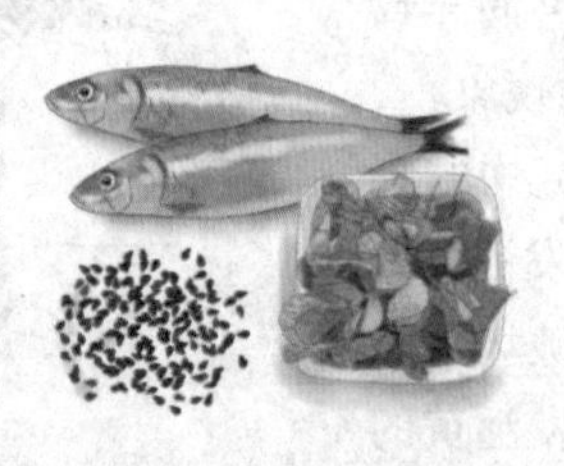

6. 病原性黄发：

某些疾病，如缺铁性贫血，和大病初愈，都能使头发由黑变黄。此种情况下应多吃黑豆、核桃仁、小茴香等。黑豆中含有黑色素生成物，有促生黑色素的作用。小茴香中的茴香脑有助于将黑色素原转变为黑色素细胞，从而使头发变黑亮泽

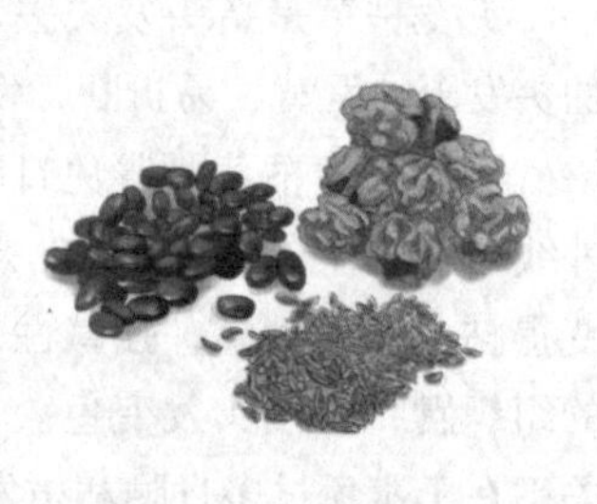

头皮痒痒，在哪里都想挠挠

明明洗头很勤快，可头皮还是瘙痒难耐，总是忍不住去使劲挠呀挠，没想到越挠情况越严重，简直让人难以忍受，恨不得抓破头皮。这到底是怎么回事？

头皮瘙痒是常见的头发问题之一，发作起来让人痛苦不堪。头皮瘙痒除了是头发

养护不当造成的之外，往往也预示着头部及身体出现了一定程度的异常状况。

头皮发痒的原因

头皮发痒的原因
1. 如果出现头皮瘙痒且经常洗头都没有作用，则很可能是有头虱或皮炎。虽然通常只有儿童才有头虱，但成年人也偶有头虱出现
2. 如果你有接触性皮炎，头皮将会红肿并且发痒；如果这种情况变成了慢性的，也可能有小疮或者易剥脱的片状物
3. 血液循环水平下降，也会出现头皮瘙痒的现象
4. 体内湿热郁结，上行至头部，也会导致头皮瘙痒不止
5. 精神焦虑。头皮瘙痒的症状还可能是一个人常处于精神紧张状态，受情感困扰所致。尤其是焦躁情绪引起的心理异常往往是病变的祸根

头虱具有很强的传染性，可通过身体接触和衣物传播。我们虽然很难看见虱本身，但可在毛发上看见虱巢或卵，它们看起来与粟粒相似。

头虱的传染途径非常多，如接触患者的头部，用头虱患者的梳子、发夹，戴头虱患者戴过的帽子，与患者共用毛巾、头巾等物而遭到传染。阴虱还可以通过自体传播而传染到头发上。由于头虱的传染性非常强，在日常生活中一定要养成好的习惯。

1. 不使用他人的梳洗用具，发夹、帽子等
2. 养成良好的清洁习惯，常洗头，至少每周一次。勤洗澡，洗手，洗衣服
3. 不与患有头虱者接触，避免受传染
4. 头虱患者应进行积极有效的治疗与预防

经过细心排查，如果有头虱，首先应该去看医生，咨询治疗方法。最好是扔掉或烧掉感染期间戴过的帽子和头饰，还应将所有的床单都用热水彻底清洗一下。

如果患有皮炎，治疗应根据病因而定。最好的治疗措施是避免接触特殊有刺激性的物质或过敏源。医生可能推荐使用可的松软膏或油膏来减轻肿胀和发红。一般情况下，一天之后，头皮瘙痒的情况将会得到明显好转。

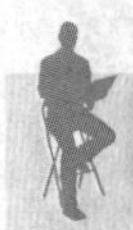

小贴士

头虱治疗的中药疗法

1. 食醋150毫升，清水200毫升。放在火上加热，趁热洗头。每天1次，有助于止痒，同时还可使头发润泽光亮。

2. 茯苓20克，茵陈、白术、苍术、山栀、黄芩、泽泻、竹叶各12克，生大黄(后下)、甘草各6克。以上药物一起放入锅中，加水煎服。每日1剂，分2～3次服。

3. 生地、生石膏、白茅根各30克，元参、知母、白芍、牛蒡子、荆芥、防风各9克，银花15克，升麻3克，甘草6克。以上药物一起放入锅中，加水煎服。每日1剂，分2～3次服。

第2节 毛发脱落意味着身体该调养了

脱发为什么没完没了

睡醒后发现枕头上落满了头发，或者用梳子一梳就有头发不断地掉落，没完没了的脱发自然非常让人烦心。

脱发是指头发脱落的现象，可以分为正常的生理性脱发和病理性脱发。正常脱落的头发都是处于退行期及休止期的毛发。由于进入退行期与新进入生长期的毛发在数量上处于动态平衡之中，一般情况之下，人头上正常数量的头发还是可以保持的。头发异常或过度地脱落，通常可分为以下几种情况：

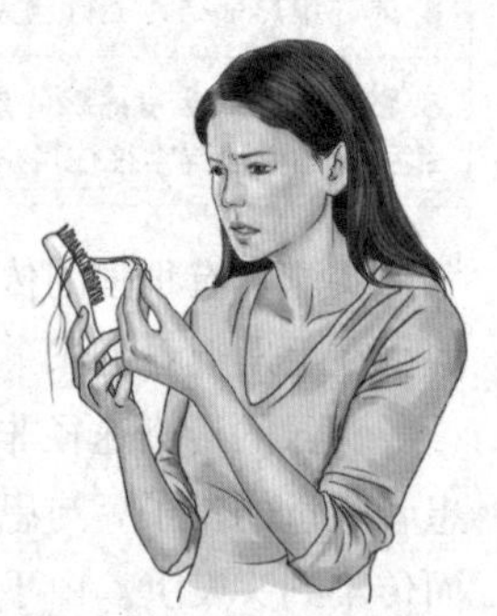

脱发是一种常见的头发问题

1. 脂溢性脱发	原因：常常出现在中青年身上，表现为头皮上有较厚的油性分泌，头发光亮，稀疏而细，或者头发干燥，头屑多，无光泽，稀疏纤细
	解决办法：应注意饮食清淡，少食刺激性食物，多吃水果、青菜或内服维生素 B_6、维生素 B_2 等
2. 病理性脱发	原因：主要由于病毒、细菌、高热对毛母细胞有损伤，抑制了毛母细胞正常分裂，使毛囊处于休克状态而导致脱发。急性传染病、长期服用某种药物等也可导致病理性脱发
	解决办法：多休息，身体康复或停药后头发会重新长出
3. 化学性脱发	原因：有害化学物质对头皮组织、毛囊细胞的损害导致脱发
	解决办法：不使用刺激性强的染发剂、烫发剂及劣质洗发用品
4. 物理性脱发	原因：空气污染物堵塞毛囊、有害辐射等因素导致的脱发
	解决办法：不要使用易产生静电的尼龙梳子和尼龙头刷，在空气粉尘污染严重的环境中戴防护帽并及时洗头
5. 营养性脱发	原因：消化吸收功能障碍造成营养不良导致脱发
	解决办法：加强营养，多吃蔬果、海带、桑葚、核桃仁
6. 肥胖性脱发	原因：大量的饱和脂肪酸在体内代谢后产生废物，堵塞毛囊导致脱发
	解决办法：少吃油腻重的食物，加强体育锻炼

7. 遗传性脱发	8. 神经性脱发
原因：脱发也是有遗传性的，一般男性呈显性遗传，女性呈隐性遗传	原因：是“虚”症，表现在头上，因为内伤“七情”（指喜、怒、忧、思、悲、恐、惊），外感六淫，气血失和，运行不畅，不能养发，使毛囊缺血低氧，营养断流，迅速大面积脱落

面对脱发不用怕，在生活中可以通过调理饮食，从食物中摄取有益成分来滋养我们的头发，从而远离脱发。

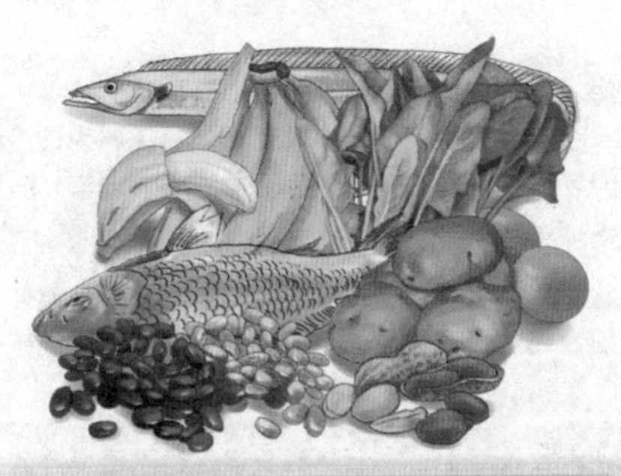

1. 补充铁质。经常脱发的人体内常缺铁。铁质丰富的食物有黄豆、黑豆、蛋类、带鱼、虾、熟花生、菠菜、鲤鱼、香蕉、胡萝卜、马铃薯等

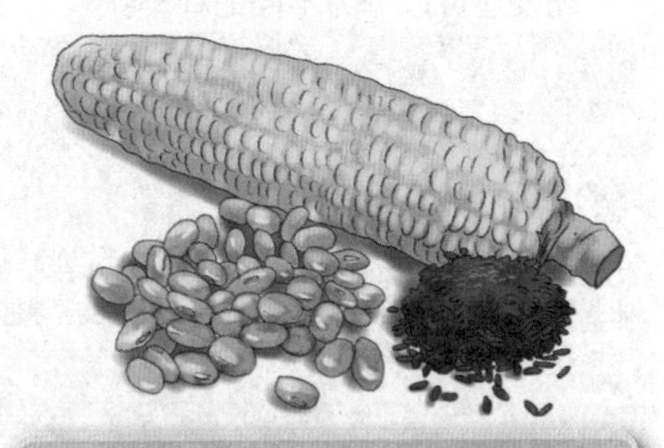

2. 补充植物蛋白。头发干枯，发梢裂开，可以多吃大豆、黑芝麻、玉米等食品

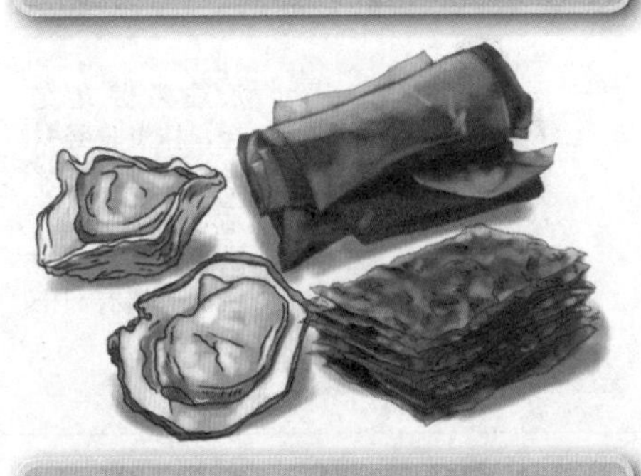

3. 补充碘质。头发的光泽与甲状腺的作用有关，补碘能增强甲状腺的分泌功能，有利于头发健美。可多吃海带、紫菜、牡蛎等食品

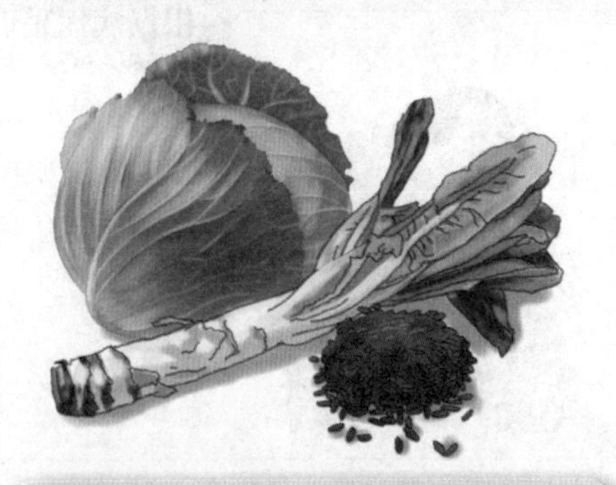

4. 补充维生素E。维生素E可抵抗毛发衰老，促进细胞分裂，使毛发生长。可多吃鲜莴苣、卷心菜、黑芝麻等

男性秃发怎么办

如果你是一位年轻男士，而你的头顶正在变秃，那么你一定吓坏了，担心你的男子气概也会随着头发一起飘落。不过，你的秃发更有可能只是不招人喜欢的家族遗传罢了，通过你的父亲或者母亲一方的一长串头顶“光芒四射”的男人遗传给了你。

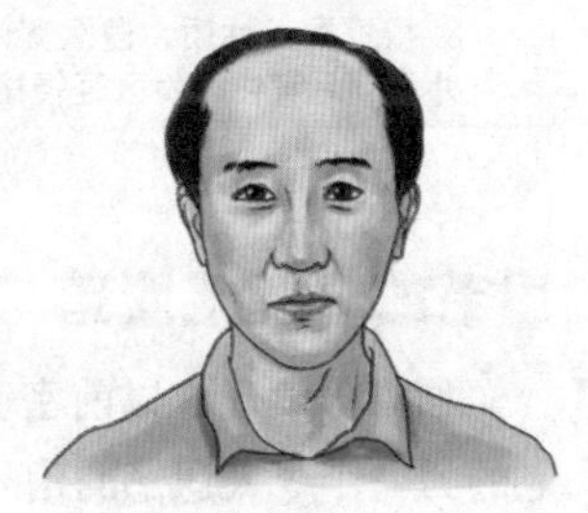

男性秃顶不仅影响美观，还有冠心病危险

男性型秃发，在医学上称为雄激素性脱发，没有任何

可担心的，至少在医学上没有什么可担心的。这是雄激素过多造成的一种遗传状况。(女性也有雄激素，不过量比较少。) 不过，最近的一项关于 45 岁左右的男人与男性型脱发的研究显示，与没有脱发的男性相比，那些前额秃发的男性患冠心病的风险只略高一些。那些头顶秃 (叫作地中海秃) 的男性患冠心病的风险则要明显高于有头发的同龄男性。秃发的面积越大，患冠心病的风险越大。那些秃顶且胆固醇水平高或者血压高的男性患冠心病的风险最大。

秃发还可以分为不同的种类：

斑秃：斑秃是一种局部的、不规则的斑状秃发，常常骤然发生。它的特点是，发生病变的地方（亦即发生斑秃的地方），头皮没有任何炎症或异常的现象，患者常常没用自觉症状，都是在无意中发现的。斑秃的形状有圆形或椭圆形或不规则的形状，秃发区边缘的头根部较松动，很容易拔起。斑秃的病程可持续数月至数年，大多能自行痊愈，但是也有一些会反复发作

早秃：未到老年即已秃顶，称为早秃，多发生于男性青壮年，脑力劳动者。早秃的特点是从前额两侧开始脱发，然后逐步向头顶延伸，头发渐渐变得稀少而纤细，秃发区往往只剩下一片均匀、稀疏、细软的头皮，头发常有微痒的感觉

脂溢性脱发：又称男性型脱发，俗称秃顶。多发生于男性青壮年身上，患者平时头皮往往油腻发亮，发质枯干，有大量头皮屑，脱皮常有很痒感。脂溢性秃发的特点是：前额两侧及头顶的头发对称地变得稀疏而幼细。患者由于毛囊萎缩，常患永久性秃发，药物无效

根据病因采取相应的措施治疗

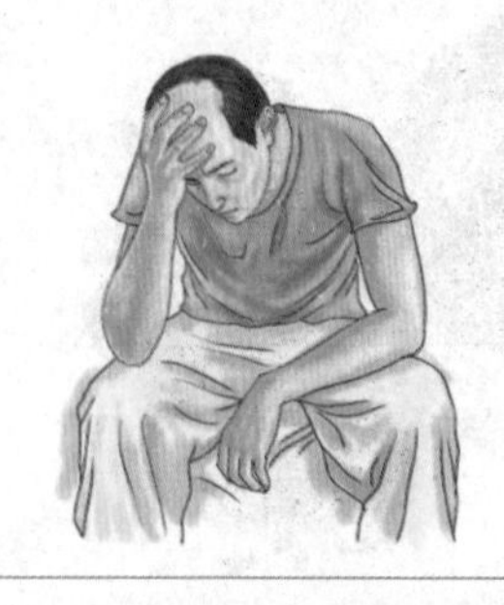

1. 去除可能引起脱发的诱发因素，如精神紧张、睡眠不好等

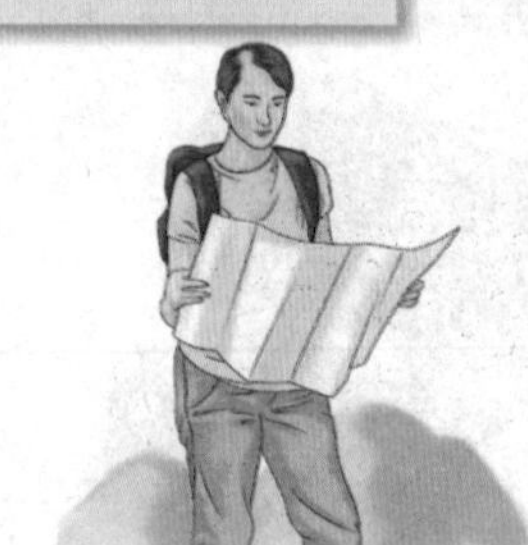

2. 注意劳逸结合，休息日经常进行适当的户外活动，包括游园、旅游活动等，愉快的心情有利于毛发的生长

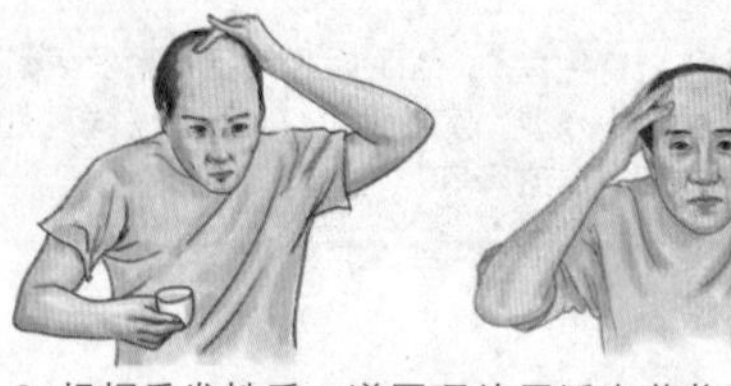

3. 根据秃发性质，遵医嘱外用适当药物。斑秃病人外用药后可在秃发区轻轻按摩数分钟

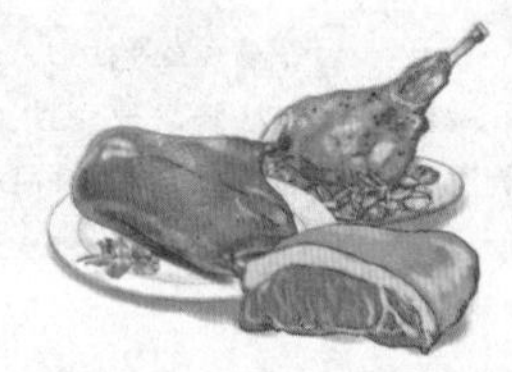

4. 脂溢性脱发病人忌食油腻、肥肉，应多食水果、蔬菜及服维生素类药物

眉毛或者睫毛脱落

如果你发现你以前密密的睫毛或者浓浓的眉毛变得稀稀落落了，那么这可能是衰老的另一个令人遗憾的信号。

睫毛减少，医学上称为睫毛脱落，可能是甲状腺功能亢进的一个早期健康警示，

或者是摄入了太多维生素 A 的提示。如果只是外侧的眉毛脱落，可能意味着你患上了桥本氏甲状腺炎 (也叫作桥本氏病)——一种慢性甲状腺功能减退。

眉毛脱落是一个很普遍的现象，它的出现可能缘于以下几种因素：

1. 西蒙氏病：短期内眉毛、头发、腋毛、阴毛和全身的汗毛变稀或全部脱净，全身消瘦，精神萎靡，表情淡漠。这种眉毛脱落的原因比较常见，一般不太容易治疗
2. 神经麻痹症：神经麻痹一侧的眉毛较低，单侧上睑下垂时，病变一侧的眉毛显得较高。如果是这种情况的眉毛脱落，我们可以采用消除神经麻痹的方法改善
3. 麻风病：麻风病患者早期可出现眉毛脱落
4. 斑秃：斑秃患者，也有眉毛脱落的症状

一些医学研究者们提出，眉毛与健康有着密切的关系。眉毛属于足太阳膀胱经，依靠足太阳经的血气而生长。因此，眉毛浓密，说明肾气充沛，身强力壮。而眉毛稀淡，说明肾气虚亏，体弱多病。同时，观察眉毛对诊断疾病也有一定帮助。甲状腺功能减退症、垂体前叶功能减退症患者，眉毛往往脱落，并以眉的外侧最为明显。

所以说，眉毛脱落也会严重地影响你的健康的。一旦发现自己的眉毛脱落了，应该及时到医院接受相关的检查，这样才可以有效地治疗眉毛脱落，获得一个更健康的身体。

掉毛发的原因有多种，而且后果也可大可小，如果只是眉毛有掉而其他地方（如头发）没有掉，就有可能是下面的原因了：

1. 日常饮食不均衡及不当的生活习惯：日常饮食不均衡及不当的生活习惯（如熬夜、烟酒过量、运动过度等），会造成内分泌、荷尔蒙失常，因此造成掉发
2. 情绪问题：当情绪处于过度紧张焦虑的状态中时，也会出现内分泌、荷尔蒙失常，因而出现掉发
3. 脂溢性皮肤炎：有 10% ~ 16% 的人会有脂溢性皮肤炎这一皮肤问题。脂溢性皮肤炎是一种常见的慢性皮肤炎，常发生在头皮、眉毛、鼻翼两侧及下缘等处，症状为红斑、脱皮，偶尔有发黄、油腻的皮屑，会令人感觉有点儿痒，但又不会太痒，严重者会有流汤流水、二度芽孢霉菌感染等症状。这种皮肤炎是很难完全断根的，然而幸运的是，只要配合专业的皮肤科医师的治疗，即可将发作次数及严重程度降到最低，并不会影响到日常生活作息
4. 化妆品和护肤品的化学作用影响：用了不适合自己皮肤的化妆护肤品可能也会造成掉毛发的情况，用了含有有害化学物质的就更容易出问题了。如果是这种情况，建议暂停使用你现在用的化妆护肤品，试试看会不会好转
5. 其他身体疾病：如白血病、贫血、营养失调等也会影响毛发生长

眉毛属于身体毛发的一部分，因此在防治的时候可以从以下几个方面入手：

首先，保证均衡的食物摄取，避免食用刺激性食物，如辣椒、葱、姜等，过于刺激的食物会使油脂分泌量增加。

其次，注重蛋白质的摄取，毛发本身为含硫的蛋白质，因此毛发的健康与否，与蛋白质的摄取有莫大的关系。此外，减肥人士应特别注意蛋白质的摄取，莫因爱美而失去美丽的秀发。

斑秃意味着身体该调养了

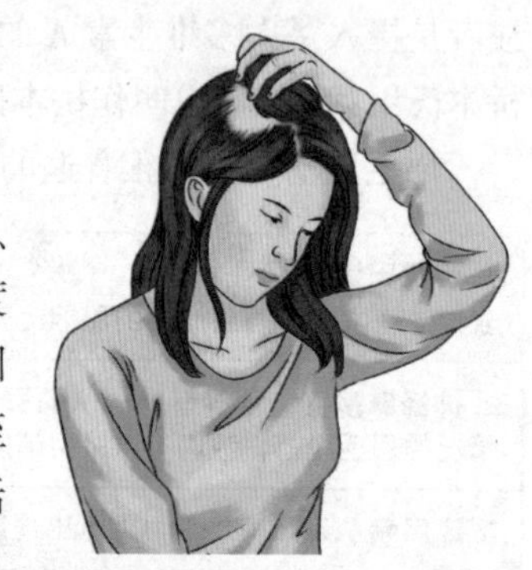
斑秃可发生于任何年龄，在青壮年身上尤其多见

斑秃是脱发症的一种，一般指头皮上出现的片状、圆形脱发，有可能出自工作疲劳、压力过大、家庭不和睦、情绪抑郁、过度悲伤等。多数斑秃症患者，往往有过度的劳累或精神紧张等不良刺激史。如果这些不良刺激因素仍然存在，脱发斑片则有可能继续增多、扩大，甚至连成大片，重者还可能头发全部脱落。排除精神、生活起居等致病因素后，多数人能自我恢复正常，但是这种较顽固的脱发，一旦发生，常常会再度复发，能持续数月之久。

斑秃患者在生活中首先要积极消除紧张心理，防止烦躁、悲观或动怒，要调节情绪，保持乐观舒畅的心情。这样就可控制疾病的发展，有利于疾病的康复。在使用外用药后，应适当按摩局部头皮，改善局部供血，以促进斑秃处毛发生长。

此外，在生活中还要注意以下几点：

1. 夏季要戴好遮阳帽或撑遮阳伞，以防紫外线直接照射头皮，于斑秃防治不利
2. 洗头、洗澡不宜过勤，根据季节不同，每周以洗 1~2 次为宜。洗头时可以手指指肚摩擦头皮，避免用指甲搔抓，以免损伤发根。不要用碱性强的洗发品。洗头完毕时，一定不要有残留洗发液
3. 理发时，尽量少染发、烫发及使用电吹风吹头发，如确实有必要用电吹风，一般将头发吹至八分干即可
4. 生活要有规律，注意劳逸结合，不要经常熬夜。保证足够的睡眠时间对斑秃防治有利

当然，在生活中也需要依靠饮食来调养。

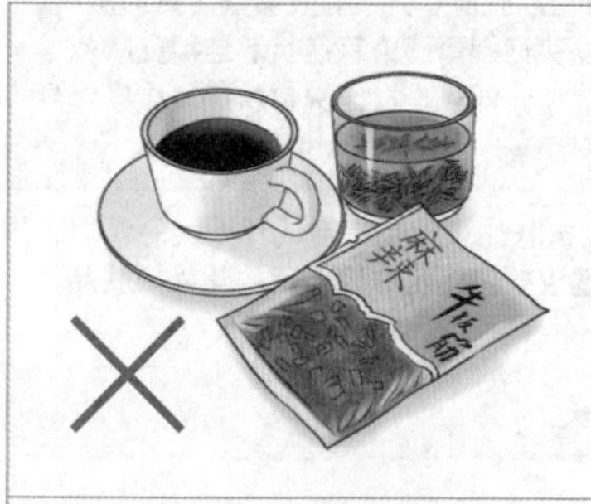

1. 应少吃辛辣刺激性食物，少喝或不喝浓茶与咖啡，以免影响休息与睡眠，使脱发加重

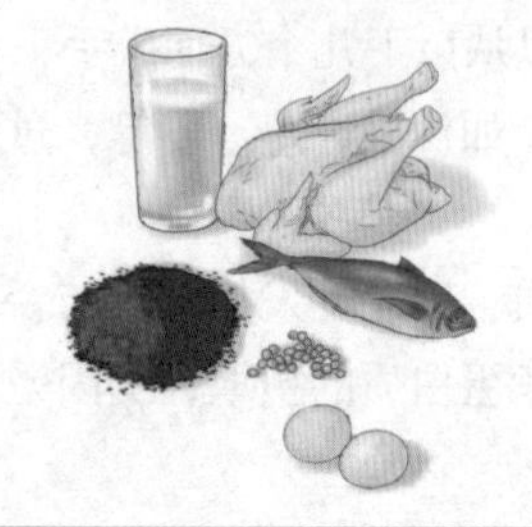

2. 补充富含蛋白质的食物，以利于毛发再生。含蛋白质丰富的食物有蛋类、乳类、鱼类、鸡肉、猪瘦肉、牛肉、兔肉、豆制品、芝麻、花生等

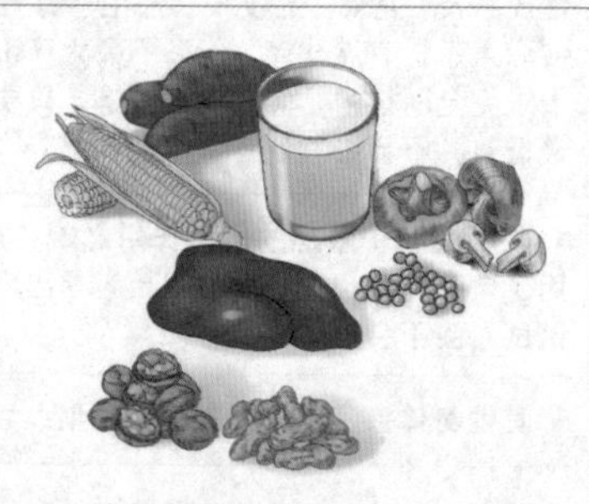

3. 补充富含维生素的食物，以促进毛发再生。含维生素 B_1 丰富的食物有各种粗粮、花生、黄豆及豆制品、猪瘦肉、蛋黄及动物内脏如肝、心、肾等；含维生素 B_2 丰富的食物有动物内脏（肝、心、肾），蛋黄、豆制品、花生、葵花子、核桃仁，新鲜蔬菜、蘑菇类、粗粮等

第四章

眼部小毛病，可能藏着身体大隐患

眼睛其实不只是心灵的窗户，更是人身体健康的信号灯。眼部不仅包括眼睛，还包括眉毛，它们的异常都传递着身体疾患的信号。因此，在生活中要时常留意自己的眼部，小小的毛病里也可能隐藏着身体内的大隐患。

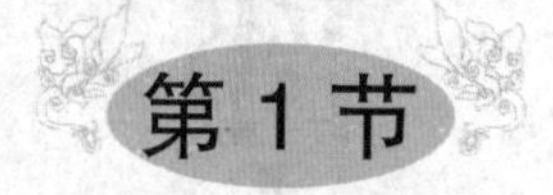

眼部异常需注意

你读得懂“眉头”语言吗

眉毛是眼睛的“卫士”，是保护眼睛的一道天然屏障。细心观察眉毛的细节，你能发现一些身体的信号。

眉头的语言

“眉头语言之一”——眉毛脱落	“眉头语言之二”——眉毛僵直
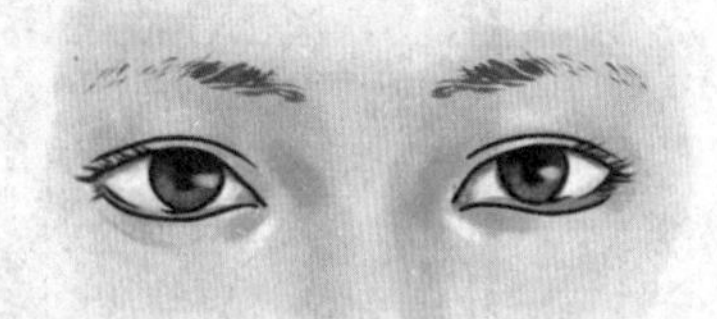	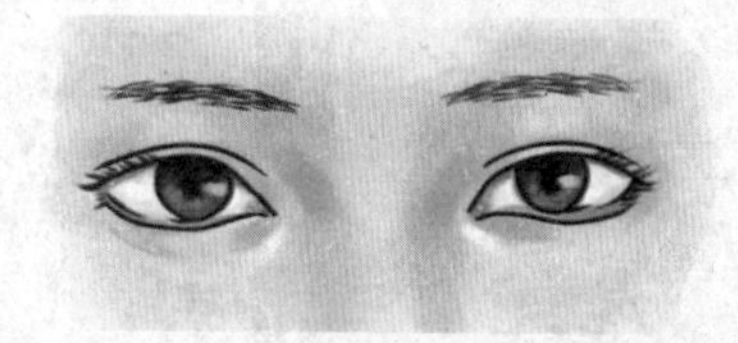
眉毛经常脱落者，可能患有甲状腺或脑下垂体的功能减退症；麻风病、斑秃患者也可出现眉毛脱落；有营养缺乏症的患者，还会出现倒眉与脱眉	眉毛僵直且毫毛上翘，多为膀胱疾病的征兆；另外，眉毛末梢直且干燥者，在男性大半患有神经系统疾病，女性则会出现月经失调
“眉头语言之三——眉毛浓密	“眉头语言之四”——眉毛枯燥
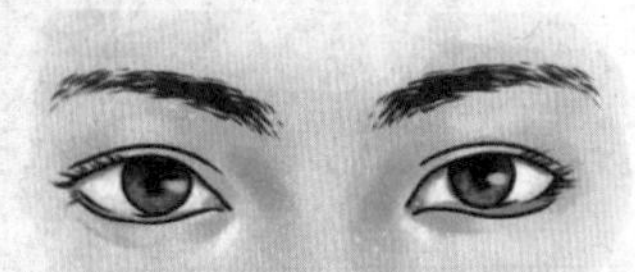	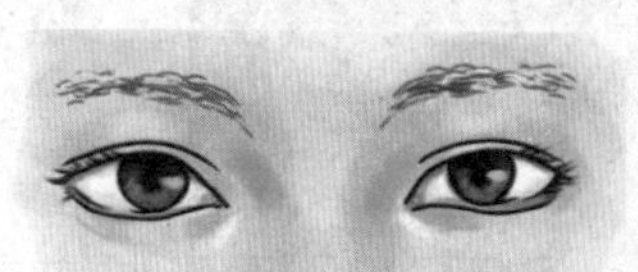
中医认为，眉的浓密与人的气血循环关系密切，眉浓粗黑者，气血旺盛，身强体壮；眉疏易落者，则气血衰弱，体弱多病，且常会手足冰冷	眉毛末梢直而干燥者，如果是女性，可有月经不正常，是男性则多有神经系统疾病。有些小孩或营养不良患者，眉毛黄而枯焦，亦可视为肺气虚者

需要特别提醒爱美女性的是，眉毛与健康有很重要的关系，任何时候都不宜拔眉。拔眉不但容易导致皮肤毛囊发炎，或蜂窝组织炎等感染，还会刺激眉毛周围的血管、神经，造成眼轮匝肌的运动失调，引起视力模糊和复视等现象。建议女性在修眉的时候用眉刀或眉剪代替眉捏，尽量减少毛囊破坏。在美容整形方面，眉毛稀疏过短者，可采用文眉术，如果是眉毛全部脱落者，通常都采用植眉术治疗。手术后，植皮成功的话，两到三个月后新毛即开始生长。

巧用“攒竹穴”对眉毛做健康护理

位于双眉内侧，眉棱内端，眉头处的“攒竹穴”，是自古中医常用的治眉要穴之一。“攒”有聚的意思。《汉书》曰：“攒立丛倚。”而竹之根横生，眉毛亦横生，竹叶状如眉，而眉毛亦如竹之丛生，故名攒竹。从解剖学来看，眼神经分支及前头神经都分布在这一带，所以常轻揉、按压本穴，不但能刺激眉毛生长，对于视力减退、前额神经痛，以及眼睛疲劳的消除也十分有效

眼有异物感是怎么回事

我们或多或少都感觉过眼睛内有什么东西且不能把它弄出来。我们仔细检查眼睛并流了不少眼泪后，这种感觉一般就没有了。但有时没这么容易。

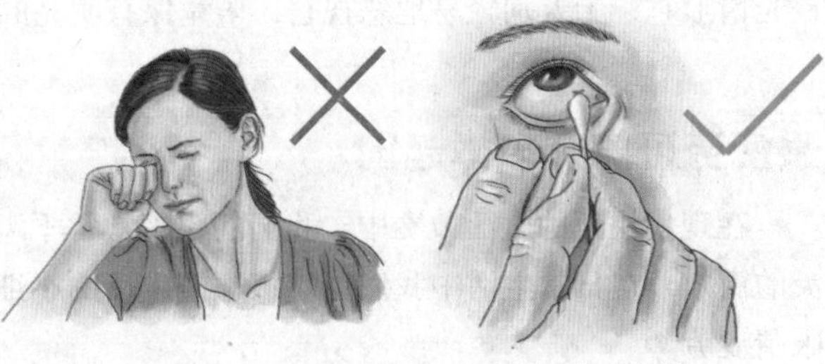
眼中有异物，不可用手揉，可用棉签将异物拭去

感觉眼中有异物，首先要检查是否真有异物进入眼内。异物最易藏身的地方是上眼皮内面及黑眼珠表面。此时，切不要用手揉眼，以免异物嵌入更深，或对黑眼珠造成伤害。正确的做法是轻轻闭上眼睛，这时会产生大量泪水，可把异物冲出。有时异物粘得比较牢固，用泪水没法冲掉，可请别人或医生轻轻提起上眼皮，并将其翻过来，在亮光下仔细观察，如有沙子、灰尘、小虫等异物，可用棉签将异物拭去，或用嘴将异物吹出。如果异物是在黑眼珠上，则一定要请医生取，并要加以用药治疗。

如果你感觉到似乎有什么东西在眼睛内，但对着镜子照什么也没发现，就应该立刻去看医生。因为你的角膜，即覆盖于眼球前面的一层透明胶状层，可能由于创伤或感染已被损伤。因为角膜与视网膜联合作用将图像传递给大脑，角膜的任何损伤都可导致你的视力遭受暂时或永久的损害。

强光下眼痛是怎么回事

一般人在太阳底下或是碰到强光照射时，眼睛会有怕光及不舒适感，正常反应是将眼睛眯小或使用其他物品帮忙隔离阳光的照射，以减轻眼睛不适的现象，但有些人在普通的光度下也会觉得不适，我们就可称这些人的眼睛有畏光的情形。

首先我们应先了解有哪些眼睛或身体的疾病会造成眼睛畏光的情形。针对发病原因对症下药进行治疗，即可将眼睛畏光的情况改善。

1. 最常见的造成眼睛怕光的因素是眼睛前段的炎症反应，包括结膜炎、角膜炎、角膜异物、角膜破皮、角膜溃疡、虹膜炎及虹膜睫状体炎等。这类炎症性的眼疾应迅速至眼科求诊，在适度的治疗之后即可改善眼睛畏光的情形。另外，干眼症患者因缺乏足够的泪液滋润，对外界的刺激会较敏感，也会有眼睛怕光的情形，减少对眼睛不必要的刺激，在医师的指示下使用人工泪液，即可稍稍改善畏光情形
2. 有些非炎症性的眼睛疾病如白化症、无虹彩症、自体遗传造成的全盲症等，也会引起怕光。此类疾病造成的眼睛畏光因目前医学上没有可以根治的方法，所以只能采取消极的方式治疗，如：出外时佩带墨镜或帽子等遮阳的东西，控制室内的光线等
3. 有些全身性疾病也会引起眼睛畏光的情形，如偏头痛、三叉神经痛、脑膜炎、蜘蛛膜下腔出血、甲状腺功能亢进及头部外伤者，都会有畏光的情形。先天性的青光眼或本身的虹膜颜色较淡者，对于光线也无法阻挡。这些疾病所造成的眼睛畏光经开刀或药物治疗后，皆可获得相当程度的缓解及改善

总之，突如其来的眼睛畏光，其实是一种眼睛的保护警讯，若能经过正确的诊断及治疗，都能使眼睛或身体的疾病获得最佳的照顾及改善。所以，当你有眼睛异常的畏光情形时，千万别轻易地忽视它，毕竟保有明亮的双眼需靠自己的努力。

眼疲劳可能有多样起因

在现代快速的生活节奏中，我们的眼睛常常不堪重负，每每疲劳不堪。眼睛是心灵的窗户，在日常生活中我们更应该通过生活的小细节来呵护自己的眼睛，避免长期眼睛疲劳。

眼睛疲劳，又称视力疲劳，是用眼睛持续看近处，睫状肌长期紧张的结果，表现为眼内发胀、发酸、灼热，严重时会发生头痛、头晕、注意力不集中、恶心、呕吐等症状。

造成眼疲劳的原因很多，一般包括以下几种：

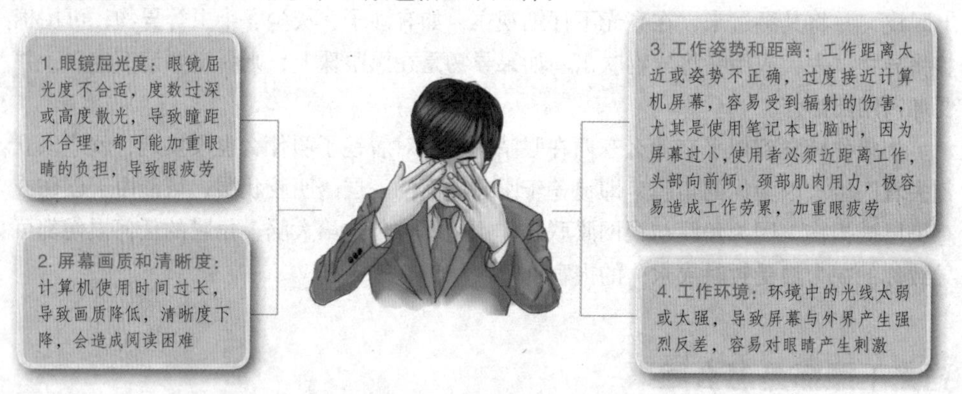

此外，一些眼病，如沙眼、睑缘炎、慢性结膜炎、角膜炎等，以及头部外伤、精神紧张、结核病、贫血、营养不良、神经衰弱等，也容易引起眼疲劳。

中老年人出现眼疲劳，伴有眼胀、头疼、呕吐，看灯光时出现彩虹样光环，有可能与青光眼有关。

快节奏的生活使眼睛疲劳对于我们来说越来越如影随形，那么在生活中我们又应该采取哪些措施来缓解以及改善眼睛疲劳呢？

改善眼睛疲劳的方法

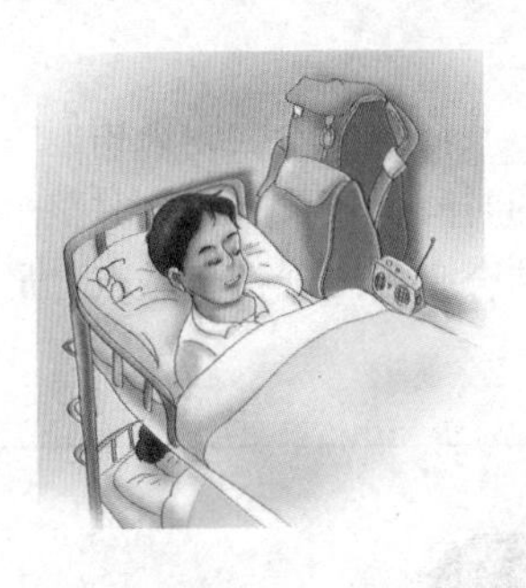

1. 充足睡眠

要保证每天睡足 7 个小时，使眼睛能够胜任整天的工作

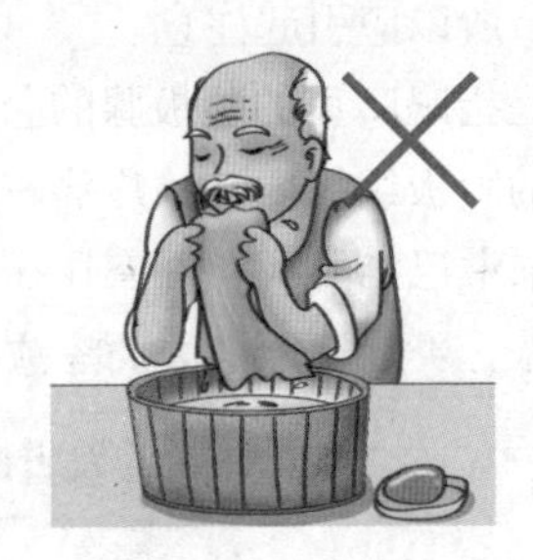

2. 不用冷水洗脸

尤其是不能用冷水来洗眼睛，否则容易使眼球表面起保护作用的泪液中所含的油脂等物质流失

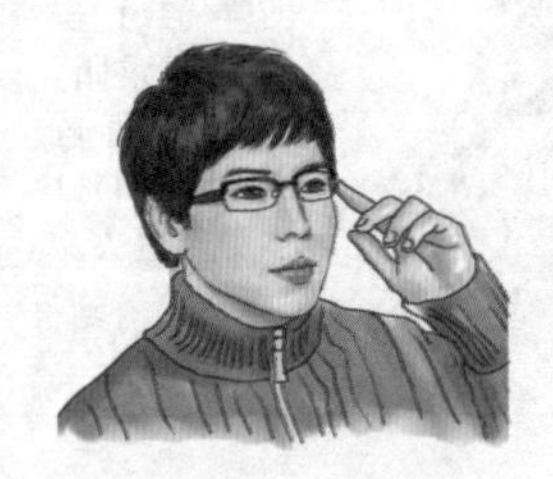

3. 配戴度数适合的眼镜

矫正近视，应当以精确的验光度数为准，度数过高或过低会引起眼疲劳

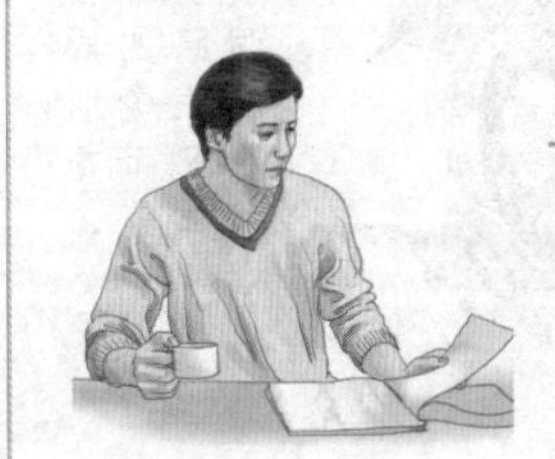

4. 看书和看屏幕保持适当距离

看电视要保持 1 米以上距离。盯屏幕和看书时，要保持 40 厘米距离。距离太近，眼睛四周的肌肉容易疲劳

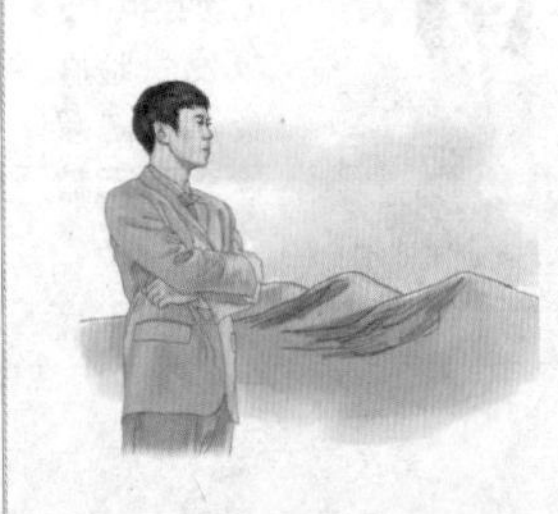

5. 经常望远

每次用眼 30 分钟左右就应远眺，因为睫状肌长时间用力收缩看近物，眼球处于疲劳状态，容易造成近视。看书时光线亮度要适中

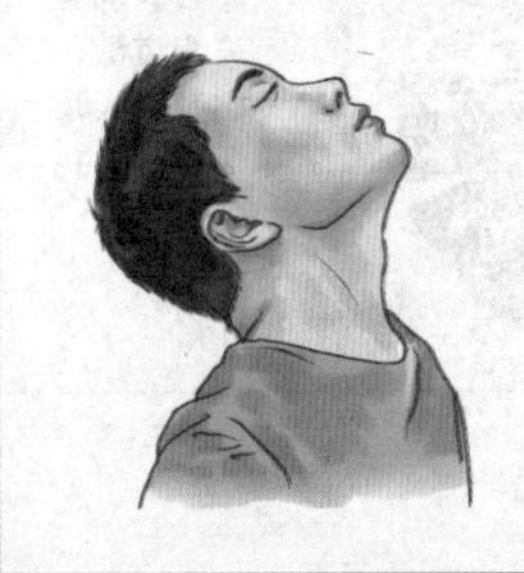

6. 眨眼法

眼睛疲劳时还可使用眨眼法，头向后仰并不停地眨眼，使血液畅通。眼睛轻微疲劳时，只要做 2 ~ 3 次眨眼运动即可

有了针眼该怎么办

针眼在医学上叫睑腺炎，又叫麦粒肿。是睫毛毛囊附近的皮脂腺或睑板腺的急性炎症，相当于皮肤的疖肿。一年四季均能发病，尤其是少年儿童的发病率偏高。睑腺炎又有内、外两种：

外睑腺炎，是指睫毛根部的皮脂腺或毛囊的急性炎症。它的特点是眼睑局限性红肿、疼痛，局部有小硬结，并有压痛。卫生条件差、体质弱或屈光不正的人，易得此病。得病时，眼睑局部红肿、充血和触痛，近睑缘部位可触到硬结，严重时整个眼睑红肿，患侧耳前淋巴结肿大、压痛，甚至有怕冷、发热、

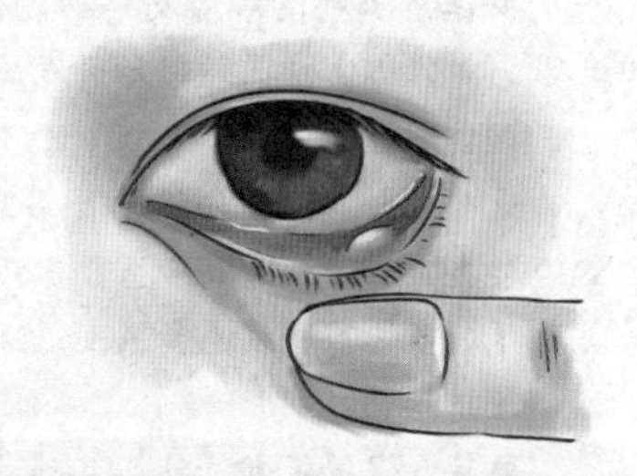

无论内外睑腺炎，如果加压挤脓，细菌、毒素容易倒流到颅内，引起眼眶蜂织炎、海绵栓塞等严重并发症，重者可危及生命，所以长“针眼”时，切忌挤压

全身不适等症状。数日后，毛囊根部出现黄色脓点，脓排出后症状逐渐好转而痊愈。外睑腺炎化脓后如任其自破排脓，常因疤痕收缩而引起眼睑变形、外翻、上下睑裂闭合不全等后遗症，所以应引起注意。

内睑腺炎，是指眼睑里的睑板腺的急性化脓性炎症。其症状与外睑腺炎相似。但炎症位于较坚实的睑板组织内，故疼痛较剧，炎症持续的时间也较长，严重时整个眼睑红肿，患侧耳前淋巴结肿大，并有压痛。数日后在睑结合膜面出现黄色脓点，最后溃破睑结合膜排脓，炎症逐渐消失而痊愈。

诱发针眼的因素

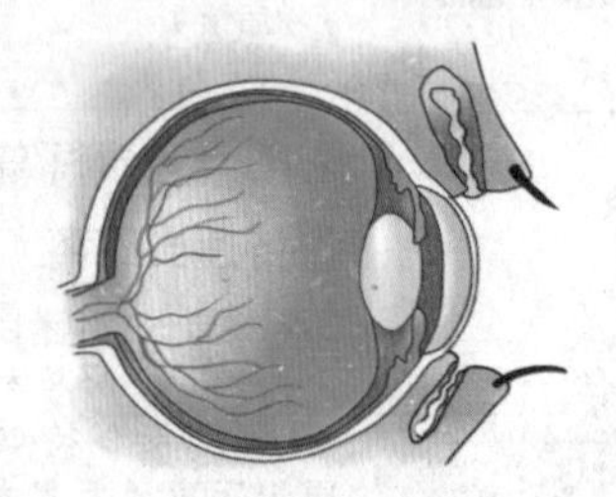

1. 眼睛过度劳累，使眼睛四周的眼轮肌收缩，而把腺体开口堵塞

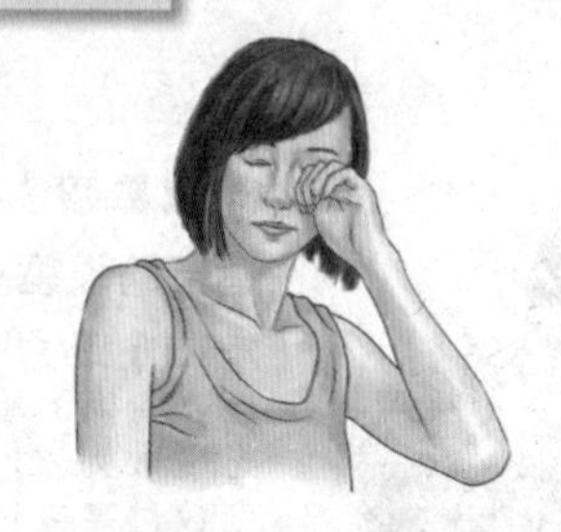

2. 用不干净的手去揉擦眼睛，使细菌自腺体开口处跑进去

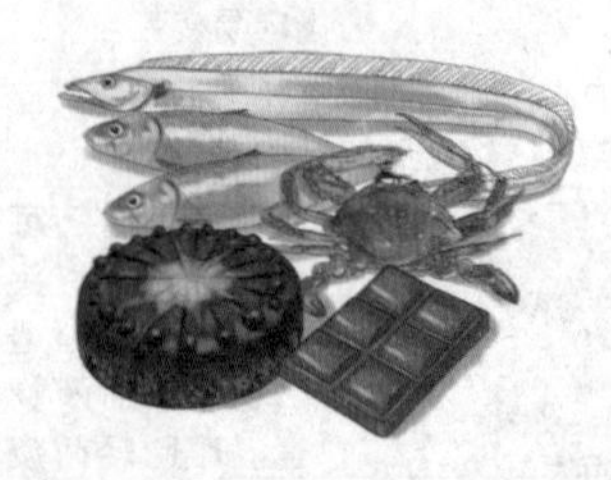

3. 与食物有关的过敏，如有些人嗜食海鲜、巧克力等

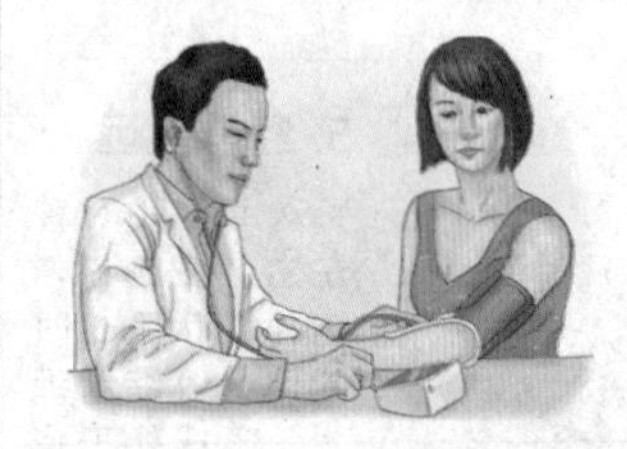

4. 如果反复发生睑腺炎，要注意检查有无糖尿病

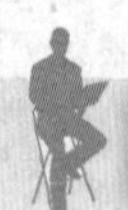

小贴士

针眼自我护理保健

自我护理保健

要注意眼部清洁。发病初期，可进行局部热敷，以化解硬结。还可点用抗生素眼药水或眼药膏，但需请医师诊治开药方。不可自行挤压排脓，以免导致并发症。

饮食保健

少吃能引发油脂分泌的食品，如油炸品、花生、果仁、巧克力等；少吃热性、刺激性食品，如海鲜类、羊肉、辣椒、葱、姜、大蒜等。多吃清热解毒食品，如绿豆、冬瓜、黄瓜、紫菜、苋菜等。多吃富含维生素 A 的食品，如鸡蛋、猪肝、牛奶、胡萝卜等。

预防保健

要注意保持眼部清洁，不随意揉眼。平日里可热敷眼皮，防止皮脂腺开口被阻塞。用不刺激眼睛的婴儿洗发精，以 1 比 20 的比例用冷开水稀释，清洗睫毛上的油脂，防止皮脂阻塞，也是预防睑腺炎的重要手段。另外，预防睑腺炎还需要注意提高身体的抵抗力，并保持大便通畅，避免便秘。

眼干燥是怎么回事

不只是老年人，年轻人也常常会觉得眼睛干燥，尤其是长期在电脑前工作的人，眼睛干燥得好像都想自己去喝水了一样。其实造成眼睛干燥的原因有很多，在生活中我们也可以通过多种方法来缓解眼睛干燥。

衰老的一个常见征兆就是机体的某些部分开始干燥，在某些情况下，有油性皮肤是值得庆幸的。但随着衰老，眼睛也开始干燥，虽然没有什么可幸免的，但只要简单处理一下即可大大改善。

眼干涩是中年人常见的问题。它是泪导管（也称为泪腺）出现了问题。由它引起的泪水过多和过少同样常见。“眼干燥症”或称干燥性结膜、角膜炎（干性角、结膜炎），是角膜前泪膜的质或泪液量的不足造成的结膜、角膜上皮不能维持正常功能的一种疾病。

眼干燥症是一种慢性疾病，产生原因有以下几个方面：

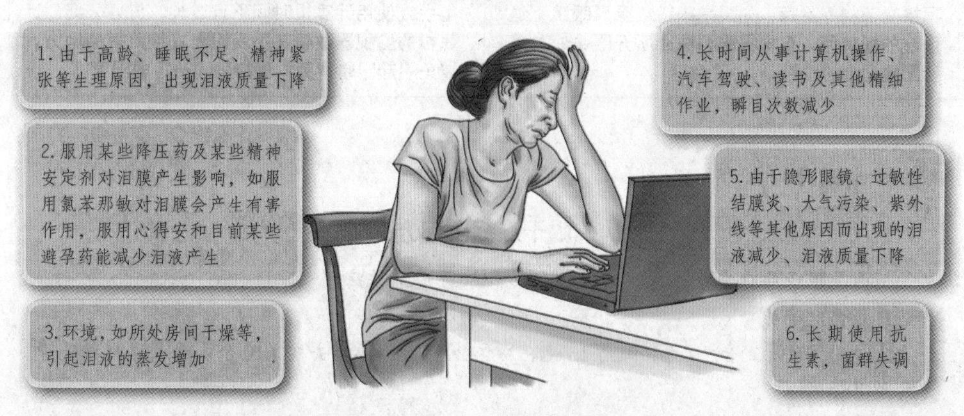

如果你在日常生活中眼睛感觉异常，请你检查是否患有“眼干燥症”，我们所说感觉异常是指眼干燥症患者对气流敏感，有风吹的环境中，特别容易出现角膜干燥，因此，你在室内比在室外要舒服得多。患者注意力集中时，瞬目频率降低，角膜暴露在空气中的时间超过泪膜破裂时间，所以干燥感特别明显。夜间或清晨醒来时眼干燥感严重，因为睡眠时泪液产生减少。烟雾对泪液缺乏的患者来说几乎是不能耐受的，因为烟雾本身是空气中悬浮的粉粒，会形成对角膜表面的直接撞击而使眼睛产生不适。

另外需要了解的是，干燥感和少泪并非特异性的症状，相反，有部分眼干燥症病人诉说有流泪或溢泪。这些听上去似乎是矛盾的，但实际上干眼有可能刺激泪液反射性地增加分泌。

此外，患有风湿性关节炎的男女也易有干眼症，而女性较男性更易感染此病。有时患有眼干燥症的人发现睡眠时他们的眼睑不能完全闭上，不过这也没有什么可担心的。

如果你的眼睛较过去更常感到干燥，你就应该去看一下眼科医生。他可能建议你使用人工泪来湿润眼睛，人工泪是一种处方药，有滴眼液或眼膏，你可在需要时使用。此外不要误把一些市售药水，像强生 Visine 这种主要减轻眼睛充血和刺激感的药物作为治疗眼干燥症的药物使用：在没有得到医生许可的情况下，长期使用任何市售制剂都对你不好，且有些产品如 Visine 有收缩眼内小血管的作用。

眼干燥的解决办法

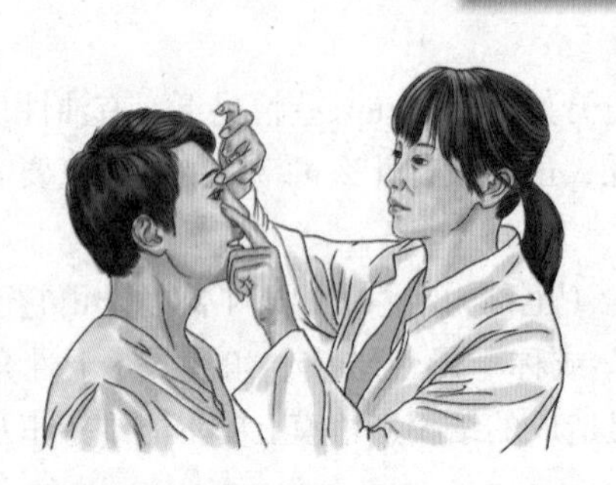

1. 症状严重或持续不能缓解时，应接受眼科医生的诊断与治疗。如果是眼干燥症，应严格按照医嘱接受药物等治疗；如果是眼镜或隐形眼镜不适引起的视疲劳，可根据眼科医生所开眼镜处方重新配置适合的眼镜

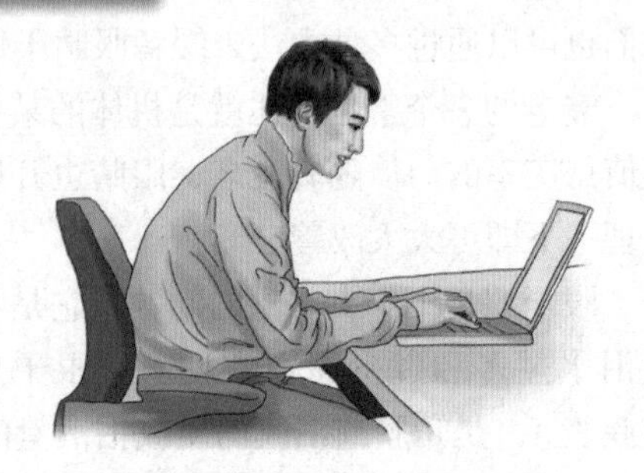

2. 日常生活中注意眼保健。平时注意精神放松，感到眼睛疲劳时适当休息；尽量不向上看，且看电视或使用计算机时间不宜过长；将办公桌、计算机的监视器放置在不受阳光直接照射的地方，以免引起眼睛疲劳；保持房间一定的湿度

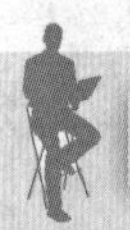

小贴士

眼干燥症食疗方

下面是眼干燥症食疗方，可以帮你预防和改善眼干燥症。

1. 百合红枣粥

【食用方法】百合 10 克，山药 15 克，薏仁 20 克，红枣（去核）10 个。将上述材料洗净，共同煮粥食用。

【食疗功效】百合滋阴降火；山药滋肾润肺；薏仁利湿健脾、清热排脓；红枣素有天然维生素丸之称，不但富含维生素 C，也含有大量的维生素 A。此粥不但防治眼干燥效果好，而且可用于明目。

2. 菊茶

【食用方法】菊花茶中加入枸杞浸泡。

【食疗功效】《本草纲目》中记载菊花“性甘、味寒，具有散风热、平肝明目之功效”。现代药理分析表明，菊花有丰富的维生素 A，是维护眼睛健康的重要物质。菊花茶能让人头脑清醒，双目明亮，特别对肝火旺、用眼过度导致的双眼干涩有较好的疗效。需要注意的是，菊花性凉，体质虚寒，平时怕冷，易手脚发凉的人不宜经常饮用。

3. 核桃仁

【食用方法】每晚嚼食两个，可缓解症状。

【食疗功效】核桃仁富含脂肪油、维生素 A、维生素 B_1、维生素 B_2、维生素 C、维生素 E 等营养成分，有补肾固精，滋肝明目的功效。

4. 枸杞子

【食用方法】每日 15 克，洗净后嚼服或煮水服。

【食疗功效】枸杞子养阴明目，能促进修复病变的角膜，提高机体抗病能力。

想睁眼，却被粘住了

早晨起来眼皮被粘住了，通常都是太多的眼屎在作怪。正常人在晨起或早晨洗脸时，会发现眼角处有极少量的分泌物。这与夜间睡觉时眼睑运动降低，泪液分泌减少、排出迟缓有关。正常人的眼分泌物主要来自泪腺、睑板腺、眼表细胞分泌的黏液及脱落的眼表上皮细胞等。这些分泌物，就是人们常说的"眼屎"，与不少眼科疾病关系密切。因此，通过观察它们，可以早些发现某些眼科疾病。

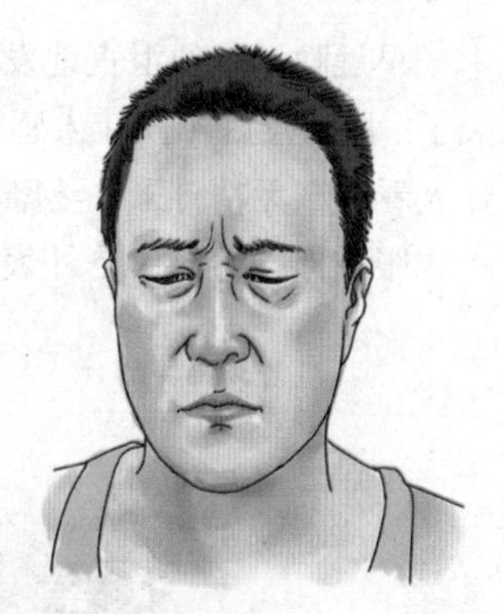
晨起时眼睛里眼屎太多，往往是一些眼科疾病的征象

根据分泌物的黏稠度、颜色等性质，可以将其分为水样、黏眭、黏脓性、脓性、血性分泌物等。不同性质的分泌物可以反映眼部疾病的大概性质。

1. 水样分泌物：为稀薄稍带黏性的水样液体。这种分泌物增多往往提示病毒性角结膜炎、早期泪道阻塞、眼表异物、轻微外伤等。如有内眦赘皮、倒睫、睑内翻、睑外翻等，就会引起水样分泌物增多

2. 黏性分泌物：常出现在干眼症和急性过敏性结膜炎病人身上，常表现为黏稠白色丝状物质，与常用的胶水性状十分相似，可能还会伴有异物感、眼痒等症状。尤其是过敏性结膜炎患者，清晨醒来时，眼屎甚至可以从眼睛里拉出丝来，这就是黏性分泌物

3. 黏脓性分泌物：是较为黏稠的略带淡黄色的物质。这类分泌物增多，应考虑患有慢性过敏性结膜炎、沙眼的可能

4. 脓性分泌物：脓性分泌物的出现常提示有细菌的感染，须及时到医院就诊。新生儿出生 3 ~ 4 天内，如果双眼发现大量脓性分泌物，多提示淋球菌性结膜炎，俗称"脓漏眼"。化脓性泪囊炎的患者，也常出现脓性分泌物，一般集中在内眼角

5. 血性分泌物：如果发现眼分泌物呈淡粉色或明显的血红色，应该考虑是否有眼睛外伤。眼分泌物呈淡粉色或略带血色，应考虑是否有急性病毒性感染

要想改善眼屎过多的情况，首先要注意室内温度和湿度的调节，注意经常通风，尽量保证眼睛接触到干净新鲜、湿润适宜的空气环境。

通常长时间用眼不休息，眼睛的分泌物就会增多，在眼角积聚眼屎，所以平时应该注意用眼卫生，不要让眼睛过度疲劳。每隔一段时间，可以用手指轻轻抚摸一下眼角，看看有没有积聚眼屎，如果有，可以用纸巾将其擦掉，保持眼部周围的清洁。

平时注意饮食，不吃辛辣燥热的食物，保证足够的饮水，都有助于减少眼屎的产生。

小贴士

常喝菊花茶可护眼

菊花茶能呵护眼睛。我国自古就知道菊花有保护眼睛的作用，其对眼睛疲劳、干涩肿胀、眼屎增多等都有很好的调理作用。喝菊花茶方法非常简单，只要将适量菊花冲入热水闷泡或者煎煮来喝就可以。平时定时泡一两杯菊花茶喝，能达到眼睛保健的作用。每天喝三到四杯菊花茶，对保护眼睛很有帮助。

眼皮浮肿好“沉重”

早晨睁开眼便沮丧地发现眼皮又肿了，看来今天又要拖着“沉重”的眼皮度过一天了。眼皮浮肿不仅让人感觉不适，加重用眼负担，而且会对人的形象外表造成影响，让人看起来无精打采，萎靡不振，是许多人头痛不已的困扰。

眼皮浮肿不仅仅是外表的形象问题，在很大程度上也预示了人体内部的健康隐患。

引起眼皮浮肿的疾病

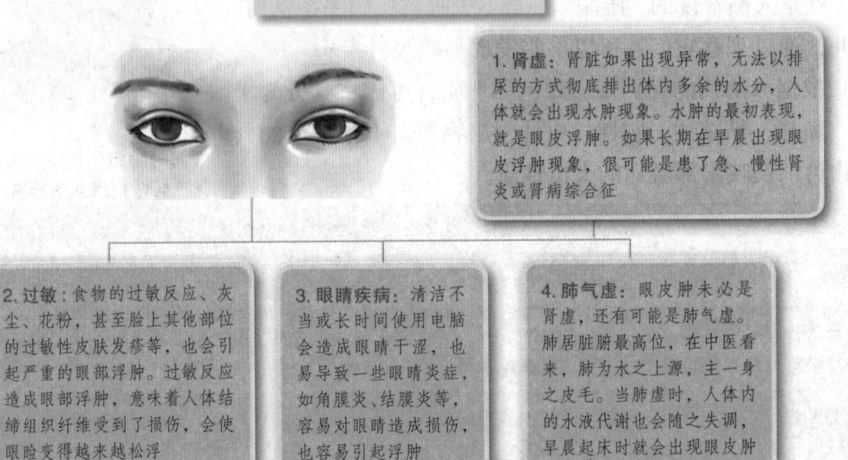

避免眼睛浮肿的方法

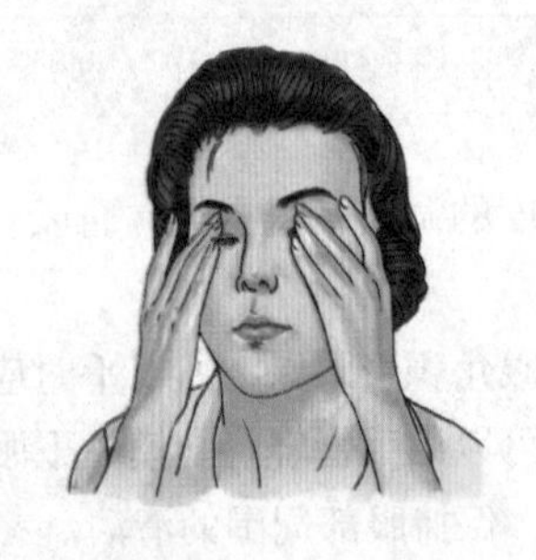

1. 经常运动眼周肌肉

运动眼周肌肉是预防眼部浮肿的长效良方。这里有一个简单的方法：闭上眼睛，用手去感觉眼窝边缘的骨骼，然后用中指由眼窝外沿向内轻轻打圈，至眉头及鼻梁处稍微加压

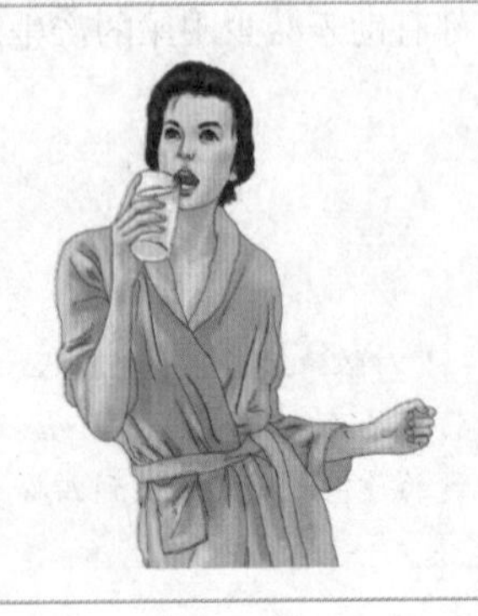

2. 适量饮水

为了使体内的水分充足，人们每天都要喝六至八杯的水。合理的饮水安排应当为：早上三杯，中午三杯，晚饭前两杯，尽量在晚饭前喝完一天所需要的水分，切记不要待临睡前才急速地喝下两大杯水。这样可以避免睡觉时体内水分积郁过多无法排出而导致眼皮浮肿

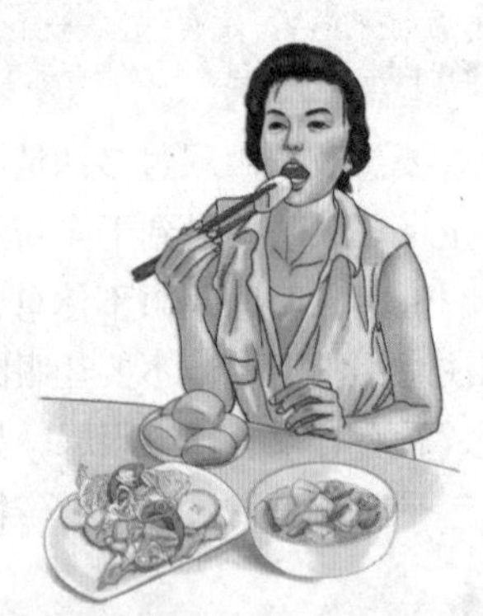

3. 清淡饮食

口味淡的饭菜同样味道鲜美。适当调整一下自己的口味，去接受那些清淡的食物，会为健康带来很多好处。清淡饮食可以让人避免大量饮水，防止眼皮浮肿。如果经常出现眼皮浮肿，则更要减少盐分的摄取量

眼皮跳究竟是福还是祸

俗话说："左眼跳财，右眼跳灾。"有人认为眼皮跳具有一定的命运暗示意义，然而这一说法并没有科学依据。实际上，眼皮跳很可能是身体某种疾病的先兆。

眼皮跳，是控制眼睑肌肉的神经不正常兴奋，引起部分眼轮匝肌肌纤维在短时间内收缩颤动，以致牵动其上的皮肤出现跳动的现象，一般在疲劳、用眼过度、强光刺激或睡眠不足时较为频繁。眼皮跳可分生理性和病理性两种。生理性眼皮跳的发作是一过性的，时间短，跳动程度也不深，过后会自动恢复，一般不需要治疗。病理性的眼皮跳动，是由疾病引起的眼皮持续跳动，有可能逐渐发展为嘴角和半边脸一起抽动，有的人甚至会感到恶心、头晕。引起病理性眼皮跳动的疾病包括以下几种。

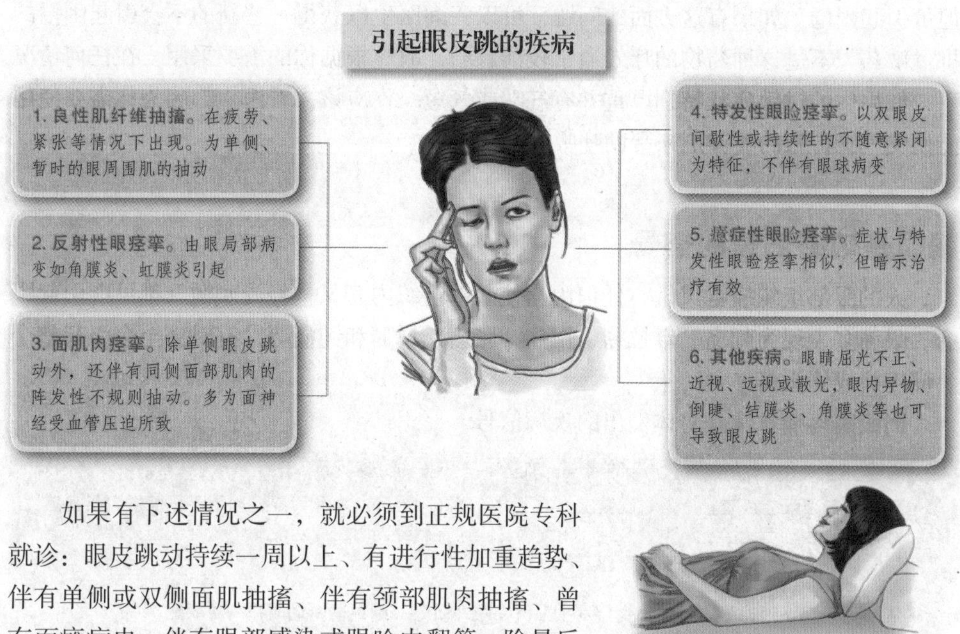

如果有下述情况之一，就必须到正规医院专科就诊：眼皮跳动持续一周以上、有进行性加重趋势、伴有单侧或双侧面肌抽搐、伴有颈部肌肉抽搐、曾有面瘫病史、伴有眼部感染或眼睑内翻等。除最后一种情况应至眼科就诊外，其余情况均应至神经内科就诊。

绝大多数眼肌疲劳、精神紧张等因素导致的眼皮跳动，只要放松压力，适当休息就能恢复正常

眼睛发痒和灼痛是怎么回事

过去似乎仅在春夏鲜花烂漫时，易过敏的人才会出现过敏现象。然而现在，过敏在全年都会发生。你的眼睛如果出现了发痒或者灼痛，就有可能过敏了。

在现代社会已经不是只有花粉会造成过敏了，我们在家里和工作中使用的化学物质也是过敏的罪魁祸首。此外，空气中越来越多的粉尘或者一些食物也有可能造成过敏。过敏发生是因为机体不能处理一些特殊物质，或由于免疫对其有防御缺陷的物质而产生的。当开始暴露于这些物质中时，眼睛就会发痒并流泪以冲出这些物质。

出现过敏之后，首要的事情就是认真排查过敏源。如果过敏源在房间内，就要及时清除，并经常保持通风。而如果过敏源出现在室外，就要注意避免外出接触，房间也要做好封闭，避免过敏源进入。

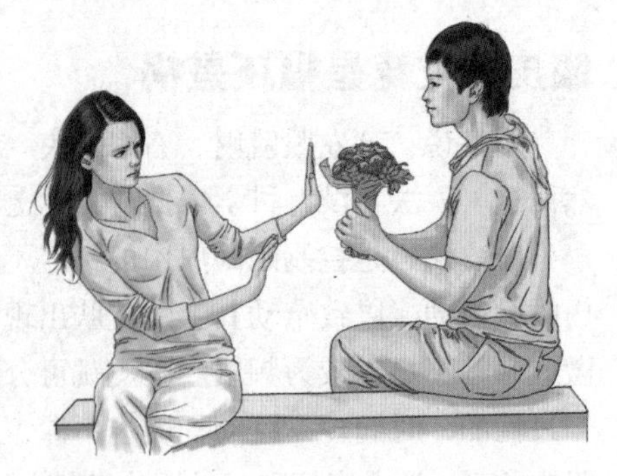

有过敏症状的人应尽量避免接触可引起过敏的东西

如果身体出现了过敏反应，可以采用一些药物来改善过敏症状，普通的抗过敏药物从丸药、胶囊到喷鼻液及滴眼液应有尽有。盐酸苯海拉明制剂如苯海拉明，或马来酸氯苯那敏如氯苯那敏均有助于减轻过敏的症状，但可引起困倦。如果有这方面的问题，可以咨询医生以获得一些新的不会引起困倦的抗过敏药。不过这种药物的疗效通常较前者弱，故应根据你的需要采用。在任何情况下，如果你的过敏症状特别严重并有气喘或气短，你应该去看医生，因为你需要使用能使支气管扩张的喷雾剂来帮助呼吸。

眼痛是敏感部位的信号

人的眼部组织痛觉灵敏，任何因素使眼部组织内三叉神经受刺激，都可能引起眼痛。眼痛多表现为刺痛、牵拉痛、压痛、胀痛、锐痛和钝痛等，有时甚至会引起整个头部疼痛或偏头痛。

而眼睛疼痛常常是身体发出的疾病信号。

1. 青光眼：由眼内压升高，引起视野缺损和视神经乳头损害的一种疾病，有急、慢性闭角型青光眼之分。慢性闭角型青光眼症状较轻，常有反复发作的视力下降和眼轻度胀痛和劳累，在黑暗环境中久留容易发作，经过充分休息后症状能消失。急性闭角型青光眼通常两眼同时或先后发病，精神创伤、情绪波动、着急生气通常为诱因，发病时表现为剧烈的眼胀痛，伴有视力下降、眼充血等

2. 巩膜炎：表现为眼球胀痛。如果炎症发生部位在眼外肌处，则眼球转动时疼痛更明显

3. 急性内囊炎：多由慢性内囊炎转化而来，发病时多以内囊为中心，出现发热、红肿等现象，严重时会涉及眼睑和鼻根部，伴有淋巴结肿大、体温升高

4. 急性睑腺炎：俗称“针眼”，在眼睑组织的深部，有眼睑的睑板腺和脂腺，如果有化脓性炎症和细菌感染，会出现明显的眼睑疼痛和红肿。如果发生在外眦部位，则疼痛更明显，严重者耳前淋巴结肿大，有压痛感

眼部疼痛时，要及时到医院检查，以便排除疾病隐患。如果眼睛里面或周围疼痛得很厉害，则一定要去找医生，因为有可能是青光眼。如果同时伴有视觉模糊和异样流泪，也不能马虎，要去医院做好预防保健，防止眼部疼痛。

劳逸结合，保证充足的休息和营养，加强锻炼，增强体质；保护好视力，除了定时休息，注意补充富含维生素 A 的食物之外，最好注意经常远眺，经常做眼保健操；清洗眼睛，如果眼睛里进了灰尘或者沙粒，可以用生理盐水清洗眼睛，不能用自来水、蒸馏水或眼药水；如果灰尘掉进了眼结膜，可以用浸湿的棉花棒轻轻地擦拭出来。

第2节

视力问题，心灵之窗的烦恼

双眼突然失明是怎么回事

谁都不希望自己心灵的窗户突然被关上，但眼睛突然失明的情况却时有发生。很多因素都有可能造成眼睛突然失明。

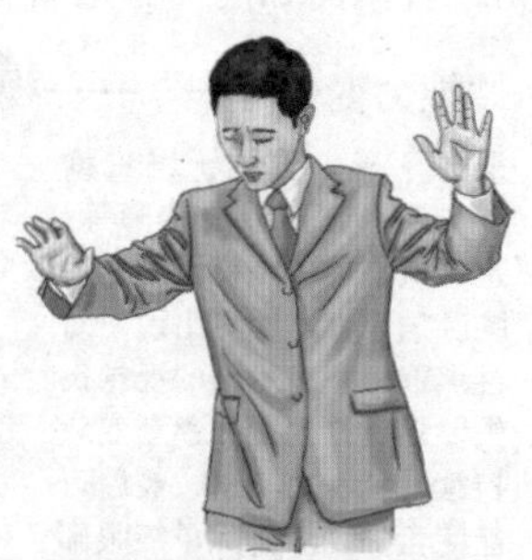

双眼突然失明，给生活带来诸多不便

有些眼病来势凶猛，在瞬间即可导致失明。造成双眼突然失明的病症有以下几种：

1. 视网膜中央动脉栓塞

这是一种在几分钟甚至几秒钟之内即可造成失明的严重眼病，主要的起因是动脉硬化和心脏病。由于动脉硬化，动脉管壁增厚，管腔变窄，血液会逐渐形成血栓。这个过程是在不知不觉之中进行的，一旦眼球内的视网膜中央动脉形成血栓造成堵塞，视网膜失去血液供应，即可立刻造成失明

2. 眼底和玻璃体积血

患病时突然感到眼前发黑，呈烟雾状，有时能看到黑色或红色物体在眼前漂动。此病多见于高血压动脉硬化、糖尿病等。眼底出血可发生在眼底的任何部位，如发生在中心的部位，则发生失明

3. 急性视神经炎

这是一种急重的眼病，会很快失明，病因是视神经的炎症。体内的一些病灶，如副鼻窦炎、扁桃体炎、坏牙、中耳炎都能引起，流行性感冒、肺炎、糖尿病、脚气病等都可造成急性神经炎的发生。一旦发生视神经炎，传导作用即受到影响，造成失明。目前，对急性神经炎的治疗有较好的疗效，如果能及时到医院治疗，视力多能得到恢复

4. 急性青光眼

其症状为突然出现眼痛、雾视、视力严重下降，白眼球充血，黑眼珠混浊，瞳孔散大，眼压升高。其治疗方法有手术，应用毛果芸香碱滴眼，口服醋氨酰胺、甘油等

视网膜中央动脉栓塞造成的失明的预防措施

1. 如果有动脉硬化或心脏病，应加强治疗

2. 有些人在患病前已有先兆，出现阵发性失明，几秒或几分钟内看不清，之后又自然恢复正常。发生此现象后应及时就医

3. 出现突然失明时，应立即用血管扩张药施治。在急救盒中有一种细玻璃管包装的药，称亚硝酸异戊酯，将其包在手帕中弄碎，立即放在鼻部吸入

4. 及时到医院诊治

视力突然改变是怎么回事

眼睛是心灵的窗户，当有一天，我们发现，这扇窗户突然模糊不清，变得不再明亮，看东西如同“雾里看花”一般，那必定是视力出了问题。

“视力变化之一”——视力下降

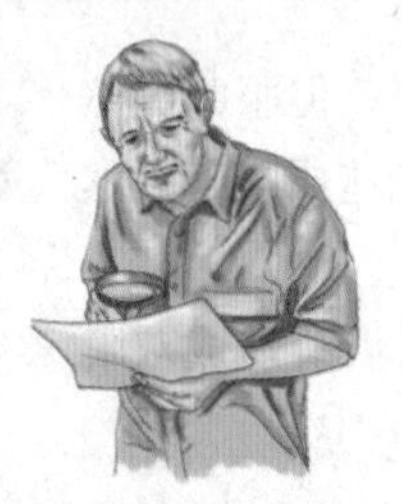

视力下降，可见于维生素B_2缺乏、糖尿病、白内障等，也可能是由脑肿瘤引起的。脑肿瘤患者早期可出现一时性黑蒙，并有短暂的视觉丧失，随病情的加重逐渐变成持续性的视力减退，最后可能完全失明。排除单纯眼部疾病，如果出现了一侧视力逐渐减退，甚至失明，同时伴有嗅觉丧失，则意味着脑肿瘤接近视神经处，脑肿瘤对视神经造成了压迫

“视力变化之二”——视力“好转”

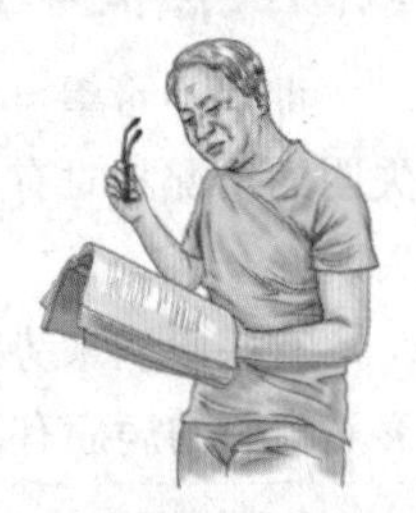

一些老年性白内障病人有时会自觉视力好转，不戴老花镜也可以看清近距离的细小东西。这时，一般人都会沾沾自喜，以为是好事。实际上，这是因为晶状体吸收水分膨胀，增厚的晶状体起到了老花镜的作用。膨胀期的白内障把虹膜向前推，使前房变浅，前房角变窄，所以这时容易并发青光眼，故如有这种“好转”现象，必须警惕，并请医生检查

“视力变化之三”——弱视

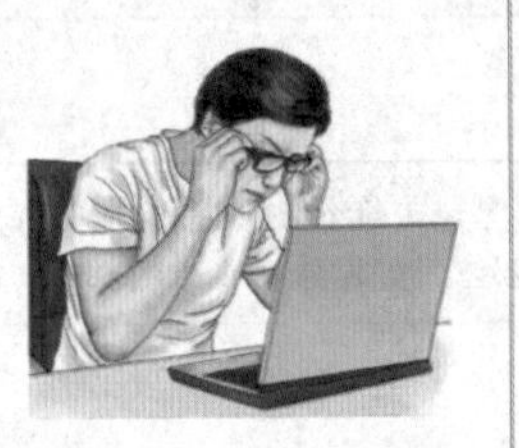

弱视，即远近视力都不好，戴上矫正眼镜也不能恢复正常视力，而检查又查不出眼睛病变。弱视，对成人来说，往往是精神病的早期信号。许多精神病人目光呆滞，对周围的事物视而不见，甚至对将要危及自己生命的现象也不能觉察。这大多与视力障碍有关。长期患有精神疾病的人群中，出现严重视力障碍的现象尤为突出

“视力变化之四”——斜视

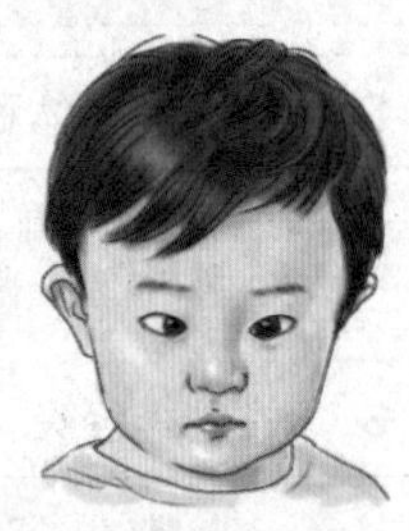

健康人的眼球可以向任何方向灵活自如地转动。5岁左右的幼儿，因眼外斜肌发育稍慢于眼内斜肌，多少有一点儿内斜视，但随着年龄增长，绝大部分可以自然恢复正常。成人眼球发生不自主的外斜或内斜时，则要警惕下列情况：双眼外斜，可见于癌症和一氧化碳中毒；单眼外斜，可见于糖尿病；高血压患者双眼球内斜，多为脑溢血的前兆

“视力变化之五”——幻视

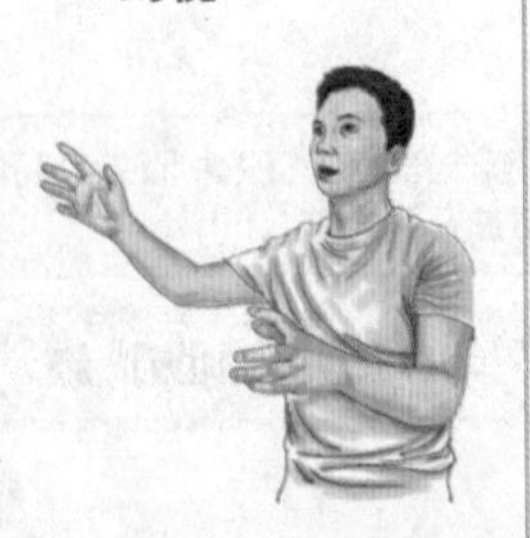

幻视是指眼前无物而自觉看到各种形象。幻视是一种虚幻的知觉，是无客观事物作用于感官时出现的知觉体验，但患者却有鲜明生动的真实感，并可影响其情绪和行为。幻视可见于精神病患者，但正常人有时在极度疲劳、极度恐惧、长期孤独等情况下，也会产生幻视。幻视的人容易遭遇交通意外，因此需要及早治疗

“视力变化之六”——眼睛发花

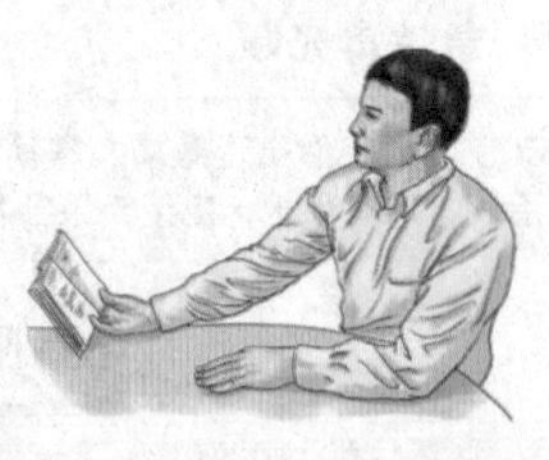

老花眼是视觉器官老化的一种生理现象，患者晶状体的弹性降低，调节本领减弱，看小字书报就会模糊不清，必须放远才能看得见。这时，就需要配上一副老花眼镜。但是，带上老花镜后因为两次折射，光线集中得太厉害，看远物反而会不清楚。这就是老年人常把老花眼镜一会儿摘，一会儿戴的原因

“夜盲症”究竟是什么

天色稍一黑，眼前就一片漆黑，行动走路必须有人作陪，如果只有自己，就只能在黑暗中摸索着前进了，晚上一定要待在有灯光的地方。这该死的夜盲症真要命！

夜盲症属于较为常见的眼部疾病之一，但许多人并未对其做出足够的重视。顾名思义，夜盲就是在暗环境下或夜晚，视力很差或完全看不见东西。夜盲的根本原因是视网膜杆状细胞缺乏合成视紫红质的原料或杆状细胞本身的病变。夜盲虽不致命，但会对人们的日常生活、工作、学习造成一定困扰。

夜盲症发生的主要原因和改善方法

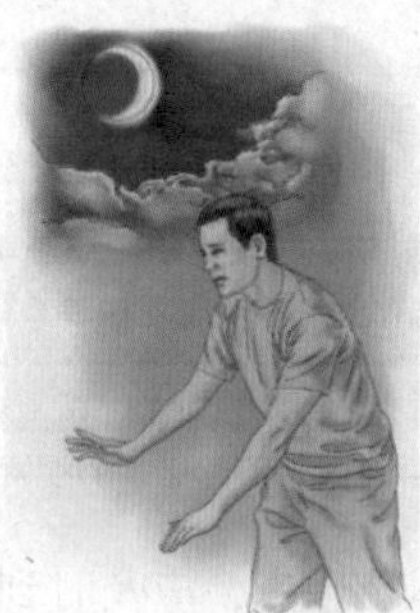

夜盲症主要和缺乏维生素A有关，富含维生素A原——胡萝卜素的食物主要是橙黄色和绿色蔬菜，如菠菜、胡萝卜、油菜、马兰头等。每餐摄入一定量的脂肪，能促进维生素A和胡萝卜素的吸收

1. 暂时性夜盲。饮食中缺乏维生素A或某些消化系统疾病影响维生素A的吸收，致使视网膜杆状细胞没有合成视紫红质的原料而造成夜盲。这种夜盲是暂时性的，只要多吃猪肝、胡萝卜、鱼肝油等，补充维生素A的不足，很快就会痊愈

2. 获得性夜盲。往往由视网膜杆状细胞营养不良或本身的病变引起，常见于弥漫性脉络膜炎、广泛的脉络膜缺血萎缩等。这种夜盲会随着有效的治疗、疾病的痊愈而逐渐改善

3. 先天性夜盲。先天遗传性眼病，如视网膜色素变性，杆状细胞发育不良，失去了合成视紫红质的功能，所以发生夜盲

在日常的饮食中，通过注意摄取相关的营养元素，可以对夜盲症起到改善的效果。可供参考的饮食菜谱如下：

胡萝卜炒鳝鱼片

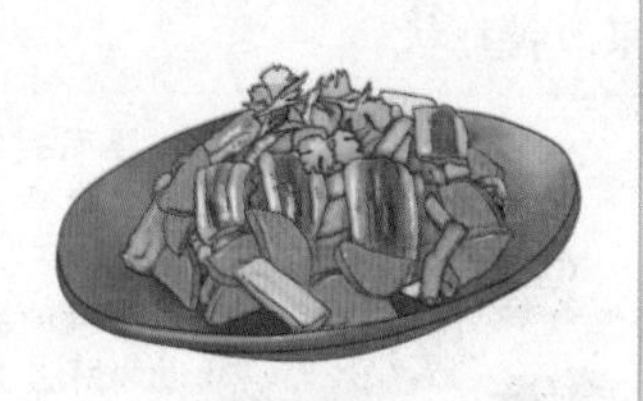

【材料】胡萝卜150克，鳝鱼片250克，花生油、精盐、酱油适量。

【做法】先将胡萝卜去皮，洗净，切片；鳝鱼洗净，切薄片。用大火将锅烧热，加少许花生油，烧至八成热，放入鳝鱼片和胡萝卜片炒熟，然后放入精盐、酱油调味食用。

熘肝尖

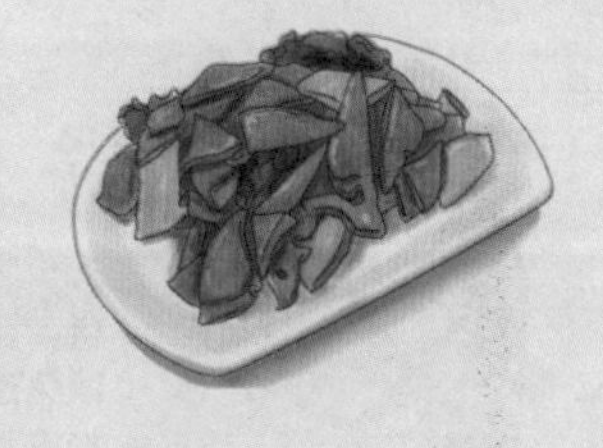

【材料】鲜猪肝350克，花生油750克，木耳、黄瓜、酱油、精盐、味精、水淀粉、豆瓣葱、蒜片、香油各适量。

【做法】将花生油烧至五六成热，放入切成片并拌过酱油、水淀粉的猪肝，划熟，捞出控油。锅内留些底油，用豆瓣葱、蒜片爆锅，烹入酱油，加入用水泡发，去掉耳根，洗净撕碎的木耳，切成片的黄瓜，2勺清水及精盐、味精，烧沸后撇去浮沫，用水淀粉勾浓芡，倒入猪肝，加香油炒几下即成。

“飞蚊症”究竟是什么

飞蚊症因眼前出现黑点飞舞而得名，是玻璃体内的不透明物体投影在视网膜上产生的，在光线明亮或白色背景衬托下，黑点会变得更为明显。飞蚊症一般是由玻璃体变性引起的。随着年纪老化，玻璃体会“液化”，产生一些混浊物。因而，飞蚊症正式的名称是“玻璃体混沌”，或“玻璃体浮物”。

很多飞蚊症长时间存在，终年不变，不影响视力，经过检查也没有眼部病变，临床上没有多大重要性，不必顾虑。有些老年人眼前突然出现一两个黑影而不伴其他症状，往往由于玻璃体后界膜脱离，一般也没有多大危害。但如突然出现大量黑点，则可能是视网膜剥离的先兆，应进一步详细检查眼底。

眼内炎症引起的飞蚊症，感觉眼前黑影多为尘状或絮状，视力可有不同程度影响，检眼镜下可见玻璃体有尘状、絮状漂浮物，裂隙灯三面镜下可见中周部脉络膜炎症引起的渗出、血管白鞘化等病理改变

眼内出血引起的飞蚊症患者感觉眼前有如烟云移动或如墨汁般流下的黑影，个别有红色或橙色漂浮物，检眼镜或裂隙灯下可见玻璃体内厚薄不等的片状、絮状、团块出血，并可看到引起出血的视网膜原发病变

如发现有“飞蚊”症状，既不能不当回事儿，也不必恐慌，应及时到医院眼科诊治。如系生理性飞蚊症，对视力没有大的影响，不需特殊治疗。值得注意的是，这种退化性的症状渐渐也在年轻人身上出现，可能与部分现代人生活不规律，过度用眼用脑有关，应引起重视。最要紧的是不要劳累过度，多运动，睡眠足，适度晒晒阳光。若系病理性飞蚊症，则需查清病因，对症治疗，千万大意不得。

飞蚊症的出现，除造成生活及工作不便之外，还可引起视网膜剥离或并发继发性青光眼等危险重疾，尤其是患有高度近视的人，更应及时预防与治疗。

虽然飞蚊症会给生活带来诸多困扰，但是飞蚊症同样可以在生活中通过调理饮食来改善症状。

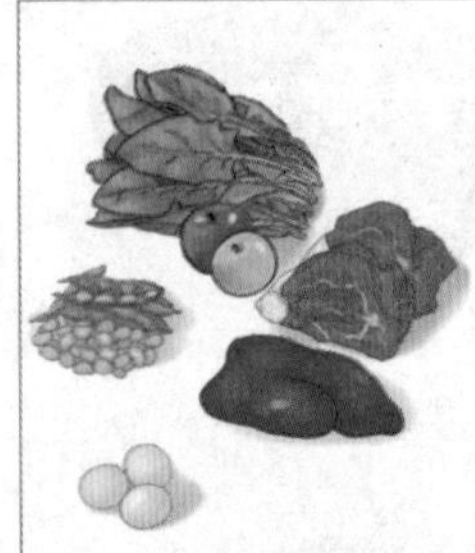

1. 要有足够的维生素。维生素 A 、维生素 C 、维生素 E、B 族维生素都对眼睛的健康很有帮助。动物肝脏、蛋类、干豆类、肉类、蘑菇、新鲜蔬菜和水果中都含有大量的维生素，在日常生活中应该多吃一些

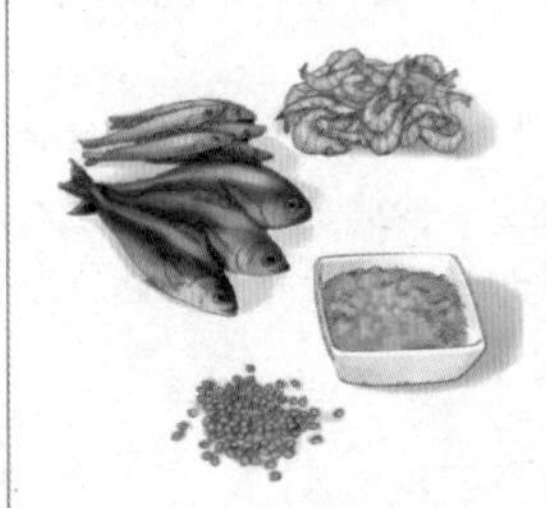

2. 多吃些海鲜类、未精制的谷物类、鱼类食物。这些食物对眼睛很有帮助，因为它们多含锌、硒等矿物质，能够缓解眼部疲劳，防止视力下降

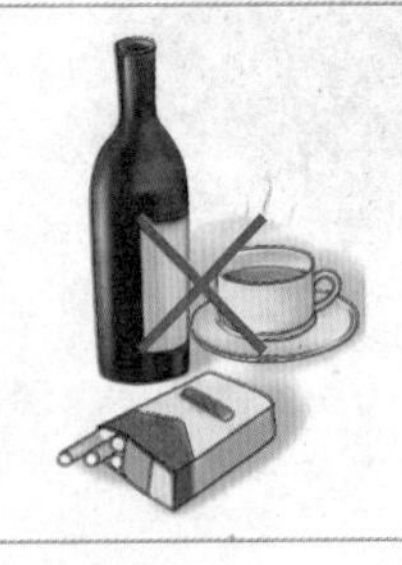

3. 少喝含咖啡因的饮料，烟酒最好不要沾，以免造成视力模糊，加重眼病

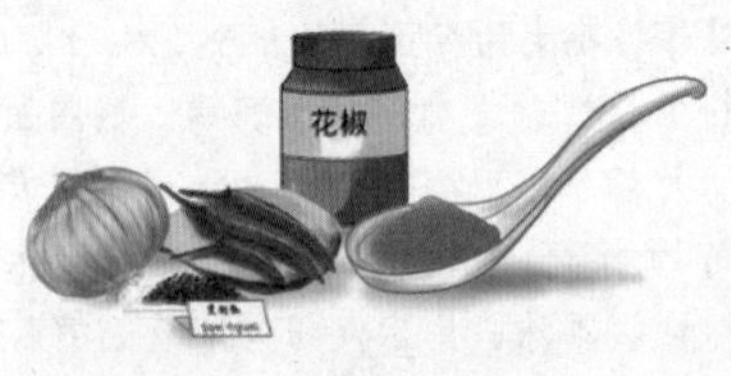

4. 饮食宜清淡，少食辛辣刺激性食物

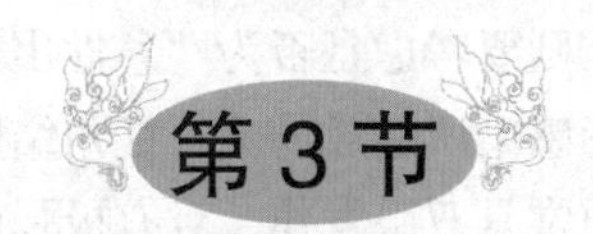

眼睛的颜色会说话

眼睛发黄意味着什么

眼白发黄会让人联想到外星人或者恶魔的形象。其实，眼睛发黄很可能是身体疾患的预兆。

一般是有肝胆疾病才会出现巩膜(俗称眼白)发黄，多见于黄疸型肝炎或者瘀胆型肝炎。眼睛发黄还可能提示胰腺癌、链状细胞性贫血以及黄热病。黄热病是通过蚊虫叮咬传播的热带传染病。

肝胆疾病造成巩膜发黄

阻塞性黄疸，是由于胆道阻塞而产生的

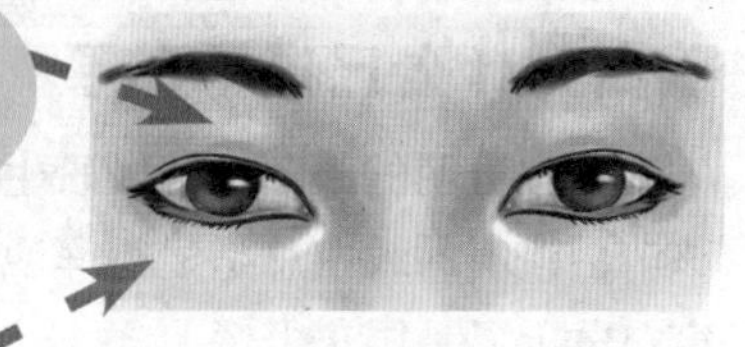

肝细胞性黄疸，由肝细胞坏死引起

眼睛发黄只是疾病的一种外在表现，所谓治病求本，把肝(或胆)病治好了，眼睛黄自然就会消失

眼睛发黄也有可能是吉尔伯特综合征的表现。本病以男性为多见，可发生于任何年龄段，但以 15 ~ 20 岁为多见，病人无明显症状，一般情况良好。临床以慢性或复发性黄疸为特征，黄疸可稳定不变或明显波动。感情激动、劳累、受凉、饮酒、并发感染等可使黄疸加重。黄疸加重时有乏力、消化不良或轻度肝区疼痛，注意与溶血性黄疸鉴别。吉尔伯特综合征属于遗传性黄疸，高达 10% 的白种人会患上这种病，不过一般不会导致其他疾病。实际上，吉尔伯特综合征患者除了胆红素水平高以外，没有任何其他表现或者症状，平均寿命与正常人无异。吉尔伯特综合征的黄疸往往比较轻微，当压力太大、感染、禁食或者用力的时候就可能出现。

眼睛上的斑点意味着什么

眼睛巩膜上明亮的看起来像血的红色斑点可能是结膜下出血的信号。这些红点实际上就是破裂的血管。结膜小血管破裂出血聚于结膜下称为球结膜下出血，中医称为白睛溢血。球结膜下出血形状不一，大小不等，常成片状或团状，也有波及全球结膜成大片者，少量呈鲜红色，量大则隆起呈紫色，多发生在睑裂区，常有向角膜缘移动的倾向，也有因重力关系而集聚在结膜下方者。出血多为炎症或外伤所致，自发的出血多见于老年人，高血压、糖尿病、血液病等。本病轻者一般可以自愈，初起宜冷敷，三天后可酌情热敷。由剧烈呛咳、呕吐、外伤、酗酒等所致者，主要针对病因治疗。

如果结膜下出血合并有滤泡性结膜炎、结膜水肿、眼皮肿胀、分泌物增加等症状，则要考虑是否为“急性出血性结膜炎”。这是一种由病毒感染所造成的流行性角结膜炎，发作相当迅速且严重，通常是双眼发作，且有极强的传染性，易造成大流行。但值得放心的是，这类疾病治疗时只要支持性治疗，十天左右就会自行痊愈。

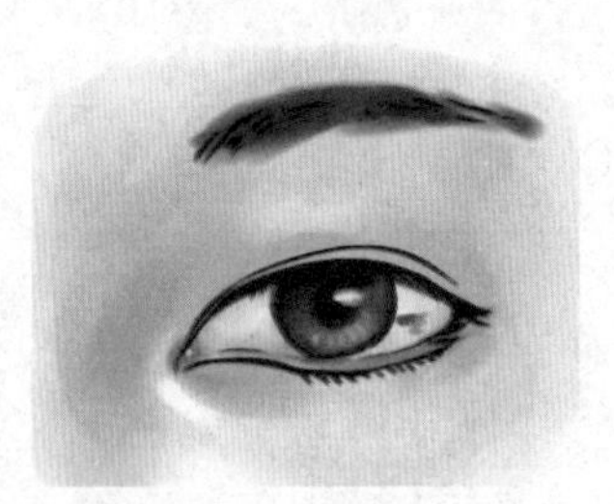

眼白上有斑点很可能是身体疾病的预兆

巩膜上的红色斑点也可能是高血压的信号。眼睛上的红斑还有可能是老年性巩膜病灶性半透明样变，是钙的沉积导致巩膜上出现的颜色较暗的斑点。看到这种红斑，人们可能会惊慌失措，其实它只不过是另外一种正常、无害的，然而并不招人喜欢的衰老表现。但是，反复出现的红斑可能提示血压过高，或者存在凝血问题。

眼白为什么已经不白了

黑白分明的眼睛才能顾盼生姿，秋波流转，传神地表达出你的心意。然而，本应该清白澄明的眼白总是显得浑浊不堪，要么满是血丝红点，要么浑黄不清，为心灵的窗口蒙上了一层灰尘。

人们日常所说的眼白，在医学上被称为巩膜，正常健康的巩膜应为白色，无异常颜色和斑点。如果眼白出现了变化，如白色变得浑浊，甚至变黄、变黑、有隆起等，则说明眼睛和身体出现了一定异常变化。通常，根据眼白的不同变化征象可辅助判断人体的疾病状况。

1. 巩膜发蓝。医学上称为蓝色巩膜，这种现象多由慢性缺铁造成。铁是巩膜表层胶原组织中一种非常重要的物质，缺铁可导致巩膜变薄。巩膜无法完全掩盖其下黑蓝色的脉络膜时，就会呈现出蓝色。慢性缺铁又往往导致缺铁性贫血。因此，凡是中、重度贫血的人，巩膜都呈蓝白色

2. 巩膜发红。通常是由细菌和病毒感染发炎所引起的充血现象。倘若同时伴有分泌物或有严重异物感以及眼睛发痒、眼痛等症状，炎症可能更严重一些，应当去医院眼科诊治。另外，血压高者发生脑溢血之前，癫痫发作之前和严重失眠者以及心功能不全者，都会出现巩膜充血发红的现象。一般来说，由于睡眠不足而出现的眼中红血丝密布的现象较为普遍，是眼白发红的常见原因。另外，巩膜也会出现分布红点的症状。这是毛细血管末端扩张导致的结果，往往多发于糖尿病患者。如果巩膜出现了红色血片，多表明还有动脉硬化，特别是脑动脉硬化

3. 巩膜发黄。眼白发黄可能是黄疸造成的。引起黄疸的因素包括胆道疾病、妊娠中毒、传染性肝病以及一些溶血性疾病等

4. 巩膜出现绿点。通常是肠梗阻的早期信号

5. 巩膜出现斑点。巩膜除了颜色会发生变化外，还会出现三角、圆形或半月形的各种异常颜色的斑点，呈蓝色、灰色、黑色等色，通常为肠道寄生虫病的常见症状

不同的因素都可能造成人的巩膜发生异样，不过在生活中也可以通过多种方式来对巩膜异常加以调理和改善。

1. 睡眠充足有助于滋润眼睛，维持眼部健康。每天保证 8 个小时的睡眠才能让眼睛明亮有神，充满光彩。充足的睡眠同时也有助于增强人体免疫功能，防止其他疾病损害眼部健康

2. 不要忽视清洁眼睑，以免残屑、油脂、细菌、化妆品等尘屑导致眼睛发炎

3. 不要长时间地操作电脑和看书学习，要每隔一小时左右休息 10 ~ 15 分钟，看看窗外的绿树或远景，或是做做眼保健操，使眼睛充分放松。要保持良好的坐姿。使双眼平视或轻度向下方注视荧光屏，这样可使颈部肌肉放松，并使眼球暴露于空气中的面积减小。不要躺着看书或者在光线差的地方看书以及在移动的载体如公交车、地铁等上看书。看书的灯光以用日光灯为宜

4. 如果出现眼睛干涩、发红，有灼热感或异物感，眼皮沉重，看东西模糊，甚至出现眼球胀痛或头痛，则要立即停止操作电脑和看书学习，休息一段时间

5. 晚上睡觉前或眼睛疲劳酸涩时，以冷毛巾敷眼部，可收缩血管，滋润眼睛

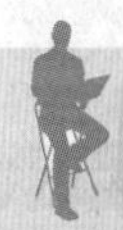

小贴士

中药调理眼白异常

郁金粉 20 克，白矾粉 15 克，火硝粉 30 克，滑石粉 60 克，甘草粉 10 克。研细混合。每服 10 克。大麦粥汁送下，每日 3 次。

金钱草 20 克，茵陈、佛手各 15 克，栀子 10 克，甘草 3 克。水煎服。每日一帖，可常服，也可以每月服药三周，停一周，连续 2 ~ 3 月后停药观察。

鲜嫩小麦秆 100 克（采取春天已灌浆，尚未成熟的小麦），白糖少许。麦秆加水煮半小时左右，加白糖使之微甜代茶饮。每次半小碗，1 日 3 次。

如果眼睛经常有血丝或突然有小范围充血，可以用 1 / 3 张或 1 / 2 张新鲜的荷叶煮水喝。荷叶能解暑清热、升发清阳、散瘀止血，可消除眼睛中的血丝和充血，使眼睛明亮。平时也可采用眼珠运动法来锻炼眼睛，即头向上下左右旋转时，眼珠也跟着一起移动。

眼睛颜色改变意味着什么

眼睛颜色是人体最重要的特征，但科学家日前表示，人眼颜色可以改变。

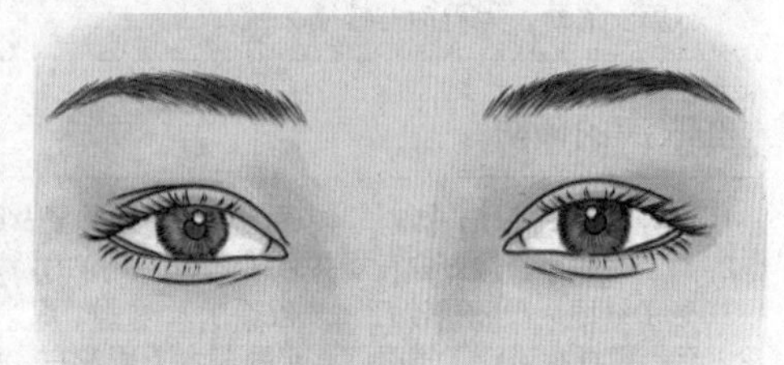

黑色素含量的改变是眼睛颜色发生改变的根本原因，眼病、外伤、基因都能改变黑色素含量

决定人眼颜色的是眼球虹膜前部的基质中的黑色素。黑色素含量越多，人眼的颜色就越深，反之越浅。而基质中的黑色素含量通常是终生保持不变的，除非某些异常情况发生导致它发生永久性的改变。

改变眼部黑色素含量的，首先是眼部疾病，如青光眼，其次是由外伤引起的彩色眼（又名双眼异色症），后者的主要表现为双眼颜色出现差异。 此外，基因也能影响眼睛颜色的改变。科学家们发现，10% ~ 15%的双胞胎同时在青春期和成年后眼睛颜色会逐渐改变，这证明，有相似基因的双胞胎发生眼睛变色的概率也是相同的。

科学家最后明确指出，导致人眼睛颜色变化的关键是遗传基因和外伤。

眼睛红红的是什么症状

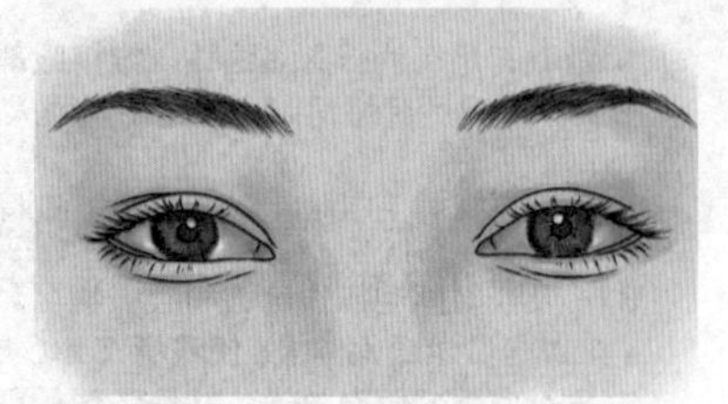

眼睛发红极有可能是红眼病的征象

人体最薄弱的器官就要数眼睛了。在日常生活中，眼睛红红的人不在少数。出现这种情况的原因是来自多方面的：比如用眼疲劳过度、长期日晒、化妆品使用不当等都可能造成红眼睛。但是，引起眼睛发红最常见的症状，还是红眼病。

所谓“红眼病”，是指传染性结膜炎，又叫暴发火眼，是一种急性传染性眼炎。根据不同的致病原因，可将红眼病分为细菌性结膜炎和病毒性结膜炎两类，二者临床症状相似，但流行程度和危害性以病毒性结膜炎为重。

红眼病的症状

红眼病多是双眼先后发病的，病人患病早期会有双眼发烫、畏光、发红症状，自觉眼睛磨痛，像进入沙子般地滚痛难忍，紧接着眼皮红肿，眼眵变多，怕光，流泪，早晨起床时，眼皮常被分泌物粘住，不易睁开。有的病人结膜上会有小出血点或出血斑，分泌物呈黏液脓性，有时在睑结膜表面形成一层灰白色角膜，角膜边缘可有灰白色浸润点，重者还有头痛、发热、疲劳、耳前淋巴结肿大等全身症状

红眼病发病途径

红眼病全年均可发生，以春夏季节为多见。红眼病是通过接触传染的眼病，如接触患者用过的毛巾、洗脸用具、水龙头、门把、游泳池的水、公用的玩具等均可引起传染。因此，该病常在幼儿园、学校、医院、工厂等集体单位广泛传播，造成暴发流行

红眼病的流行程度

红眼病发病急，一般在感染细菌 1 ~ 2 天内开始发病，且多数为双眼发病。传染性强，本病治愈后免疫力低，因此可重复感染（如再接触病人，还可得病），从几个月的婴儿至八九十岁的老人都可能发病。红眼病流行快，患红眼病后，常常是一人得病，在 1 ~ 2 周内造成全家、幼儿园、学校、工厂等广泛传播，不分男女老幼，大批病人感染

红眼病的预防

1. 良好的卫生习惯，饭前、便后、外出回家后要及时用洗手液或肥皂洗手。避免用手揉擦眼睛。
2. 易流行季节，最好去正规并且消毒条件完善的游泳池游泳，严禁红眼病患者进入游泳池。
3. 患了红眼病要积极治疗，一般要求及时、彻底、坚持。一经发现，应该立即治疗，而且症状完全消失后仍要继续治疗 1 周时间，点眼药水 1 周左右，以改善充血状态，防止复发

“熊猫眼”不只是“面子”问题

当身体不适、虚弱、疲倦、生病时，身体血液中的碳酸气和废物多了起来，就会增加黑眼圈发生的概率，因此眼睛下缘细嫩的皮肤的状况，还可借以检查身体健康状况。

血管性黑眼圈、眼周围血液循环不良及局部静脉曲张等，是出现黑眼圈较常见的原因。黑眼圈的产生是由于经常熬夜，情绪不稳定，眼部疲劳、衰老，静脉血管血流

速度过于缓慢，眼部皮肤红细胞供氧不足，静脉血管中二氧化碳及代谢废物积累过多，形成慢性低氧，血液较暗并形成滞流造成眼部色素沉着。

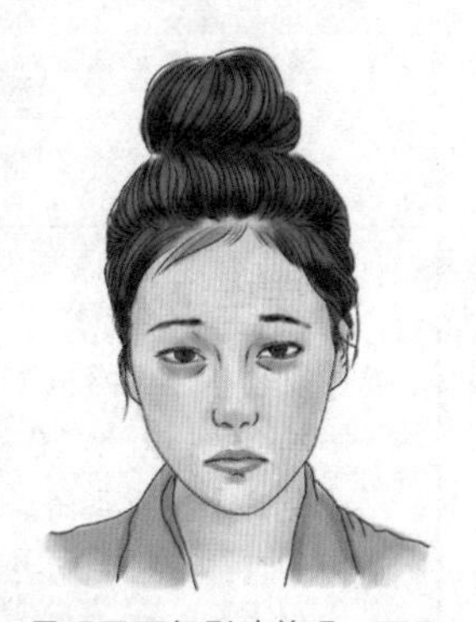
黑眼圈不但影响美观，而且可能与疾病有关

偶尔的眼圈发黑，只要注意生活节奏，保持充足睡眠，同时采用热敷，并用手轻轻按摩眼睛周围皮肤，即能改善，但如果是长期眼周发黑，可能还是疾病的征兆。临床上常与慢性消耗性疾病、内分泌与代谢异常、心血管病变、微血管循环障碍，以及肾上腺皮质功能紊乱等病理因素有关。

一些常见的化妆品、保养品含有重金属（如银、汞），经长期涂抹或日照之后，也会于眼眶周围出现色素沉着，形成色素性的黑眼圈。这种黑眼圈的治疗方法与脸部黑斑及雀斑的治疗相同，可以使用皮肤脱色剂。

改善黑眼圈的方法

1. 眼部按摩

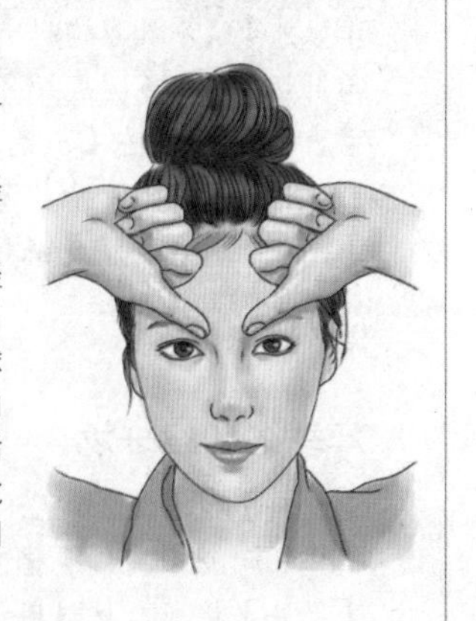

按摩攒竹（眉头之间稍浅的凹陷）：用大拇指按住两边的穴位，按摩手法有点儿像把两个穴位向一起推。

按摩丝竹空（眉尾部分稍稍凹陷的部位）：用中指或者示指慢慢地、轻轻地向内侧推揉。

按摩太阳（眉梢和外眼线连线处向外 1.5 厘米处）：用中指按住穴位轻轻地向脸部中央推揉。

还可在眼周涂上眼部按摩霜或眼部营养霜，用无名指按压眼尾处、球后（下眼眶中外 1/3 处）、四白（下眼眶中内 1/3 处）、眼明（内眦角内上方）、鱼腰（眉正中）、迎香（鼻翼外侧），每个穴位按压 3 ~ 5 秒后放松，连续做 10 次。将中指放在上眼睑，无名指放在下眼睑，由内眦向外眦轻拉按摩，连续 10 次。再用示指、中指和无名指指尖轻弹眼周 3 ~ 5 圈

2. 中药滋补

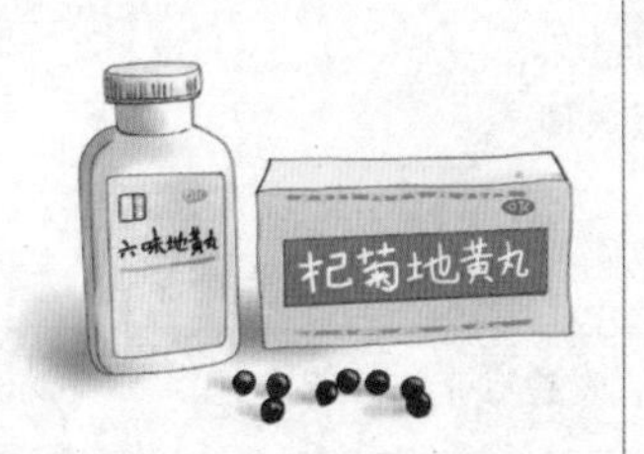

中医认为黑眼圈多为肾气虚损、精气不足、脉络失畅、目失所养所致。中医调理以补益肝肾、解郁明目为主。肾阴不足者如伴有头晕耳鸣、腰膝酸软、潮热等症状，可服用六味地黄丸。肾阳不足者，如有头晕耳鸣、腰膝酸软、怕冷、四肢不温等症状。宜服用温补肾阳的产品，如仲景桂附地黄丸等进行温补。出现了视力减退，视物昏花、模糊，迎风流泪等症状时，可服用仲景杞菊地黄丸，滋肾养肝明目

3. 敷眼法

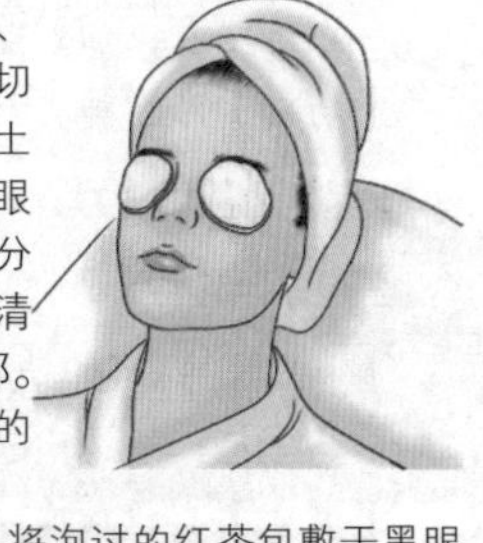

土豆片敷眼：土豆刮皮、清洗后，切成片。将土豆片敷在眼上约 10 分钟，再用清水洗净面部。不用长芽的土豆。

茶叶敷眼：将泡过的红茶包敷于黑眼圈上，约 5 分钟

有助于消除黑眼圈的食谱

苹果生鱼汤

【材料】苹果3只（约500克），生鱼1条（约150克），生姜2片，红枣10枚，盐少许。

【做法】生鱼去鳞、去鳃，冲净，用姜落油锅煎至鱼身呈微黄色；苹果去皮去蒂，切块，生姜去皮切片，红枣去核。瓦煲内加入适量清水，猛火煲滚后加入全部材料，用中火煲两小时左右，加盐调味即可。每日两次，早晚饮用。

【功效】预防黑眼圈的出现，防止眼下出现眼袋。此外，苹果生鱼汤还可治疗脾虚、气血不足、浮肿、头晕、失眠。

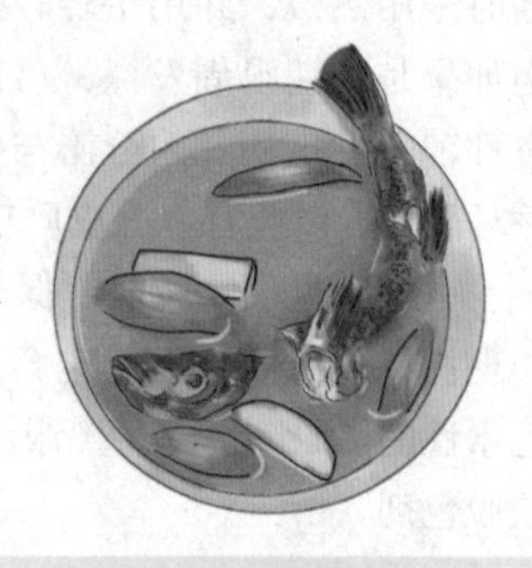

枸杞猪肝汤

【材料】枸杞子50克，猪肝400克，生姜2片，盐少许。

【做法】清水洗净枸杞子。猪肝、生姜分别用清水洗干净。猪肝切片，生姜去皮切2片。先将枸杞、生姜加适量清水，猛火煲30分钟左右。改用中火煲45分钟左右，再放入猪肝。待猪肝熟透，加盐调味即可。早晚各一次。

【功效】补虚益精，清热祛风，益血明目。预防肝肾亏虚所引起的黑眼圈。

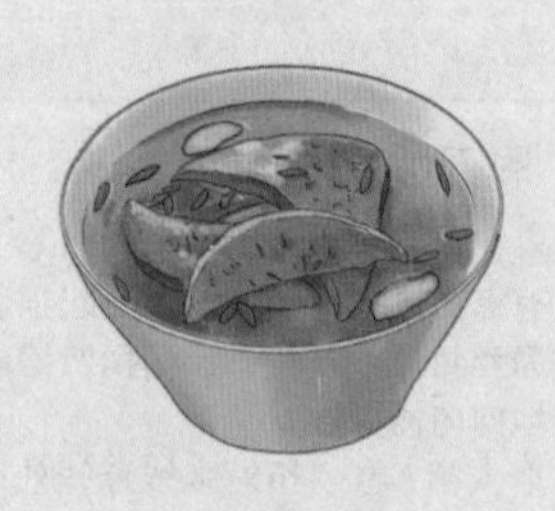

洋参猪血豆芽汤

【材料】西洋参15克，新鲜猪血250克，大豆芽（去根和豆瓣）250克，瘦猪肉200克，生姜2片，盐少许。

【做法】将所有材料用清水洗干净。西洋参和瘦猪肉切成片状，生姜去皮切片。瓦煲内放入适量清水，用猛火煲至水滚。然后放入全部材料，改用慢火继续煲一小时左右，加入盐调味，即可食用，一日一次。

【功效】可养神、补血，清除黑眼圈。

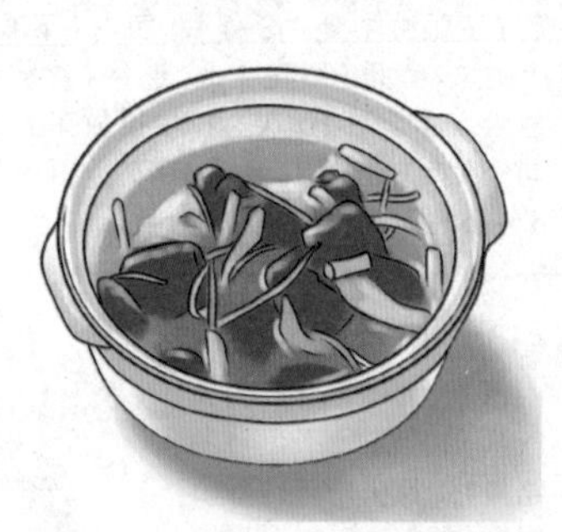

当归鸡汤粥

【材料】当归10克，川芎3克，黄芪5克，红花2克，鸡汤1000克，粳米100克。

【做法】先将前四味用米酒洗后，切成薄片装入布袋，加入鸡汤和清水，煎出药汁。去布袋后加入粳米，用旺火烧开，再转用文火熬煮成粥。日服1剂，分数次食用。

【功效】可消除血虚所致的黑眼圈。

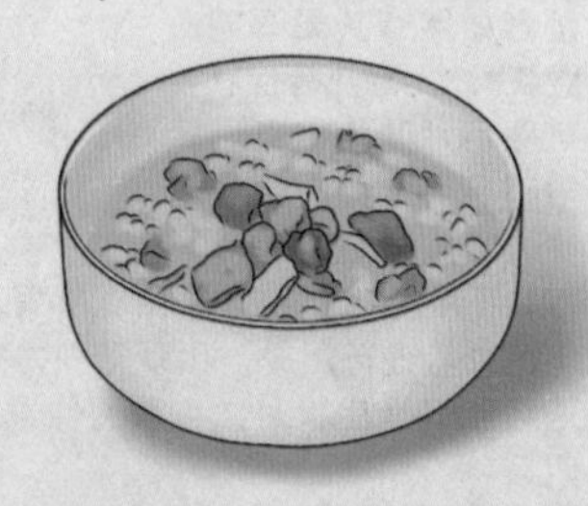

第五章

小耳朵大文章，耳朵里的健康预警

耳朵是人体的听觉器官，包括外耳、中耳和内耳三个部分。中耳介于外耳和内耳之间，是传导声音的主要器官。每个人都希望自己能够耳聪目明，但这小小的耳朵也随时可能出现各种各样的问题。耳朵虽小，却隐藏着诸多的健康预警，因此在生活中我们应该多多关注耳朵给自己的健康信号。

第1节

耳朵不正常，不是小问题

耳朵痒痒不是小毛病

如果你的耳朵最近发痒，你应该想到这可能是由一个或更多的因素，如耳屎过多或过敏造成的。

耳朵痒很可能是中耳炎的前兆。中耳炎是婴儿及孩童期相当常见的感染病。发生的部位是耳鼓后面的小耳骨所在处。

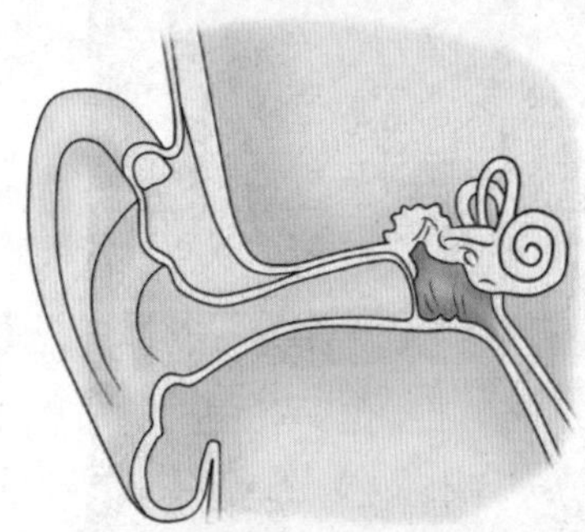
中耳炎初期的症状是耳朵痒，还包括耳痛、耳朵感到饱胀及受压迫、发热高达 40 度或更高

中耳炎多半儿是游泳、洗澡、洗头或孩子哭泣或奶水流入耳中造成的，若未加以治疗，将爆发细菌感染，引起剧烈疼痛。一旦发生感染，你需要医生的协助，并以抗生素治疗。除此之外，你还可以利用许多方法来阻止疼痛恶化，甚至预防问题的开端。中耳炎反复发作，可能会造成听力丧失或更严重的并发症。

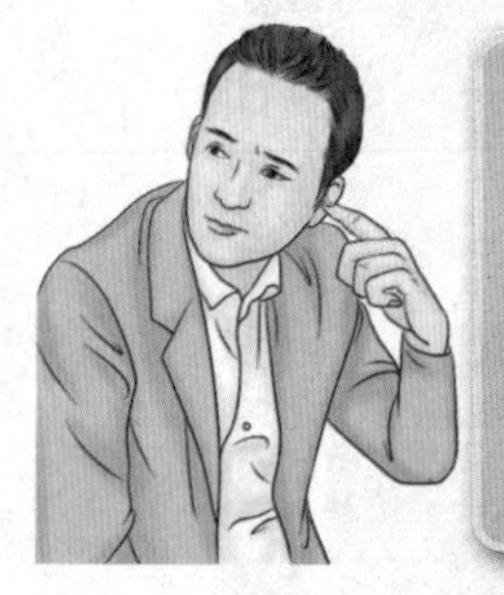
耳内瘙痒不止，如果用手或物抠挖，可出现耳痛、灼热等耳部感染表现，这是“外耳道霉菌病”的突发症状

外耳道霉菌病多由个人不太讲究卫生引起。用手到处乱摸，或者使用了有脚癣者的擦脚毛巾，用抠了脚丫的手再去擦、挖耳道，就会把霉菌带入外耳道。外耳道潮湿、阴暗，给“喜潮怕光”的霉菌提供了繁殖的良好场所，从而使外耳道受到霉菌的感染，导致外耳道霉菌病。

上了年纪的皮肤对香皂、洗发液和其他化妆品中的化学物质更敏感。这与中年人突然对一种以前没有问题的物质过敏不同。或者你最近开始用一种新的香皂或发乳，它可能含有一种使你皮肤发痒的成分。

耳朵疼痛，原因多多

耳是人体重要的器官之一。它不仅是听觉器官，而且还有保持身体平衡的功能。如果出现了耳痛的现象，应引起足够的重视。

耳朵疼痛往往是以下疾病的信号：

1. 耳部疾病，如外耳道炎、中耳炎等
2. 耳内有异物
3. 头部或其他部位发生疾病，如扁桃体炎、咽部溃疡、喉咙发炎、声带炎、智齿发炎等

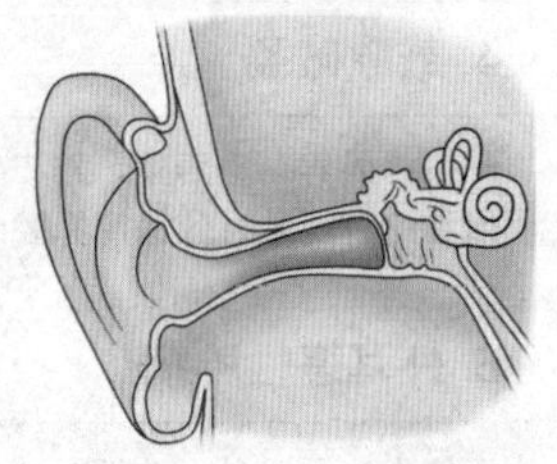

得了外耳炎，立刻治疗是重要的。在得到医生帮助前，垫一块热垫子及服用阿司匹林或对乙酰氨基酚将帮助你减轻疼痛

爱好游泳者常常有偶尔的耳道感染和被称为外耳炎的外耳感染，或称“游泳耳”。游泳耳常由耳朵积水或用不合适的东西挖耳所致。因为很多有外耳炎的人感觉到耳内似乎灌满了水，很多人试图用尖发夹、棉签或其他东西伸进耳道掏来减轻症状。这通常使情况变糟，且可能造成听力永久受损。

耳发痒或皮肤易脱皮也是外耳炎的症状。你可能有持续的耳痛，当你移动头部时，耳痛会很剧烈，并有分泌物流出。如有外耳炎，气压的改变也可引起耳痛。儿童在整个儿童期常数次患耳感染而不影响他们的听力。另一方面，如果中年人的外耳炎不处理，可能部分或全部丧失听力，感染也可能扩散，破坏骨链和神经，并最终造成麻痹。好在感染是容易治疗的。

耳内流液为什么

我们都很习惯鼻子流鼻涕，可是，如果耳朵里流出一些湿乎乎的东西，那就是另外一码事了。和耳垢一样，耳朵里流出的水样物（医学上称为耳漏）也可能是耳朵在进行自我清洁的信号。

不过，除了可能是耳朵在进行自我清洁，耳朵流液还可能是几种疾病的信号，如果不给予治疗，可能会发展成更加严重的疾病。

引起耳内流液的疾病

1. 急性化脓性中耳炎

常见于儿童，初期出现咽鼓管充血肿胀、发热、全身不适、烦躁不安等症状，逐渐发展至内耳剧烈疼痛，耳朵流脓，听力下降，出现这种症状应及时去医院就诊，并要注意防止感染扩散而形成脑内脓肿，还要防止转变为慢性中耳炎

2. 慢性化脓性中耳炎

是耳鼻喉科最常见的疾病之一，俗称“耳朵底子”。急性化脓性中耳炎如没有及时治疗，就会转化为慢性化脓性中耳炎，表现为听力减退，耳内间歇性或持续性流脓。应及时清除脓液，并使用抗生素治疗

3. 外耳道发炎

如耳朵流液，且出现严重的耳朵疼痛，咀嚼、张口或打呵欠时疼痛加重，可能是外耳道炎症所致。检查外耳道时可发现突起的小疖，使外耳道皮肤红肿、压痛，外耳道变窄，甚至出现阻塞。外耳道炎症应进行消毒处理，可用8%的醋酸铝敷患处，也可用2%～5%的硝酸银涂布，使用抗生素治疗

4. 鼓膜破裂

一般为外界刺激所致。鼓膜破裂的特征是：伤后即感到耳鸣、耳痛，外耳道流出少量血液，听力下降。出现这种现象时应保持鼻腔的畅通，用抗生素防止感染，必要时要进行手术修复

5. 外耳恶性肿瘤

可能发生于耳外，也可能发生在耳道里。早期没有任何症状，当耳道流出血性分泌物时已到晚期。以手术治疗为主，也可进行化疗或放疗

如果耳朵流出带有血液的液体，需要立刻去看医生。这可能是外耳道或者中耳道肿瘤的信号。如果近期头部受到过撞击或者做过头部手术，那么可能出现了脑脊液耳漏，这属于危及生命的紧急情况。

看看你的耳朵颜色

平时也许人们未加注意，其实耳朵也会发生颜色变化。除了天冷耳朵会变红外，实际上，耳朵还会有发黄、变白等多种颜色变化。这些变化形式多与人体内部的健康状况直接有关。耳朵部位的反射区较多，与人体内部大部分脏器均有对应关系。因此，通过观察耳朵的颜色，即可对某些器官的健康水平进行判断。

耳朵颜色反映身体疾病

1

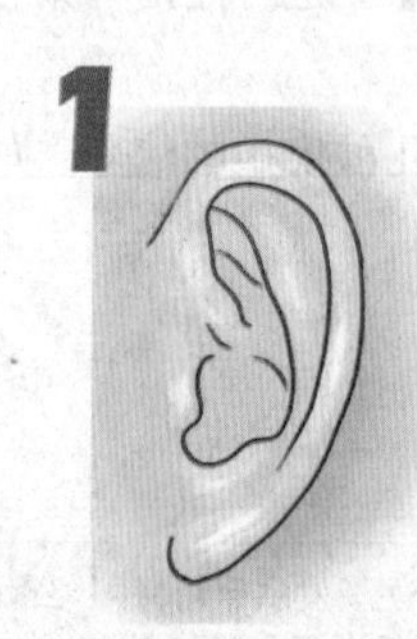

耳朵发白：耳朵发白是指耳郭颜色发白。如耳朵发白且变薄，多是肾衰竭的表现。中医认为肾开窍于耳，因此肾脏病变会通过耳朵予以表现。当肾功能受损时，耳朵会变白，并伴有腰酸腿痛、毛发枯槁、脸色黯淡等症状

2

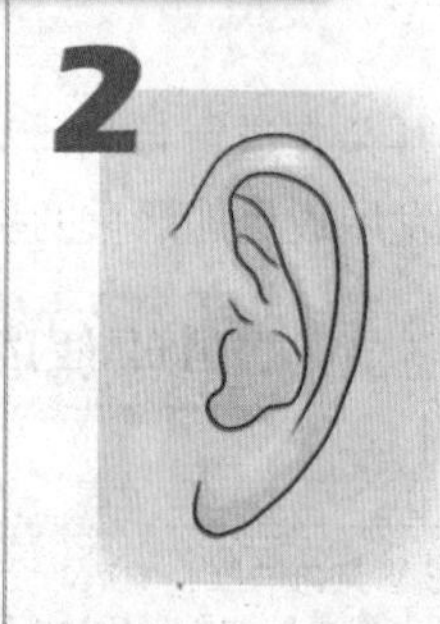

耳朵青黑：耳朵青黑是指耳郭色暗发黑，表皮干枯，多见于剧烈疼痛及肾功能严重受损。中医认为，耳起五色，青黑为痛。因此，耳朵的颜色变得黑青多为人体内部某些肿瘤、神经、血管等疼痛型疾病所致。如果带有表皮的征象，则多见于热病后期

3

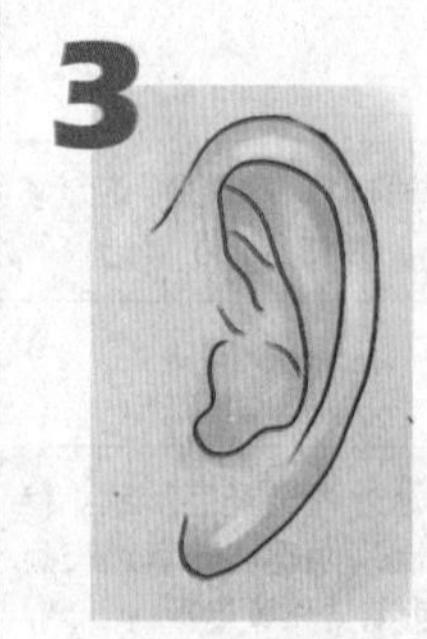

耳朵鲜红：耳朵容易变得鲜红的人，往往局部血管较为敏感，受寒受冻、害羞拘谨时耳朵都会变红。除此之外，耳朵的颜色变得鲜红还是急性热病以及耳部急性炎症如耳部软骨膜炎、急性化脓性中耳炎、急性化脓性乳突炎等的典型反应

4

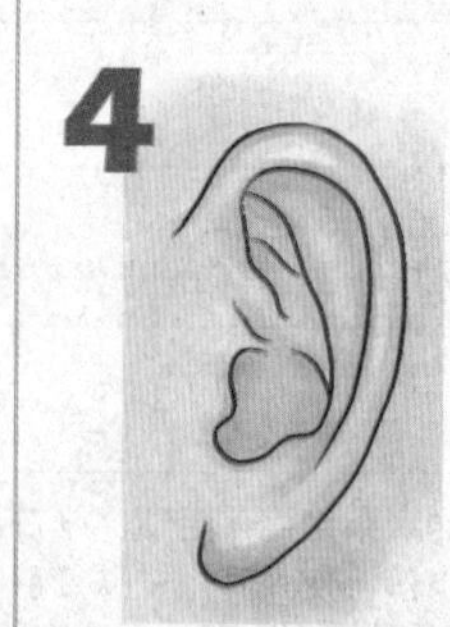

耳朵发黄：耳朵发黄多为黄耳病所致，除了耳朵发黄外，还会有身体发热或发冷、颈椎强直、背部僵硬等症状。中医认为本病是肾虚所致，一旦发生，应立即检查诊治

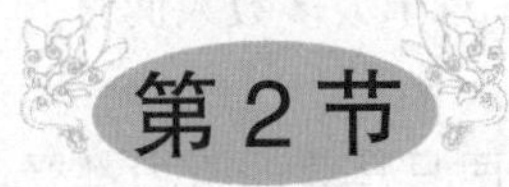

你的耳朵听见了什么

耳内的“嗡嗡声”是什么

如果每天早晨你的闹钟响后你耳内的铃响嗡鸣不断，你可能有耳鸣。它说明你正在因为耳朵衰老而失去部分听力。

耳鸣是指人们在没有任何外界刺激条件下所产生的异常声音感觉。如感觉耳内有蝉鸣声、嗡嗡声、嘶嘶声等单调或混杂的响声，实际上周围环境中并无相应的声音，也就是说耳鸣只是一种主观感觉。出现耳鸣的主要原因有以下几种：

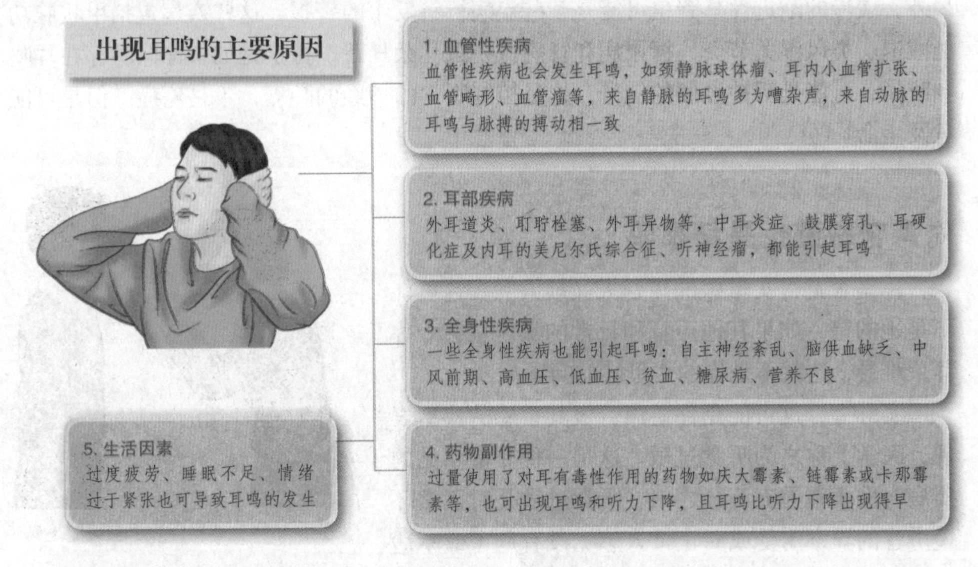

如果是短暂性忽来忽去的耳鸣，一般是生理现象，不必过分紧张，可听之任之。如果是持续性耳鸣，尤其是伴有耳聋、眩晕、头痛等其他症状时，则要提高警惕，尽早就医。

戒除咖啡因、酒精及香烟是个好主意，因为这些东西常常加重耳鸣。患有持续耳鸣的人发现晚上摆弄无线电可帮助掩盖耳鸣使其入睡，另外有人发现抽水机的声音有助于掩盖耳鸣声，电扇或空调机也可以有些作用。或者如果你居住在城市，只需打开窗子。通常一个标准的助听器有助于减轻耳鸣声，因为它降低了内耳的嗡鸣声并放大了外界的噪声。

为什么听力会逐渐丧失

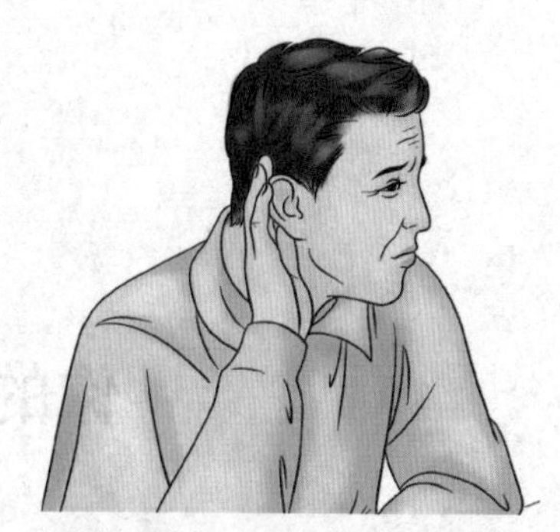
老年性耳聋是一种缓慢进展的疾病，它不能被手术或其他办法逆转。然而，近年来助听器技术的提高使有轻度或重度听力丧失的人受益匪浅

是否发觉自己最近总在说“什么”？或者家人是否抱怨你把电视开得太大声了？对于大多数人而言，耳聋是静悄悄地慢慢发生的。

存在老年性耳聋的人通常两只耳朵的听力都受损，难以听清声调高的声音。好在老年性耳聋很少会发展为完全的耳聋。

耳聋不只是“老年人”的问题。年轻人也会出现渐进性耳聋，这可能是耳硬化症的信号。实际上，这种耳朵疾病（十几岁时即可发病）是年轻人耳聋的主要原因。耳硬化症通常发生在双耳，偶尔也会只影响一只耳朵，这种情况男性比较多见。耳硬化症的确切病因尚不明确，一般认为这是一种遗传性疾病。

渐进性耳聋可能是一个警告，提醒你的工作环境或者娱乐环境中的噪声太大了。另外，缓慢的渐进性耳聋也可能是某些疾病行将发生的警报，这些疾病包括甲状腺功能减退、类风湿关节炎、糖尿病和肾病。一只耳朵耳聋，特别是如果你同时存在耳鸣和眩晕，可能是听神经瘤的信号，这是控制听觉的神经的肿瘤，不是癌症，但是可能危及生命。

对声音敏感也是坏事吗

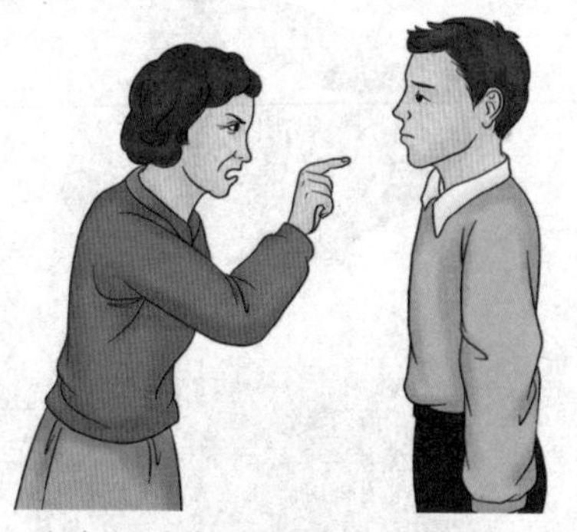
对别人的声音感到厌烦也有可能是病

你是否觉得丈母娘的声音大又烦人呢？这可能不是她的错。如果其他声音和日常的噪声也会令你耳朵难受，这就不是你的丈母娘的问题。

实际上，这可能是你对声音极其敏感的典型表现，医学上称之为听觉过敏。这是一种非常罕见的疾病，发病率为五万分之一。听觉过敏是对正常环境声音的异常耐受或对正常人感觉没有危害或不适的声音做出持续夸大或不正当的反应，可分为对高强度 / 能量的声音或噪声敏感和对特殊的声音或噪声敏感两类，后者有时被称为恐声症。

对声音的极度敏感有时候是耳鸣的预兆。具有讽刺意味的是，听力受损的人有时会对某种声音极为敏感。

对噪声敏感可能是对人造甜味剂阿斯巴甜糖以及某些抗生素药物、止痛药和抗过敏药物的反应，也可能是机体缺镁的信号。正常的噪声令你烦恼可能是你存在头部损伤、鞭梢伤、抑郁症以及创伤后应激综合征的信号。声音敏感也可能是某些疾病，如慢性耳部感染、莱姆病、颞下颌关节综合征或者贝尔麻痹（一种面瘫）的迹象。

第六章

『嗅』出来的健康态，鼻子也是信号源

鼻子位于人体面部中央，是人最主要的呼吸器官，却也是人体最默默无闻的器官之一，因而很容易被忽视。但其实鼻子一样是我们身体最重要的信号源，鼻出血、鼻发痒、喷嚏不断等都提示着我们身体健康的状况。因此，在生活中要时常关注自己身为身体信号源的鼻子。

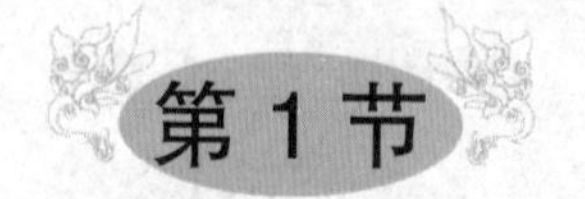

第1节 嗅觉呼吸全靠它

鼻子下面又挂小溪

流鼻涕是一种常见现象，但也为很多人带来了困扰。流鼻涕最多见于鼻炎、鼻息肉、鼻窦炎等。除此之外，它也是其他多种疾病的典型特征。

常见的流鼻涕原因

1. 感冒：感冒是导致流鼻涕的最主要原因之一。一般感冒时流的鼻涕初期呈清水样或者黏液性，后期可变为脓涕

2. 慢性鼻炎：慢性鼻炎的主要症状表现就是流鼻涕，此类患者的鼻涕多为黏液性鼻涕，量可多可少，但源源不断，而且持续不止

3. 过敏性鼻炎：过敏性鼻炎引起的流鼻涕多为流清水样涕，量比较大，病人在流鼻涕的同时还会有打喷嚏，鼻痒感等症状。过敏性鼻炎的患者多伴有哮喘

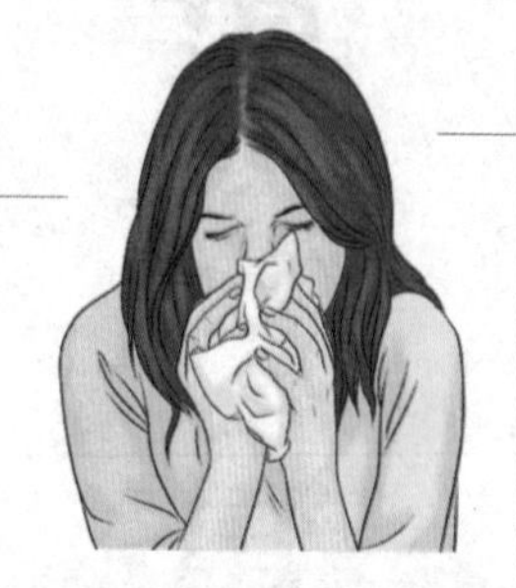

流鼻涕虽然对人体的伤害不大，但是出现的原因却并不简单。并且，不同病症导致的流鼻涕，在颜色、性状、流涕过程等方面均各不相同

4. 慢性鼻窦炎：慢性鼻窦炎引起的流鼻涕多为黏液脓性分泌物，通常双侧鼻孔都会流，也有单侧流出的情况。并会伴有鼻塞、头昏、记忆力下降等现象

5. 鼻息肉：鼻内有息肉也会导致流清水涕，感染时还可伴有流脓涕的现象，并会出现鼻塞、头昏、记忆力下降等并发现象

6. 鼻窦内囊肿：如果鼻子流黄水样分泌物，则要考虑是否患有鼻窦内囊肿

7. 其他因素：脑脊梁液鼻漏、萎缩性鼻炎引起的流鼻涕，症状以鼻干痂为主，鼻涕稠厚，少而臭

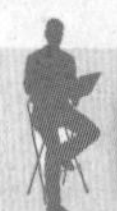

小贴士

擤鼻子也要有方法

鼻内有涕，存积过多时应自行擤出，此时应采取正确的擤鼻方法，即闭口按住一侧鼻孔，用力呼气，另一侧鼻孔的鼻涕即会被擤出，如法左右两侧交替擤鼻涕，就能预防中耳炎。同时要注意，擤鼻涕应在鼻腔通畅的情况下进行，否则鼻旁窦内鼻涕不易擤出，这样鼻腔内脓涕就容易进入鼻旁窦内，也可进入咽鼓管造成中耳炎。如果鼻腔充塞难以呼吸，不要用力擤鼻涕，此时很有可能是鼻息肉发生了肿大，而非鼻涕过多，如果擤鼻涕用力过度，也可能引起中耳炎。

要想远离鼻子下的小溪的困扰，应该从日常生活入手，避免导致人体抵抗力下降的各种因素，如过度疲劳、睡眠不足、受凉、饮酒、吸烟等。这是因为，当人体抵抗力下降时，鼻黏膜调节功能差，防御功能低下，病毒就会乘虚入侵。因此，要加强维护自身体质，提高免疫力和抗病力。

提高免疫力和抵抗力的方法

1

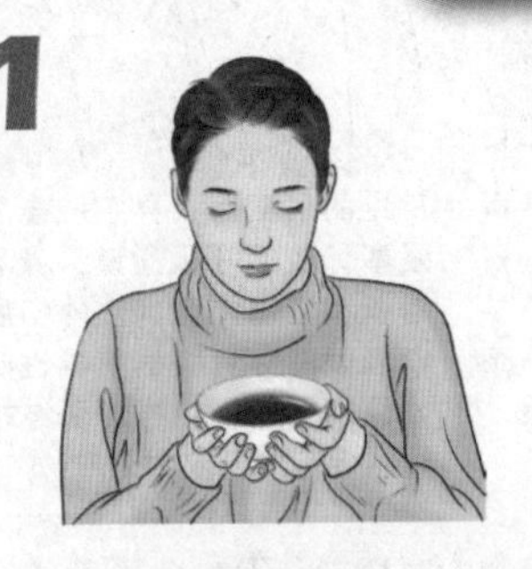

中草药预防：受凉后，可及早服用生姜红糖水以驱除“寒邪”。感冒流行期间可服用荆芥、防风、板蓝根、生甘草等配成的中药，以减少发病机会

2

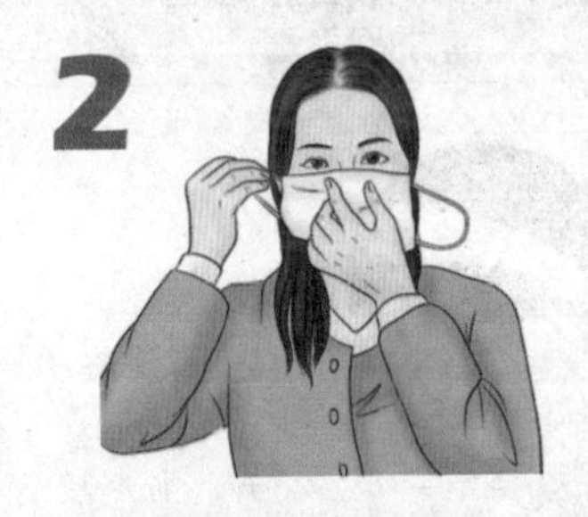

加强自我防御工作：在冬春寒冷季节或感冒流行期间，外出须戴口罩，避免公众集会，尽量少去公共场所。室内注意开窗通风，保持良好的空气质量，同时还可以熏蒸白醋以进行空气消毒

3

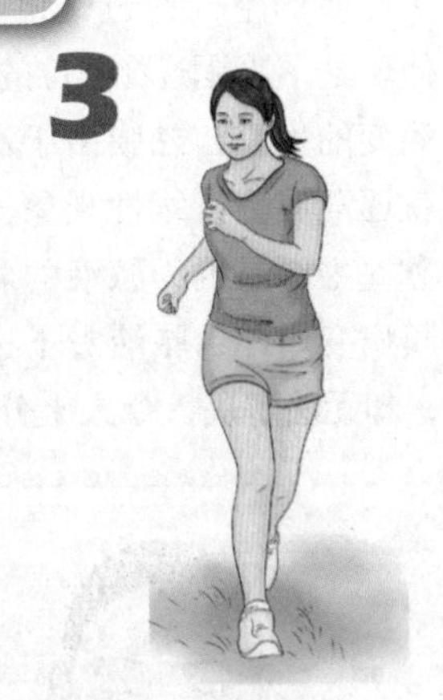

积极进行体育锻炼：坚持体育锻炼，增强体质，提高人体对不良条件的适应能力，如晨跑、冷水浴或冷水洗脸等，可提高人体对寒冷的耐受力，并要积极治疗上呼吸道疾病及全身其他慢性疾患

我们也可以通过调理饮食，辅以食疗来改善这种尴尬的状况。

苁蓉金英羊肉粥

【材料】肉苁蓉15克，金英子15克，精羊肉100克，粳米100克，细盐少许，葱白2根，生姜3片。

【做法】先将肉苁蓉、金英子放入锅中水煎，去渣取汁，放入羊肉、粳米同煮粥，待熟时，加入盐、生姜、葱白稍煮即可。

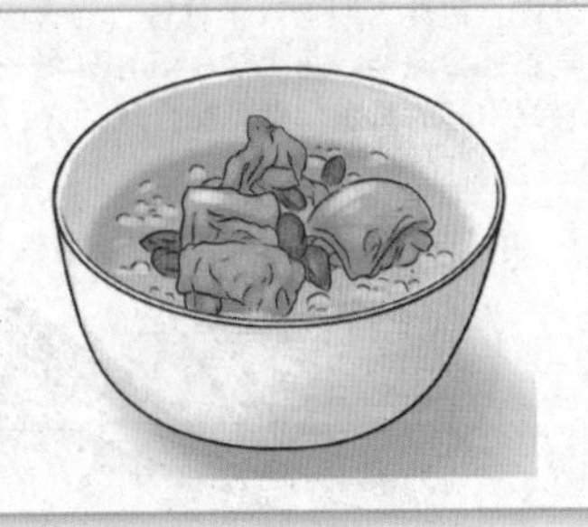

鼻子又不通气了

鼻子频频出现问题，明明白天还通畅无比，到了晚上却堵得丝毫不通气。鼻子失去了作用，只好大张开口进行呼吸，吸进的空气没有过滤，似乎满是尘土，而且不一会儿就口干舌燥了。

鼻塞是指鼻内有东西阻碍呼吸，致空气流通困难。鼻塞是各种鼻部异常现象中最为高发的一种，由它可以窥见身体可能存在的疾病。一般来说，凡是影响到鼻腔的呼吸通道的病变都能引起鼻塞。

引起鼻塞最常见的就是鼻炎和鼻窦炎。其中的关键在于鼻腔的黏膜，起初鼻炎的鼻塞是由于黏膜的水肿而产生的。鼻道是固定的，如果鼻腔黏膜发生了水肿，必然会减少呼吸的空气通过气道。鼻腔在水肿的情况下会引起一种现象，就是随着体位的变化而出现交替性的鼻塞。随着病变的加重，黏膜由于水肿逐渐变得肥厚。至此，鼻塞就逐渐成为持续性现象，就需要手术治疗了。鼻窦炎的鼻塞主要是因为脓液的刺激致使黏膜肥厚。由于鼻腔黏膜病变增厚，脓液吸不进去，吐不出来，导致鼻塞涕厚，却无法解决，令人十分苦恼。

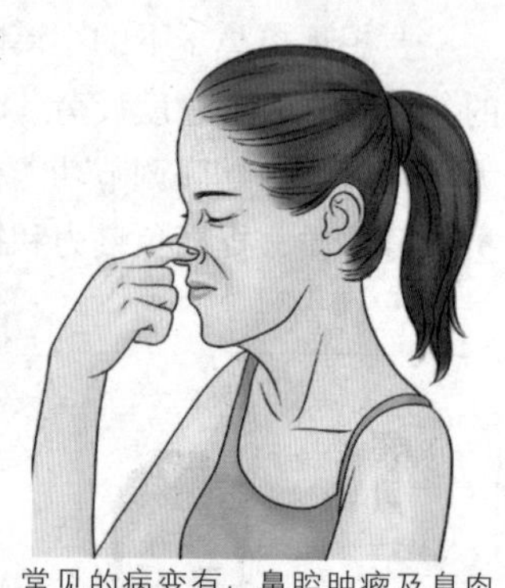

常见的病变有：鼻腔肿瘤及息肉阻塞鼻腔的呼吸通道；鼻咽部肿瘤以及增殖体肥大；外伤后致鼻中隔偏曲；鼻腔的特异性感染，如鼻梅毒、鼻白喉、鼻结核、鼻硬结症等的分泌物阻塞

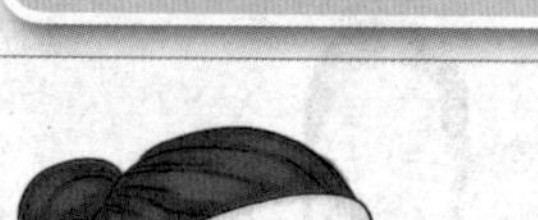

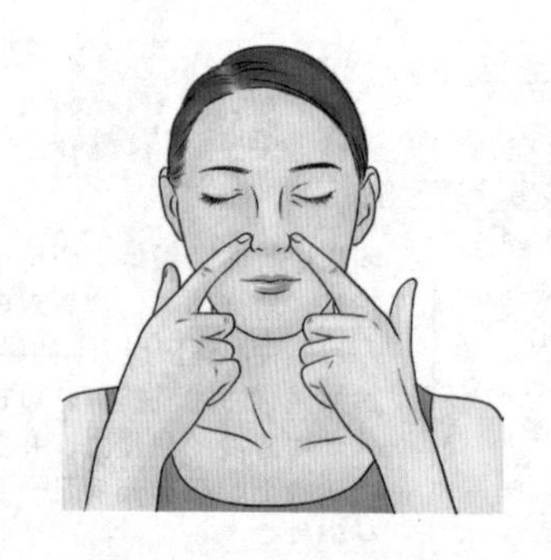

1. 自我按摩

平坐，用拇、示两指在鼻翼两侧自上而下揉摩 3 分钟，再揉压迎香穴 1 分钟，当鼻腔有热感时，气息就会通畅。每隔 2 ~ 3 小时做一次。若为重感冒引起的鼻塞，则可配合风池穴、合谷穴按摩

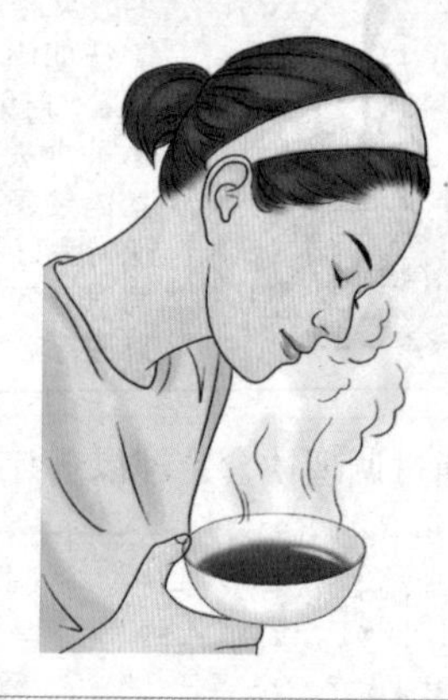

2. 蒸熏法

以食醋 20 毫升，加热蒸发，吸入蒸汽不久就可以缓解鼻塞

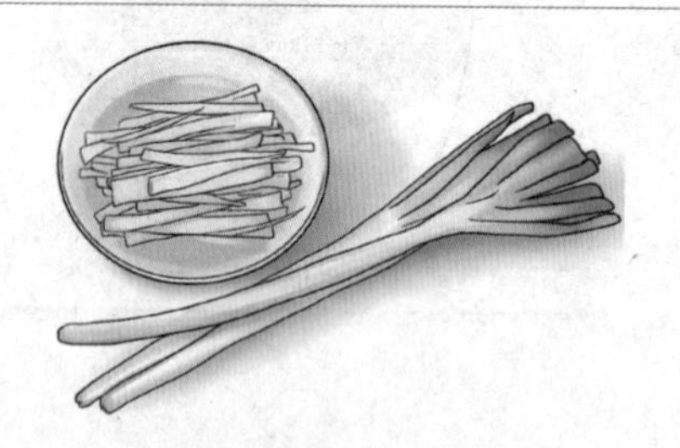

3. 葱的黏液可以抑制鼻部发炎

切下葱白时切口处的黏液，治疗鼻部的发炎症状甚效，还能治好鼻塞现象。也可将葱白切成细丝，放入碗里，注入热水，加入少量味噌，每天 2 ~ 3 次饮用，或者只是加入味噌服用也很有功效

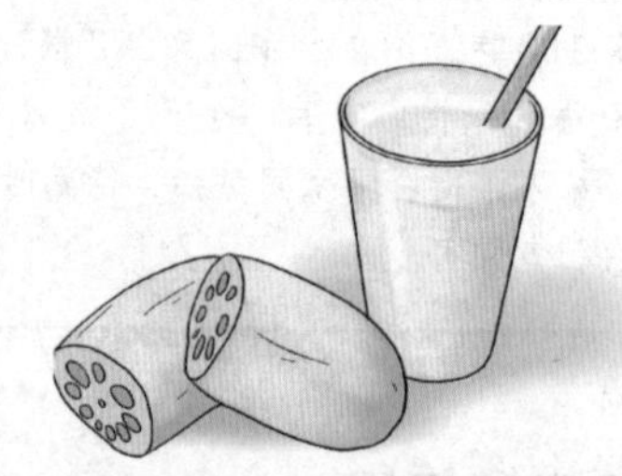

4. 莲藕榨汁可以帮助鼻子恢复畅通

莲藕有使皮肤黏膜收缩的作用，而且能够消除发炎，对鼻塞很有疗效。可以取莲节一个捣碎成泥，用脱脂棉沾之榨汁，塞入鼻孔，交互持续操作，或者直接取两三滴莲藕榨汁滴入鼻孔

嗅觉减退的原因有哪些

鼻子最近似乎变得迟钝，对许多气味都辨别不清了。少了鼻子对气味的灵敏，即使嘴里嚼着香喷喷的肉块，也好像少了一丝痛快。鼻子为什么会罢工？

一般情况下，当人体内部出现异常不适或者疾病时，嗅觉功能也会连带受损，造成嗅觉障碍、嗅觉减低甚至嗅觉退化消失。如果这些不适和疾病经调理治疗逐渐好转，嗅觉又可逐渐恢复正常。

嗅觉障碍给生活和工作带来诸多不便，每个人都应该警惕平时的嗅觉迟钝现象。

影响嗅觉的疾病

1. 鼻腔疾病。引起嗅觉下降及丧失最为常见的鼻腔疾病有鼻腔血管瘤、急慢性副鼻窦炎、高位的鼻中隔偏曲及其他鼻腔良、恶性肿瘤等。这种情况下，随着疾病的治愈，有些人嗅觉可以恢复

2. 鼻外伤。鼻外伤也是引起嗅觉丧失很常见的原因，因为鼻子被撞击导致骨折、水肿或脱位，会损伤嗅神经

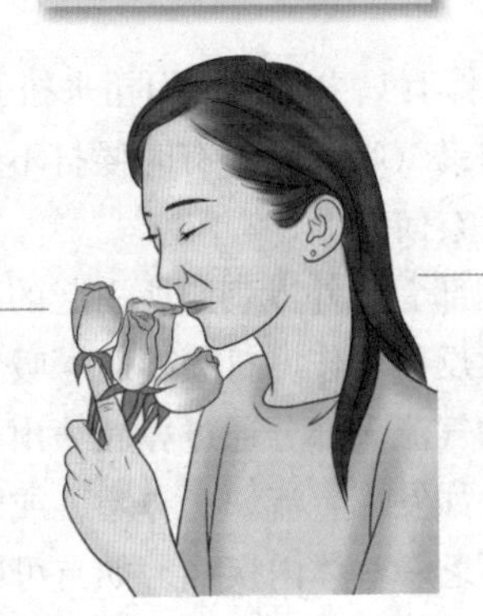

3. 呼吸系统疾病。呼吸系统疾病会对嗅觉造成一定影响，如上呼道病毒感染，就会使嗅神经受到感染，也会导致丧失嗅觉

4. 其他疾病。失嗅还可能是颅脑中枢性疾病，如脑膜炎、脑脓肿、脑梅毒、脑外伤、脑肿瘤等引起的，因病变损害了嗅觉中枢而发生。这类神经性失嗅较少见，治疗起来也较困难，因此不容忽视

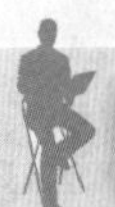

小贴士

嗅觉失灵在生活中的预防及护理

1. 注意防寒保暖，预防感冒。注意鼻部的日常养护，不随意乱挖鼻孔，不往鼻内塞填东西。

2. 注意运动锻炼，增强体质，提高机体免疫力和抗病能力，预防疾病发生。

3. 注意工作、生活环境的空气清净，避免接触灰尘及化学原料。保持室内空气清新，经常开窗通风。

4. 此外还可以选用中药治疗：

【鱼脑石方】取鱼脑石 15 克，烧存性，研成细末，与冰片 1 克混合拌匀。使用前，先用盐水洗涤鼻腔并拭干，取少许入鼻内。每日 2 ~ 3 次。适用于失嗅患者。

【枇杷饮】取枇杷叶适量，去毛，焙干，研成细末，用茶水冲服。每日 3 ~ 6 克，每日 2 次，可治嗅觉过敏。

【杏仁草乌方】将杏仁 7 粒，甘遂 3 克，轻粉 6 克，枯矾、草乌各 5 克，共研成细末。用浸透甘油的棉花团蘸少许药后，敷于鼻内息肉部位，1 小时后去除，每日 1 次。

【大蒜蜂蜜方】大蒜捣烂，取汁用蒜泥，加两倍的蜂蜜，调匀。用盐水洗净鼻孔，拭干，以棉球蘸药少许，塞入鼻腔内。可以有效地消除幻嗅感。

5. 用左手或右手的拇指与示指，夹住鼻根两侧，并用力向下拉，由上至下连拉 12 次。这样拉动鼻部，可促进鼻黏膜的血液循环，有利于分泌正常的鼻黏液，从而保证鼻腔内的正常湿润，防止鼻部损伤。

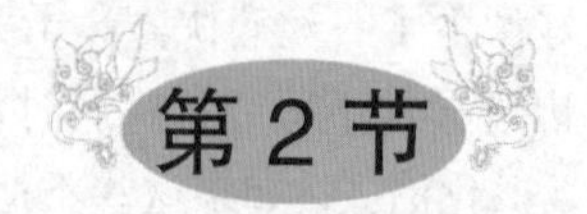

我们的鼻子也善变

鼻子发痒老想打喷嚏

鼻子总是痒痒得难受，就像有只虫子在里面扭来扭去一样，抑制不住地想打喷嚏。有时候连续几个喷嚏打出让自己气喘吁吁，有时候打不出来硬生生憋在里面让人浑身难受。真是让人气恼却又无可奈何。

打喷嚏是鼻黏膜或者鼻咽部受到外界刺激所引起的一种防御性呼吸反射。其与咳嗽均是人体的一种自发保护性反射动作。打喷嚏由深吸气开始，随即产生一个急速而有力的呼气动作，接着急速的气流大部分通过鼻腔喷出。打喷嚏可以自身成为一个症状，有时还伴有其他症状，比如发痒、流涕、鼻塞，或眼睛发痒、流泪等。打喷嚏的原因包括以下几方面，其中不乏一些体内疾病，如有可疑情况，则需要提高警惕，及时明确打喷嚏的原因，防范自己的身体健康状况出现问题。

常见的打喷嚏的原因

1. 感冒是引起打喷嚏的主要原因之一。人在感冒时多会伴有鼻塞流涕等现象，这时候就需要打喷嚏来帮助清洁鼻部。作为感冒症状的打喷嚏可随感冒病愈而消失，通常在两星期以内

2. 过敏性鼻炎或花粉症是引起打喷嚏的常见原因。当有过敏性鼻炎或花粉症时，如果遇到了会对鼻子产生刺激的物质，病人就会通过打喷嚏从鼻道排出过敏物，减少鼻腔受到的伤害。因此，这类患者打喷嚏多来自鼻道的刺激，如胡椒粉和外来微小物质

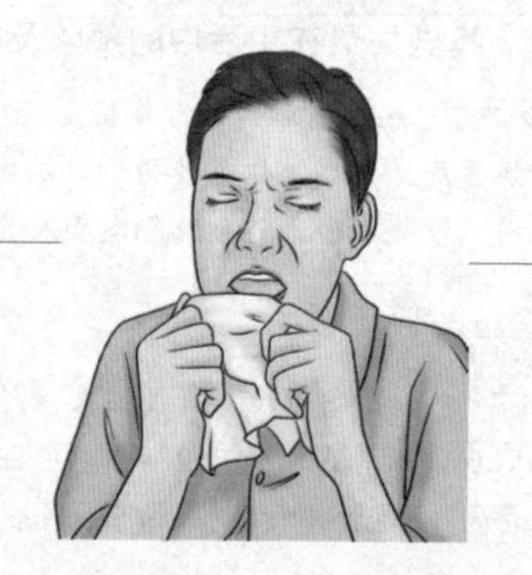

3. 非过敏性鼻炎也是最常见的打喷嚏的原因。这是一种嗜曙红细胞增多性鼻炎，患者有慢性鼻炎症状，但对各种过敏源的反应都非阳性，且是一种未知的原因

4. 血管收缩性鼻炎会导致喷嚏不断。此病的典型症状是流黏液鼻涕，同时也会经常打喷嚏。这种喷嚏源于鼻部血管变得对湿度和温度甚至有辣味的食物有过敏

多数与过敏性相关的打喷嚏现象都可以用抗组胺药物进行治疗。在家时，则应注意减少过敏源如灰尘、霉菌、头屑等以防治打喷嚏。如果有花粉症，可通过在外出前做适当的预防措施来减轻不适。色甘酸钠通常为鼻部喷雾剂的处方药，可帮助过敏者减少体内组胺释放。可的松鼻部喷雾剂可以减轻炎症，也有助于改善打喷嚏症状。

此外，还可以通过按摩改善打喷嚏。对外关穴、风池穴、迎香穴和合谷穴进行静压，有助于控制打喷嚏。

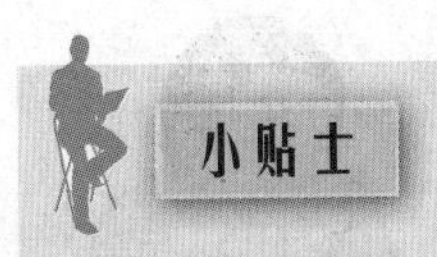

打喷嚏不需用手掩

有些人认为，大声打喷嚏是不文明的行为，尤其是女性掩饰喷嚏的行为更为常见，往往是左手捂住嘴，右手捏着鼻子，发出一个轻微憋闷的声音。其实，这种行为非常有损健康。如果将口鼻完全捂住，空气无法喷薄而出，不能通过打喷嚏得以缓解的压力就会通过咽鼓管作用于耳道鼓膜，严重时可造成鼓膜穿孔，从而引起耳部感染，有时甚至会威胁生命。如果感觉要打喷嚏，可用手帕轻柔鼻翼，以减轻鼻孔内的刺激，这样就可以避免喷嚏的发出。如果实在忍不住，不妨把喷嚏痛痛快快地打出来。若是羞于不太雅观，只要低下头用双手或手帕在口鼻前轻轻挡一下就行了。为了健康，一定不要把喷嚏闷回去。

鼻出血的信号及治疗

鼻出血现象的医学说法叫鼻衄，是临床常见症状之一，多因鼻腔病变引起，也可由全身疾病所引起，偶有因鼻腔邻近病变出血经鼻腔流出者。鼻出血多为单侧出血，亦可为双侧出血；可间歇反复出血，亦可持续出血；出血多少不一，轻者仅鼻涕中带血，重者可引起失血性休克；反复出血则可导致贫血。多数出血可自止。

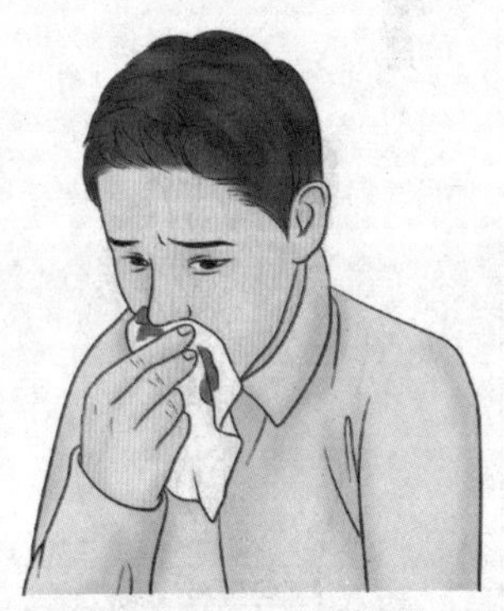
鼻子出血有时不是什么问题，有时却意味着疾病

鼻出血的原因可归纳为局部原因和全身原因，下面我们分别介绍之：

1. 局部原因	(1)鼻部受到外伤撞击或挖鼻过深，反复鼻出血预防脑出血或挖鼻过重
	(2)鼻中隔偏曲或有嵴、距状突，因局部黏膜菲薄，受空气刺激后易于出血
	(3)患急性鼻炎、萎缩性鼻炎者易出血
	(4)少数病例是由鼻腔、鼻窦或鼻咽部肿瘤引起出血的，如血管瘤、恶性肿瘤等
2. 全身原因	(1)动脉压过高，如高血压、动脉硬化
	(2)静脉压升高，如二尖瓣狭窄、肺水肿等
	(3)患急性发热性传染病，如上呼吸道感染、流感等
	(4)血液疾患，如白血病、血友病、各种紫癜等
	(5)肝、脾疾患及风湿病
	(6)磷、砷、苯等中毒可破坏造血系统功能，引起出血
	(7)代偿性月经

中老年人群中，没什么原因的鼻出血发生比较多，这可能是擤鼻涕用力过猛甚或

吸入干燥的空气所致。分隔鼻子的软骨——鼻中隔的血管很脆弱，在用力过猛的情况下会发生破裂。通常这类出血可不必在意。它的开始和停止都是突然的。

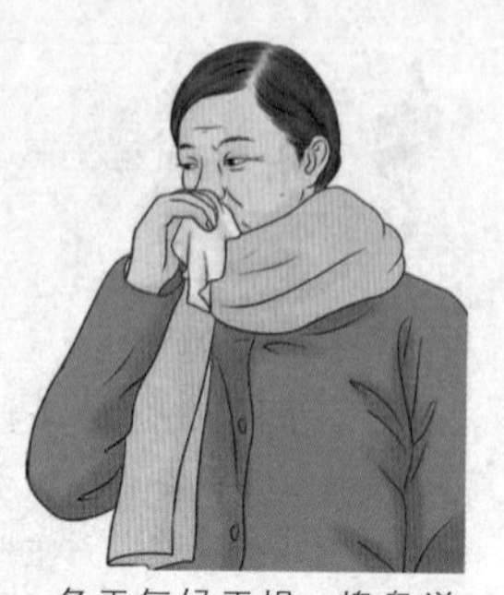
冬天气候干燥，擤鼻涕用力过猛会造成鼻出血

但是，你如果一天中发生了多次鼻出血，或鼻子持续出血不止，就应立即看医生了，这可能意味着更严重的症状。特别是患高血压并有严重眼底动脉硬化的人，如果突发反复鼻出血，而鼻科检查和血常规检查没有问题，应该立即去看高血压科和神经内科。

快速止血的方法

1

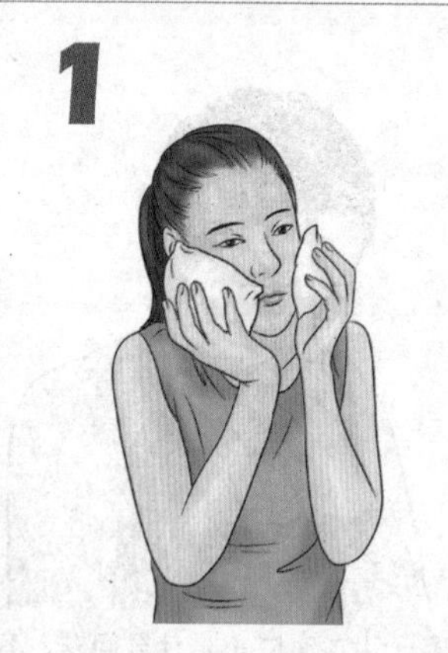
用冰冷敷：冰冷能促使血管膨胀及减少流血。可以用碎冰或冰毛巾冷敷鼻子、颈部及脸颊，促使血管膨胀，减少流血

2

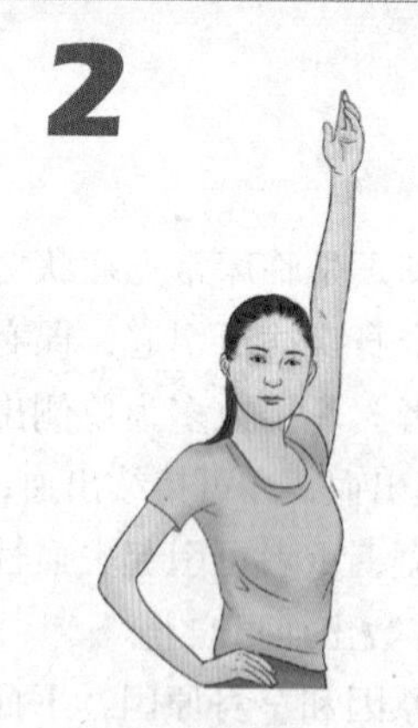
左（右）鼻孔流血，举起右（左）手臂，数分钟后即可止血

3

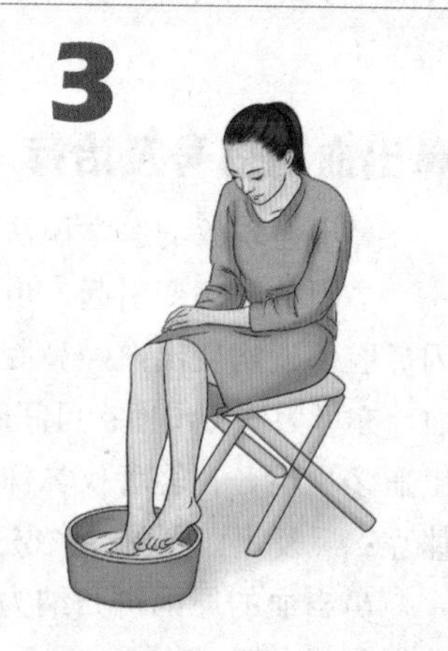
让患者坐在椅子上，将双脚浸泡在热水中，可止鼻血

4

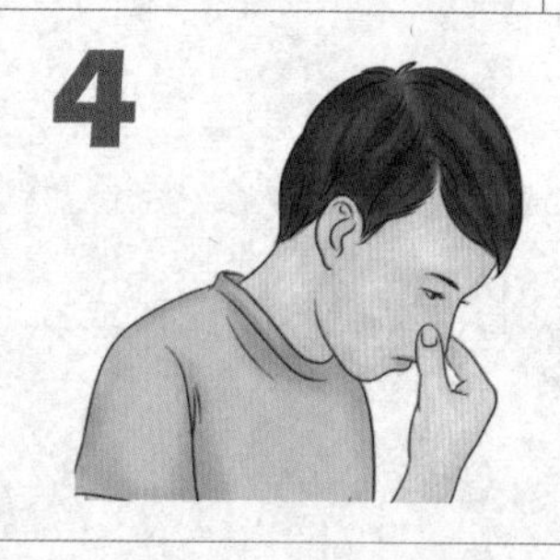
局部压迫止血：头部应该保持正常竖立或稍向前倾的姿势。用手指由鼻子外面压迫出血侧的鼻前部（软鼻子处），似一般以手夹鼻子的做法，直接压迫五至十分钟。大部分病人都可以此种方法简朴地来止血。假如压迫超过了十分钟后血仍未止，则可能代表着严重的出血，或有其他问题存在着，就须送医做进一步的处置

鼻子发红的信号及治疗

“红鼻子”，又称“酒糟鼻”或“酒精鼻子”，又名“玫瑰痤疮”，是一种以鼻部发红，上起反疹、脓疱及毛细血管扩张，形似酒渣为特征的皮肤病。本病多发于以鼻为中心的颜面中部，尤以鼻尖、鼻翼、前额、眉间、下颌及颌部为多见。此病按照病情发展的规律一般可分为三期，即红斑期、丘疹脓疱期和鼻赘期。

目前，一般的医学书籍认为酒糟鼻的发病原因主要是螨虫感染，但实际上，酒糟鼻的发病原因绝不仅仅是单纯的螨虫感染，也有可能是皮肤的油性。

酒糟鼻发生的主要原因

1. 嗜烟、酒或喜食辛辣刺激性食物	4. 月经不调
2. 胃肠功能紊乱如消化不良、习惯性便秘等	5. 有鼻腔内疾病或体内其他部位有感染病灶
3. 有心血管疾患及内分泌障碍	6. 毛囊蠕行螨致病

患酒糟鼻，除了会影响容貌外，还会给社交、生活等带来诸多不便。因此，发现患此病后应及时到正规医院就诊。饮食疗法也是治疗酒糟鼻的一种不错的选择，但是效果较慢，需要长期的坚持，不同的患者效果不一。

酒糟鼻饮食疗法

马齿苋薏仁银花粥

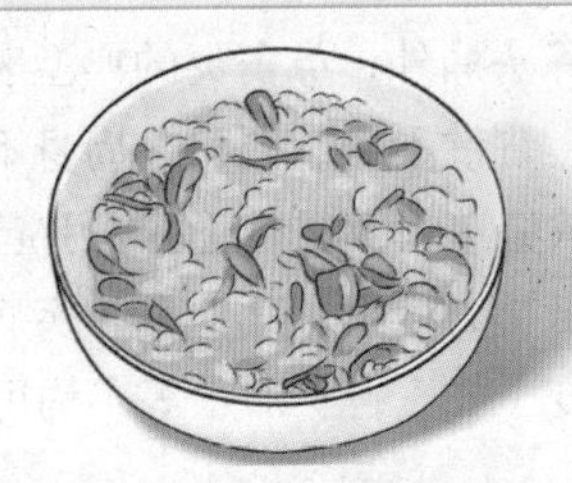

【材料】用马齿苋、薏仁各30克，银花15克。

【做法】用3碗水煎银花至2碗时去渣，与马齿苋、薏仁混合煮粥，每日食用1次。

【功效】连续食用，适用于酒糟鼻丘疹期。

鲜枇杷叶粉末

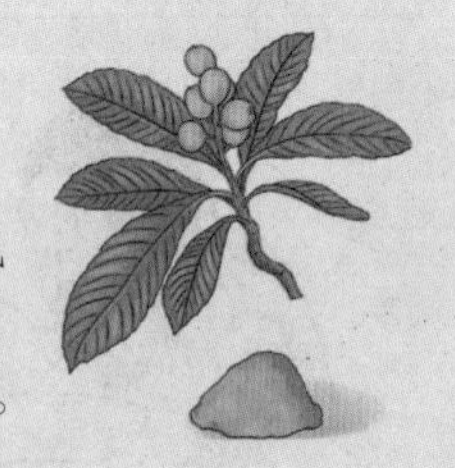

【材料】适量枇杷叶、栀子仁。

【做法】用新鲜的枇杷叶（将叶背绒毛去掉）、栀子仁研成粉末，每次吃6克，每日3次。

【功效】能清热、解毒、凉血。适用于酒糟鼻、毛囊虫皮炎。

腌三皮

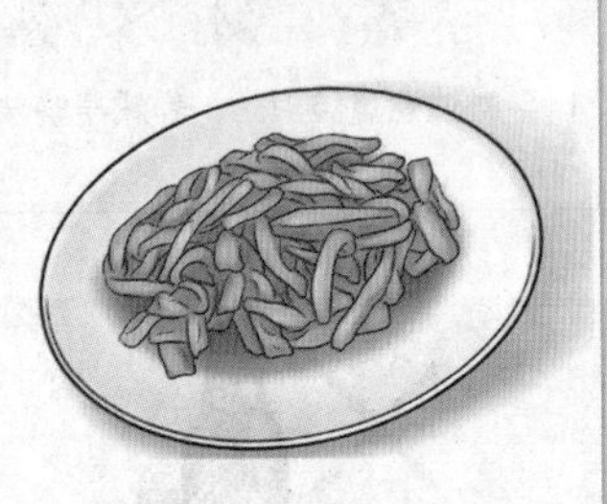

【材料】西瓜皮200克，冬瓜皮300克，黄瓜400克。

【做法】西瓜皮、冬瓜皮刮去外皮，洗净；黄瓜去瓜瓤，洗净；将以上三皮混合煮熟，待冷却后，切成条块，放置于容器中，用盐、味精适量，腌渍12小时后即可食用。

【功效】连续食用有较好疗效。此食疗法具有清热利肺的作用，适用于酒糟鼻。

山楂粥

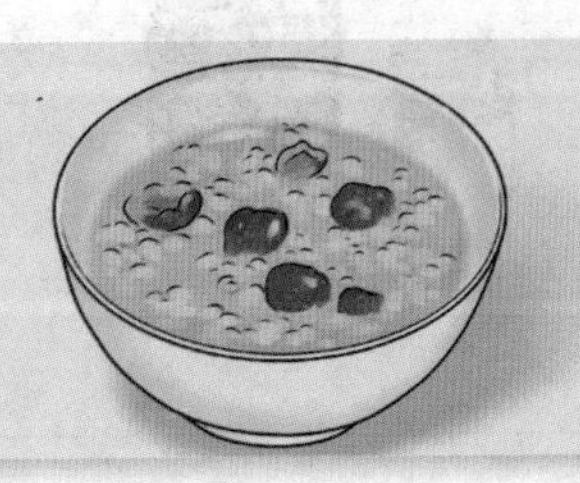

【材料】干山楂30克，粳米60克。

【做法】混合煮成粥，每日食用1次，连吃7日。

【功效】此食疗法尤其适宜于鼻赘期患者。

鼻窦炎的信号及治疗

如果你长期觉得早上起床后头痛不止，那么你有可能患上了鼻窦炎。鼻窦炎是鼻窦黏膜的非特异性炎症。

急性鼻窦炎为鼻窦黏膜急性炎症，多发生在感冒后，根据急性鼻窦炎的症状，可以判断它与哪一种鼻窦发生炎症有关：

1. 前额部疼，晨起轻，午后重，可能有面颊部胀痛或上列磨牙疼痛，多是上颌窦炎
2. 头痛较轻，局限于内眦或鼻根部，可能放射至头顶部，多由虫筛窦炎引起
3. 晨起前额部疼，渐渐加重，午后减轻，至晚间全部消失，可能是额窦炎
4. 眼球深处疼痛，可放射到头顶部，还出现早晨轻、午后重的枕部头痛，可能是蝶窦炎

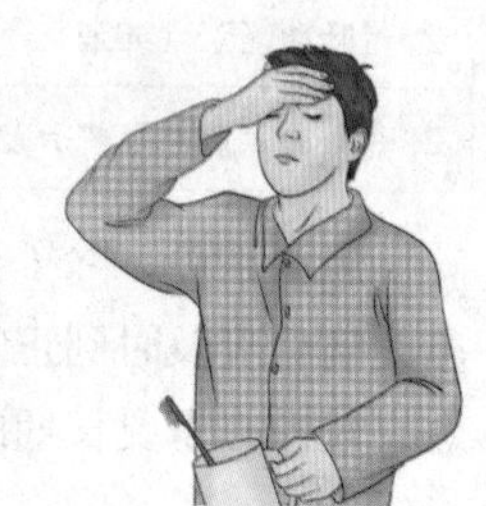

除头痛外，鼻窦炎的典型表现还包括：鼻塞、流脓涕、暂时性嗅觉障碍、畏寒、发热、食欲不振、便秘、周身不适等。较小儿童、幼儿可发生呕吐、腹泻、咳嗽等症状。脓鼻涕刺激咽喉还可以引起咽喉不适、咽喉炎等。本病绝大多数由伤风感冒引起，全身抵抗力低下，其他鼻腔疾病常有鼻涕阻塞。游泳、跳水方法不当，以及气压的迅速改变（如飞行、潜水等）均可导致本病的发生。

生活中鼻窦炎的预防

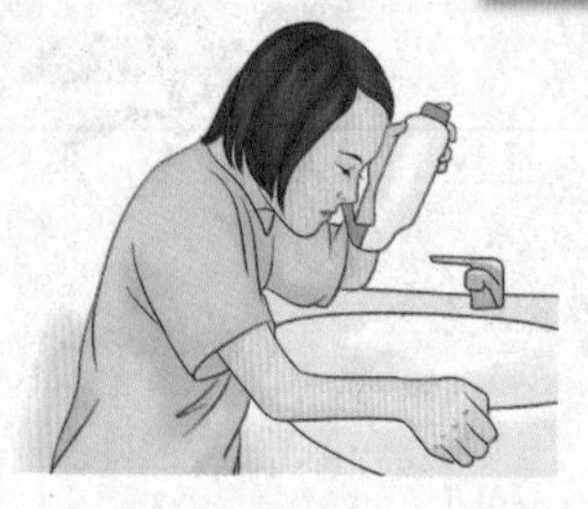

1. 平时注意鼻腔卫生，养成早晚洗鼻的良好卫生习惯

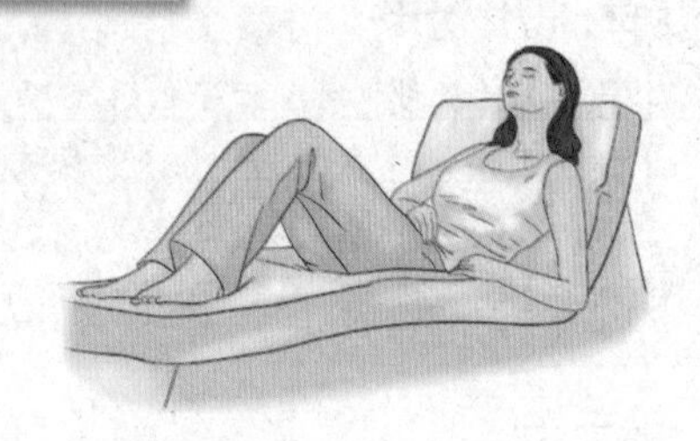

2. 急性发作时，多加休息。卧室应明亮，保持室内空气流通。但要避免直接吹风及阳光直射

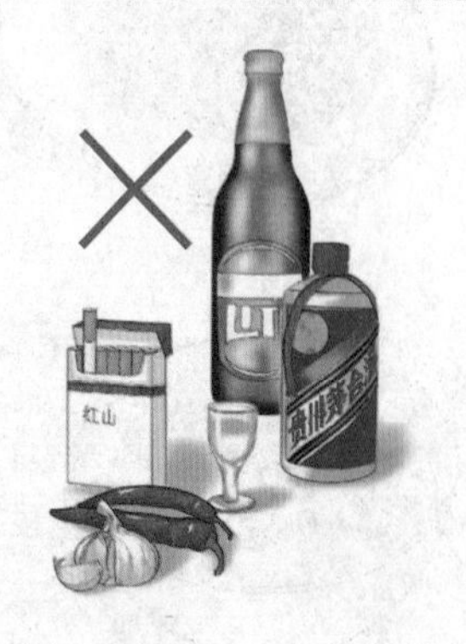

3. 严禁烟、酒、辛辣食品

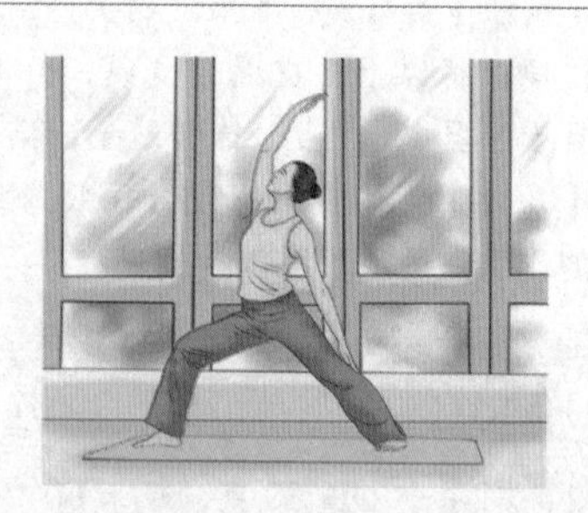

4. 慢性鼻窦炎者，治疗要有信心与恒心，注意加强锻炼以增强体质。保持性情开朗，精神上避免刺激，同时注意不要过劳

第七章

唇腔健康密码：口部病症从来无小事

俗话说，病从口入。其实疾病不仅能从口中进入我们的身体，还能从嘴唇的不同状况显现出来，如口中生疮可能意味着身体内部的病症，而嘴唇的不同颜色则代表着身体的不同状况。无论是从嘴唇的颜色还是从口腔内部的异样，都可以窥见身体的不同状态，识别人体的健康密码。

第1节
嘴巴喉咙的小状况

口糜与口疮意味着什么

口腔溃疡是困扰我们口部健康的主要问题之一，一旦发作，持续地刺激性疼痛让人不堪其扰。那么它究竟从何而来，如何才能去呢?

“口疮”，是发生在口腔黏膜上的表浅性溃疡，大小可为米粒至黄豆大小，呈圆形或卵圆形，溃疡面为口腔溃疡凹，周围充血，可因刺激性食物引发疼痛，一般一至两个星期可以自愈。口腔溃疡成周期性反复发生，医学上称“复发性口腔溃疡”。可一年发病数次，也可以一个月发病几次，甚至新旧病变交替出现。

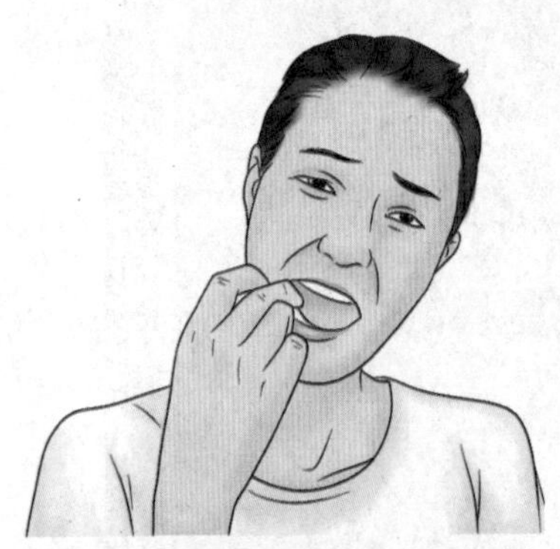
口疮即口、舌、唇、齿龈等处可见单个或多个淡黄色或白色小溃疡，周围红晕，局部疼痛，常伴流涎，甚则发热

口糜多为湿热内蕴，上蒸口腔所致，以口腔肌膜糜烂成片、口气臭秽等为主要表现的疮疡类疾病。发生于小儿者，以1岁内婴儿或不满月婴儿多见，又称鹅口疮、燕口疮、白口疮、雪口。发生于成人者，往往继发于伤寒、大面积烧伤或烫伤、泻泄、糖尿病、原发性免疫缺陷，以及长期大量使用抗生素的患者。

口糜病机分虚实两类。实证病机，成人多因膀胱湿热熏口所致，小儿多属心脾积热灼口。虚证病机以阴虚口齿失养为多，主要见于成人。

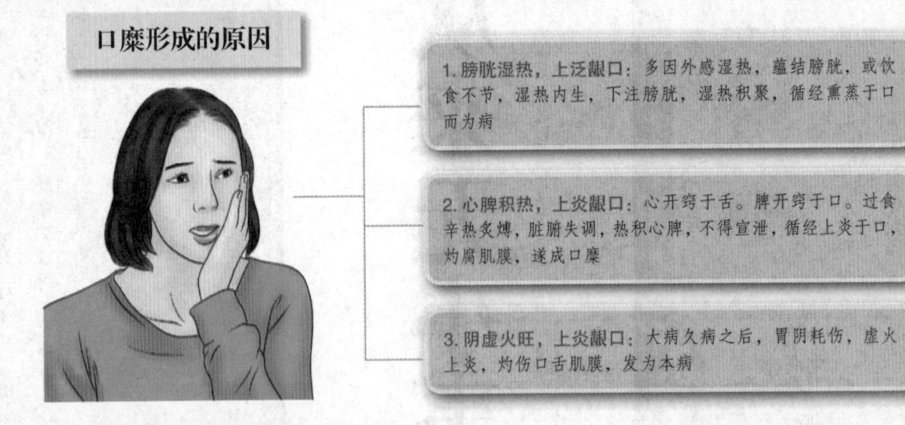

诊断的过程中要注意以下要点

1. 病史。发生于成人者，往往有伤寒、大面积烧伤或烫伤、泻泄、糖尿病、原发性免疫缺陷，以及长期大量使用抗生素病史

2. 临床表现。局部灼热干燥感，轻微疼痛或不疼痛，往往在医生检查舌苔时方发现。婴儿患者可有流唾液、拒乳、啼叫不安、低热

3. 局部检查。初起见口腔黏膜出现小的白色斑点，状如凝乳，略高出于黏膜之上，周围无红晕；白色斑点融合成片状如蛋膜不易拭去，强行拭去则易出血，1 ~ 2 小时后可复生如旧。白色斑点可发生于口腔任何部位，但以舌本、两颊、上腭、口底为多见，亦有蔓延至咽部者；但发生于成人者一般不会融合成大片状

4. 其他检查。涂片检查可找到菌丝或芽孢，培养可查见白念珠菌

预防口糜与口疮

平常应注意保持口腔清洁，常用淡盐水漱口，戒除烟酒，生活起居有规律，保证充足的睡眠。坚持体育锻炼，饮食清淡，多吃蔬菜水果，少食辛辣、厚味的刺激性食品，保持大便通畅。妇女经期前后要注意休息，保持心情愉快，避免过度疲劳，饮食要清淡，多吃水果、新鲜蔬菜，多饮水等，以减少口疮发生的机会。

有了口腔溃疡不要一概轻视，如有可疑，就应及时到医院检查，必要时进行病理检查，以明确诊断，再做相应的治疗。切不可粗心大意，延误治疗时机。

口水太多意味着什么

有些人在说话时口水四溅，有些人在睡醒后发现枕头都湿了。这些都是口水过多的缘故。那么口水过多又是什么引起的呢?

口水，医学上叫作唾液，为无色、透明、有泡沫、稍混浊的液体。唾液分泌量和尿量相似，平均每日约为一千五百毫升。足量的唾液对于消化是十分重要的。除了产生帮助消化食物的酶外，唾液还可防止牙齿受蛀并且使吞咽变得容易。

口水太多的原因

口水太多往往是胃食管反流病的表现。胃食管反流病常常称为反酸。胃食管反流病是指胃内容物，包括从十二指肠流入胃的胆盐和胰酶等反流入食管，分生理性和病理性两种。病理性反流是由于食管下括约肌的功能障碍和（或）与其功能有关的组织结构异常，导致压力低下而出现的反流，可引起一系列临床症状和并发症

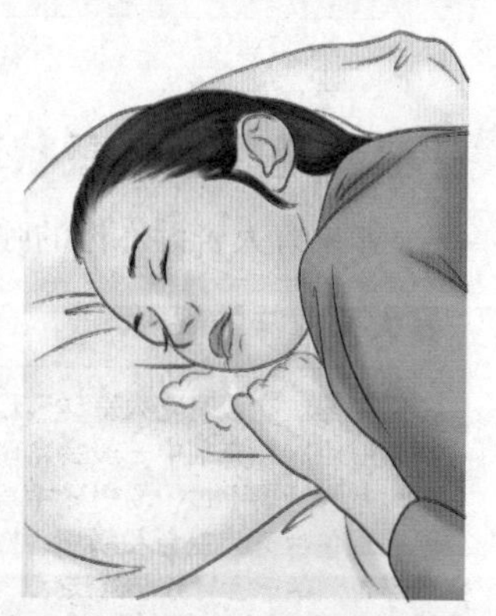

口水太多可能是某些比较严重的疾病，如胃溃疡、肝脏疾病、胰腺炎、神经疾病、食管梗阻或者癌症的信号。当然，口水过多也有可能是怀孕的早期线索

治疗与缓解方法

治疗此病时，生活方式的改变应成为治疗的基本措施。抬高床头 15 ~ 20 厘米是简单而有效的方法，这样可在睡眠时利用重力作用加强酸清除能力，减少夜间反流。脂肪、巧克力、茶、咖啡等食物会降低食管下括约肌压力，宜适当控制。烟草、酒精可削弱食管酸廓清能力，降低食管下括约肌压力，削弱食管上皮的保护功能，故胃食管反流病患者应戒烟戒酒。避免睡前 3 小时饱食，同样可以减少夜间反流。25%的患者经改变上述生活习惯后症状可获改善

总感觉嘴里有不好的味道

偶尔，当早上醒来时会感觉嘴里有种可怕的味道。如果刷牙和漱口去不掉这种怪味，有时白天这种味道还会加重，这可能是幻味觉的信号，是一种最常见的味觉问题。有幻味觉的人能够尝到不存在的味道。大多数有幻味觉的人会抱怨嘴里有金属味，这种情况叫作金属幻味。

金属幻味的原因

1. 可能是对某些药物的反应。包括抗生素、抗抑郁药、抗高血压药、治疗肾结石和治疗类风湿关节炎的药物，以及某些维生素。幻味觉也是放疗和化疗的常见的副作用。对癫痫患者，嘴里尝到金属味可能提示癫痫要发作了

2. 舌头上穿金属小铃的意外后果。金属味还可能提示你的舌头或者牙龈和鼻子在出血。我们的血液中的铁就散发着金属味

3. 金属味也可能是一种健康警示，提醒牙齿上旧的金属填充物在溶解，需要重新补牙了。如果牙齿上填充了几种不同的金属（很多填充材料中含有汞、银，以及其他金属），嘴里就像有块小电池。金属混合物会发生化学反应或者电学反应，产生金属味，甚至可能引发电击。嘴里的锡味可能是口干的信号，或者说明饮食中蛋白含量过高、脂类含量过低了

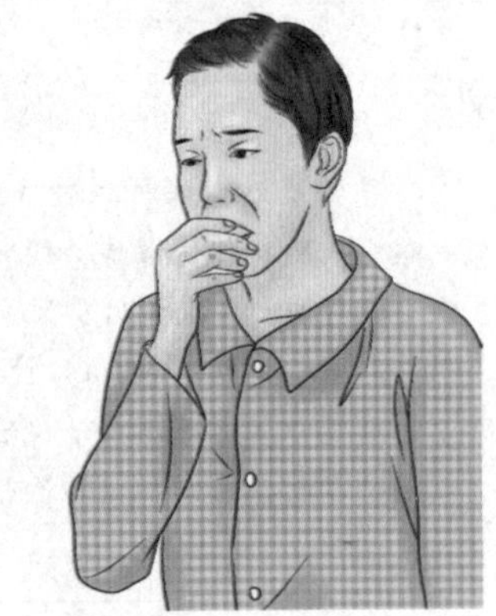

幻味觉可能是贝尔面瘫和灼口综合征（也叫灼舌综合征）的表现信号，也可能是病毒感染和舍格伦综合征的表现

呼吸味道警示健康状况

如果有人告诉你你的呼吸有味道，这是你身体的某种异常情况，须引起警惕。

有大蒜气味的呼吸

1. 硒中毒。在没有吃大蒜时嘴巴里也有大蒜味很可能是硒中毒了。硒是一种抗氧化剂，但是也不能大剂量服用。补充剂中一般会含硒，除此以外，坚果（特别是巴西坚果）、肉类、海产品和大蒜等食品中也富含硒。不过，要想硒中毒，你得被迫吃下很多大蒜或者很多其他含硒的食物才行。硒中毒的其他表现包括牙齿变色和龋坏、皮肤变色、脱发、指甲问题、倦怠和易怒。硒中毒会导致神经损伤，特别严重的话还会导致肺部疾病、肝硬化甚至死亡。

2. 砷中毒。呼吸带大蒜味尽管很少见，但也可能是砷中毒的信号，如果患者还感觉嘴里有金属味，就是砷中毒的确凿证据。砷中毒即我们常说的砒霜中毒，多因误服或药用过量中毒。生产加工过程吸入其粉末、烟雾或污染皮肤中毒也常见。砷中毒一般为应用含砷药物剂量过大所致，也可出现于误食含砷的毒鼠、灭螺、杀虫药，以及被此类杀虫药刚喷洒过的瓜果和蔬菜，毒死的禽、畜肉类等

有尿味的呼吸

有尿味的呼吸是肾病甚至危及生命的肾衰的健康警示。人体肾脏具有强大的代偿功能，只要肾功能丧失不超过 75%，仍能保持人体内环境的稳定。慢性肾衰是由各种慢性肾脏疾病引起的进行性、严重的代谢紊乱及其他损害所组成的一组症候群。慢性肾功能衰竭是一个缓慢的进行性过程，也是一个不可逆的过程，但并非不治之症。所以，慢性肾衰病人早期常无明显临床症状，往往容易误诊、漏诊，使肾衰病人失去最佳的治疗时机。食欲减退和晨起恶心、呕吐等，是慢性肾衰常见的早期表现。另外，一些慢性肾衰病人还有一些特殊的临床表现，如口腔内有氨的气味，即尿味。主要原因是，随着肾功能的减退，肾脏的溶质清除率下降和某些肽类激素的灭活减少，造成多种毒素在血液和组织中蓄积，最常见的毒素就是尿素等。在口腔中，因为唾液中的尿素被分解为氨，所以病人呼出的气体有尿味。这种气味的浓淡随病情的进退而变化。在病情好转时，口中尿味淡些，病情加重时尿味变浓

有鱼腥味的呼吸

带有特别鱼腥味的呼吸可能说明你吃了很多鱼油补充剂来补充脂肪酸。但是也可能说明出现了肾衰，这种气味就是肾衰的健康警示

有粪便气味的呼吸

1. **胃和消化相关的问题。**有粪便气味的呼吸可能是胃食管反流病（或反酸）的信号，就是胃酸反流到食管中。胃食管反流病（GERO）是指胃内容物反流入食管引发烧心、泛酸、胸痛等症状和（或）并发症的一种疾病。胃食管反流病临床较为多见，病程较长，易反复，只要及时治疗，采取正规治疗，可以缓解症状和治愈，但必须注意饮食的调摄，纠正不良的生活习惯。
2. **肠道通透病。**有粪便气味的呼吸还可能是肠道通透病（也叫作肠漏症候群）的信号。它是一种相当常见的疾病。由于患者肠黏膜渗透性过高，肠道中的毒素和未消化的食物会渗透到血液中，激发食物过敏和自身免疫性疾病。
3. **肠梗阻。**肠梗阻属于急症。肠梗阻指肠内容物在肠道中通过受阻，为常见急腹症，可因多种因素引起。起病初，梗阻肠段先有解剖和功能性改变，继则发生体液和电解质的丢失、肠壁循环障碍、坏死和继发感染，最后可致毒血症、休克、死亡。当然，如能及时诊断，积极治疗，大多能逆转病情的发展，甚至治愈。
4. **其他原因。**因为贪食症而频繁呕吐也会造成呼吸中有粪便气味。和其他类型的口臭一样，呼吸带有粪便气味也可能是严重呼吸道疾病和肺病的信号

甜甜的、带水果味的呼吸

呼吸带有甜味或者水果味，或者呼出甜甜的化学物或者丙酮的味道（指甲油清除剂的味道），可能是一种非常重要的健康警示，警告你有糖尿病，血糖水平已经严重失控。这种情况在医学上称为糖尿病酸中毒或者糖尿病酮症酸中毒，属于急症。如果不能迅速纠正血糖水平，可能会昏迷甚至死亡

咽喉有异物感的原因

咽喉部异物感，一般泛指众多咽喉部感觉异常，如烧灼、梗阻、压迫感、球塞感、黏着感、蚁行感等。咽部是呼吸道和消化道的大门，受到各种食物、灰尘刺激的机会很多，咽喉部感觉神经也非常丰富，且和食管、胃肠、气管等相近。很多器官性毛病，如胃溃疡、咽炎、鼻窦炎、消化不良、便秘、气管炎等都会引起咽部异物感。

另外，烟酒刺激、消化不良、甲状腺功能异常、贫血等也可能引起咽喉部异物感。进行性加重的咽喉部有异物感，伴有吞咽困难，需要排除肿瘤可能性。

一侧咽部异物感，颈转动时可能加重，且位置固定，可能是茎突过长的征兆。茎突过长使其远端伸向扁桃体窝内或其附近，无论扁桃体已被摘除与否，均可出现咽部异物感，如压迫神经末梢，可出现咽痛等症状。过长茎突压迫或摩擦颈部动脉，影响血液循环，可引起相应区域疼痛。但也有茎突过长而无症状者。

经常有反酸、嗳气，而且临睡前喜欢吃东西的人，有反流性咽喉炎可能，咽部异物感表现为没有其他伴随症状。异物感位于胸骨上窝，常见于中年女性，与感情变化相关，生气时会加重，可能属单纯异物感症，无器质性病变。

咽喉异物感的病因比较复杂，必要时需要到医院进行检查，排除肿瘤性疾病。

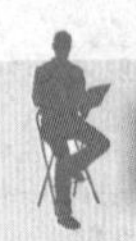

小贴士

食疗调理咽喉异物

1. 罗汉果炖梨。罗汉果半个，梨1个。将梨切碎捣烂，同罗汉果一起煎水，代茶饮。

2. 葱白桔梗汤。葱白2根，桔梗6克，甘草3克。先将桔梗、甘草煮沸5～7分钟，之后加入葱白，焖1～2分钟后趁热饮用。每日早晚各1次。

3. 橄榄绿茶。橄榄两枚，绿茶1克。将橄榄连核切成两半，与绿茶同放入杯中，冲入开水加盖闷5分钟后饮用。

咽喉肿痛须警惕

一般重感冒的时候往往会出现咽喉肿痛的情况，但若是平时也总是出现这种情况，就需要警惕了。

一般地说，单纯的咽喉肿痛可以自我药疗。多由普通感冒、单纯性急性咽炎或慢性咽炎引起，局部症状明显，全身伴随症状非常轻。

如果除咽喉肿痛症状外，还伴有以下一些症状，则不宜采用自我药疗的方法，以免延误治疗时机。

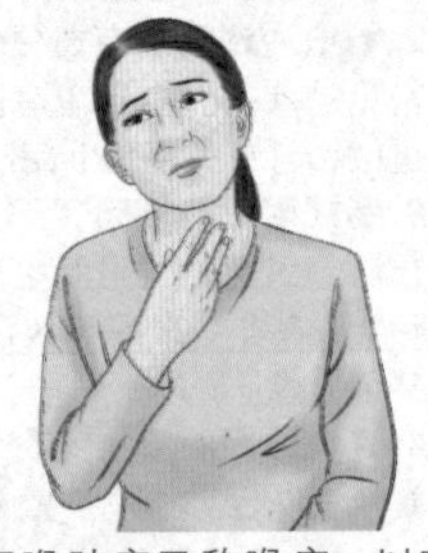

咽喉肿痛又称喉痹，以咽喉部红肿疼痛、吞咽不适为特征，常见于急性扁桃体炎、急性咽炎和单纯性喉炎、扁桃体周围脓肿等

1. 咽喉肿痛伴发热头痛，周身不适，体温达38℃以上。多见于急性扁桃体炎，它不同于一般的咽喉肿痛，发病急，多伴发热头痛、周身不适，体温常达38℃以上，也可伴有吞咽困难和吞咽痛。急性扁桃体炎如果没有采用正确的治疗方法进行治疗，可进一步并发为扁桃体周围炎或扁桃体周围脓肿，还可能引起急性风湿热、风湿性心脏病、心肌炎、肾炎或关节炎等疾病。因此，病人应及时到医院就诊

2. 咽喉肿痛伴吞咽梗阻感或吞咽困难，吞咽时咽痛加剧等。多见于急性会厌炎，该病除表现为咽喉肿痛外，多伴有吞咽梗阻感或吞咽困难、吞咽时咽痛加剧等特点，严重者可出现吸气性呼吸困难。急性会厌炎常起病急，病情进展快，可突发喉梗阻而窒息，危及生命。因此，出现咽喉肿痛伴吞咽梗阻感或吞咽困难时，必须去医院入住急诊监护病房进行观察和治疗

3. 小儿在咽喉肿痛的同时，出现特征性的吸气性喉鸣音或哮吼样咳嗽声。多见于小儿急性喉炎，它有明显的临床特征，即在咽喉肿痛的同时，常可出现特征性的吸气性喉鸣音或哮吼样咳嗽声，重者伴有呼吸困难。由于小儿对疾病的表达有一定困难，而小儿声门下黏膜组织松弛，在急性感染时易出现明显水肿而发生喉梗阻，病情发展快，如不及时治疗，可出现窒息而危及生命。因此，应及时送医院急诊处理

咽喉肿痛的食疗方

双叶盐茶

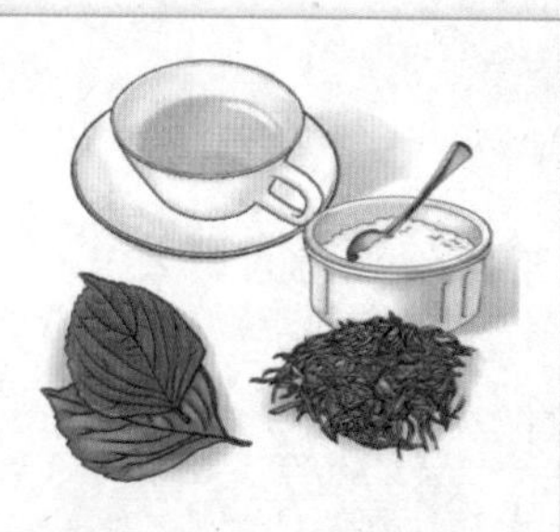

【功用】清热，宣肺，利咽。

【适应证】外感引起的声音嘶哑等症。

【制备与服法】苏叶3克，盐6克，茶叶3克。先用砂锅炒茶叶至焦，再将盐炒呈红色，同苏叶加水共煎汤服。每日2次。

罗汉果茶

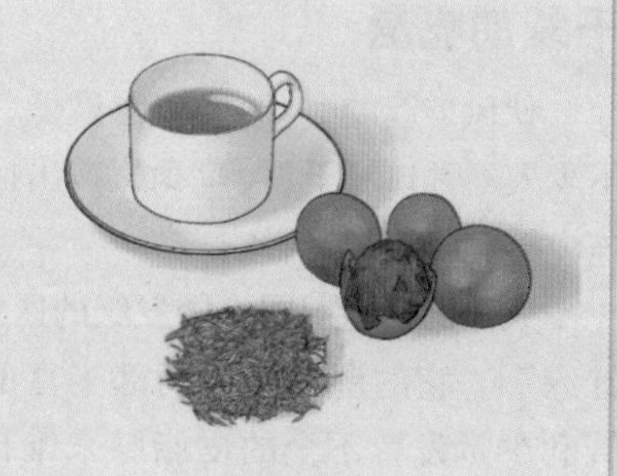

【功用】清热化痰，润喉止渴。

【适应证】治痰火喉痛。

【制备与服法】罗汉果10～15克，绿茶1克。罗汉果切碎与茶一起冲泡，加盖5分钟后，饮用。

【性味与功效】罗汉果性寒，味甘（极甜），入肺、脾二经，清肺润肠。

竹叶麦冬茶

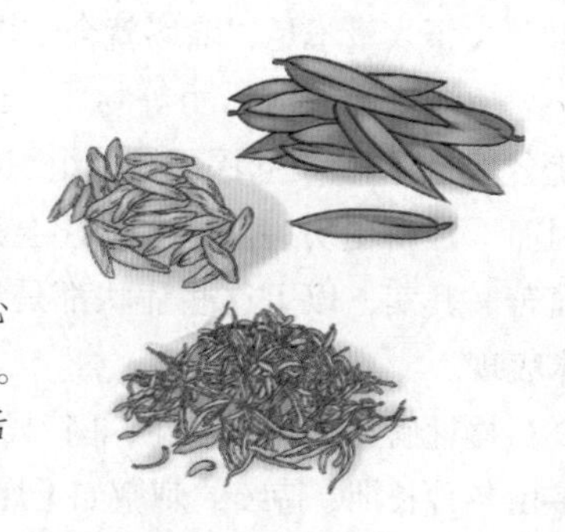

【功用】清热养阴，生津止渴。

【适应证】治肺热型慢性咽炎。

【制备与服法】新鲜竹叶10～15张，麦冬6克，绿茶1克。先将竹叶、麦冬洗净切片与茶同放杯中，用沸水冲泡，加盖温浸10分钟后再饮。

【性味与功效】麦冬味甘，微苦，性寒，入肺胃、心经，养阴润肺，清心除烦，益胃生津。竹叶滋补健身。单验方滋补茶有补充人体营养的功效。一般用于病后虚弱，或用于一些疾病的辅助治疗。滋补茶的选用，要根据个人的体质、病情、季节、地理环境等情况，进行分别，才能收到较满意的效果。

橄竹梅茶汤

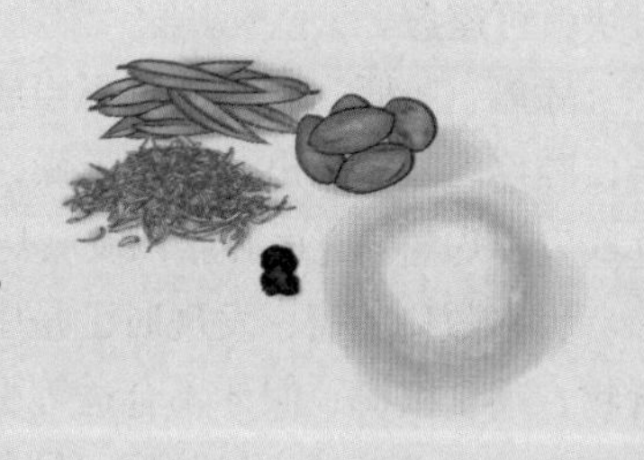

【功用】清咽润喉。

【适应证】治久咳及劳累过度所引起的咽喉失音症。

【制备与服法】咸橄榄5个，竹叶5克，乌梅2个，绿茶5克，白糖10克。用水共煮，饮汤。日服2次，每次1杯。

【性味与功效】橄榄味甘涩酸，性平，入肺、胃经，清肺，利咽，生津，解毒。

第2节
观唇知健康

干裂的嘴唇

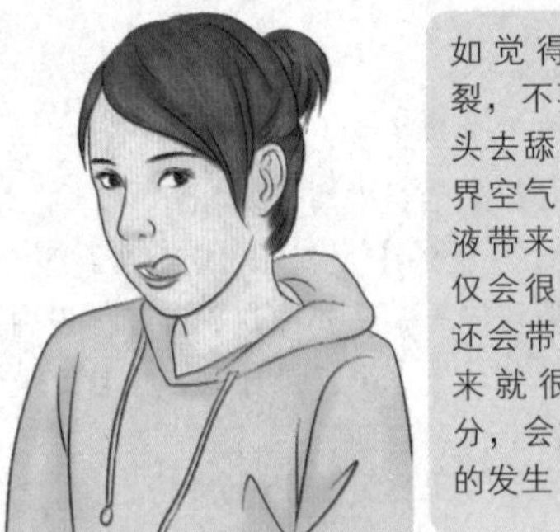

如觉得嘴唇干裂，不要总用舌头去舔，由于外界空气干燥，唾液带来的水分不仅会很快蒸发，还会带走唇部本来就很少的水分，会加速干裂的发生

秋风乍起的时候，空气湿度低，风沙大，不少人经常口唇干裂，嘴角裂口出血、疼痛，连说笑和吃饭都受影响。

人体的嘴唇周围一圈发红的区域叫“唇红缘”。它的湿润全靠局部丰富的毛细血管和少量发育不全的皮脂腺来维持。由于秋季湿度小、风沙大，人体皮肤黏膜血液循环差，如果新鲜蔬菜吃得少，人体维生素 B_2、维生素A摄入量不足，嘴唇就会干燥开裂。

唾液里面有淀粉酶等物质，经常舔唇，淀粉酶就会粘在唇上，引起深部结缔组织收缩，唇黏膜发皱，因而干燥得更厉害。严重者还会感染、肿胀，造成痛苦。其实，以上这些症状都是慢性唇炎的典型临床表现。

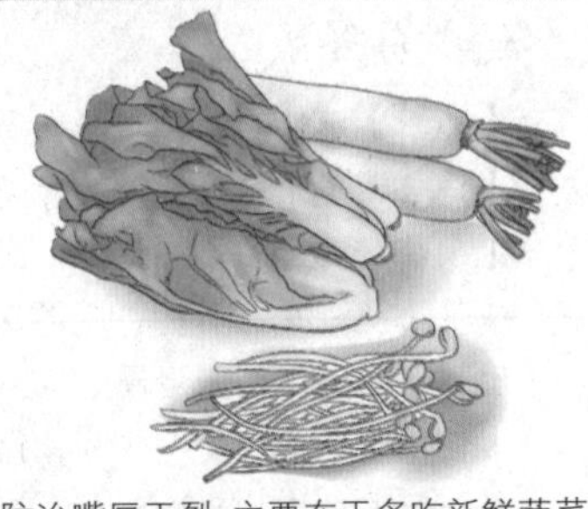

防治嘴唇干裂，主要在于多吃新鲜蔬菜，如黄豆芽、油菜、小白菜、白萝卜等

慢性唇炎是唇部慢性、非特异性的炎症性病变，多由各种长期、持续的刺激如干燥、寒冷导致，尤其是与舔唇及咬唇等不良习惯有关。

口唇干裂了也不必惊慌，首先要改掉不良的舔唇习惯。其次，平时还应该多饮水，多吃新鲜蔬菜、梨、荸荠等有生津滋阴作用的食物。当然，也可同时服用维生素A或B族维生素，还应减少烟酒刺激，少食辛辣厚腻之品，避免烈日暴晒。这样口唇干裂很快就可痊愈。

舔唇、咬唇、唇膏使用不当或嗜烟酒烫食等慢性刺激引发的慢性唇炎也可能转变为口腔癌。专家指出，秋季干燥，市民绝不能小看口唇部的干燥、皲裂和脱屑，因为这些发痒灼痛、充血肿胀以及糜烂结痂的“小毛小病”，说不准就是癌变的初期征兆。

大多数口腔癌，发现时已是中晚期。而长期慢性刺激，比如吸烟饮酒、喜食过热食物、嚼食槟榔、假牙不合适等引起的糜烂、溃疡和增生这些损伤病变发生后，如长久不愈，容易发展为口腔癌。目前公认的口腔癌前病变主要有赤斑、白斑、口腔黏膜下纤维化等。而口腔扁平苔藓、盘状红斑狼疮、慢性唇炎等也有一定恶变倾向。

口唇色淡意味着什么

唇色较淡，说明你的身体里不论是气还是血，都处于相对匮乏的状态，因为它们都没有充盈到足够让你的唇显示出那种本来该具有的淡红色来。常见的症状有：乏力、困倦、背痛、性欲低下等。应及时补充营养，如服用枸杞子、首乌、山药等补血益气的药物就变得很必要了。如果是贫血情况严重，可在医生指导下服用铁剂来治疗。

若嘴唇长期苍白，则应当去医院查一下，医生会根据你的表现和自觉症状给你做些相应的检查，以排除有无贫血的问题。此外，某些脾胃虚寒、消化不良的病人也可以表现出口唇缺少红润、干燥等症状，有些还可伴有四肢发冷。

在日常生活中如果长期出现嘴唇色淡的状况，就要从细节上来调整生活方式，从而改变这种不健康的状况。

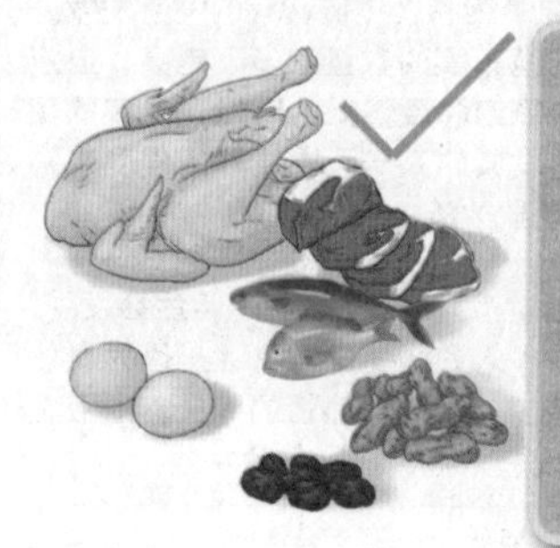

1. 加强高营养价值物质的摄入，不要再度挑食，不要再想着减肥，生命比苗条更重要。建议食品：鱼肉、鸡肉、牛肉、羊肉、鸡蛋等。带红色内皮的花生，每天适当嚼服，不限量。干枣，至少一天十五枚

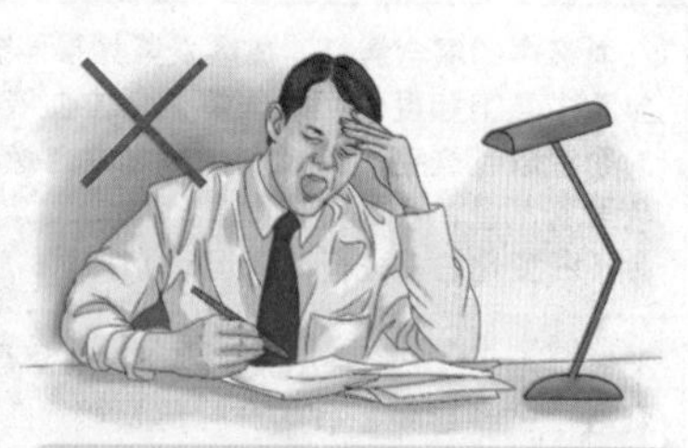

2. 不要过度熬夜，那样会加剧你本已不足的能源的破坏性消耗

贫血的饮食疗法

黑豆红枣糯米粥

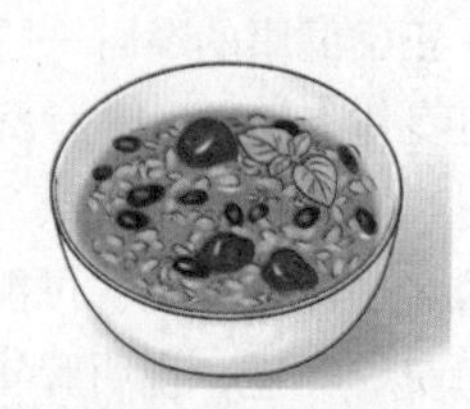

【材料】黑豆 25 克，红枣 15 枚，糯米 50 克。

【做法】黑豆洗净，红枣温水泡发，加水适量，水沸后加入黑豆、红枣。将黑豆煮至七八成熟时，再下糯米，文火煮成粥。另加红糖 20 克，调匀服食。

首乌鸭血

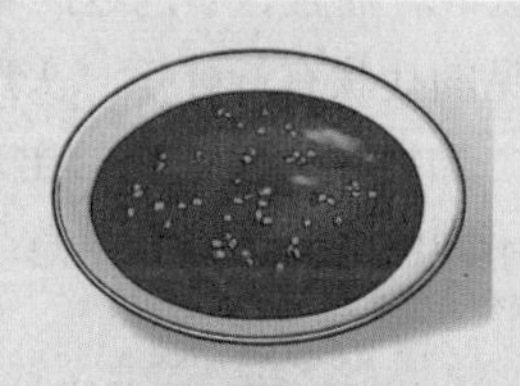

【材料】鸭 1 只，首乌酒（黄酒亦可）30 毫升。

【做法】取鸭血，加适量水与食盐，隔水蒸熟。调入首乌酒，再稍蒸后服食。每日 1 剂，空腹食用，5 天为 1 个疗程。

杞果牛骨汤

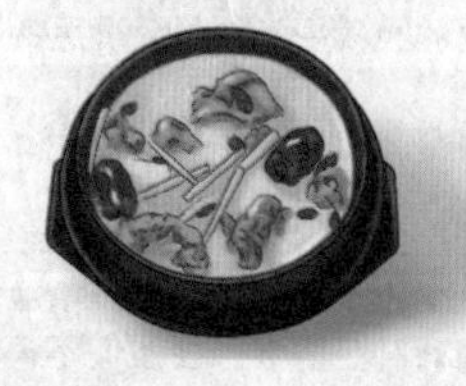

【材料】生牛骨 250 克，枸杞 15 克，黑豆 30 克，大枣 10 枚。

【做法】以上材料加水适量，共煮熟烂，调味后服食。每日 1 次，空腹食用，连服 30 天。

口唇青紫意味着什么

一个人的身体和精神状况常常会反映在面色上，因为在中医理论中，面部的色泽就是脏腑气血的外部表现；同理，嘴唇的色泽也可反映出体内的状况。正常情况下，嘴唇应该是色泽红润、干湿适度、润滑有光的，一旦有所不同，就可能是身体出了点问题。

口唇青紫的原因

1. 口唇青紫是先天性心脏病的常见症状之一。一旦发现幼儿嘴唇、手指、脚趾甲青紫，安静时颜色较淡，活动、哭闹后颜色加深，首先就应考虑是否是先天性心脏病。唇色青紫，还属血行瘀滞的表现，比如血管栓塞、中风等都会造成唇色发紫，需要格外留意。尤其是家中的老人，一旦嘴唇发黑、发紫，定不能掉以轻心，因为这很可能是出现了血液低氧问题。另外，在哮喘即将发作、心力出现衰竭等情况下，嘴唇也会出现青紫颜色
2. 血液中的氧含量低。嘴唇发紫如果伴随相关低氧症状，可以确认为血氧饱和度过低造成的嘴唇发紫。血液中氧饱和度（可以理解为单位血液中携带氧的含量，饱和度高的携带氧的数量就多）越高，血液的颜色就越鲜艳（鲜红），反之则血液呈酱红色甚至发黑。当人体血氧饱和度偏低的时候，血液的颜色呈酱紫色，于是嘴唇看起来就会发紫。嘴唇发紫的改善方法：嘴唇发紫的人一天中发紫的程度也是会不断变化的，进行有氧运动、饮酒、吸氧都会使嘴唇发紫的症状有明显改善
3. 气温冷，血流量减少。遇冷春冬季，早晨从被窝里出来后马上观察嘴唇的颜色，然后洗冷水脸后会发现，洗脸后的嘴唇颜色会比洗脸前要紫；在冬季或者游泳的时候，也有很多人会嘴唇发紫。这是因为身体为了保持体内中心体温，首先会让末梢血管收缩，同时血流量也会减少，以防止热量的流失。血液流动速度放慢会导致末梢血管中的氧饱和度下降，于是血液的颜色会变成酱紫色，嘴唇就会发紫

唇色红赤意味着什么

正常健康的嘴唇一般红润而有光泽，干湿适度而有弹性。一旦身体有问题，嘴唇就会出现改变。

嘴唇颜色如果过淡，自然不好，但如果红的颜色过于艳丽或者是深紫红色，可能是俗称的体内“火大”引起的。如伴口臭、呃逆，说明脾胃湿热；伴两胁胀痛、厌食，说明肝火太旺。而且，颜色越向着深红发展，代表着体内的火越大。常见的症状有：牙疼、头疼、头晕、便秘、尿黄等。

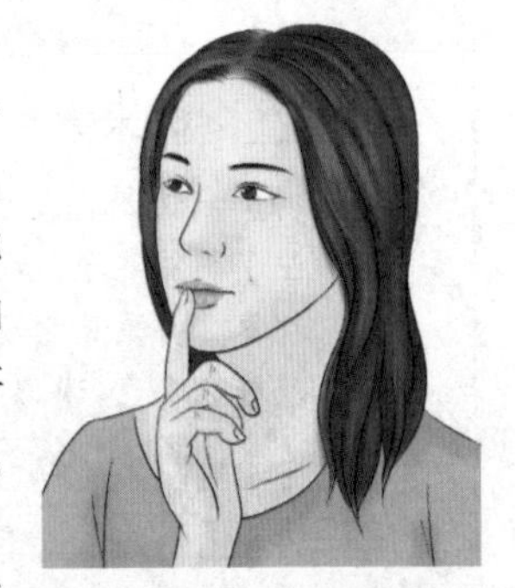

嘴唇的颜色能反映我们的身体健康状况

如果在生活中经常出现唇色红赤的状况，在生活中就要从不同的方面来调养生息，改善这一状况。

1. 立即减少以下物质的摄入：辛辣食物、糖类、鸡肉、羊肉。它们只会产生的更多的能量，让你体内的火气更旺，导致嘴唇的颜色更加深红
2. 尽量不要服用含有人参、大枣等物质的补品，毕竟火上浇油是很危险的事情
3. 产生了这么多不适时，需要药物来帮个忙了。玄参30克，生地30克，麦冬30克，肉桂2克，水煎服。这个方子是古代的名方增液汤，对于上述不适有明显的缓解治疗作用，可以在清理人体“火”的情况下，同时补足阴液，让我们不再是干柴，不再见火就着

第八章

望舌识病保健康，舌头泄露了健康问题

舌头藏于我们的口中，有时候甚至会被我们忽视，但是对我们的健康其实也有着很大的影响，同时也表现着我们身体的种种细节问题，比如不同颜色不同状况的舌头可能暗示着身体的不同状况。因此，在生活中，我们也应该经常关注自己的舌头，从中发现一些健康方面的问题。

第1节

舌头异常泄露身体疾病

裂纹舌

舌面上出现纵横不规则的裂纹、裂沟，深浅不一，多少不等，这样的舌被称为裂纹舌。裂纹舌是由于气血阴液亏损，舌体失于濡养而形成的，也可见于内有实热的患者。裂纹舌可分为裂纹红舌和裂纹淡舌两种：裂纹红舌是机体热甚伤津，气阴两伤的病理表现；而裂纹淡舌则是气血两虚，机体营养不良的病理表现。

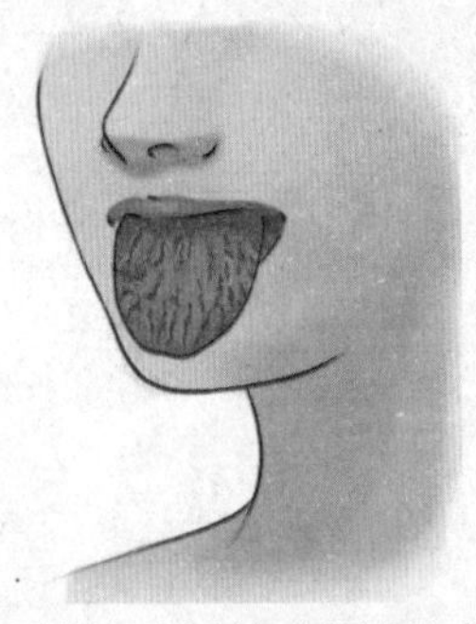

裂纹淡舌多是气血两虚造成的。气血两虚会使舌头黏膜组织断裂而形成裂纹，舌黏膜缺血而色淡，多见于慢性肠胃病、营养不良等病症患者，也可见于大病之后尚未痊愈的患者

裂纹红舌的舌苔薄净而且少津。这是热伤津液，营养大量流失，全身和舌的微循环功能出现障碍，舌组织营养不良造成的。多见于外感热病后期所出现的热盛阴伤，或内伤杂病所导致的阴虚火旺。通常情况下，在症状得到改善后，舌头上的裂纹也会逐渐平复。另外，有的人有先天性的裂纹舌，这种裂纹无任何痛苦，对人体也没有影响，是终身都不会消失的。

苍老舌与娇嫩舌

舌质纹理粗糙，形色坚敛，即为苍老舌；舌质纹理细腻，浮胖娇嫩，即为娇嫩舌。苍老舌是邪正双方剧烈斗争的病理状态，说明病邪较重，但是机体的体质尚佳；娇嫩舌则是体质虚弱的表现，也可见于长期患有慢性消耗性疾病的患者。

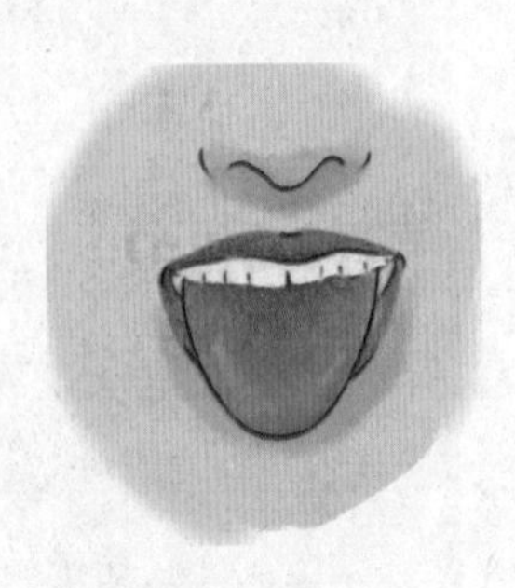

娇嫩舌

【人群】是体质虚弱的一种表现，多见于长期患有慢性消耗性疾病的患者，也可见于大病尚未复原的患者

【形成】长期的发热、出汗、营养不良使人体失去了大量维生素、蛋白质、微量元素等营养物质，若得不到及时的补充，人就会变得虚弱

【疾病表现】如果同时还伴有形体偏瘦，头晕耳鸣，口干心烦，且舌色偏红的症状，则是肾阴不足，肾阳上亢的表现；如果伴有面色淡白，怕冷，精神萎靡，且舌淡嫩的症状，则是阳气虚弱的表现

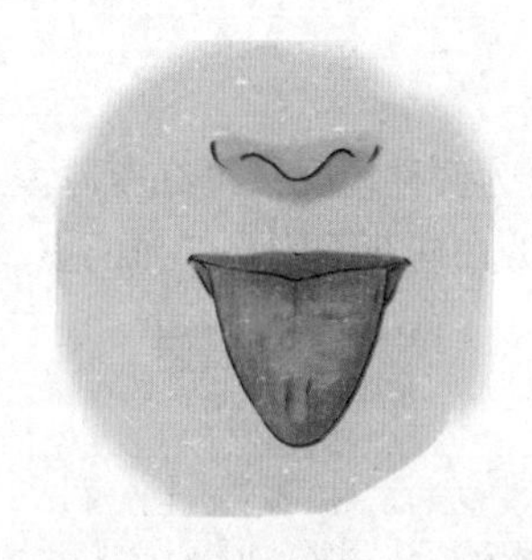

苍老舌
【人群】一般出现在突然发病，热势较甚的病症患者身上
【形成】由于病势比较强，人体的抵抗力也比较强，所以代谢物大量产生，造成细菌、白细胞等多种污物堆积，形成厚实的舌苔
【疾病表现】如果舌苔呈黄色，则是热毒内盛的表现；如果舌苔呈白色，则是体内痰湿、食滞壅阻，阴寒之邪内盛的表现。另外，长期吸烟者，也可出现苍老舌的现象，只是生理变化，而非病理变化

点刺舌

点刺舌是红点舌与芒刺舌的总称。舌面上有许多颜色深于舌质的细小红点，是因舌蕈状乳头充血肿大而形成的，一般不高出舌面，称为红点舌；舌的蕈状乳头增生、肿大，突出舌面，状如芒刺，抚之棘手，称为芒刺舌，也称杨梅舌。点刺舌是热盛的征象。

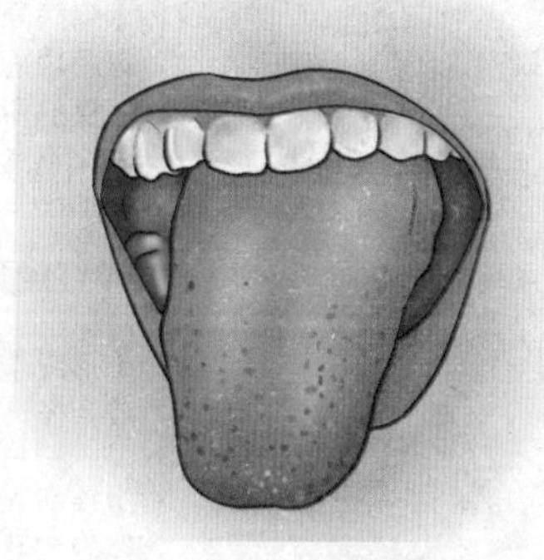

点刺舌是热邪深入营血的标志，大多是伤风感冒未能及时治愈，而使得病邪深入所致，是病情加重的信号。所以，要注意增强自己的抵抗力，做好疾病的预防和治疗，尤其在患病期间更要注意调整生活规律和饮食习惯。这段时间体质比较虚弱，稍有感染，就可能导致病邪深入，侵袭脏腑而使病情加重

当机体热盛的时候，血流会加快，令组织充血，从而使蕈状乳头的微血管充血扩张，形成红点舌。如果继续充血，就会使红点突起而形成芒刺舌。由此可见，红点舌和芒刺舌可以表现充血的程度以及热病的深浅。此外，根据点刺的颜色和分布的疏密也可以判断热邪的轻重。如点刺鲜红且分布零散，则说明血热较轻；如点刺紫绛且分布密集，则说明血热极盛，病情危重。点刺舌可见于各种外邪引起的热证或内脏功能亢进引起的热性病症，也可见于女性的月经期。但月经期出现的红点舌与内分泌激素有关，大多呈规律性的周期变化，待月经过后便可自行消失。

另外，思虑过度或精神过度紧张也会使舌尖出现红点或芒刺。这是心火过旺的表现，出现这种情况时要多注意放松精神，保证睡眠，并进行适当的户外运动。

裙边舌

舌头伸出来的时候显得水肿而娇嫩，超过两边口角的范围，舌边有牙齿压出来的齿印，犹如裙子的边缘，因此称之为裙边舌。裙边舌多是体内营养不良、低蛋白血症等因素造成的。通常情况下，身体的其他部位并无水肿表现，但是舌组织的反应比一般的器官都要灵敏，所以问题会首先在舌上表现出来。

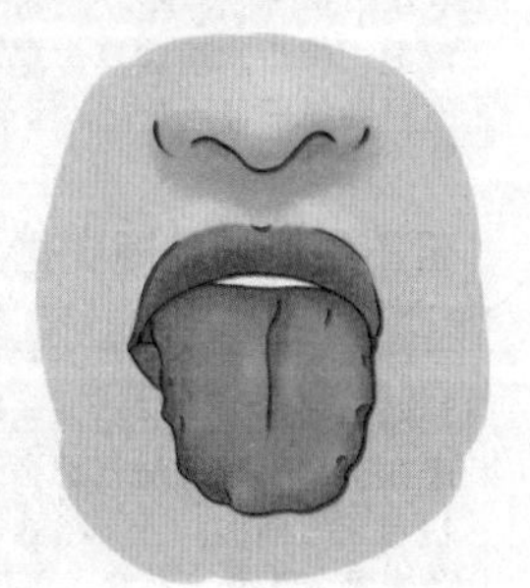

裙边舌在中医学中被视为脾肾阳虚的表征

瘦薄舌

舌体比正常的舌扁薄而狭小，称为瘦薄舌。瘦薄舌可分为两种情况：鲜红瘦薄舌和淡白瘦薄舌。鲜红瘦薄舌是气阴不足，阴虚火旺的表现；淡白瘦薄舌则是气血两虚，机体营养不良的表现。

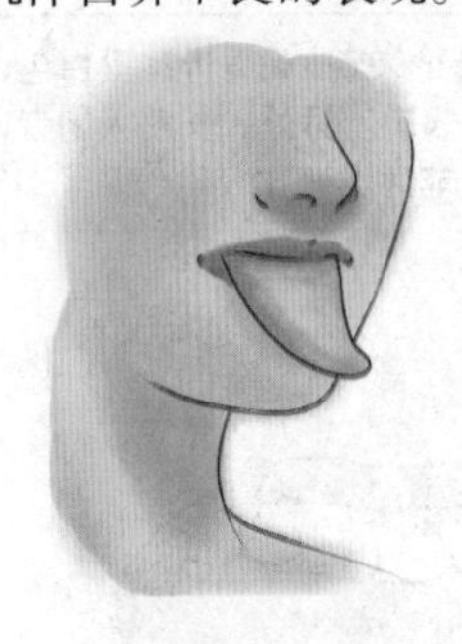

淡白瘦薄舌

【形成】淡白瘦薄舌是由于全身的营养状况不良而形成的。心主血脉，脾主肌肉，舌的血脉由心所主，舌的肌肉靠脾来荣养。因此，如果心脾两虚，就会出现气血不足。舌体得不到充分的濡养，就会逐渐变得瘦薄无华

【疾病表现】多见于慢性非炎症性的疾病，如慢性萎缩性胃炎、长期的胃肠功能紊乱、慢性出血性疾病导致的贫血症、代谢障碍以及恶性肿瘤等疾病所引起的气血两虚。如有较明显的苔垢，则多是伴有轻度感冒或消化不良所导致的，是体质虚弱的表现

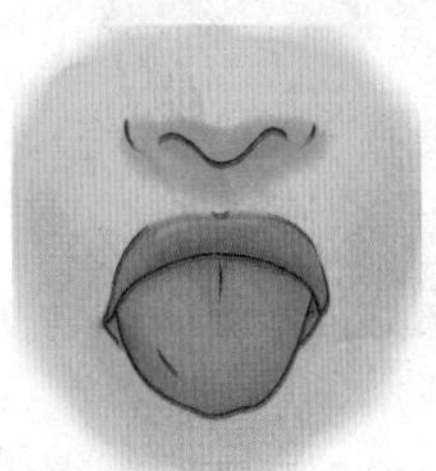

鲜红瘦薄舌

【形成】鲜红瘦薄舌是热邪侵袭机体，身热长久不退，使血流加快，津液耗损，机体组织营养不良而造成的

【疾病表现】见于慢性消耗性疾病，如肺结核、癌症等病症的患者。而体内的营养物质消耗过度，使得体液不足，阴虚内热，也会出现舌体鲜红瘦薄的现象

舌下络脉异常

正常人舌下位于舌系带两侧的地方各有一条纵行的大络脉，称为舌下络脉，也叫“瘀络”。舌下面的黏膜正中连于口腔底的明显皱襞，叫舌系带，舌系带两侧，透过黏膜可见有浅蓝色的舌静脉，中医称为舌下络脉，或称舌脉。

舌下络脉异常及其临床意义

舌下络脉短而细，周围小络脉不明显，舌色偏淡者，多属气血不足，脉络不充。舌下络脉粗胀，或呈青紫、绛、绛紫、紫黑色，或舌下细小络脉呈暗红色或紫色网络，或舌下络脉曲张如紫色珠子状大小不等的结节等改变，皆为血瘀的征象。其形成原因可有气滞、寒凝、热郁、痰湿、气虚、阳虚等，需结合其他症状综合分析。舌下络脉的变化，有时会早于舌色变化，因而舌下络脉是分析气血运行情况的重要依据

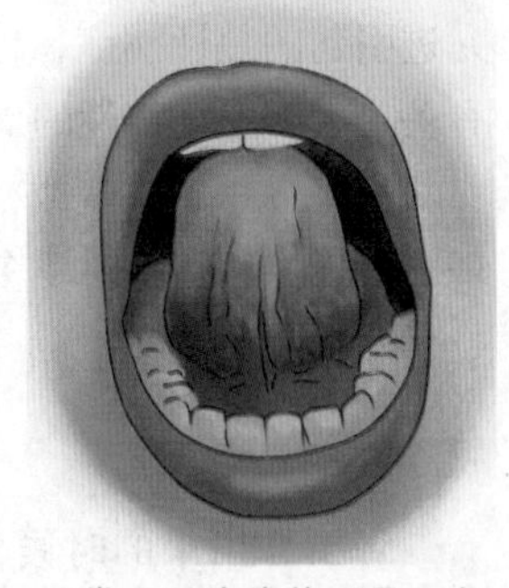

正常人舌脉隐约可见，直径不超过 2.7 毫米，长度不超过舌尖至舌下肉阜连线的五分之三，颜色暗红，脉络无怒张、紧束、弯曲、增生，排列有序，绝大多数为单支，极少有双支出现

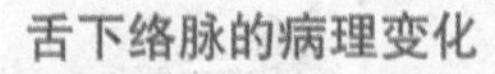

舌下络脉的病理变化

主要表现于色泽和形态两方面。舌脉色青紫，脉形粗长或怒张，提示气滞血瘀或痰瘀互结；色淡紫，脉形粗大或怒张，提示寒邪凝滞或气虚血瘀；色紫红，脉形怒张，提示热壅血滞；色淡红或浅蓝色，脉形细小，提示正气虚弱。舌下络脉的变化，主要提示瘀血病变的存在，根据其色青紫、淡紫、紫红，可确认瘀血属气滞、寒凝、气虚还是热壅

淤积舌

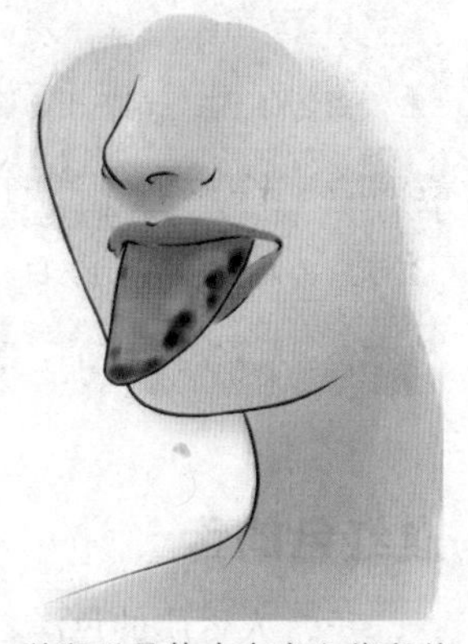

淤积舌是体内有瘀血停积的表现。体内有瘀血的人，血液流动得较慢，甚至在局部会出现完全停滞的现象。瘀斑舌可以反映很多内脏的疾病，如肝硬化、肿瘤、心血管病变等

舌尖或舌边出现散开的紫黑色瘀斑或斑点，即称为淤积舌。据统计，恶性肿瘤出现紫舌的占50%左右，而出现瘀点、瘀斑的占20%左右。所以，如果突然出现了淤积舌，一定不要大意，应该到医院进行仔细的检查。有些人在吃东西的时候不小心将舌头咬伤，之后也会出现瘀斑，但这种瘀斑属于生理上的瘀斑，过一段时间后便可自行愈合。

病理上的瘀斑通常都是气滞血瘀、气虚血瘀、寒凝血瘀等因素造成的，而形成这些因素的基础就是人的精神情志活动。由于现代人压力日益增大，应酬越来越多，很难得到充分的休息，很多人都处于一种精神紧张的状态之中，时间长了，就会造成血瘀病变的发生。因此，我们要调整好自己的状态，保证正常的作息时间，保持良好的生活习惯，并适当参加体育运动。

淡白色的舌

正常健康的舌头应该是淡粉色的，如果舌头呈现出淡白色，那是哪里出了问题呢？

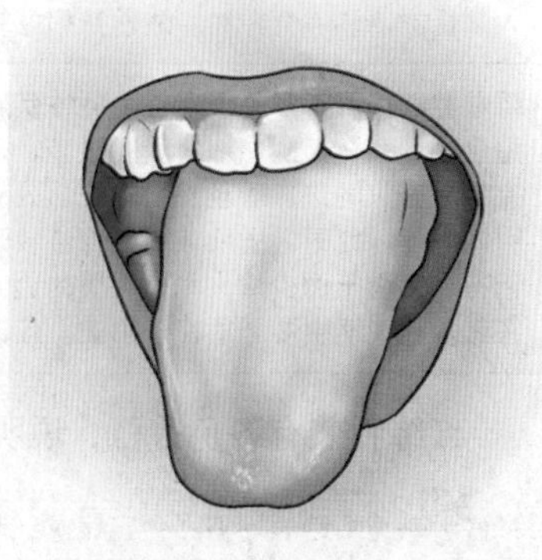

淡白舌的舌色，红少白多，按其红、白的比例不同，可分为两类：一类较正常人的舌色略淡，但仍可见有红色；另一类则舌色枯白，血色全无，连口唇、齿龈也苍白无华

淡白舌的症状

淡白的舌体，一般多较正常肥大，舌面湿润多津，好像有过剩的水湿浸透于内，而显得浮胖娇嫩；在舌的边缘，因受牙齿挤压而出现明显的齿印，像荷叶边那样围在舌头的两侧

淡白舌的形成

淡白舌是虚证和寒证的重要标志，是由于阳气不足，推动血液运行的力量衰减，或生化阴血的功能减弱，致使血液不能充分运行于舌质中，故舌质浅淡

淡白舌常见病症

如果舌色淡白，舌体胖嫩，湿润多津，舌边有齿印，并有畏寒肢冷、浮肿嗜睡、大便溏薄、脉象沉迟等症状，可以诊断为阳虚内寒证。现代医学证实，淡白舌多见于贫血及蛋白质缺乏，营养不良的患者。此外，慢性肾炎，甲状腺功能减退、低血压、晚期血吸虫病低体温症、黏液水肿等也可伴有舌质淡白的表现，患者主要因为内分泌失调，新陈代谢减慢，末梢血管收缩，血液充盈减少，血流较为缓慢，而出现舌的颜色变淡。蛋白代谢障碍，蛋白总量不足，白蛋白减少，使组织水肿，导致舌质出现浮胖娇嫩现象，就更使舌质变淡，显示出淡白而胖嫩的舌象了

淡白舌的舌苔以白苔为多，也有黄苔的，一般不会出现光剥无苔的情况。如淡白舌兼有各色舌苔，则又说明不同的临床病变情况。

1. 淡白舌透明苔。舌色浅淡，舌苔薄白而透明，淡白湿亮，似苔非苔，为脾胃虚寒
2. 淡白舌白干苔。舌苔干而板硬为脾胃热证，舌苔粗糙而如砂石为热盛津伤
3. 淡白舌黄裂苔。舌色淡白，满布浅黄色苔，或厚或薄，有裂纹，津液微干，偶见润滑，为气虚津少
4. 淡白舌黄滑苔。舌色淡白，舌苔浅黄而水滑湿润，为脾虚而寒湿盛的表现
5. 淡白舌黑燥苔。舌淡白，舌苔灰黑，干燥如刺，刮之即净，主阳虚寒证

血红色的舌

正常人舌质的色泽，淡红而润。发白的舌头自然不健康，不过如果舌头过于红甚至呈现血红色，那也是不健康的征兆。

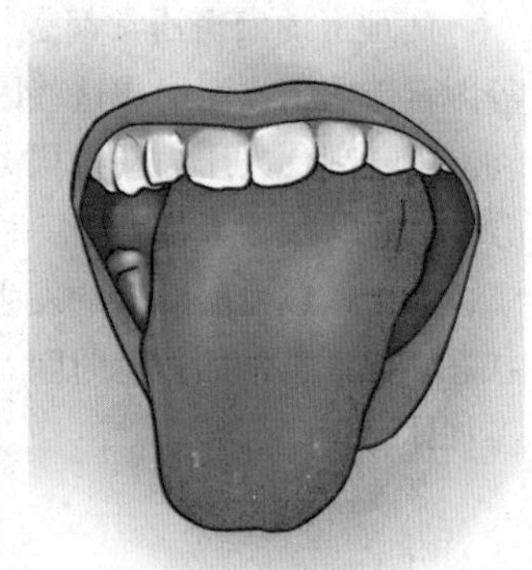

红绛舌由高热伤阴引起，常发生在感染、中毒、维生素缺乏、脱水、贫血、昏迷等病理过程中。舌色鲜红或深红，说明热入营血，但热的性质却有虚实的不同，红绛舌的形成，是热盛所致，血得热则行，热盛则气血运行迅速，舌体脉络充盈，故舌色鲜红或绛红

红绛舌病变的两种类型

实热型红绛舌：大多由急性温热病引起，发病不久，邪虽盛而正气未衰，热度较高，甚至神志昏昧，胡言乱语，舌质红绛较鲜明，多有红刺增生，舌面干燥起裂纹，舌苔黄糙或焦黑。这时温邪已侵入营分，主要矛盾在于热毒邪实，即使伤阴也不严重，应该立即采用大剂量的清热凉营药物。随着热病好转，红绛舌也会转淡

阴虚型红绛舌：多见于慢性消耗性疾病或温热病的后期，邪热的气焰已经低落，但阴血津液消耗过多，正气虚弱的现象比较突出，可有午后升火潮热、面色发红发烫、内心烦热、小便量少色深、口干引饮等症。此时舌质红或绛，但色较暗，不鲜明，舌苔很少或不见舌苔，舌面干丽少津，也有舌质的边尖特别红赤，并有红刺现象存在者。这说明主要矛盾在于阴虚，应该用滋阴生津的中药治疗

红绛舌兼有各色舌苔，说明不同的临床病变情况：

1. 红舌兼见晦暗浮垢苔：为正气虚、湿热未净，多见于热病后期
2. 红舌兼见白滑苔：舌质苍老的为里热夹湿，舌质嫩、舌体胖的为阴虚湿盛
3. 红胖舌兼见灰黑带白苔：且润易剥落，为虚寒证
4. 舌中、根部色红无苔：舌尖满布黑苔，为心热内炽
5. 红瘦舌兼见薄黑苔：为津枯血燥
6. 绛舌兼见薄白苔：素体阴虚火旺而复感风寒
7. 绛舌兼见黄润苔：为阴虚火旺而胃肠湿热，或血热夹湿热，或外感邪热入营而胃肠湿重于热，或为热邪入营分
8. 绛舌兼见黄白苔：主气营两燔
9. 绛舌兼见黄黏腻苔：为阴虚营热、痰饮
10. 红绛舌兼见黄苔满布且干涩而厚，裂缝可见红底：为胃肠结热而热已入营

青紫色的舌

凡是看过中医的人都知道，在就诊时要认真按脉、观舌。舌象主要包括舌质、舌体、舌苔等。人的正常舌质颜色淡红润泽，上面有一层薄薄的白苔，像一层透明的青纱，盖在淡红的舌质上，使舌质若隐若现、生机盎然。古人形容说，舌头上有一层薄苔，就像大地上铺盖着软软的草绒，说明土壤滋润，表示人的脾胃之气充盈生发，是健康的象征。

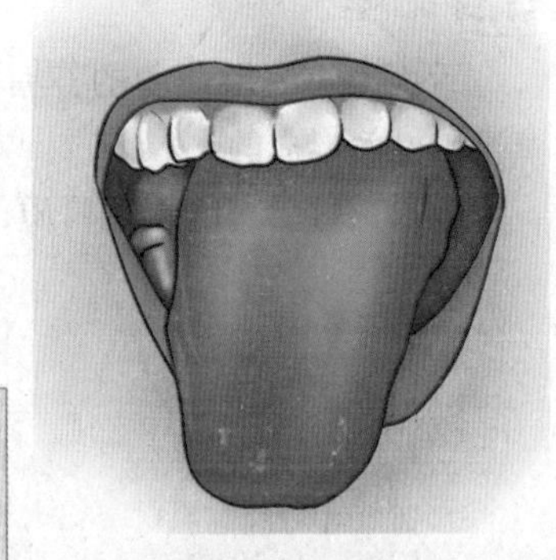

如果舌头发青发紫，则是体内有瘀血或血流滞缓的特殊信号

青紫舌的常见病症

癌症病人往往会舌色青紫，与瘀血积滞有关的慢性病（如肺心病、慢性肝病、脉管炎、妇女痛经等）患者亦可有青紫舌，但其比例及严重程度远不及癌症患者

青紫舌的形成

在正常情况下，人体内的红细胞在血管内流动就像一根线一样连贯不断。而在有瘀血的情况下，红细胞之间就存在着空隙而不连贯，在血管内流动时也成为点状，甚至可看到几个红细胞扭结在一起，使毛细血管发生栓塞。现代医学研究证实，任何病因引起的静脉瘀血、血流缓慢、血黏度增高、毛细血管扭曲畸形、血管脆性增加、血管收缩痉挛、血中低氧、血栓阻塞等，都可导致舌的微血管循环不良、血管颜色变深变紫，从而出现青紫舌

所以，青紫舌是体内有瘀血的特殊标志，可以预警疾病，特别是在癌症的辅助诊断、分期、辨证、估计预后、指导治疗等方面，有较高的实用价值。一旦发现青紫舌，必须请医生详细检查，找出病因，及时治疗，切不可疏忽麻痹。

过于光滑的舌头

人大多希望自己拥有如簧的巧舌，不过舌头光滑可不一定说明舌尖牙利，也有可能是缺乏了某种营养元素。

光滑舌头的常见病症

1. 如果舌头光滑而苍白，有可能是几种严重营养不良中任意一种的信号，如缺乏叶酸、维生素 B_{12} 或者缺钙。由于营养不良，舌头失去了粗糙的覆盖物，变得脆弱，甚至可能会缩小

2. 光滑的红舌头可能是恶性贫血的健康警示。恶性贫血是维生素 B_{12} 缺乏导致的一种常见贫血症，很容易治愈。光滑的红舌头也可能是吸收障碍综合征的信号。吸收障碍综合征是一种机体不能吸收足够营养物质的肠道疾病

3. 如果舌头上只有一小块是光滑的，呈现红色或者白色，那么有可能是患上了正中菱形舌炎。正中菱形舌炎是舌炎的一种情况。正中菱形舌炎是发生于舌盲孔前、舌背中线区（即人字沟前方）的菱形或似菱形的、圆形或椭圆形的无乳头病损，直径约 1 厘米，颜色微红，与周围组织有明显的界限；有时局部呈结节状，触之较硬，但基底部较软。这块光秃秃的部分看起来像块钻石或者呈菱形，可能很平，也可能高出来，完全没有舌乳头和味蕾；通常位于舌头的中央到后部，可能很小，也可能大至覆盖几乎半个舌头。正中菱形舌炎并不常见，医学上也称为中央性舌乳头萎缩，男性比女性多发

患有正中菱形舌炎的人有时会出现吻痕，即由于舌头上的光滑区摩擦软腭而形成的红色、疼痛的斑块。出现这些斑块的部位容易感染念珠菌。

舌苔肥厚

舌面上有一层薄薄的苔垢，即舌苔。中医学认为舌苔是由于胃气与邪气结合上蒸至舌面而形成的。

如果透过舌苔能看见舌质，就是薄苔。薄苔也可以分为薄白苔和薄黄苔两种。

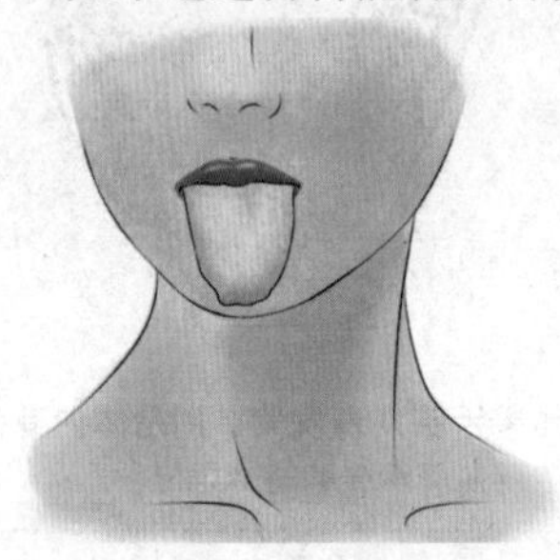

薄白苔

【人群】薄白苔是正常的舌苔状态，是胃气充足，内脏功能正常的表现

【疾病表现】在病理上，多是由感受风寒或风热所引起的，但此时正处于疾病的初始阶段，病情较轻，尚未伤及脏腑

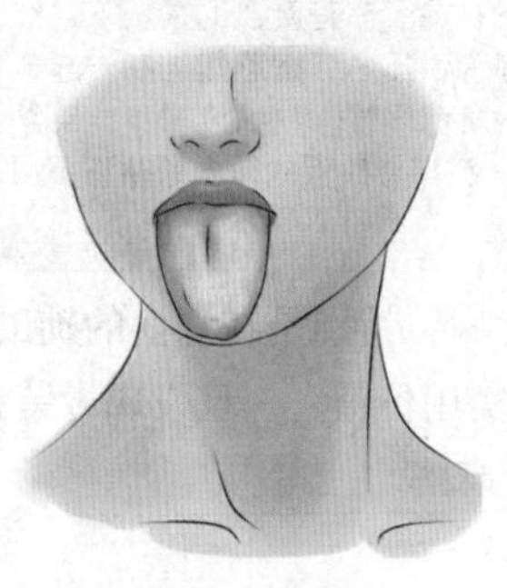

薄黄苔

【人群】薄黄苔是实热证初期的病理表现

【疾病表现】一般是感受风热之邪所引起的；也可见于脏腑热证的病情轻浅阶段。薄黄苔是病位表浅的征象

如果舌苔紧密厚实，布满了整个舌面，且无法透过舌苔看见苔下的舌质，就是舌苔肥厚的表现。舌苔肥厚是邪气过盛、体内有积滞的表现，是病情较重的征象。根据舌苔颜色的差异，可将厚苔分为白厚苔和黄厚苔两种。

白厚苔

白厚苔是阴寒之邪入里，或内有寒湿、寒痰积滞的表现。一般是饮食过多，营养过剩，脾胃消化功能不良所造成的；也可能是寒邪侵袭脾胃，运化功能失常引起的。舌苔越厚，则病邪越深，病情也就越重

黄厚苔

黄厚苔是体内的湿痰与热交阻，气血不畅的表现，属实热证。一般是代谢失常，体内的垃圾堆积所造成的；也可能是肠胃产生逆蠕动，导致胆汁反流而形成的

薄苔和厚苔是可以相互转化的。如果舌苔由薄变厚，则说明邪气渐盛，病情加重；如果舌苔由厚变薄，则表示正气胜邪，病情好转。但是如果厚苔突然消退，且没有新生的舌苔出现，则是体内正不抵邪的表现，甚至可能是胃气已绝的征象；如果薄苔骤然变厚，则是体内的邪气亢盛并迅速深入脏腑的表现。

第2节 舌头不舒服怎么回事

舌头肿胀，好难受

不知为什么，舌头突然变得肿大肥胀，敏感性也下降了许多，用牙齿小心地咬一咬，几乎都没什么感觉。舌头肿胀，让人好难受。

中医认为，舌胖提示气虚或有水湿；舌胖而苔腻的多属痰湿或湿热。舌色鲜红肿胀，是心胃有热；舌紫而肿，多因酒毒上冲；如果舌肿连口唇也肿大青紫，是血液凝滞，常为药物中毒或食物中毒所导致。

现代医学认为，舌头肿胀，主要与舌体的结缔组织增生、组织水肿，或血管、淋巴回流障碍等因素有关，多见于甲状腺功能减退、慢性肾炎尿毒症以及急性中毒者。

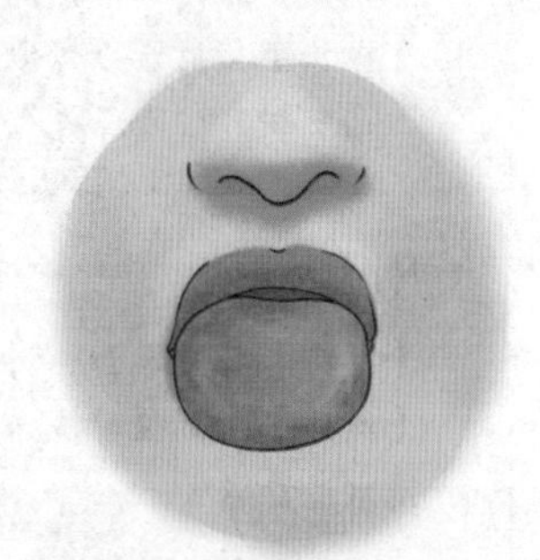

舌头肿胀表现为舌体增大，舌边有齿痕，又称舌胖大。舌头肿胀让人感觉非常不适，情况严重者的舌头会塞满口腔，转动不灵，甚至影响到呼吸和语言。更有甚者，此症还会伴有舌头红肿、舌上出现芒刺等现象，这表明可能有重症

舌头肿胀的原因
1. 如果咽部或颈部受压迫，例如严重的喉头水肿或甲状腺极度肿大时，舌头也会出现肿胀
2. 腺垂体增生或长了肿瘤，导致垂体分泌生长激素过多，会出现舌头肿胀的情况；同时，下颌、手指、脚趾等部位会共同肿大，即肢端肥大症；白血病和一些恶性病变也会侵犯舌部，导致明显肿胀
3. 机体受到淀粉样病变的侵蚀，使体内产生的异常蛋白质积累在舌头上，也会使舌头变大，这种异常物质会影响到心脏、肾脏、肝脏等
4. 舌头肿胀，有时和口腔卫生有关。可以采用一些简单的办法清洗舌面，包括用专门的软毛刷轻轻地刷舌面，没有软刷牙刷也可以，但一定不能太用力。也可以用盐水和漱口水漱口，或是使用冲牙器来冲洗舌背。切记不能用硬板类、锐利的器具使劲刮舌苔

食疗调理舌头肿胀

猪腰枸杞汤

【材料】猪腰2只，枸杞子、山萸各15克，食盐适量。

【做法】猪腰洗净切片，与枸杞和山萸一起放入砂锅内煮至猪腰熟，加入食盐，吃猪腰喝汤。

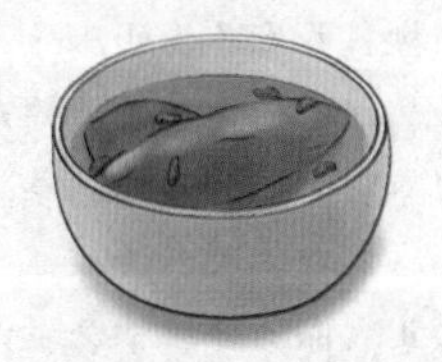

莲子栀子羹

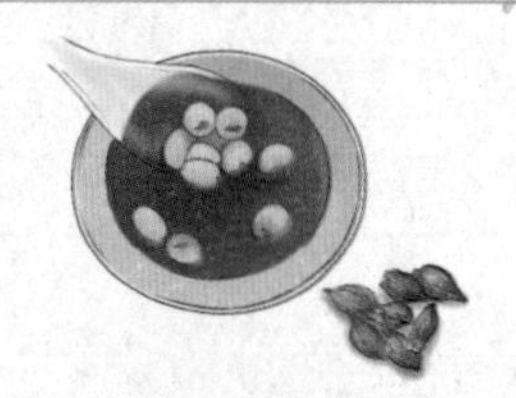

【材料】莲子 30 克，栀子 15 克，冰糖适量。

【做法】将以上材料一起放入锅中加水炖煮，沸腾后再用小火煮至熟烂，吃莲子喝汤即可。

猪肝菊花汤

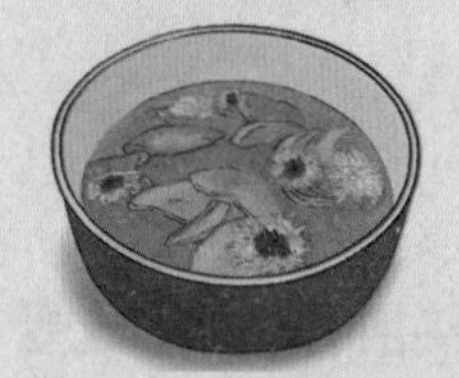

【材料】猪肝 1 付，菊花 30 克，食盐少许。

【做法】猪肝洗净切块，菊花用纱布包好，与猪肝一起放入锅中加水煮熟，调入食盐即可，吃肝喝汤。

川贝冰糖梨

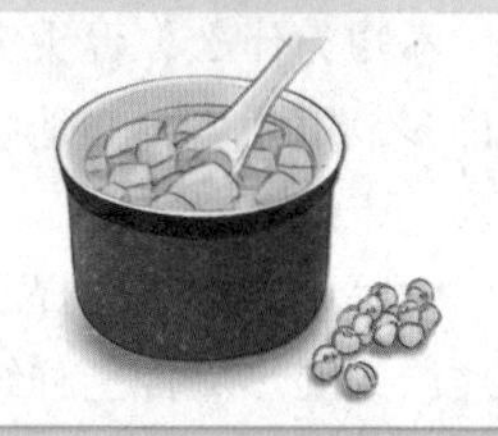

【材料】川贝母 10 克，梨 2 个，冰糖适量。

【做法】川贝捣碎成末，梨削皮切块，加冰糖适量，清水适量炖服。

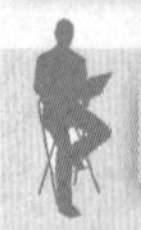

小贴士

如何科学地补充纤维素

纤维素较多的食物有燕麦、苹果、蔬菜、可溶性膳食纤维等。植物都具有纤维素，多吃蔬菜有好处的。纤维素虽然不能被人体吸收，但具有良好的清理肠道的作用，因此成为营养学家推荐的六大营养素之一，是适合 IBS 患者食用的健康食品。常见食品的纤维素含量如下：

麦麸：31%。

谷物：4% ~ 10%，从多到少排列为小麦粒、大麦、玉米、荞麦面、薏米面、高粱米、黑米。

麦片：8% ~ 9%；燕麦片：5% ~ 6%。

马铃薯、白薯等薯类的纤维素含量大约为 3%。

豆类：6% ~ 15%，从多到少排列为黄豆、青豆、蚕豆、芸豆、豌豆、黑豆、红小豆、绿豆

无论谷类、薯类还是豆类，一般来说，加工得越精细，纤维素含量越少。

蔬菜类：笋类的含量最高，笋干的纤维素含量达到了 30% ~ 40%，辣椒超过 40%。

其余含纤维素较多的有：蕨菜、菜花、菠菜、南瓜、白菜、油菜。

菌类（干）：纤维素含量最高，其中松蘑的纤维素含量接近 50%，30% 以上的按照从多到少的排列为：发菜、香菇、银耳、木耳。

此外，紫菜的纤维素含量也较高，达到了 20%。

坚果：3% ~ 14%。10% 以上的有黑芝麻、松子、杏仁；10% 以下的有白芝麻、核桃、榛子、胡桃、葵瓜子、西瓜子、花生仁。

水果：含量最多的是红果干，纤维素含量接近 50%，其次有桑葚干、樱桃、酸枣、黑枣、大枣、小枣、石榴、苹果、鸭梨。

各种肉类、蛋类、奶制品、各种油、海鲜、酒精饮料、软饮料都不含纤维素；各种婴幼儿食品的纤维素含量都极低。

舌歪斜意味着什么

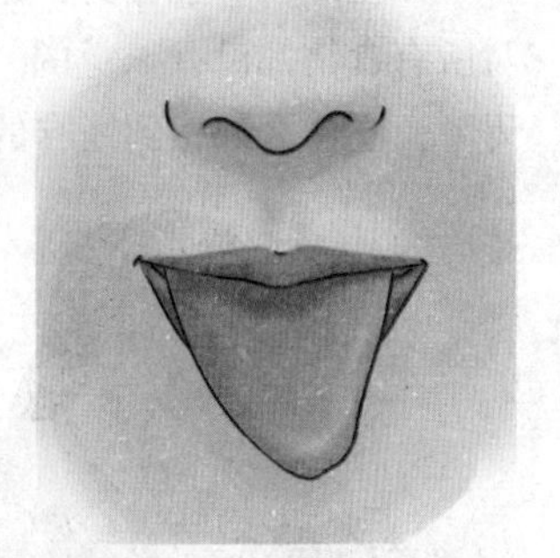

头伸出时，舌尖偏向一侧，意味着身体有恙

正常人伸舌出来时，舌尖应正对鼻尖，有些人在伸舌后，舌头往往不能居于正中线，舌头伸出时，舌尖偏向一侧，或左或右，称为偏歪舌。

当出现舌歪斜，病侧的舌肌往往会觉得麻痹，无力收缩，稍一伸长，舌体就两侧不均而偏歪，所以左侧舌肌麻痹时舌尖就偏向左，右侧舌肌麻痹则舌尖偏向右。

偏歪舌多由风邪作祟，致气血不畅、营养不调所致，最常见于一些脑血管疾病，如脑血栓、脑栓塞，在进行一段时间康复治疗，如针灸后，这种情况可基本甚至完全消失。若属局部性疾病，如舌下神经受压迫损伤或面神经麻痹等引起者，治疗上往往有一定的难度。

此外，舌部肿瘤与舌下神经受损也会引起舌歪斜，且会同时伴有舌萎缩。不明原因的舌歪斜，应提高警惕，不排除颅内的病变。

小贴士

脑血管疾病患者的饮食调养

肥胖、血脂高、血糖高、血压高这些异常都是造成脑血管疾病的危险因素。在治疗上除了服用相应的药物治疗以外，饮食调养也具有重要的作用。

1. 首先，肥胖的病人应限制主食的摄入量，将体重降至正常或接近标准体重。主食量一般控制在每天 300 克左右。如病人吃不饱，可用蔬菜、豆制品补充，尽量养成吃八成饱的习惯。

2. 少吃或不吃动物脂肪和动物内脏，如肥肉、肥肠、肚，因这些食品含有很高的胆固醇及饱和脂肪酸，容易加重动脉硬化。

3. 多吃优质蛋白质，如牛奶、鸡鸭（最好是野生的柴鸡）、鱼类、蛋类（蛋黄应少吃）、豆制品，少吃猪、牛、羊肉，且以瘦肉为好。

4. 多吃富含维生素的食品，如富含维生素 C 的新鲜水果、西红柿、山楂等；富含维生素 B_6 的豆制品、乳类、蛋类；富含维生素 E 的绿叶蔬菜、豆类等。

5. 饮食应以清淡为宜，避免过咸，最好不吃咸菜。因为吃得过咸，容易引起高血压。

6. 多吃纤维素多的食物，如芹菜、粗粮等，增强胃肠蠕动，避免大便干燥。有便秘的病人应多喝水，这样即可促进排便，小便的增加对防止泌尿系统感染有益。有的病人，由于行动不便，害怕小便而不喝水，是非常不利的。

舌头味觉障碍

味觉是位于舌和上颚的味蕾产生的感觉，溶解在唾液里的物质，接触味蕾后会产生刺激，这种刺激通过神经传递到脑，形成味觉。各种味物质和味蕾的味神经细胞有着犹如钥匙对锁孔一样微妙而神奇的对应关系。

味觉障碍一般分为：味觉迟钝、减退，甚至消失；把甜味变成苦味的“异味症”；对所有食物都没有味觉的“自发性味觉异常”；只对甜味没有感觉的“分解性味觉障碍”；吃什么都感到怪味的“恶味症”。

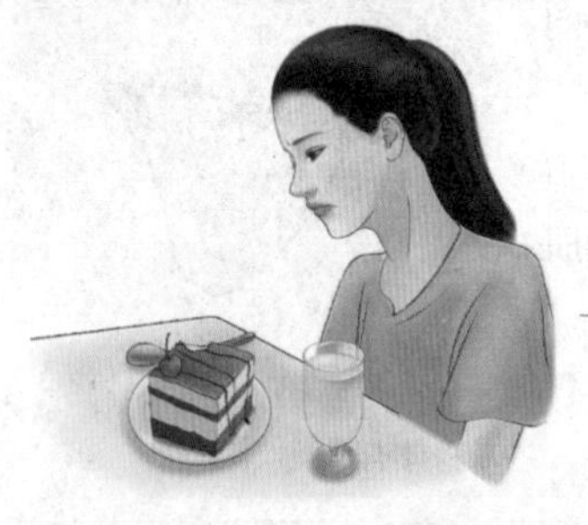

发生味觉障碍，会察觉不到食物的美味，无法享受吃饭的乐趣；食欲的减退，会使得血液中的锌量进一步减少，导致脂溢性皮炎和脱发、腹泻等症状

1. 味觉障碍的主要原因是锌摄入量不足，食品添加剂会导致锌的流失，偏食和长期吃快餐也会导致锌摄入量不足。人体内分解酒精的酶是锌酶，如果饮酒过量，会为分解酒精消耗大量锌，加上酒精会伤害味蕾，饮酒过量也是引起味觉障碍的原因

2. 味蕾功能受到破坏。如喜欢吃温度过高的食物，或其他原因将味蕾烫伤，味觉神经被切断，从而使味蕾的感知产生障碍

3. 忧郁症等心因性疾病和年老体衰等都会导致味觉障碍

要想远离味觉障碍，首先要调节情绪，保持心情的开朗轻松，减少生活压力和负面影响。

女性减肥要慎重，切勿过度减肥，以免造成神经功能紊乱，损伤味觉。

不能偏食挑食，不要食用过于精细的食品，适当增加五谷杂粮的摄入。

多吃含锌量高的饭菜，如晒干的青鱼子、杏仁、柿子、小鱼等，每天满足 15 毫克的锌摄入量。

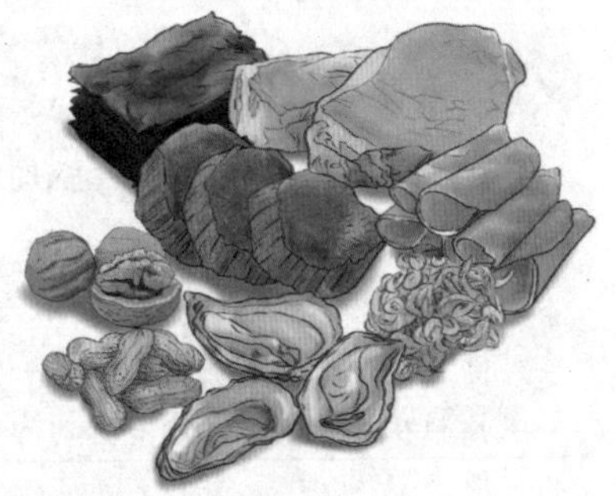

多吃一些富含锌元素的食物，如牡蛎、紫菜、虾皮、牛肉、猪肉、羊肉、动物肝脏、芝麻酱、花生、核桃等

粗心的人们可能难以察觉自己的味觉是否有障碍，但可以进行自检。你是不是不想吃东西，多么美味的饭菜进了嘴里，也都感觉不到它的美味？是不是有时唾液很少，甚至口干？如果是，那么，你可能就已经出现了味觉障碍。每天适当饮用绿茶，坚持半个月到一个月，即可以有效减轻这种现象。

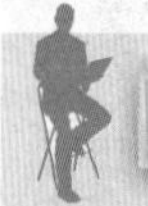

小贴士

味觉障碍的食疗调理法

1. 萝卜炖肉

白萝卜、瘦猪肉、水发海带、水发黑木耳各 50 克，水发玉兰片 30 克。将各种用料分别切成丝，肉丝加盐、水淀粉拌和。油热至 5 成，热爆香姜丝，倒入肉丝炒熟，再加入其他各丝煸炒，熟后调味即成。经常食用，可增强抵抗力，促进血液循环。

2. 山楂橘皮汤

山楂 100 克，橘皮 25 克。将山楂洗净、去核，橘皮切成丝，用沸水冲泡，当茶饮。也可用山楂、橘皮共煎成汤汁，再饮用。

第九章

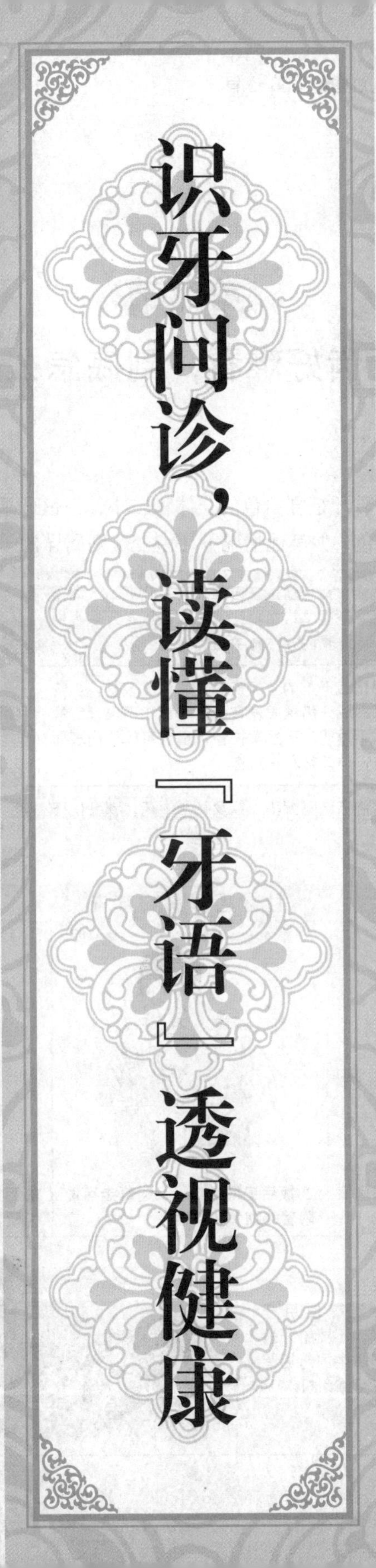

识牙问诊，读懂『牙语』透视健康

每个人都希望自己能拥有一副洁白健康的牙齿，但随着年龄的增长，很多人的牙齿都会或多或少出现一些问题，如牙齿变黄变黑，甚至变成各种颜色，最让人痛苦的就是龋齿了。俗话说，牙疼不是病，疼起来要人命。要想远离牙齿病患的折磨，就要从读懂『牙语』开始。

第1节 牙齿好难看，到底怎么了

棕黄色的牙齿

正常情况下小儿的乳牙是乳白色的，体积较小，但恒牙是呈淡黄色的。恒牙在正常情况下都应该呈淡黄色，但其他情况下牙齿变黄则属异常。

1. 常引起牙齿变黄的是氟牙症。氟牙症是在牙齿发育钙化期，人体摄入过量氟造成的，摄入氟主要是通过饮水。在我国有些地区天然水中含氟量过高，容易导致氟牙症，属地方性氟中毒的一种表现

2. 在小儿牙齿发育钙化期患比较严重的全身疾病，病程比较长，影响了全身营养代谢功能，也可造成牙齿釉质发育不全和钙化不良，它的特点是表面釉质失去光泽、不透明，可呈黄褐色，重者可使牙齿表面呈粗糙斑点状，外形不完整，患牙常左右对称

3. 局部外来因素如吸烟、饮浓茶、喝咖啡，以及某些中药，都会使牙齿变黄

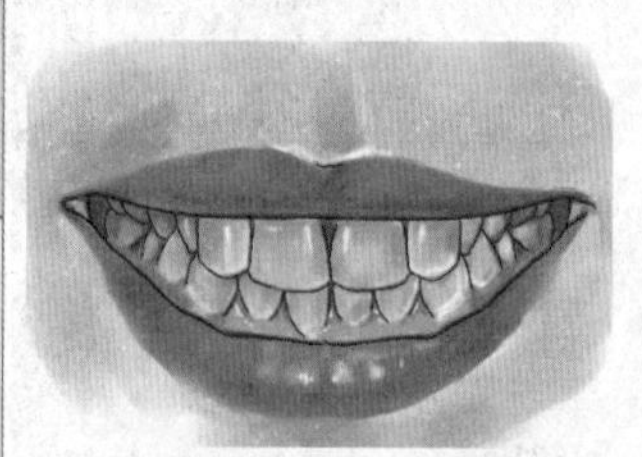

牙齿变黄最常见的原因是四环素类药物的过量使用。现在，卫生部已明令禁止生产和使用小儿用四环素，所以年轻人的四环素牙已经很少见了

让牙齿健康的方法

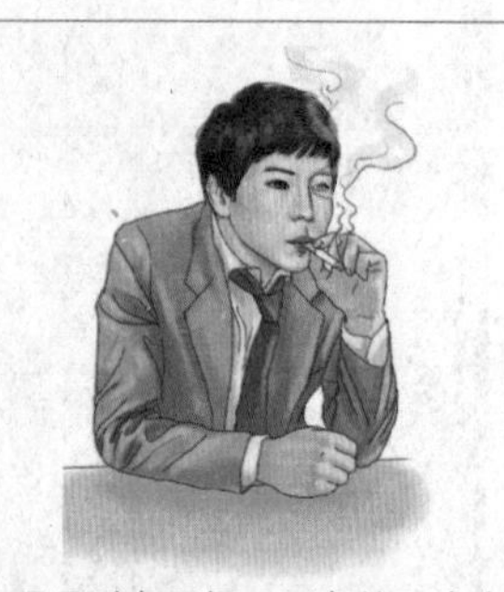

1. 尽量避免吸烟，以免给牙齿表面“染色”

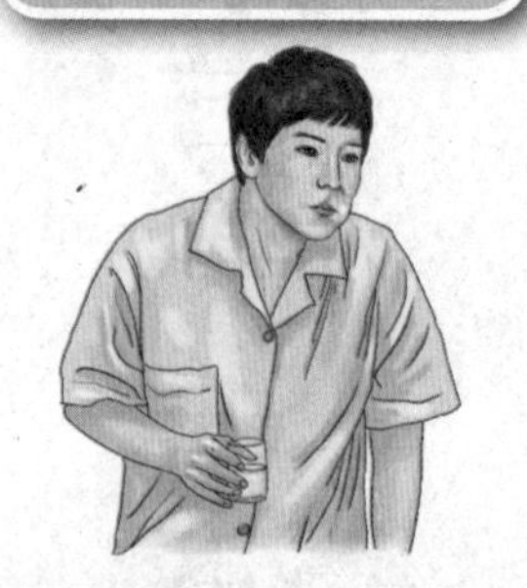

2. 饭后记得漱口，及时赶走可能附着的细菌和色素

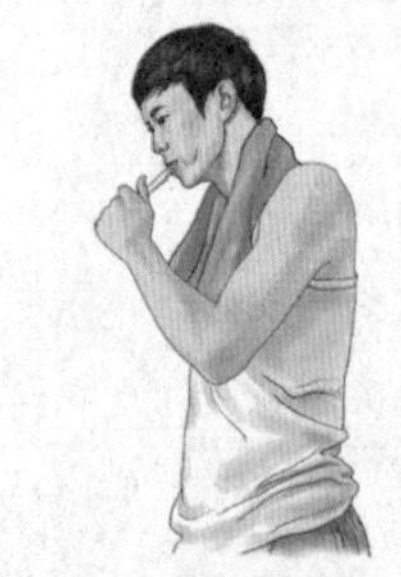

3. 每天坚持早晚两次刷牙，如果能配合使用洁白牙膏，当然更好

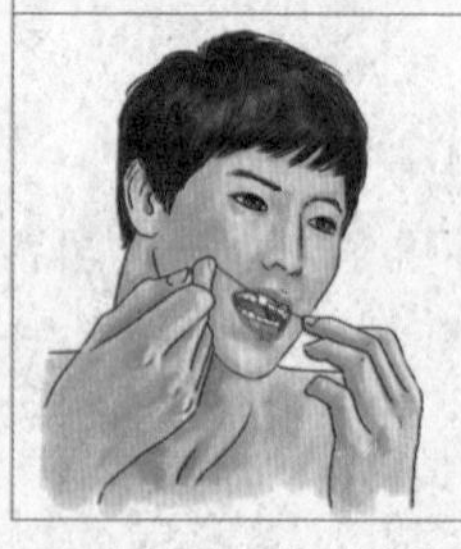

4. 正确使用牙线，不要给牙齿间隙中的污垢留下可乘之机

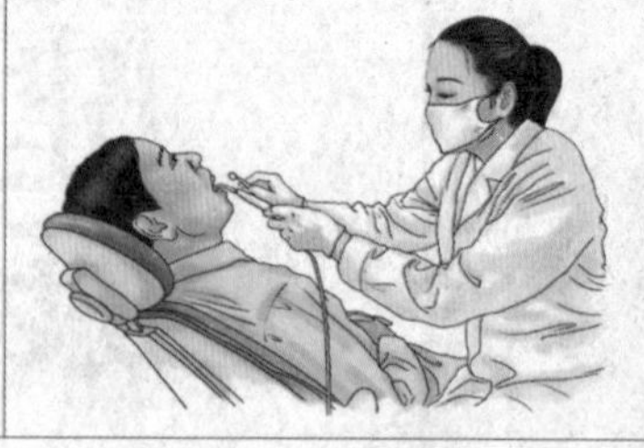

5. 咨询专业的牙医，每年定期去诊所洗牙，给牙齿做“大扫除”

在以上诸多牙齿保护的措施中，尤其值得我们注意的是刷牙这个环节。如果你想拥有洁白、整齐、健康的牙齿，选对牙齿清洁用品将有所助益。下面就向你介绍选择牙膏、牙刷、牙线的几个原则。

选择牙具的几个原则

牙膏

1. 适合你的牙膏不一定就适合其他人。如果你的医生向你推荐一种特别的牙膏，如抗过敏牙膏或去垢牙膏，它们并不一定就适合你的家人

2. 虽然也有人宣称漱口水能杀灭口腔细菌。但预防口腔疾病最重要的是将细菌从牙周袋中除去，而漱口水却不能渗入这些地方。此外，许多漱口水产品中含有酒精，有的酒精浓度高达20%甚至更高，这对孩子造成了危险。美国国家牙科和颅脑研究学院认为酒精含量高的漱口水与口腔癌有关。因此在购买漱口水时需要看清说明以及瓶盖设计有否考虑到儿童安全。或者选择不含酒精的品种

3. 如果你希望拥有一口洁白的牙齿，那么牙齿漂白剂可能会吸引你。但通常这种漂白效果并不持久。如果过多地使用漂白剂，还会对牙龈造成伤害或引起感染，尤其是退化或敏感牙龈。因此，在你使用漂白剂之前，应向牙科医生咨询，以确定哪种产品最适合你

牙刷

1. 选择软毛牙刷。软毛牙刷比硬毛牙刷更能有效清洁牙面，硬毛牙刷还会伤害牙龈和牙组织

2. 选择“小头”牙刷。牙刷“头”越小，也就越容易清洁口腔的隐蔽处和缝隙

3. 适时更换牙刷。当牙刷刷毛开始向外弯曲时，就要更换牙刷了，一支牙刷最多用三个月

4. 流感或感冒痊愈后应更换牙刷，以避免再次感染

5. 认清“牙医协会认可”的标志。确认包装上的质量认证标志

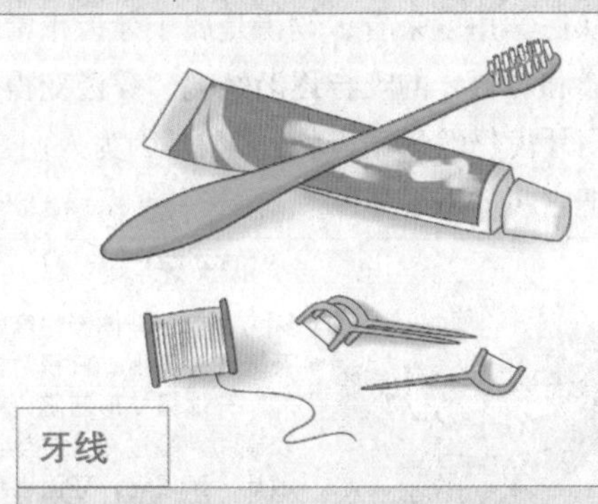

牙线

建筑起口腔健康的第二道防线。牙线对于牙缝间的清洁是十分必要的，因为那里常常是牙龈疾病的发源地。使用牙线的辅助用具可帮助固定牙线位置，使牙线更清洁到牙齿缝隙

在了解了如何选用适合的牙刷、牙线等知识后，掌握正确使用牙刷和牙线的技巧也非常重要。不同的人，健康状况不同，嘴的大小不同，牙刷和牙线的使用技巧也不同。总之，口腔健康影响着全身的健康。因此一定要掌握正确的刷牙技巧，维护牙齿和牙龈的健康。

斑驳的牙齿

牙齿上出现了很多斑块，颜色不均，可能是氟斑牙的表现，是牙齿由于饮用氟化水、使用含氟牙膏或者含氟漱口水而过度暴露于氟化物的结果。

氟牙症在世界各国均有报告。我国氟牙症流行区很多，东北、内蒙古、宁夏、陕西、山西、甘肃、河北、山东、贵州、福建等地都有慢性氟中毒区。氟中毒病关系人民健康，严重者会同时患氟骨症，应引起高度重视。

轻度的氟中毒，牙齿上的斑块很小、发白、不透明。比较严重的氟中毒，牙齿上的斑块会呈棕色，牙齿是斑驳的。在儿童时期，正在发育的牙齿过多地暴露于氟化物中就会出现这种情况。一般过一段时间之后牙齿上的染色和凹陷才会比较明显。这样斑驳的牙齿外观不好看，但是对身体无害。不过，这样的牙齿可能是氟中毒的早期健康警示，而氟中毒有可能危及生命。

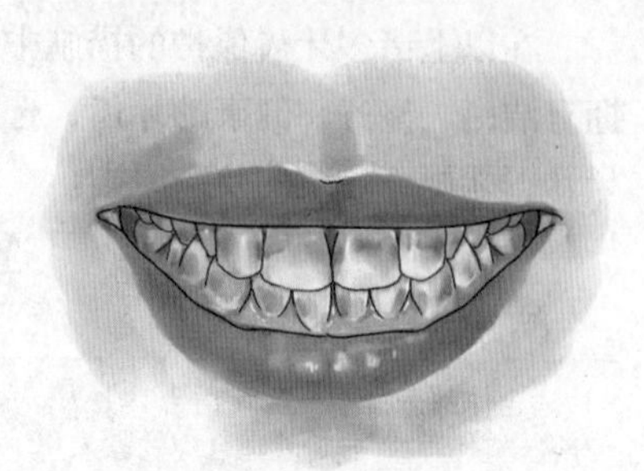

氟牙症又称氟斑牙或斑釉牙。此症具有地区性，是一种典型的地方病，为慢性氟中毒病早期最常见而突出的症状

锯齿状的牙齿或有凹痕的牙齿

在生活中我们会发现经常嗑瓜子的女性、咬钉子的木匠及鞋匠等，他们的牙齿会出现锯齿状的残缺。不要以为“瓜子牙”就无关紧要，它同样需要及早治疗。

从医学角度来看，锯齿是属于牙齿正常的解剖形态，随着年龄的增长，牙齿会因为咀嚼和对合牙的咬合逐渐磨耗，缓慢变得平整。另外还有一种情况：就是在成年以后前门牙齿仍然呈锯齿状，多数是因为人们喜欢用前牙嗑瓜子而出现的牙齿边缘磨损，我们把它叫“瓜子牙”。

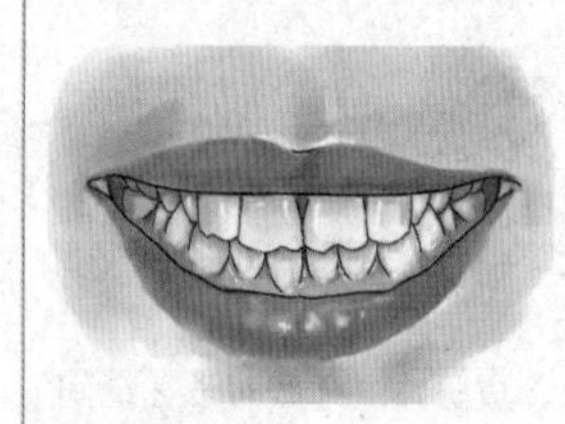

“瓜子牙”

称为上前牙牙体慢性磨损，主要发生在经常嗑瓜子的女性、咬钉子的木匠及鞋匠等身上。日积月累的咬切使上前牙切缘的某些区域牙釉质完全被磨耗，牙体呈V形凹陷，严重时部分牙本质暴露。由于磨损到牙本质，患者咬硬物，喝过冷或过热饮料，吃酸性食物时会出现酸痛，也就是牙本质过敏症。严重者，牙面出现折裂纹，甚至切角缺损，有的由于过度磨损使牙髓胚暴露出现牙髓病和根尖周病。所以，出现“瓜子牙”要及早治疗

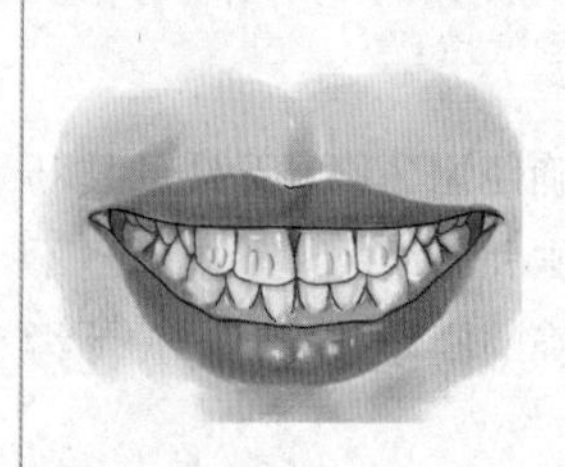

平滑的凹痕

如果牙齿上有平滑的凹痕，还可能说明吃了太多的橘子和柠檬。这些水果以及其他食物中的酸会腐蚀牙釉质，导致牙齿磨损

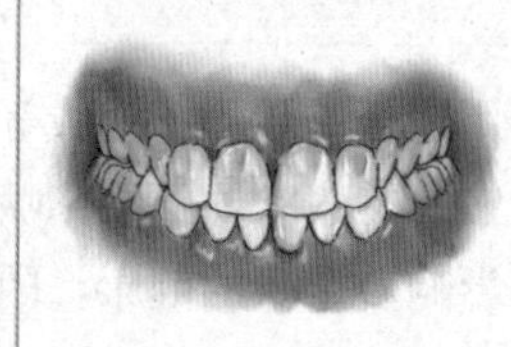

V形凹痕

如果牙齿靠近牙龈的部位有V形凹痕，可能你对刷牙过于热情了。有时，过多地使用牙签也会形成这样的凹痕。不过，这些凹痕更可能是磨牙的证据，医学上称之为磨牙症

牙齿上的黑洞预示着什么

如果你发现牙齿上有黑洞，那么说明你患上了虫牙。虫牙就是龋齿，龋齿是一种由口腔中多种因素复合作用所导致的牙齿硬组织进行性病损，表现为无机质脱矿和有机质分解，随病程发展而从色泽改变发展

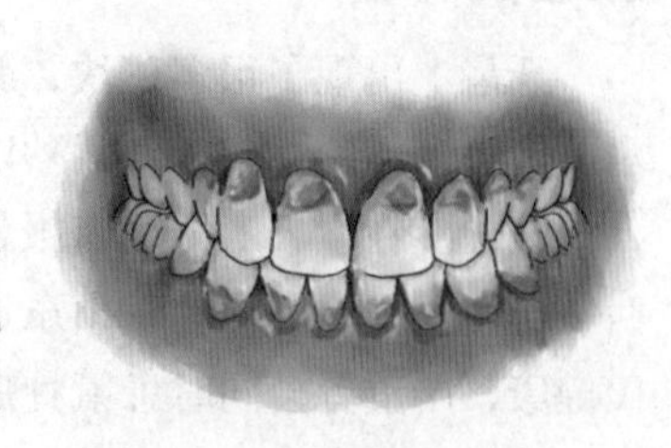

到形成实质性病损的演变过程。龋齿出现后，应该及时填补，以免其继续扩大。同时也应充分了解其产生原因，以免日后再次发生。

龋齿的主要成因

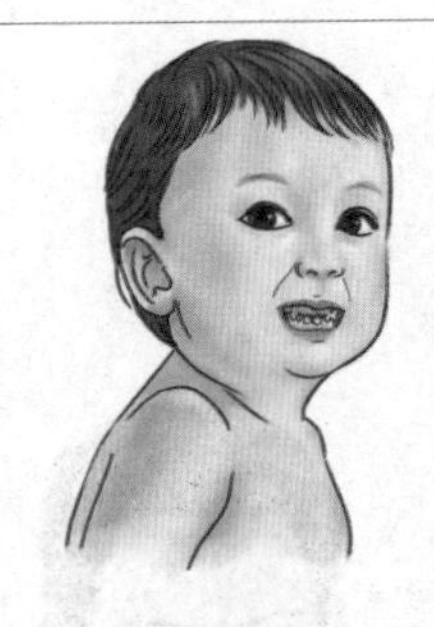

1. 牙齿本身的健康状况。孕妇在妊娠时的营养不良，会直接影响胎儿的牙齿健康状况；怀孕过程中，药物和感染类疾病也会造成胎儿的牙齿不健康。如此一来，先天龋齿因素便埋伏下来了

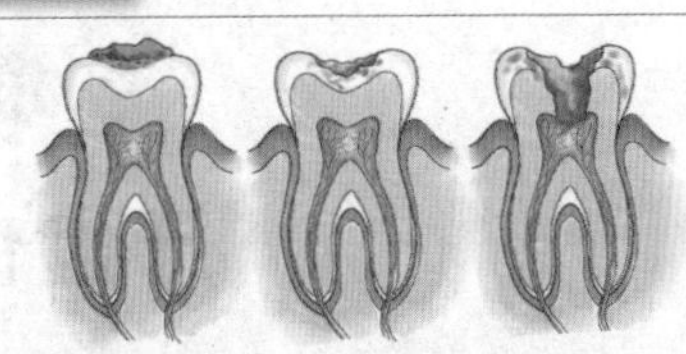

2. 口腔细菌的作用。口腔中的变形链球菌和乳酸杆菌，在口腔里残留的食物残渣上繁殖、发酵而使牙齿被腐蚀，软化，脱钙。牙齿脱钙后，便慢慢形成龋洞

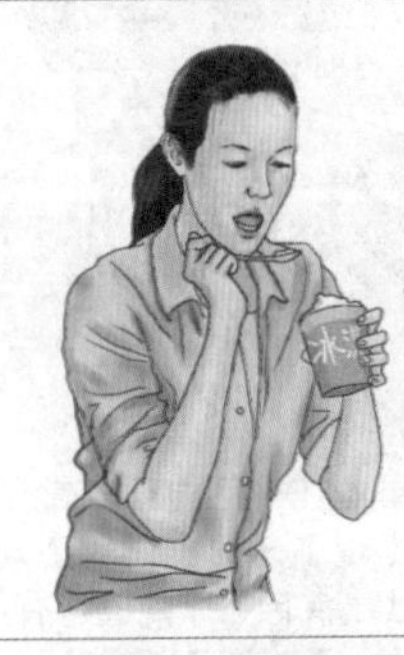

3. 食用糖类过多。糖类在龋齿的发生中起决定性作用。尤其是含有蔗糖的食物，可使牙齿的菌斑增多，导致龋链球菌大量增加

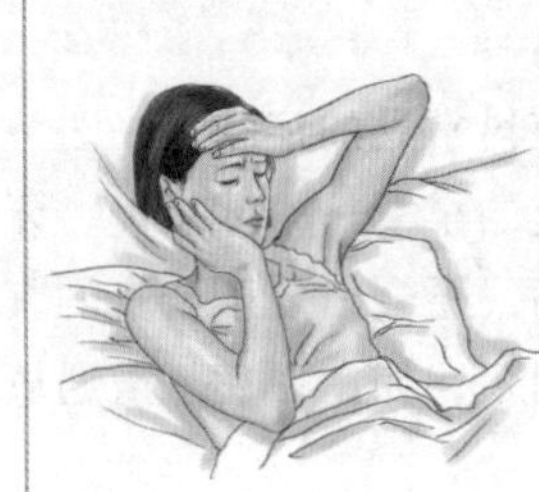

4. 抵抗力下降。机体的抵抗力包括牙齿和全身的抗龋能力，机体的内在因素可影响龋齿的发生。尤其是体内蛋白质、矿物质及维生素缺乏，更容易导致龋齿的发生

治疗龋齿的主要方法是充填。即将龋坏组织去除净，做成一定的洞形，清洗、消毒以后，用充填材料填充，并恢复牙齿缺损的外形。

要想远离龋齿，在生活中应该注意减少或控制饮食中的糖，养成少吃零食和甜点的习惯，睡前不吃糖，养成多吃蔬菜、水果和含钙、磷、维生素等较多的食物的习惯。

增强牙齿的抗龋性。主要是通过氟化法增加牙齿中的氟素，可采用自来水氟化、学校饮水氟化、牙面涂氟、含氟牙膏刷牙、氟溶液漱口等方法。

家庭外用治疗龋齿验方

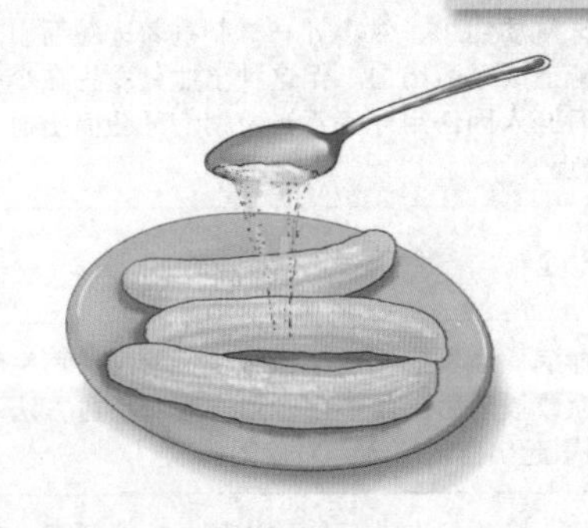

香蕉盐

香蕉3个，去皮抹盐少许吃之。每日2次

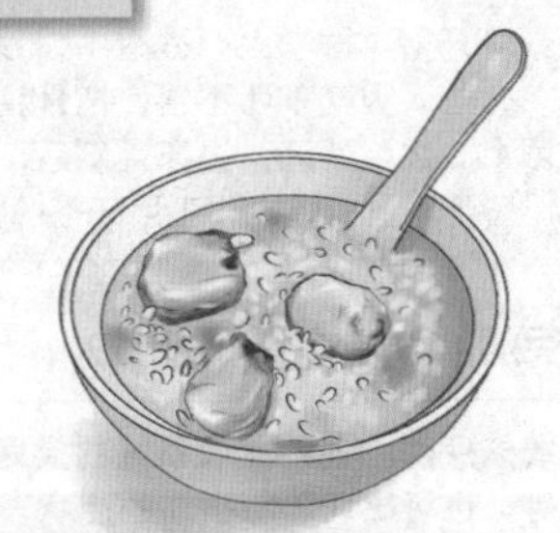

鸭蛋牡蛎粥

咸鸭蛋2枚，干牡蛎50克，粳米60克。将咸鸭蛋和粳米煮粥，熟时捞起咸鸭蛋去壳，切碎和干牡蛎一起放入粥内，再煮片刻，调味食用

第2节

牙齿也爱闹毛病

牙龈出血必须注意了

很多人都会面对这样的问题：早上刷牙或者吃东西的时候会发现自己的牙龈又出血了。虽然也说不上多疼，但确实让人苦恼不已。

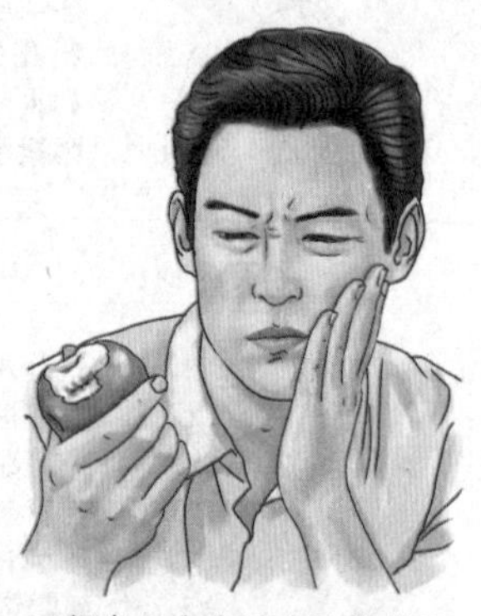

牙龈出血在生活中比较常见，如果出现了牙龈出血的现象，必须找出病因，才能进行有效地防治。平时注意补充营养，保持健康的卫生习惯，从而达到防治牙龈出血的效果

牙龈出血是口腔科常见的症状之一。一般情况下，牙龈出血常见于牙周炎的早期——牙龈炎。牙龈出血不仅仅出现于口腔科的疾病，还会出现于全身的其他疾病，可能预示着其他方面的问题，如白血病、遭遇放射性辐射、自身免疫性疾病等。

牙龈出血发生的原因很多，是口腔疾病的常见症状之一。一般分为局部性和全身性两种：

局部原因引起的牙龈出血

1. **牙龈炎和牙周炎**。这些病人由于不经常刷牙，或由于刷牙的方法不正确，在牙龈边缘的地方产生了牙石。牙石是一种坚硬的石灰样物质，对牙龈有刺激作用，能引起牙龈发炎、肿胀、充血，轻者在刷牙、吮吸、咬硬物或剔牙时出血，重者在轻微刺激或没刺激时也会出血。如发炎、高热致牙龈组织的血管结构发生改变，也会造成出血。口腔疾病所致的牙龈出血，多见于牙龈炎和牙周炎。此外，假牙不合适，食物嵌塞、牙周损伤等，都可造成牙龈出血。有的会在牙刷上留下出血的痕迹。人们遇到这种情况，不用担心，因为这类出血，在刷牙完毕后，很快就会停止

2. 龋齿已毁坏牙冠（医学上叫残冠），残冠表面有锋利的牙釉质组织，像小刀一样刺割着牙龈而引起牙龈出血；有些人因吃东西不慎，把骨头刺入牙龈里，也能造成牙龈出血。但这种出血只发生在个别牙齿的牙龈上，拔除残冠，去掉骨刺后，出血就会停止。有些人因使用牙签不当，剔伤牙龈而出血，这种出血，只要停止剔牙或改正用牙签的方法，也会很快停止

全身性疾病所引起的牙龈出血

1. **血液系统的疾病**。各种血液系统的疾病，如坏血病、白血病、血友病、血小板减少性紫癜、再生障碍性贫血等，也可出现牙龈出血的症状，常表现为牙龈出血或拔牙后出血不止，用一般的止血方法不易止住。遇到这种情况，一定要请内科医生详细检查，找出引起出血的原因，对症下药

2. **全身性疾病**。某些全身性疾病引起的牙龈出血，如肝硬化、脾功能亢进等导致的凝血功能低下，都可能出现牙龈出血症状。所以，去除局部刺激因素和消炎等治疗后，仍有牙龈出血不止者，应及早去血液病科或内科做进一步的检查，明确病因，及时治疗，以免误诊误治

牙齿酸痛，病况各异

牙齿一旦酸痛，通常表示已发生病变，应当引起患者重视，赶快请医生检查治疗，避免病变再进一步发展。

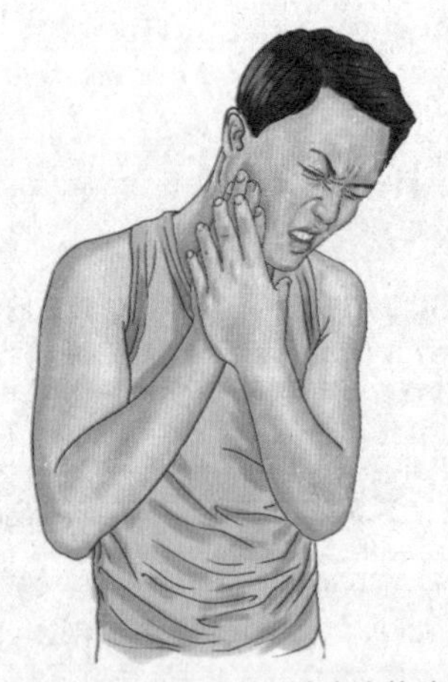

牙齿表面破损后，在口腔内液体浓度发生变化，或温度降低时，牙齿中象牙质小管内的液体就会出现瞬间的流动，压迫神经，导致剧痛。所以，要解决牙齿酸痛，首先要修复牙齿的破损

引起牙齿酸痛的原因
1. 楔子状缺损 最常见的是靠近牙龈缘或颊面的牙颈部产生一个三角形或月牙形的缺损，当缺损发展到一定深度时，则可产生酸痛的症状。出现楔子状缺损的原因很多，与由于牙颈部的牙釉质结构薄弱，以及长期不合理地采用横式刷牙方法等，对牙颈部长期进行磨损有关
2. 牙齿咬合面的磨耗 牙齿表面有一层白色坚硬的牙釉质覆盖，由于长期使用，可以出现牙齿咬合面的磨耗。如果磨损太快或太严重，牙齿下一层的牙本质会暴露出来。牙本质层里有神经末梢的牙本质纤维，此时，暴露的牙齿如受到外界刺激，即可出现牙齿酸痛的症状。而牙齿磨损太快太甚的原因是牙齿本身的发育钙化不良（即牙本身的结构质量差）。平日爱吃过硬食物，有夜间磨牙的不良习惯等也易引起牙痛
3. 龋齿（俗称蛀牙） 当龋齿病变破坏到一定深度时，牙轴质被破坏后，受到冷、热、酸、甜等各种刺激后，会产生酸痛的症状。龋齿治好后症状便可消失
4. 其他原因 如外伤、牙周病、原因不明的牙本质过敏等

牙痛起来要人命

俗话说得好，牙疼不是病，疼起来要人命。牙痛看似小毛病，疼起来却一点儿不留情，严重时钻心刻骨，让人欲哭无泪。每个人或多或少都有过牙痛的经历，这到底是不是病呢？

牙痛是一种非常普遍的口腔异常现象，与多种疾病的产生发展都有着密切关系。具体来说，牙齿剧痛的产生是由于牙齿中央有一空腔，其内的血管和神经通过狭窄的根尖孔与牙周组织相连。当牙齿的神经组织受到直接或间接的刺激时，这种刺激就会立刻传递到中枢神经，使人感到疼痛。

然而，许多牙病在早期并不能够被发现，也就是说，待牙疼现象出现时，往往牙病已经发展到一定程度了。因此，如若出现牙疼现象，一定不可掉以轻心，应该及时治疗，早日去除牙病隐患。

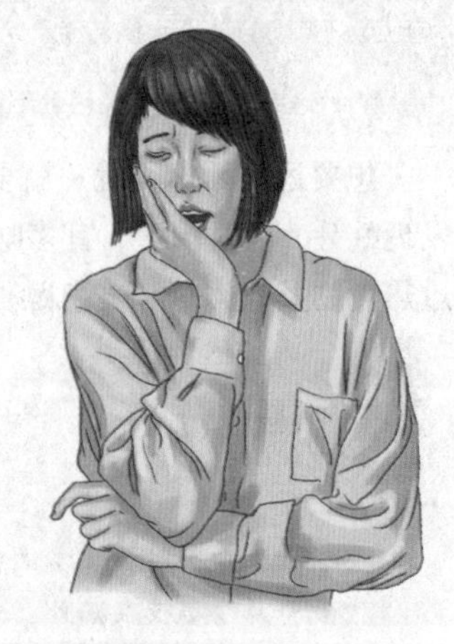

牙痛指牙齿因各种原因出现的疼痛，在中医中属于“牙宣”“骨槽风”范畴

能够引起牙疼的疾病如下：

1. 龋齿。当龋齿发展到一定的深度，达到牙髓或接近牙髓时，龋洞内的细菌就可以直接或间接通过牙本质小管而进入牙髓腔内，引起牙髓炎。牙髓炎引起的牙痛是极难忍受的，在外界没有刺激的情况下，就可产生剧烈的疼痛，疼痛呈间歇性。这时可先用防酸止痛牙膏，温水刷牙，必要时用民间验方止痛，但有效的治疗方法应是填补龋洞

2. 牙髓炎。多是由于深龋未补致牙髓感染，或化学药物或温度刺激引起，其疼痛为自发性，阵发性剧痛，可有冷、热刺激痛和叩痛。这种牙痛的应急处理，可用芬必得 300 毫克口服，一日 2 次，止痛，或用民间验方止痛。根治的方法是在局麻下用牙砧磨开牙髓腔做牙髓治疗

3. 急性根尖周围炎。由急性牙髓炎的发展或创伤等因素引起。牙病呈持续性疼痛，有浮起感，不敢咀嚼，患者能正确指出病牙，如叩击病牙则引起疼痛，此时由于病牙神经已坏死，无继发性疼痛

4. 急性牙周炎。牙痛的性质与急性根尖周围炎类似。牙病不仅出现咀嚼痛和浮出感，而且已形成牙周袋以及牙松动。牙龈组织可出现反复肿痛及出血。这时可服消炎止痛药，如先锋霉素四号 0.5 克，一日 3 次；甲硝唑 0.4 克，一日 3 次；吲哚美辛 25 毫克，一日 3 次；并吃软食。也可用民间验方应急止痛。待消炎后再做根管治疗

5. 牙周脓肿。牙周组织炎症进一步发展可引起化脓性炎症。脓肿形成时疼痛剧烈，脓肿形成后局部出现波动感。在牙周脓肿形成后，疼痛可明显减轻或缓解

6. 牙体过敏症。常为牙龈萎缩、牙颈部牙本质暴露及牙体缺损所致。此时，冷、热、甜、酸等刺激均可出现疼痛，但刺激停止后疼痛即可消失

7. 干槽症。多在拔牙后 2~4 天发生，可引起自发性持续性剧烈疼痛。检查时可发现拔牙伤口内血块形成不良，有臭味

8. 牙外伤。如意外摔倒、碰伤或吃饭时咬到砂粒等致牙折或牙裂开，引起牙痛。可先服消炎、止痛药，也可用民间验方止痛。有条件者应到口腔科处理

9. 智齿冠周炎。智齿萌出困难（阻生），加上口腔卫生不良，引起牙冠周围组织发炎、肿痛。可用口泰或口舒等含漱液漱口，服消炎、止痛药或用民间验方止痛。消炎后再拔除阻生牙。此外，流感、三叉神经痛、颌骨囊肿或肿瘤、高血压、心脏病，有时也会引起牙痛。所以主诉牙痛，但牙齿又无任何病变者，切不可盲目滥用止痛药了之，应及时去医院专科诊治

10. 其他疾病。其他的如牙龈、颌骨肿瘤以及三叉神经痛等，也可引起同侧牙齿相应区域的疼痛

想要远离牙疼困扰，就要注意口腔卫生，养成早晚刷牙，饭后漱口的良好习惯。发现蛀牙，及时治疗。宜多吃清胃火、肝火的食物，勿吃过硬食物，少吃过酸、过冷、过热食物及糖类。脾气急躁，容易动怒，会诱发牙痛，故宜心胸豁达，情绪宁静。

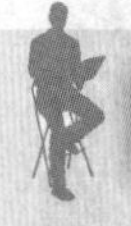

小贴士

牙痛的食疗药膳

1. 将云南白药粉加热水调成稀糊状。直接涂在龋洞和牙龈上即可治疗牙痛。

2. 切一片生姜咬在痛处，必要时重复使用，即可止痛。

3. 取樟脑、冰片适量，共研成细末，放于牙痛处，并令病人吸气即可止痛。

4. 取荔枝 10 只，在其肉内填入少许食盐，用火煨干后研末，擦痛处即可。

5. 取陈醋 120 克，花椒 30 克，熬 10 分钟，待湿后含在口中 3~5 分钟后吐出（切勿吞下），可止牙痛。

6. 取葱白 1 根，白矾 15 克，共捣烂，置于牙痛处，每隔 5 小时换 1 次。

年纪轻轻却不敢咬硬物

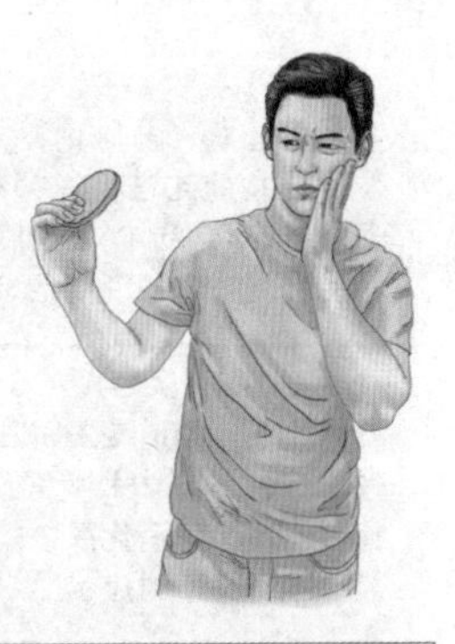

你是否也遇到过这样的情况：年纪轻轻碰到稍微硬点儿的食物却不敢去咬。牙齿松动可能是多种因素造成的，要想拥有坚固健康的牙齿，远离牙齿松动的困扰，就需要我们养成良好的生活习惯。

在正常生理状态下牙齿会有一定的松动度，主要是水平方向的，不易察觉，而非正常的牙齿松动则可由许多疾病引起。

1. 牙周病。牙周病是引起牙齿松动的常见因素。若为轻度松动，通过有效的牙周治疗，多会恢复正常；若为重度松动，在治疗牙周病的同时，还应该把松动牙与相邻的结扎固定在一起，用以降低松动牙的负荷，阻止牙齿松动的加重
2. 面部外伤。受到面部局部外伤也是造成牙齿松动的因素之一。若为轻度松动，可服用消炎药，一旦炎症消退，牙齿即可自动恢复固定状态；若松动严重或有脱位、移动，就应把牙齿复位，然后结扎固定于相邻的牙齿上，并服用消炎药，保持口腔卫生，短期内禁用此牙等，过 1~2 个月此牙即可恢复正常
3. 炎症。牙周炎或根尖周炎急性发作时会引发牙齿松动。治疗主要是控制炎症，一旦急性炎症得到缓解，牙齿松动情况也能减轻或消失
4. 咬合异常。个别牙咬合力量过大或咬合关系异常时出现的牙齿松动，一般经医生调整咬合后，消除咬合创伤，牙槽骨能自我修复，牙齿也可恢复稳固状态

不同的原因都会造成牙齿松动，在生活中要想远离牙齿松动困扰，就要养成良好的生活习惯。

1. 要少吃坚硬的食物。人的牙齿上包有一层珐琅质。人若经常吃一些坚硬的食物，会使这层珐琅质因过度磨损而受到破坏，甚至使深层的牙本质暴露在外，使牙髓神经失去保护。因此，应尽量少吃甘蔗、榛子等坚硬的食物，更不能用牙齿去启瓶盖、拔钉子，以防止牙齿受到损害
2. 既要常漱口，又要常刷牙。有的人认为只要经常漱口就能保护牙齿，不必总刷牙。其实，常漱口很有必要，但漱口代替不了刷牙。因为刷牙既能清洗牙齿表面的污垢，又能杀灭口腔中的细菌。长期坚持刷牙可以有效地防止牙菌斑和牙石的形成。因此，应该养成常刷牙和常漱口的习惯
3. 定期洗牙。有的人认为保护牙齿只要坚持刷牙就可以了，没有必要总去洗牙。这种观点是不对的。其实，刷牙是不能代替洗牙的。这是因为个人长期只刷牙不洗牙的话，在其牙齿的背面和侧面就会形成大量的牙菌斑和牙石。而洗牙则可通过一些物理和化学的方法去掉牙齿各个面上的牙菌斑和牙石，从而达到彻底清洁牙齿的目的。因此，应养成定期洗牙的习惯，最好每年洗牙 2~3 次
4. 掉了牙及时修补。临床研究发现，人的牙齿脱落后若没有得到及时的修补，那么其附近的牙齿也会很快松动甚至脱落。另外，人的每颗牙齿都有不可替代的作用，哪怕只有一颗牙齿出现缺失，也会使人的咀嚼能力下降，从而影响人体对食物的消化吸收。因此，专家告诫老年人 一旦出现牙齿缺失，就应立即进行修补，以恢复牙齿的功能，并固定其邻近的牙齿

睡觉咯吱咯吱老磨牙

人在睡眠中习惯性磨牙，或清醒时有无意识的磨牙习惯，称为磨牙症。磨牙不但会打扰周围人的睡眠，磨牙者本身的牙齿也会受到磨损，其牙周组织、下颌骨节功能均会受到一定程度的危害。

出现磨牙症的原因

1. 胃肠道膨胀。睡前吃了过多零食或食欲亢进，晚餐食用过多，造成肠胃道晚上有膨胀感，就会出现磨牙、说梦话等现象

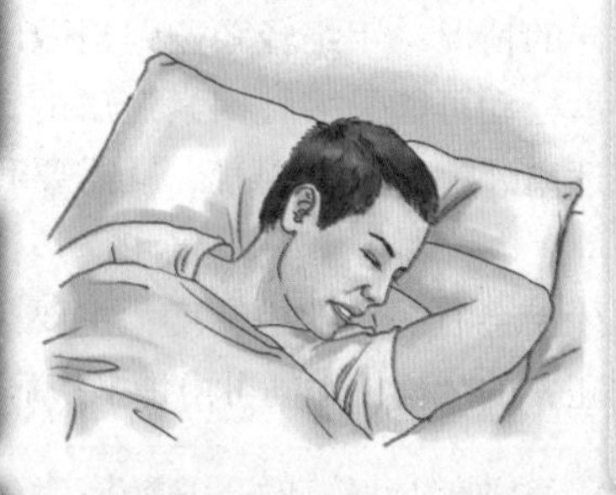

2. 寄生虫。肠道滋生寄生虫时，寄生虫会分泌一种毒素，刺激肠道壁，影响消化系统的功能，即会出现磨牙的症状

3. 胃肠消化功能下降。如果胃肠功能下降，体内的乳酸代谢物未能及时得到处理与排泄，聚积在体内，致使身体肌肉紧张而不规则地收缩，而人体的下颌关节运动肌最为敏感，在夜晚睡觉时，便会反映出磨牙、睡不安稳等症状

4. 牙齿疾病。由于牙齿咬合的障碍，夜晚睡觉时会无意识地增加牙齿的磨动来去除咬合的障碍。蛀牙、牙周病、牙龈肿胀等牙齿异常病出现时，也会引发口腔不适，最直接的表现就是在夜晚以磨牙的症状反映出来

5. 精神不振。日常精神紧张、压力增加，在精神压力的作用下，人体下颌骨肌肉的紧张性也会随之提高，夜晚支配咬肌的三叉神经，就会在睡眠时逐渐减弱、失去其支配的功能，使得咬肌不自主地运动，造成磨牙

6. 全身其他因素。营养缺乏、血糖血钙浓度、内分泌紊乱等都可能成为磨牙症的发病因素。另外，尿酸增多症、甲亢、过敏、膀胱应激症等，也可能会引起磨牙

夜间磨牙虽然暂时不会感到有什么痛苦，但是长期磨牙，可引起牙齿牙合面和邻面的严重磨损，及并发各种病症，顽固性磨牙症会导致牙周组织破坏、牙齿松动或移位，牙龈退缩，齿槽骨丧失。它又可引起咀嚼肌功能异常，如咀嚼肌功能亢进、痉挛、疲乏、疼痛等。

改善磨牙状况的方法

1. 减轻大脑兴奋

睡前休息放松，保持心情平静，或做合适的运动，适当增加身体的疲劳以加快入睡，增进睡眠质量。睡前尤其避免食用巧克力或饮用咖啡、浓茶等刺激性食物，不要看刺激惊险热闹的电视剧、书籍等，减轻大脑的兴奋性，培养良好的睡眠习惯

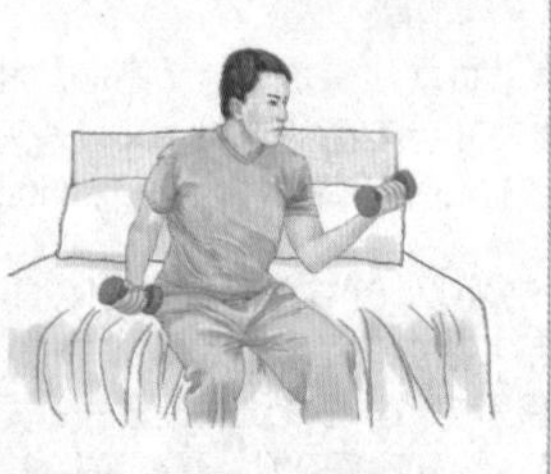

2. 矫正牙颌系统不良习惯

日常生活中的不良用牙习惯，如单侧咀嚼、咬铅笔、常嚼口香糖等均需要改正

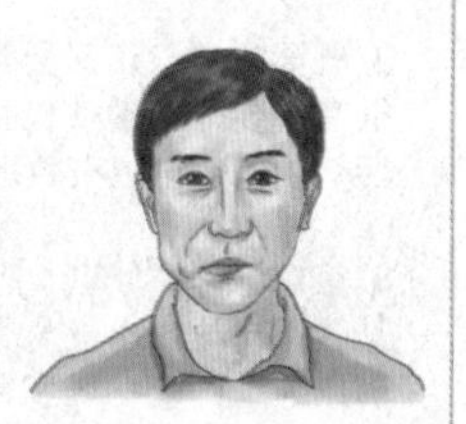

3. 合理饮食

饮食上注意清淡有营养，避免睡前吃太多的东西，戒烟戒酒，三餐定时定量地正常进行，多吃维生素含量丰富的食物，生活富有规律，可以起到很好的调节预防作用

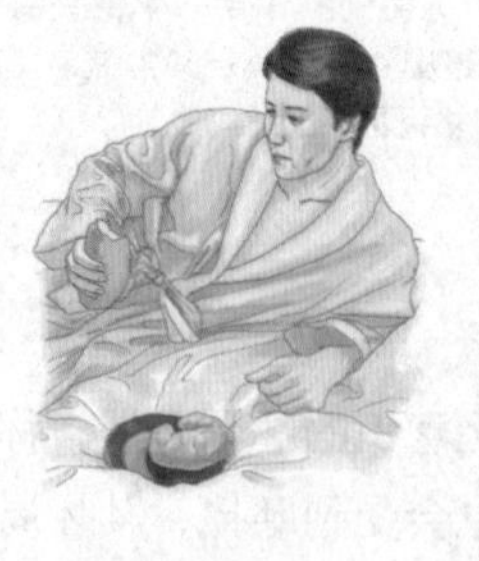

4. 缓解压力

三五好友聚会聊天，放松心情，调整心态，抒发心中的不满委屈，获得有效的支持鼓励和意见，保持良好的心理状态

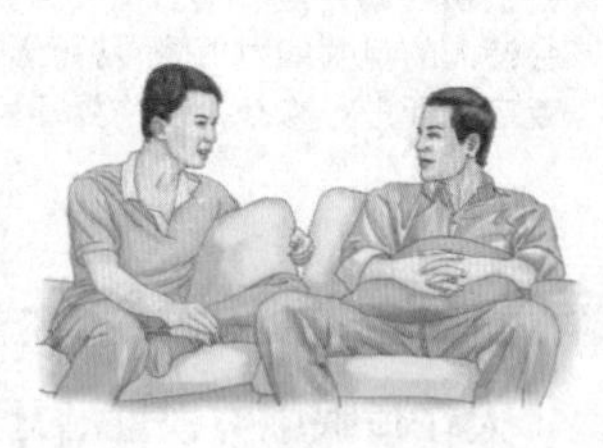

第十章

四肢病症须谨慎，做一做器官自测吧

健康的四肢对于我们每个人来说都意义非凡。随着年龄的增长，衰老的降临，我们每个人也都无法逃避四肢的老化，但这并不意味着我们什么都做不了。多多呵护自己的四肢健康，让健康的四肢为我们的生活带来更多美好吧。首先，就让我们一起关注四肢病症，做一做器官自测吧。

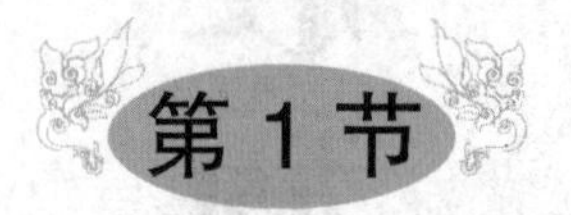

关注我们的肩颈和脊梁

从人的脖子上早期发现疾病

人的脖子是承接着躯干与头颅的桥梁，因此观察脖子的状态能看到一些健康隐患的征兆。

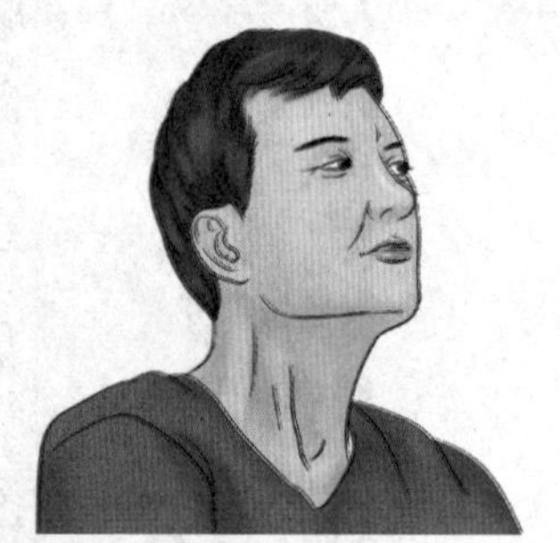

颈部静脉怒张，见青色或紫色改变，甚至使颈部增粗、肿胀，颈部与面部皮肤见紫红色改变，伴见气喘、心悸等症状，提示可能患了充血性心力衰竭、缩窄性心包炎和心包积液，同时提示可能出现上腔静脉受压或梗阻

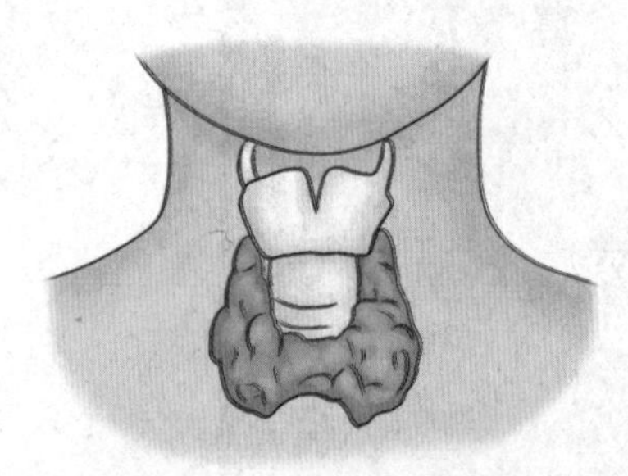

颔下颈前结喉两侧部位粗壮肿大，提示患了甲状腺弥漫性肿大；若伴有食欲亢进、多汗、稍动气喘、心悸心烦、夜睡不安、呼吸困难、急躁或忧郁，提示患了甲状腺功能亢进症。颈粗而不红肿，无疼痛，捏压时有握雪样感觉，提示患了皮下气肿

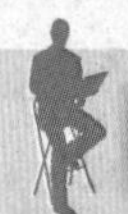

小贴士

每天做做颈部运动

每天抽点儿时间做做颈部的运动。其实颈部的运动再简单不过了，还记得小时候我们在体育课上常常做的预备运动，或者是室内体操中的颈部运动吗？就是“点头，抬头，向右歪头，向左歪头，然后把颈部顺时针、逆时针各旋转 2 圈”，ok，颈部的运动就搞定啦！每天坚持做一下颈部运动，帮助血液循环。

颈部血管的异常意味着什么

人的颈部是机体很重要的组成部分。不过，如果颈部的血管出现了异常，那么这意味着什么呢？

人的颈部有很多重要的管道，如食管、气管、神经、大血管、淋巴管等，其中特别重要的是颈部血管——它负责为大脑供应血液，所以通过观察颈部血管可以判断与预测某些病患。在正常情况下，颈部的血管触摸得到，却看不见，但是一旦发现颈部血管跳动明显，出现颈部“青筋”暴露，则表明颈部血管出现了异常。

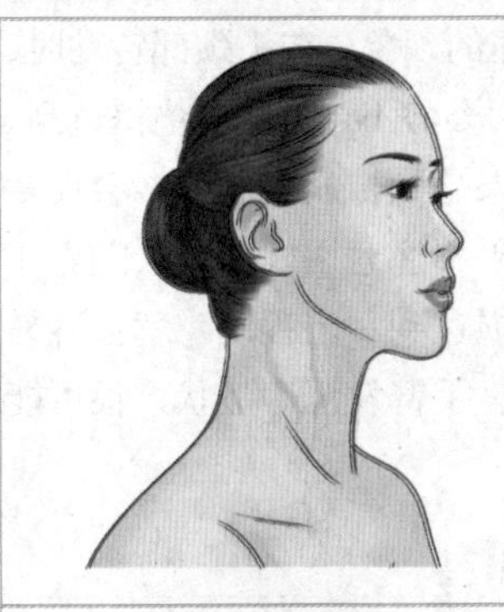

1. 颈部出现青筋现象

即颈部动脉怒张，说明颈部静脉里的压力增大，预示着有心功能衰竭、心包积液、心包炎等病患。肝硬化较严重时，也会出现颈部静脉明显变粗的现象

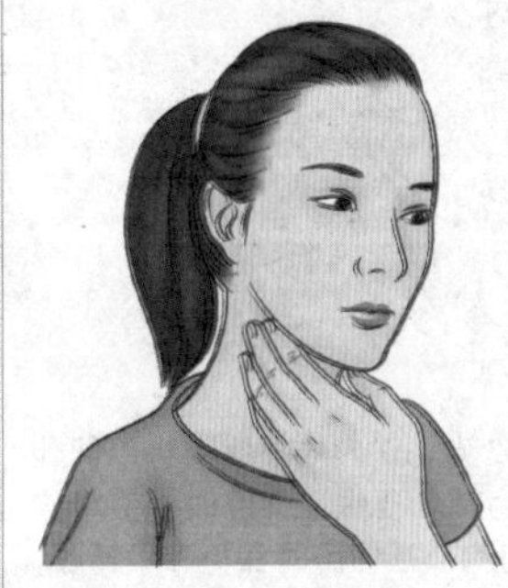

2. 颈部血管的跳动

在没有运动的情况下，如发现颈部血管有明显跳动，说明颈部静脉里的压力增大，预示可能发生了高血压、主动脉关闭不全等病患

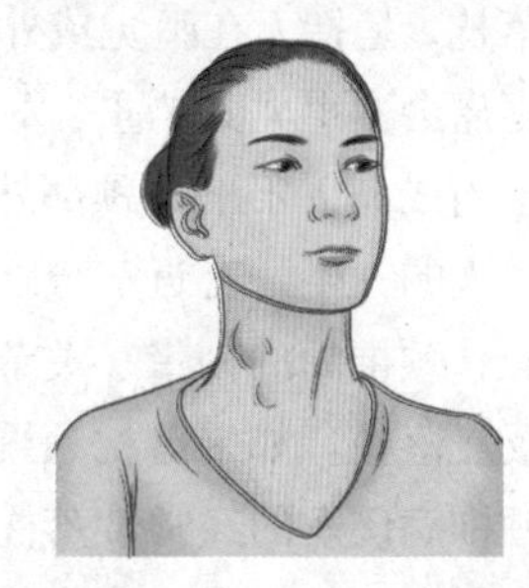

3. 颈动脉瘤

主要症状为发现颈部肿块，有明显的搏动及杂音，少数肿块因瘤腔内被分层的血栓堵塞，搏动减弱或消失。若发生在颈总动脉，可影响脑部供血；瘤体内血栓脱落可引起脑梗死，病人可出现脑缺血症状，如头痛、头昏、失语、耳鸣、记忆力下降、半身不遂、运动失调、视力模糊等。若瘤体增大压迫神经、喉、气管、食管，可出现脑神经瘫痪、吞咽困难、呼吸困难等

颈部疼痛的预防治疗秘诀

颈部疼痛是现代人最常见的症状之一。人们往往会把颈部疼痛和颈椎病混为一谈，实际上，颈椎病有自身独特的病因和规律，而颈肩部疼痛，只是颈椎病表现之一。

发生颈部疼痛的多种原因

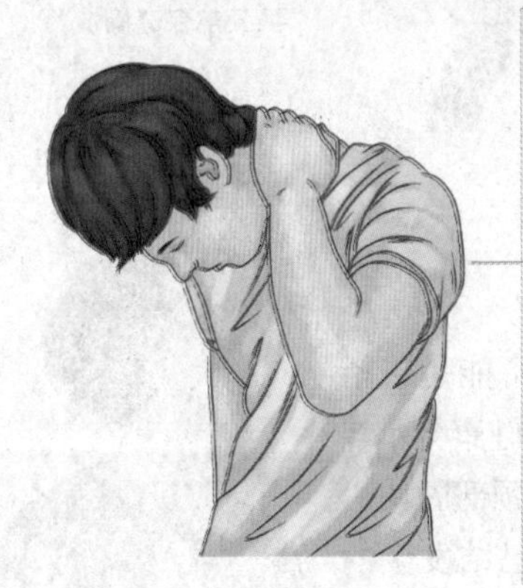

1. 颈部外伤：多见于肌肉拉伤，如落枕、扭伤、撞击伤等，由于颈部肌肉局部被撕裂，而出现出血、水肿等刺激反应，导致疼痛和肌肉痉挛，使颈部活动受到影响，如果有骨折发生，则疼痛会更加剧烈

2. 风湿性疾病：肌筋膜炎、类风湿性关节炎等，是一种非细菌性炎症性疾病，疼痛范围广泛，无剧痛

3. 感染性疾病：如颈部疖肿、化脓性病灶、结核性病灶等，多有肿胀，甚至有脓液排出

4. 其他：后纵韧带骨化症、椎体间不稳，都有颈部疼痛、僵硬的表现。此外，颈部肿瘤、心脏病、头部疾病也会引起颈部疼痛

落枕不是小问题，生活当中常注意

落枕，是指人在睡觉或外伤后，突然感到颈部肌肉疼痛的现象。在头颈部转动时，这种疼痛会变得尤其严重。发生落枕的原因包括睡眠时头颈姿势不当，枕头垫得过高、软硬不当或高低不平，颈部外伤，颈部受风着凉。落枕如果是颈椎病引起的，会反复发生。人的一生，有近三分之一时间是在床上度过的。如果不注意用枕保健，随着年龄增长，颈椎间的韧带、关节囊和筋膜松弛，颈部慢性劳损达到一定程度，就会容易出现反复落枕。如果落枕频繁发生，伴有头晕、手指发麻、手臂发沉等症状，很可能是由颈椎病诱发的经常性落枕，需要尽早到医院诊治。

防落枕，需要在日常生活中注意

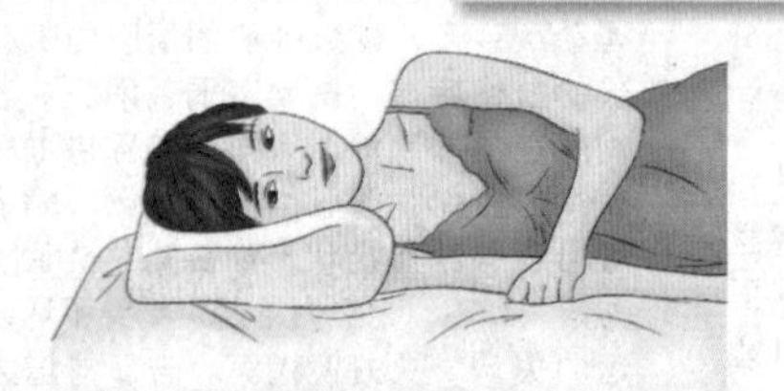

1. 选用符合生理要求的枕头。仰卧时，枕头能保持颈曲的弧度，仰卧时枕头边缘应保持弧形，不能呈斜坡形。枕头高度，要符合各人的肩宽需要。标准为仰卧枕高约一拳，侧卧枕高为一拳加二指

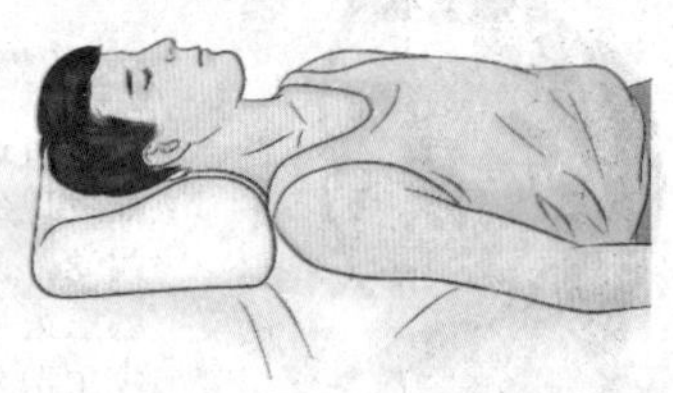

2. 保持正确的睡眠姿势。正确的睡眠姿势以仰卧为主，左、右侧卧为辅。要保证仰卧时枕头维护颈部的生理弯曲，使胸部在仰卧时保持呼吸畅顺，全身肌肉能较好地放松，还有助于加深睡眠深度

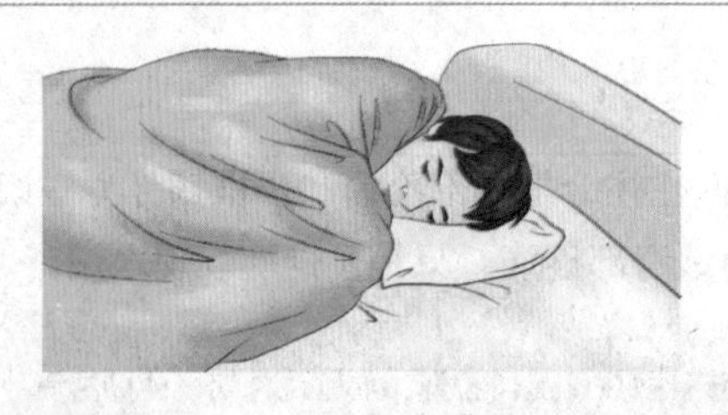

3. 要注意避免受凉、吹风和淋雨，晚上睡觉时一定要盖好被子，尤其是两边肩颈部被子要塞紧，或是用毛衣围好两边，以免熟睡时受凉使风寒邪气侵袭颈肩部引起气血瘀滞、脉络受损而发病

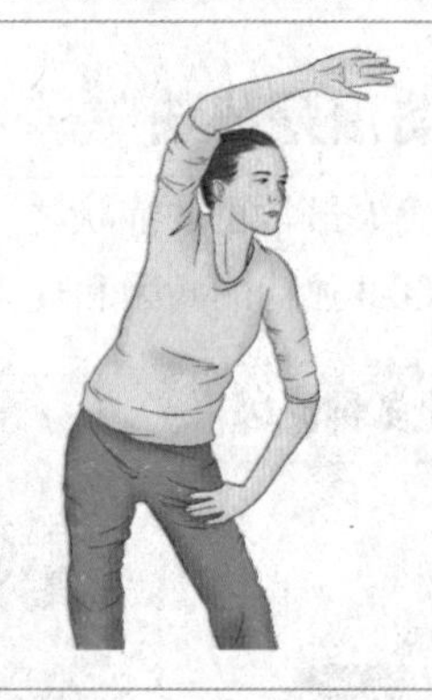

4. 要经常适量运动，尤其是颈椎的活动操，如做“米”字操（这是一种操作简便的颈部保健操）

不可忽视的颈部淋巴结核

脖子两侧、下颌骨后方的无痛、坚硬的淋巴结可能是包括何杰金氏病和非何杰金氏淋巴瘤在内的淋巴瘤的早期健康警示。

颈部常常会出现不疼不痒的疙瘩，即颈部肿块。颈部肿块，常常出现在颏下、颌下和颈双侧部位，通常属于淋巴结发生的炎性肿块，肿块较小，呈圆形，表面光滑，有压痛感，一般是头部、颈部、五官和口腔发生疾病的信号。

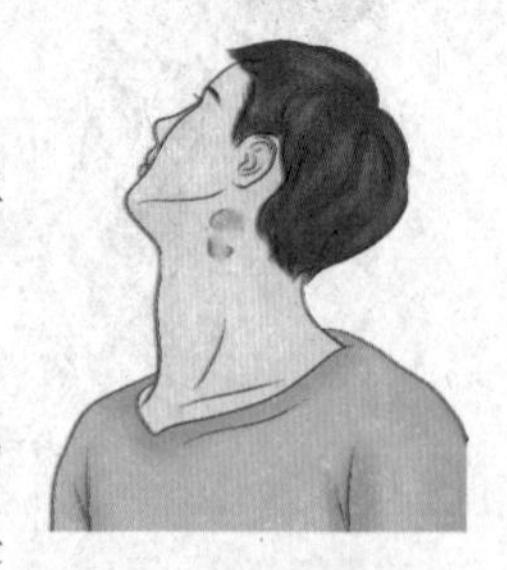

颈部常出现不疼不痒的疙瘩，即颈部肿块

颈部是淋巴组织的聚集较密的地方，而淋巴转移则是肿瘤在人体内扩散的主要途径，全身各部位如果发生肿瘤，恶性细胞都会随着淋巴液传播到颈部，形成颈部淋巴肿块，所以有人说，颈部是肿瘤类恶性病的滋生地。

颈部发生肿块，一般有以下几类诱因：

1. 炎症性肿块：炎症性肿块可分为急性与慢性。急性颈部炎症性肿块往往表现为颈部的局部红肿、疼痛，常伴有发热，严重者会出现脓肿，多见于急性淋巴结炎、蜂窝组织炎。慢性炎症性肿块最多见于颈部慢性淋巴结炎，质地软、活动性好，形态似花生米，无明显的疼痛和发热

2. 慢性颈部淋巴结反应性增生：往往会有多个大小不等的淋巴结，大的可能超过3厘米，无疼痛与发热，持续数月或数年，有少数会演变成恶性淋巴瘤

3. 先天性疾病：颈部的先天性囊肿，包括甲状舌管囊肿、鳃裂囊肿及淋巴管瘤。甲状舌管囊肿是出现在颈部舌骨附近的一种囊肿，女性颈部会出现类似男性的喉结，而男性表现为双喉结现象，囊肿能随伸舌运动而活动。鳃裂囊肿通常位于颈侧中上部、胸锁乳突肌前缘，常见于青年人。淋巴管瘤也是一种先天性疾病，多见于婴幼儿，表现为柔软、光滑、边界清晰的肿块。各类血管瘤也是颈部的常见肿瘤，多见于儿童，表现为压缩性肿瘤，肿块会随体位的变化变大或缩小，肿瘤的表面温度比周围皮肤高，有的皮肤表面呈黯青色

4. 良性肿瘤：最多见的为甲状腺肿瘤，肿瘤位于气管两侧，也会发生在气管表面，随吞咽上下活动，单个、多个、发生在一侧、发生在两侧都有可能。由腮腺病变引起的肿瘤，往往会在耳垂下或耳屏前出现肿块，称为腮腺混合瘤。还有一类腮腺良性肿瘤，好发于55岁以上中老年，肿瘤多位于耳垂下，称淋巴乳头状囊腺瘤

5. 恶性肿瘤：颈部恶性肿瘤分原发性或转移性两类。原发性恶性肿瘤中，颈部最常见的恶性肿瘤是甲状腺癌，常发作于中青年女性，早期症状与甲状腺良性疾病相似，但会较早出现颈淋巴结转移。晚期甲状腺癌，会出现声带嘶哑、呼吸困难、吞咽困难，发生甲状腺髓样癌时，伴有顽固性腹泻。其次，淋巴肉瘤，常以颈部淋巴结肿大为首发症状，肿大的淋巴结可能发生在一侧或双侧，同时伴有腋下和腹股沟淋巴结肿大，伴有发热、盗汗。喉癌、下咽癌也是颈部常见肿瘤，表现为声音嘶哑、痰血、颈部淋巴结肿大

6. 艾滋病：由免疫缺陷病毒侵犯所致，病程长、淋巴结逐渐增大，常有腹股沟淋巴结肿大、发热、消瘦、乏力和白细胞减少等。特别值得一提的是，颈部的淋巴结可能是何杰金氏病和非何杰金氏淋巴瘤的预兆，这两种病症都是罕见的淋巴结恶性肿瘤。非何杰金氏淋巴瘤主要发生于60岁左右的成年人。何杰金氏病更加罕见，主要发生于15 ~ 35岁的年轻人。这两类肿瘤都可能导致死亡，不过，如果早期发现并加以治疗，将会有痊愈的可能

从人的肩臂部早期发现疾病

在大镜子面前观察自己肩臂的形态，你有下面列举出来的健康隐患吗？

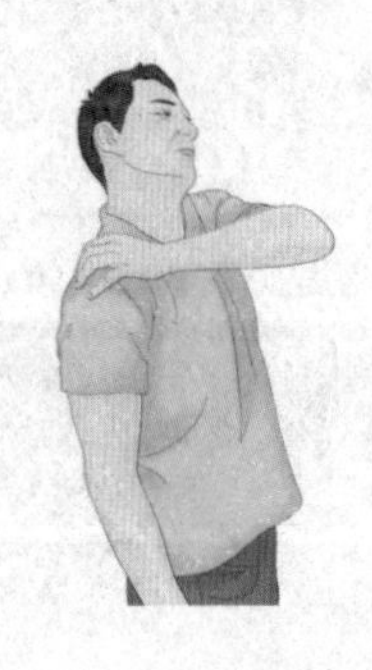

肩胛部不适，提示消化系统、呼吸系统和生殖系统有疾病

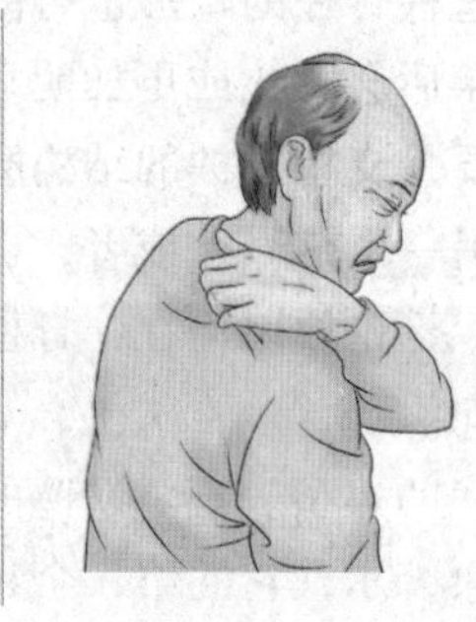

50岁以上，出现肩关节活动受限，致使手臂上举、外展困难，中医称为“肩凝”，俗称“五十肩”，西医称为“肩关节周围炎”

肩周炎的自我功能锻炼方法

1. 门框牵拉法：在门框下置一方凳，双脚踏于凳上，以患肢手握门框，渐做下蹲式，以自身的体重牵拉肩关节，反复数次，幅度由小到大。

2. 擦背法：立正姿势，两足分开与肩同宽。将一条长毛巾搭在健侧肩上，患肢反背于背后，双手紧抓毛巾的两端，健肢在胸前用力向前下方拉，然后患肢再拉回，反复拉动如擦背状，次数不限。

3. 拉绳法：将滑车固定在高门上或树杈上，绳子从滑车上穿过，绳子的两端各有一个拉手，双手抓紧拉手。健侧逐渐增加拉力，带动患肢活动，每日拉 50 ～ 100 次，并逐渐增加次数。

4. 左右拉长、内外旋法：患者双足分开与肩同宽，左臂侧手举，手心向前；右臂屈曲平举于胸前，手心向后。然后，在左臂平举的情况下，左手心逐渐向内后旋转，同时右手心向内前旋转，成拉弓势。左右轮换交替数次。

5. 弓步摇膀法：患者取左弓步，左手叉腰，面向前方，右臂伸直，先取顺时针方向摇动右臂，再取逆时针方向摇动右臂，左右交替，重点摇动患肢，摇动的范围视病情而定。

6. 蹲起十字手法：患者站立，两脚平行，与肩同宽，挥双臂在手前交叉成十字手，慢慢下蹲，同时手掌由内转向外在体前划弧做十字手，重复做 10 次。

弯背与驼背

背部弯曲可能是脊柱侧凸的表现，脊柱侧凸也就是脊柱向旁边弯曲。而驼背则是背后出现隆起。虽然二者有所不同，但都是脊柱不健康的表现。

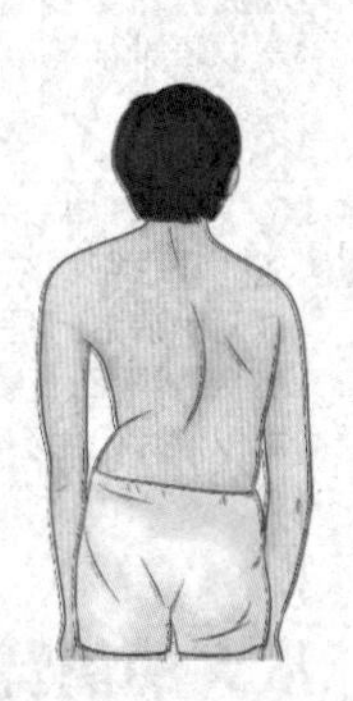
脊柱侧凸是一种病理状态，不仅可累及脊柱、胸廓、肋骨、骨盆，严重者还会影响到心肺功能，甚至累及脊髓，造成截瘫。重度侧凸需手术矫形，轻度侧凸通过体疗、电刺激治疗、牵引治疗、支具治疗可以防止或减少发展。

背部弯曲通常总是首先由他人发现的，在弯腰的时候，脊柱的弯曲最为明显。有时候，患有脊柱侧凸的人会自己发现这个问题，如照镜子的时候，他们可能会发现自己一侧的肩膀或者一侧臀部比另一侧高。很多人的脊柱侧凸是在儿童期首先出现的，这种脊柱的畸形也可能在成年后才出现，或者在成年后会恶化或更加明显。成年后出现的脊柱侧凸主要是支持脊柱的结构磨损和胀裂导致的，是衰老的另一个信号；或者，也可能是退化性关节病导致的。不论原因何在，脊柱侧凸都有可能导致走路困难和疼痛。

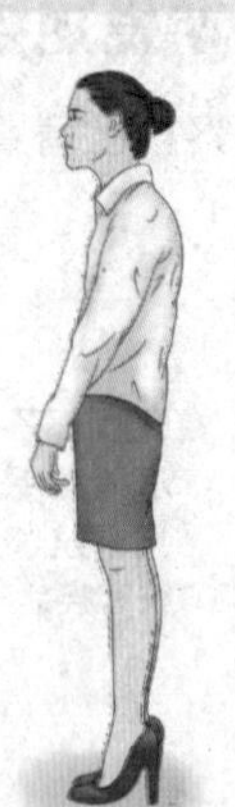
有些人走路时驼着背，背部有一个又大又圆的隆起。这种畸形，医学上称为驼背（脊柱后凸）。脊柱侧凸的脊柱看起来是向侧方弯曲的，而脊柱后凸则看起来是往前弯的。脊柱后凸是由于肌肉韧带松弛、骨质软化，因久站久坐，在重力的作用下所致的骨骼畸形。

驼背是骨质疏松症的典型表现。遗憾的是，骨质疏松症没有早期健康警示，它的第一个特征可能就是驼背，或者骨折。驼背也可能是结核病、脊柱肿瘤、脊柱损伤或者退行性关节炎的表现。

预防和治疗青少年驼背

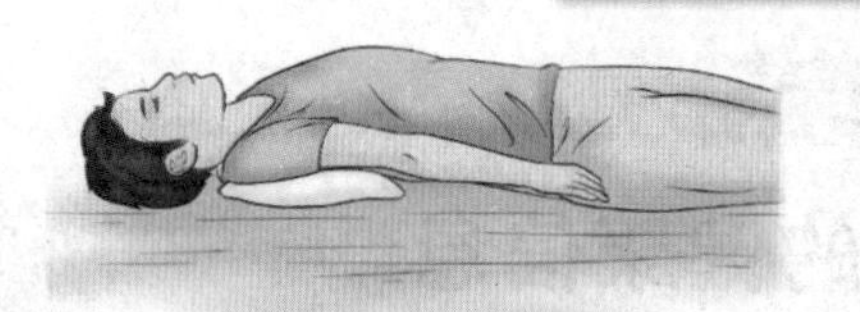

1 睡硬板床。上床后仰卧，在脊背下垫枕头，使头向后仰。坚持 15 ~ 20 分钟。早晨起床前再重复一遍

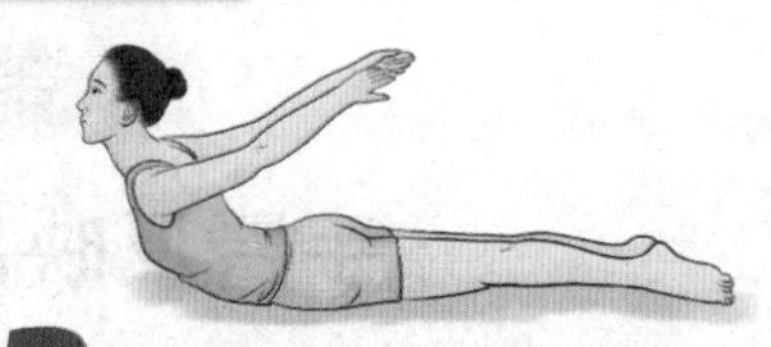

2 俯卧床上，双手后伸，躯干向后伸直至胸壁离开床面，然后放松回位。重复 20 ~ 30 下，每天 2 ~ 3 次

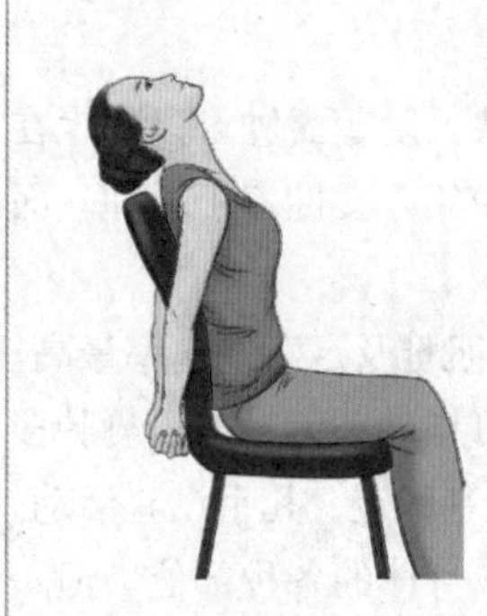

3 坐在椅子上，使整个背、腰和臀部紧贴椅背。两手在椅背后互握，手心向后。然后尽力将双肩后挺，头部略向后仰。保持这种姿势 10 分钟。每天 6 ~ 10 次

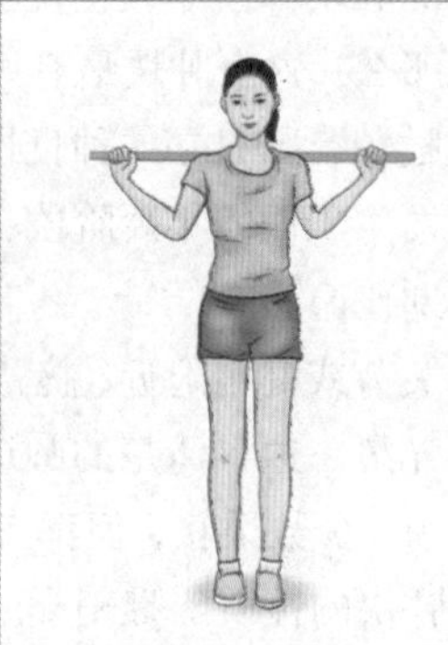

4 并腿站立。两手持体操棒放在背后肩胛骨水平处，做挺胸与松弛交替动作。可做腹背运动和左右转体动作

苹果状身材危机四伏

俗话说：一天一个苹果，不用看医生。不过，如果身材像个苹果，即身体的中部特别肥胖，可能就需要不时地看医生了。

苹果状身材的危害

1. **腹部肥胖提示代谢综合征。**代谢综合征包括一系列的糖尿病与心脏病风险因素：胰岛素抵抗、高血压、高血糖、高三酰甘油、低 HDL（高密度脂蛋白，“好”胆固醇）。实际上，苹果身材的人患心脏病的可能性比梨形身材（脂肪主要集中在臀部）的人高 3 倍

2. **腹部肥胖提示患结肠癌的风险很高。**实际上，腹型肥胖是心脏病以及其他疾病的重要预示指标，估计以后在身体检查中也会像测量身高和体重一样常规测量腰围。研究表明，与体重或者体质指数或腰臀比相比，腰围是预测未来患心脏病风险的更好的指标

3. **腹部肥胖提示患乳腺癌的风险很高。**很多更年期女性发现，随着她们年龄的增加，她们的体重也在增加。绝经期后体重增加超过 18.16 千克不但会令人沮丧，同时也会增加女性患乳腺癌的可能。此外，体重增加过多也预示着可能会出现心脏问题。不过，对于女性来说，到底是年老后体重增加对身体的危害更大，还是多年来一直超重对身体的危害更大，现在还没有定论

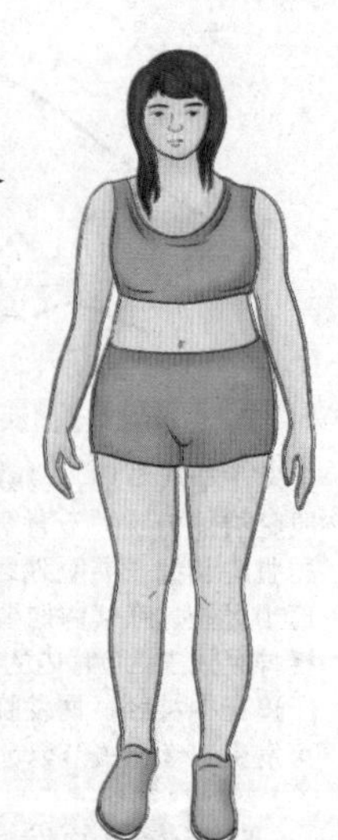

男性腰围 1 米多，女性腰围 90 厘米，属于心脏病高风险因素。腰围 90 厘米或者更大的女性患胆结石的风险也较大

第2节 手臂反映出的健康信息

手腕或手上有肿块

身体上任何部位的肿块都会令人担忧。如果最近你的手上或者手腕背部长了个肿块，手腕不能用力，那么，这个肿块最有可能是腱鞘囊肿。

不必过于担心，腱鞘囊肿只是一种良性的充满液体的肿块。腱鞘囊肿可以发生在身体的任何部位，可发生于任何年龄阶段，但多见于青年和中年，女性多于男性。而它在体操运动员中特别普遍。

腱鞘囊肿常发于关节或腱鞘附近，腕背、腕掌侧桡侧屈腕肌腱及足背发病率最高。检查时可摸到一外形光滑、边界清楚的圆形包块，表面皮肤可推动，无粘连。囊肿多数张力较大，肿块坚韧，少数柔软，但都有囊性感。囊肿的根基固定，几乎没有活动。B超检查可帮助确定肿块的性质。腱鞘囊肿虽然可能发生在人身体的各种部位，但一般来说以发生于手腕和足踝处者居多。

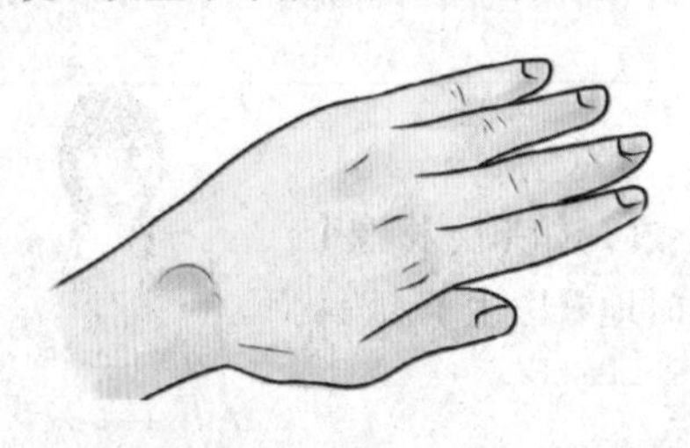

1. 手腕部腱鞘囊肿

多发生于腕背侧，少数在掌侧。最好发于指总伸肌腱桡侧的腕关节背侧关节囊处，其次是桡侧腕屈肌腱和拇长展肌腱之间。前者有时需与桡动脉瘤相区别，在切除时要保护好桡动脉、头静脉和桡神经浅支。腕管内的屈指肌腱鞘亦可发生囊肿，压迫正中神经，诱发腕管综合征。少数腱鞘囊肿可发生在掌指关节以远的手指屈肌腱鞘上

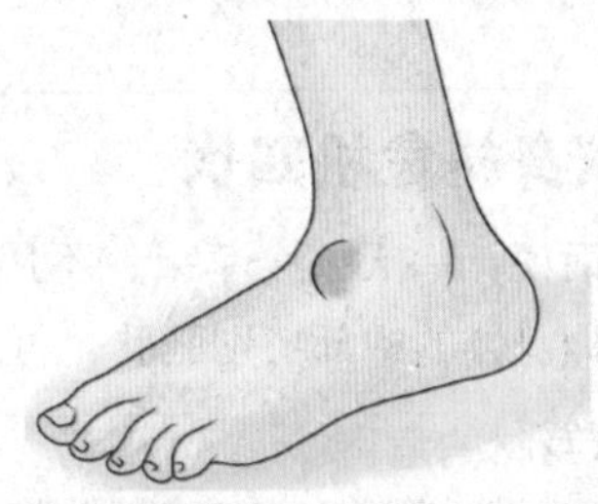

2. 足踝部腱鞘囊肿

足踝部共有8个腱鞘：前方3个（胫前肌腱、拇长伸肌腱和趾长伸肌腱），内侧3个（胫后肌腱、拇长屈肌腱和趾长屈肌腱），外侧1个（腓骨长、短肌腱）、后侧1个（跟腱）。足踝部腱鞘囊肿以足背腱鞘囊肿较为多见，多起源于足背动脉外侧的趾长伸肌腱腱鞘。跗管内的腱鞘囊肿可压迫胫神经，是跗管综合征的原因之一

腱鞘囊肿的发病原因不明。目前多数人认为，腱鞘囊肿是关节囊、韧带、腱鞘上的结缔组织因局部营养不良，发生退行性变形成囊肿。部分病例与外伤有关。腱鞘囊肿的囊壁为致密的纤维结缔组织，囊壁内无衬里细胞，囊内为无色透明胶冻黏液，囊腔多为单房者，也有多房者。囊肿与关节囊或腱鞘密切关联，有人认为囊腔与关节腔

或腱鞘滑膜腔相通，有人则认为只是根部相连，并不相通。

腱鞘囊肿生长缓慢，也有突然发现者。患者少数可自行消退，也可再长出。部分病例无自觉不适，有时有轻度压痛。多数病例有局部酸胀或不适，影响活动。慢性损伤使滑膜腔内滑液增多而形成囊性疝出或结缔组织黏液退行性改变是发病的重要原因。长期和电脑打交道的人士，手握鼠标时间过长，或是姿势不正确，都可引发此病。这类肿块在手活动时增大，休息时减小。腱鞘囊肿的难看样子比它所带来的疼痛更令我们不安。幸运的是，大约 1/3 的囊肿会不经治疗而自行消失。

除了腱鞘囊肿外，手上的肿块也可能是痛风或类风湿关节炎的表现，不过，患有这些疾病的人往往还会有疼痛或其他症状。

手心发烫，就像有个小火炉

有些人手心时常温热如火，甚至发烫，而且会觉得心里也烦躁不安。这种现象未必只在夏季出现，可能一年四季都如此，就像手中有个小火炉一样。这是不是正常现象呢？

手足心发热而未有其他症状相伴出现的情况是极少的，绝大多数手足心发热的同时都会伴有未引起注意的或被看作是正常情况的体征表现。中医将手足心发热分为疳积脾虚和血虚阴亏两种。

手足心发热的原因

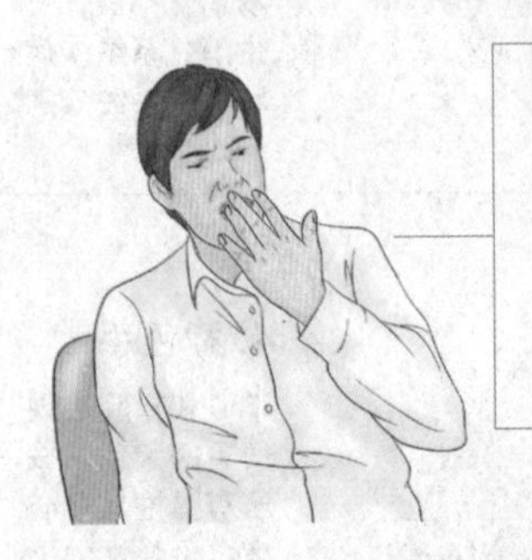

1. 疳积脾虚，手足心发热。其原因一是饮食不节，即饮食无度，食不定时，常吃零食，长期下去可损伤脾胃功能，引起运化失常，形成积滞，日久水谷精微不能吸收，形成疳积而发热；二是患其他疾病，如吐泻，痢疾、寄生虫病等后治疗不当，迁延日久，损伤气血，导致营养不良而形成疳积发热。这部分常见者为手足心发热，面黄肌瘦，毛发干枯，腹部胀大，食欲不佳，夜睡不宁，大便较稀，有不消化食物，小便黄浊如米泔者

2. 血虚阴亏，手足心发热。血虚阴亏就是平日里所说的贫血，其原因多为平素体质虚弱，或大病、热病后，失于调理，阴血耗伤，正气尚未恢复。这部分常表现为手足心发热，形体消瘦，精神萎靡，咳嗽少痰，目眩耳鸣，口干舌燥，午后潮热，颧红盗汗，小便频数，大便秘结

要想远离手心发烫困扰，可以从以下方面来注意：

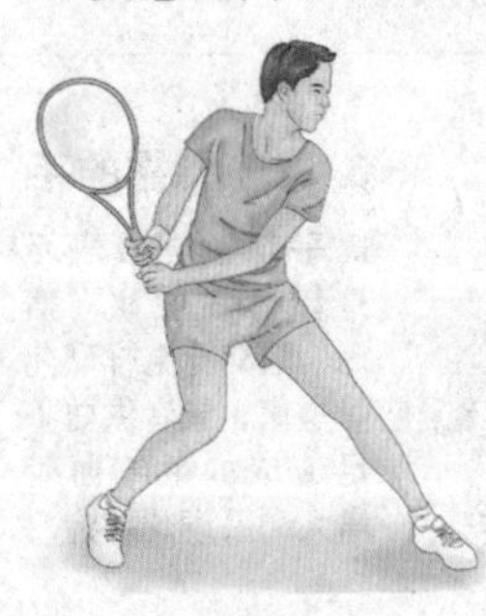

坚持运动锻炼，从整体上增强身体素质。运动要注意持之以恒，开始时不要剧烈运动，需要循序渐进，可逐渐增加运动量

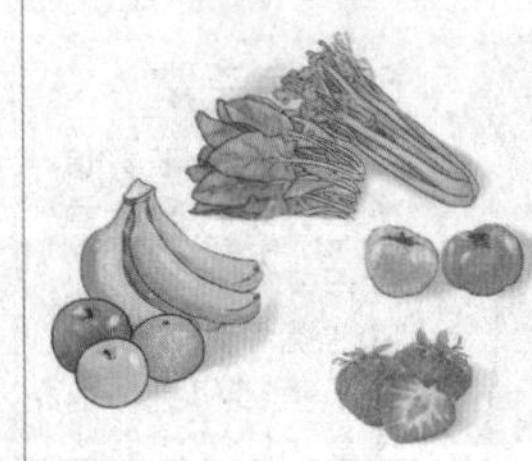

注意日常饮食，少吃油炸和高脂肪、高胆固醇的油腻食品，如动物内脏和肥肉等，多吃新鲜的蔬菜、水果和清淡的饮食，忌烟酒

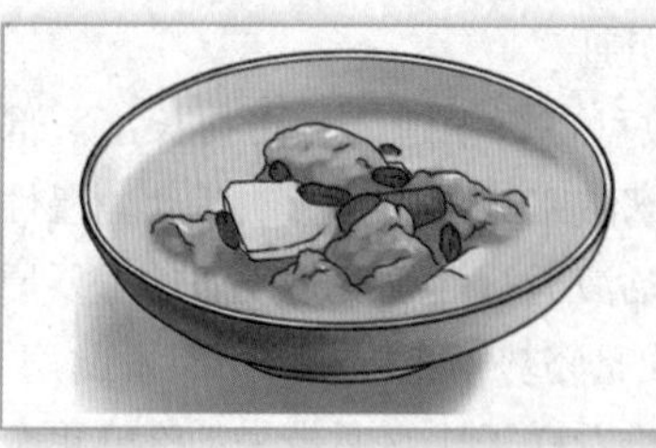

枸杞山药炖肉

【材料】羊肉500克，山药500克，枸杞100克。

【做法】将羊肉切块煲汤至肉烂，加入洗净切块的山药和枸杞。用文火炖半小时，酌加调料即可。

你的手掌颜色健康吗

我们不仅可以从手心的温度来判断一个人健康与否，手掌的颜色同样透露着健康的讯息。

手掌是连接手腕与手指的中间部分，承担了许多重要的手部活动，如支撑、紧握等。除此之外，手掌上还分布了大量穴位，许多经络经过于此，人体大部分反射区也都聚集在手掌部位，其与人体健康的重要关系不言自明。

健康人的手掌应该是白里透着粉红，润泽而有弹性的。从手掌的颜色和光泽可以判断出身体现在的状况。

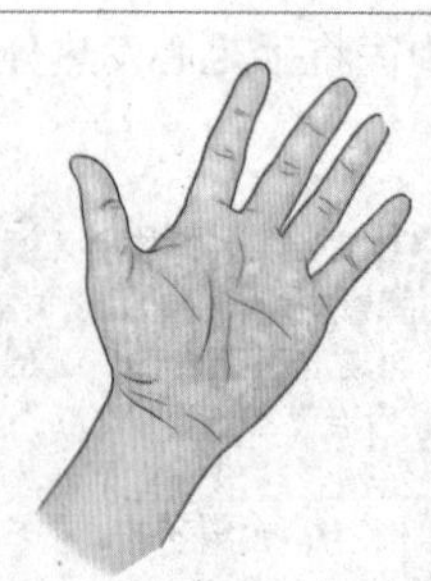

1. 手掌红白相间

红白相间的手掌是气滞型手掌，呈此掌色的人易得鼻、咽、气管、支气管、肺、肺叶等的疾病，其中较为常见的是咽炎和过敏性鼻炎等

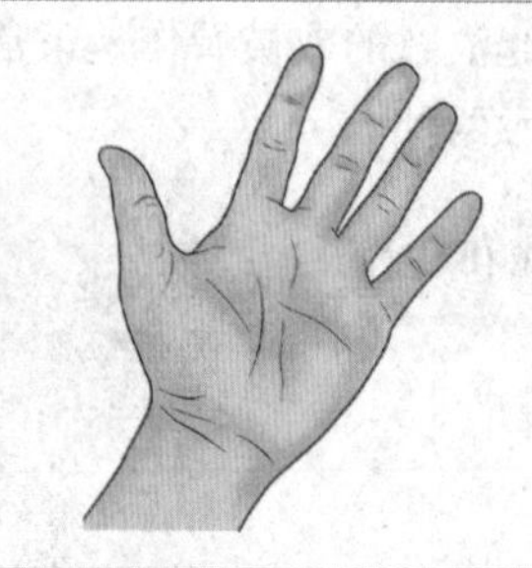

2. 红色手掌

手掌呈红色的人一般内热、血热、肝胆火过旺，容易消化不良，发生消化系统疾病和呼吸系统疾病

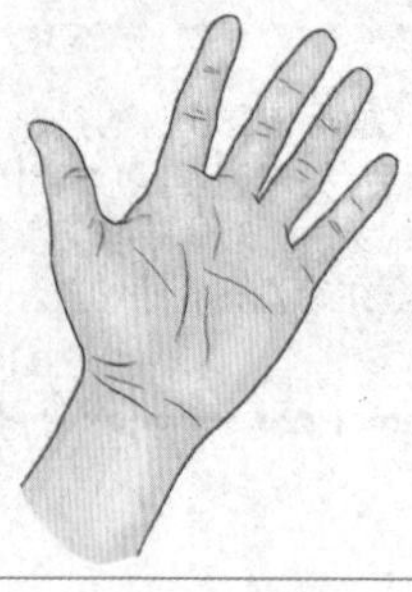

3. 白色手掌

手掌呈白色的人是血色素偏低的人，需要大量补充蛋白质和铁，即容易发生贫血

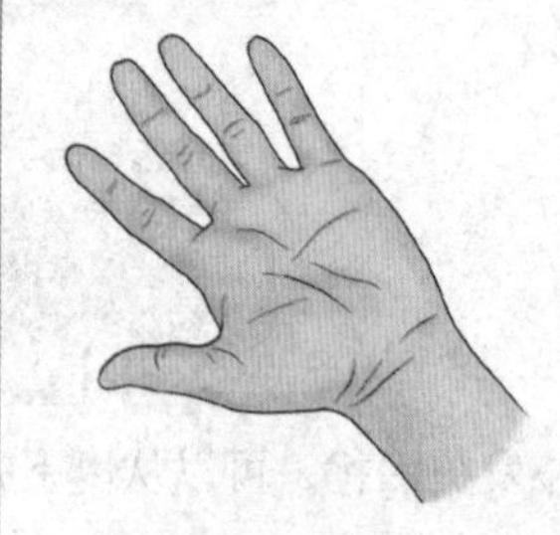

4. 紫色手掌

掌心和指肚出现严重的紫色，按压有弹性是冠心病，没弹性的是糖尿病

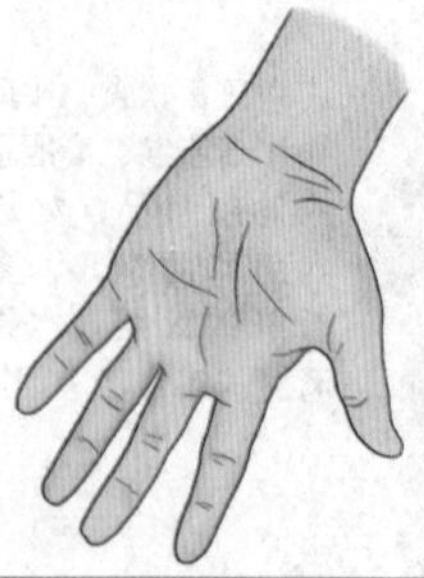

5. 青色手掌

手掌大鱼际下方偏蓝，且不按时吃早餐的人往往胃寒，胃黏膜有溃疡现象如果手部和身体有现象，则说明有类风湿和痛风

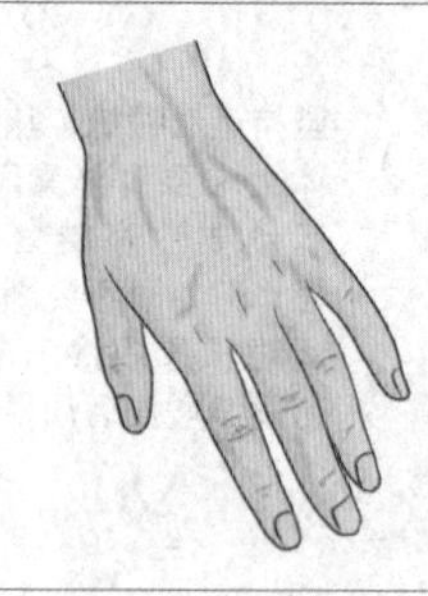

6. 青筋暴露的手

此手掌色一般表示身体存在便秘、痔疮、脑动脉粥样硬化等疾病，或者供血不足造成的毛细血管增大和肝硬化等症

想要远离手掌颜色异常困扰，可以坚持以下按摩运动：

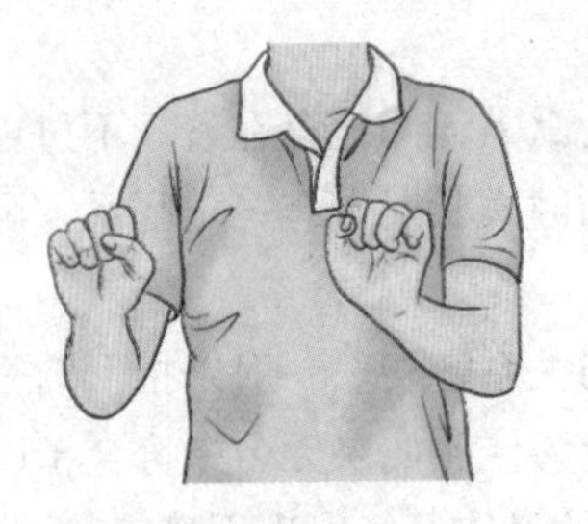

1. 甩手

双手在胸前激烈地甩动手腕 10 秒钟，可以促进手部血液循环

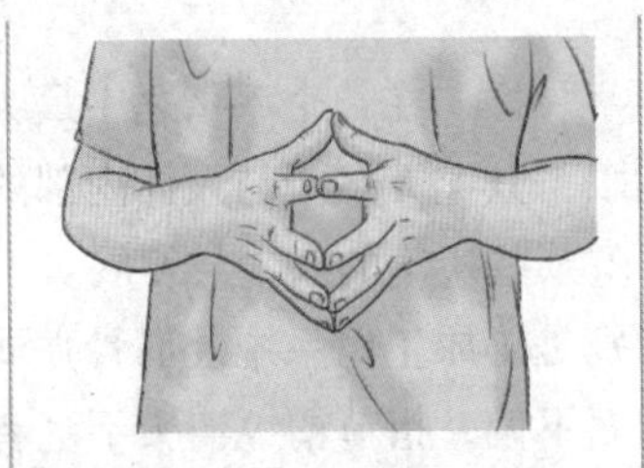

2. 压指

将十根手指分开，指腹相对，用力对压。直到指关节酸胀痛为止。重复 10 次。可以锻炼指关节的韧性和灵活性

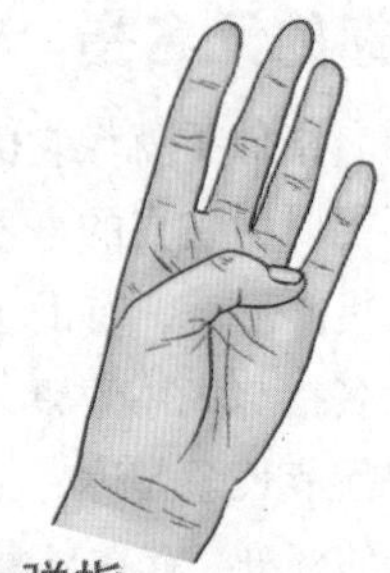

3. 弹指

双手十指模拟弹钢琴，从大拇指开始一个个弹向掌心。重复 20 次。可以锻炼手部的控制能力和活动能力

中指也能预示疾病

一个人的五指，除大拇指分离独立之外，中指是最长的手指，高高超出其他手指一大截，因此在几个指头之中最为显眼。这也似乎预示了中指对于疾病的反应也较其他手指更加显著。

中指异常反映出的疾病

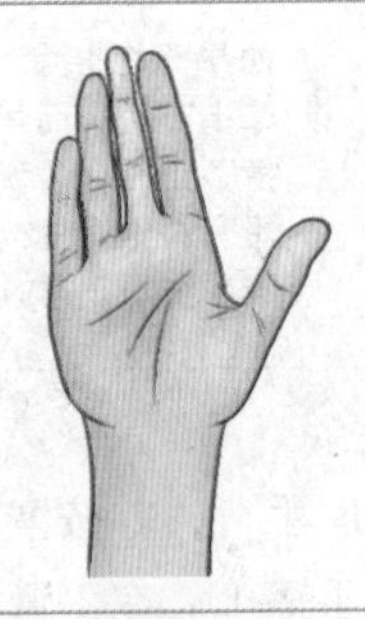

1. 中指苍白

有些人的中指颜色与其他手指不一样，常常显得苍白，而且细小瘦弱。这多提示心血管功能不足，或可能出现贫血

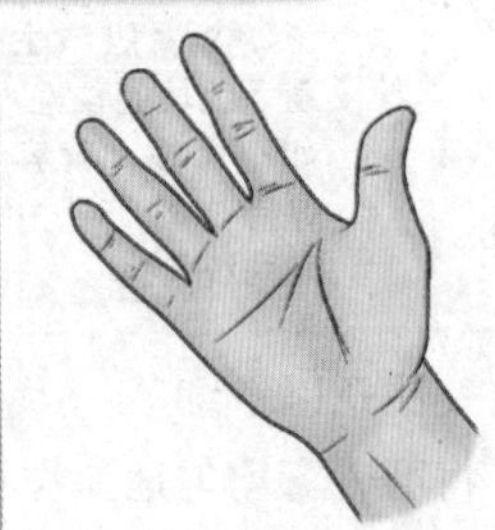

2. 中指过短

如果中指短于正常标准，就属于短形中指。中指短者发生心脏病和肺脏、肾脏疾病的可能性要比一般人高

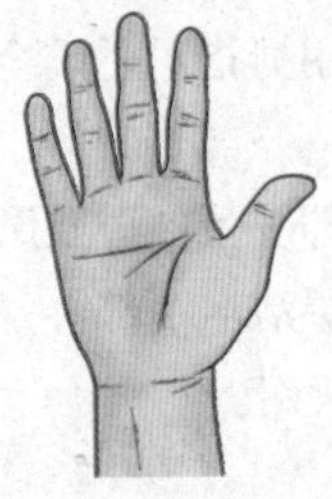

3. 中指第一节过短

一般来说，中指第三节应该最长，第二节次之，第一节则相对短些。但是，如果中指第一指节过短，则提示体能较差，脑中枢神经不平衡，因此有这种情况的人要特别注意锻炼身体，增强体质，提高抗病能力

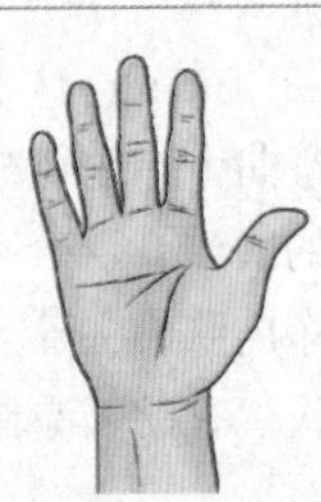

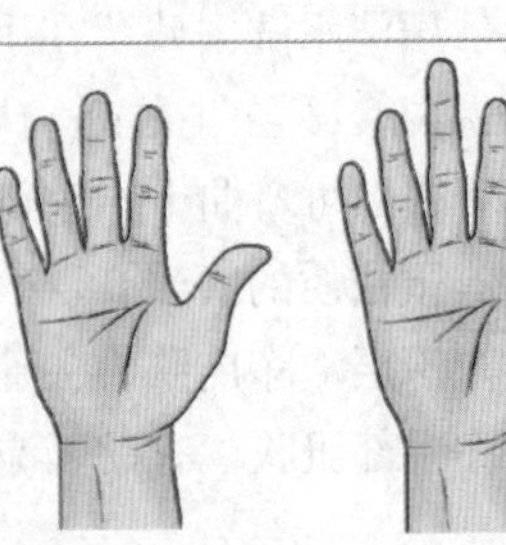

4. 中指过长

中指过长者易患心脑血管疾病，也容易存在心理疾病，因此这类人必须加强身体锻炼和心理状态的调整，避免忧思过度。如果中指第二指节过长，并且示指、无名指第二指节也比较长，患痛风症的可能性就会增加，其中酸疼症状会较为严重

观察你的无名指

无名指似乎就像它的名字一样，在几个手指之中最为默默无闻地存在着。不过可千万不要以为它真的毫不起眼，其实无名指与人体内部的健康状况也有一定联系。观察无名指的形态，有助于了解某些疾病的产生与发展。

无名指与人体健康，特别是泌尿生殖系统及筋骨强弱关系密切。一般以指形圆秀健壮，指节长短匀称，指直而不偏，指节褶纹清爽不乱者为佳。如果无名指符合于以上健康的标准，存在异常现象，则要提高警惕了，可能你的身体已经出现不良趋势了。

无名指异常反映出的疾病

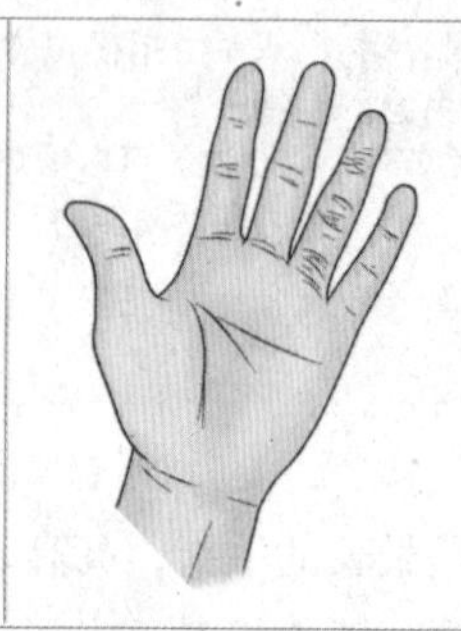

1. 无名指褶纹散乱

正常的人，无名指第一指节与第二指节的分界线应该只有一条完整清晰的指骨节褶纹，第二指节与第三指节的分界线应有二条完整明显的节褶纹。如果无名指褶纹散乱，说明体质较差，若为孕妇，则需要适当补充钙质。在无名指第二指节面，不靠近上下指节褶纹的中段近边缘处，出现的第二条平行的横纹，就叫“病约纹”。“病约纹”通常说明人体患有慢性疾病，该纹线可随着身体的健康水平变化而增减

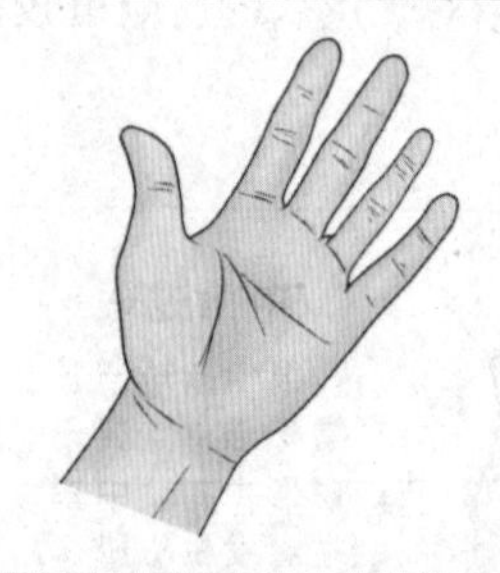

2. 无名指细小

如果一个人的无名指苍白细小，说明其肾脏与生殖系统功能较差，如不警惕，就容易产生肾脏及生殖系统疾病

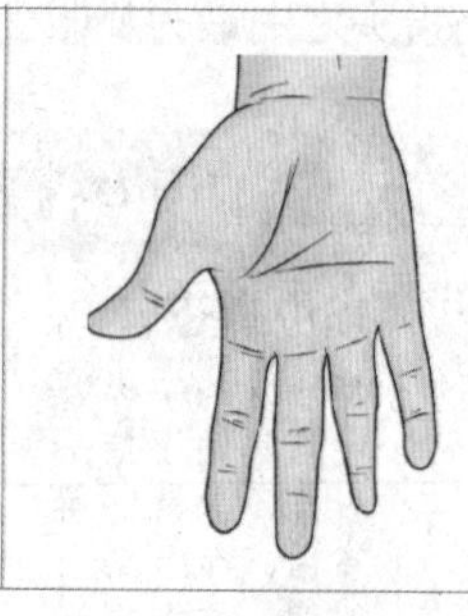

3. 无名指前两节瘦小

如果无名指第一、二指节瘦小而第三指节正常，多说明患有脊椎病变或呼吸系统不正常

防范疾病同样需要注意以下细节：

清洗干净手后，将磨砂膏均匀地涂抹在手部，然后来回地按摩手背，并按摩手部指关节。然后用清水洗去残留在手部的磨砂膏，用干毛巾轻轻将手擦干。在手臂及手部抹上营养保湿膏，轻曲关节，从手指根部向指甲螺旋式按摩，用拇指对手掌全面进行挤压，指甲长的可弯曲十指进行减压。

选择含有蛋白质的磨砂膏混合手部护理乳液，按摩手背和掌部。蛋白质及磨砂粒能帮助漂白及深层洁净皮肤，去除死皮和促进细胞新陈代谢，深层清洁手部。每星期两次深层洁净手部肌肤，有助于漂白肌肤、清除死皮及促进新陈代谢。

别忽略小指异常

别以为小指最细，排在最后就无足重轻，实际上小指也能对人体健康反映一二。小指虽然较之其他手指细小了不少，但反映疾病的功能却不弱，因此，如果小指出现了异常状况，一定不要轻易忽略。

小指的异常现象通常与体内的某些病变有着密切关系。

小指异常反映出的疾病

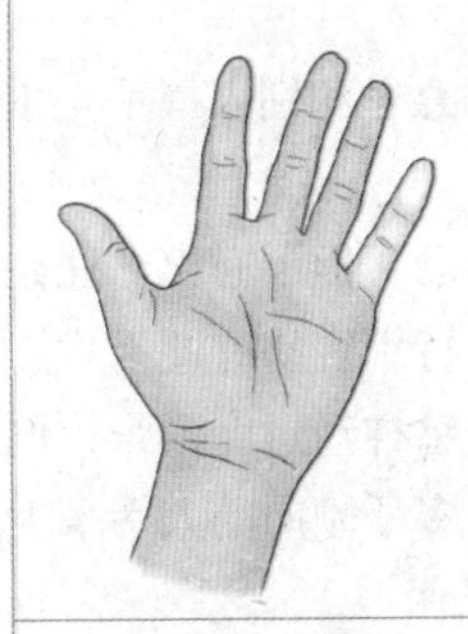

1. 小指苍白

一般来说，健康人的小指应以纤长柔软而壮直为好。如果小指苍白细弱，多说明身体有排便不畅或腹泻等现象，提示其人可能患有消化系统疾病

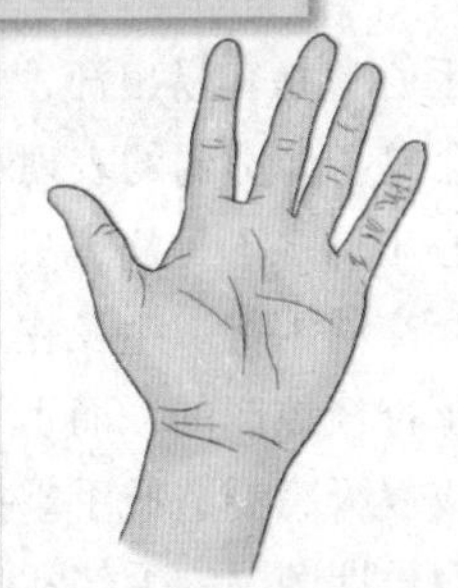

2. 小指指纹散乱

正常人的小指指纹清晰有质，如果小指指纹散乱模糊，多说明其人体质较差，容易患病，因此这类人要加强运动锻炼，防止疾病发生

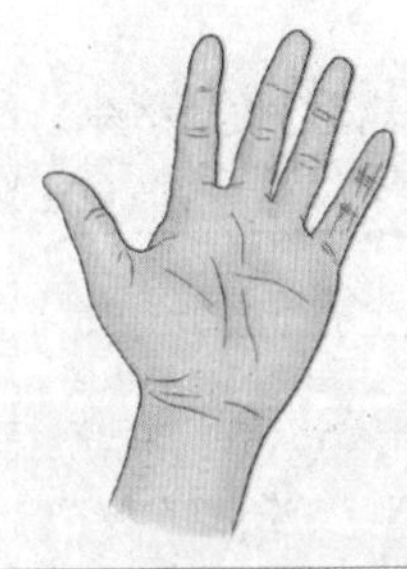

3. 小指出现十字纹

专家指出，小指第一指节处出现十字褶纹，多提示其人精力不足，需要养精蓄锐，加强休息和保养

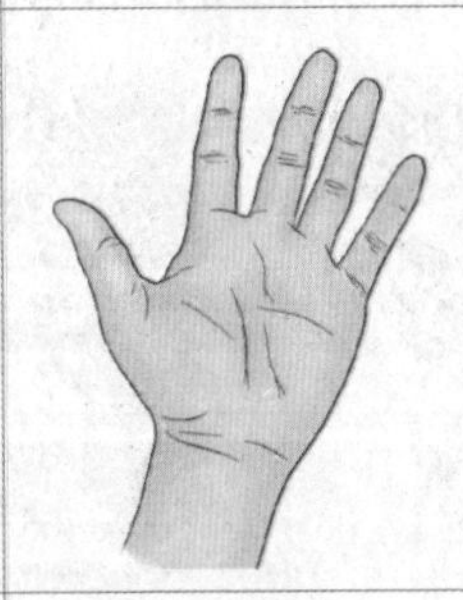

4. 小指褶纹不完整

健康者的小指第二指褶纹应完整而清晰。这一处褶纹不完整，是患心脏病的信号

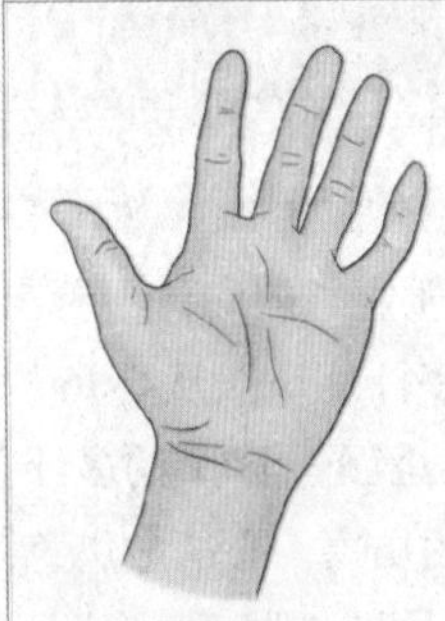

5. 小指侧弯

正常人的小指是挺直的，四指合拢伸直时应紧贴于无名指。如果小指侧弯，与无名指之间有缝隙，则说明其人消化吸收功能不健全。若同时见有手掌皮肤干燥的现象，则说明其易患消化系统疾病

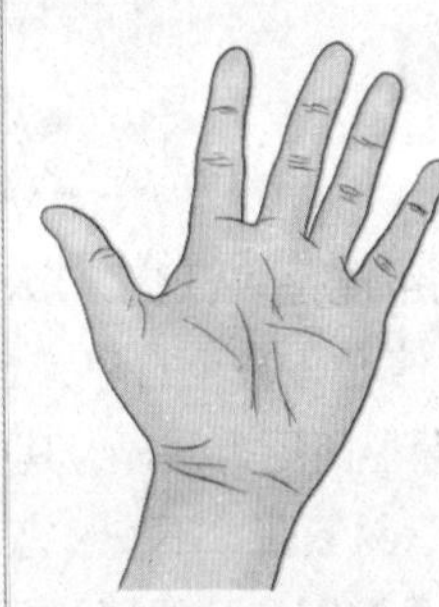

6. 小指指节长度不等

正常情况下，小指的第三指节与第二指节的长度是相等的，或第三节比第二节稍长些。如果第三指节较短，则说明肾气不足，容易疲劳，尤其要注意防止罹患肾脏疾病

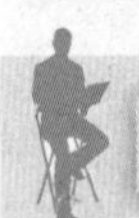

小贴士

改善小指异常所提示疾病的方法

1. 双手手掌相对合起，开始快速搓动。每次搓动，可让手指指尖从另一只手的手掌下端一直搓到中指第二关节处，然后回头。每一个来回计一次，共搓动 36 次。

2. 双手五指尽量分开，指尖相对，指尖相合，手掌分开，然后用力撑顶。一共做 36 次。

3. 左手摊平手掌，右手握拳，将左手中指对准右手拳头上的后溪穴，中指与穴位中间保持 5~10 厘米的距离。然后改换为左手握拳，右手摊掌。交换速度要快，交换做 36 次。

4. 用左手大拇指和示指捏右手合谷穴（虎口附近），用力按捏，然后换手，共做 36 次。

5. 将五指尽量分开伸直，然后慢慢将大拇指弯下，尽量伸向小指。一共做 36 次。

6. 把双手手指交叉扭在一起。有的人会把右手拇指放在上面，有的人则把左手拇指放在上面。哪只手的拇指放在上面，产生的效果是不相同的，所以这两种交叉方式要换着做。如此能给大脑一种刺激，从而促进大脑功能的提高。

手心经常汗涔涔

无论春夏秋冬，手心总是容易出汗，在一些重要场合都不好意思和别人握手。手心出汗这么多，会不会是身体虚弱的表现呢？

一般情况下，手心出汗多不是病，只是交感神经过度亢奋而已。但手心出汗往往会造成学习、工作或社交的困扰。生长在亚热带地区的年轻人，特别容易有此毛病。汗腺的分泌是经由交感神经控制的，而手汗症即是不明原因的交感神经过度紧张，例如紧张、兴奋、压力或夏天高温造成手掌排汗异常增加所致。有多汗倾向的人手掌大多时候都是湿湿的，而长期潮湿的手部常会出现脱皮。

手心出汗多的原因

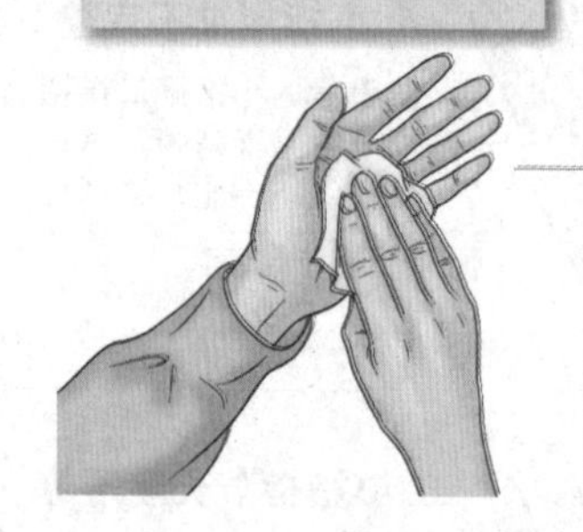

1. 脾胃功能失调。大部分手汗多的情况都是脾胃失调所致。脾胃失调除了会导致手心出汗外，还会导致脚心出汗

2. 功能性疾病。甲状腺功能亢进、糖尿病等都可以引起局部多汗，手部是多发部位。这主要是由于交感神经损伤或异常的反应，乙酰胆碱分泌增多，导致小汗腺分泌过多

3. 其他疾病。神经系统疾病、部分感染性疾病，如疟疾、结核等，都会导致手心出汗。另外，长期生病造成体质虚弱，也会增加手部的出汗

此外，手心多汗也可能是多汗症，多汗症可能造成患者性格孤僻、内向，不善与人交往，社交场合缺乏信心，甚至自卑，也会影响学习、求职。多汗症一般从小(6岁左右)就会发生，到了青春期更为明显，其中最困扰患者的是手掌、腋下、脚掌的多汗。年轻人情绪较不易控制，易紧张、不安、害羞、害怕等，使出汗更为厉害。心情愈焦急，出汗就愈多，所以一定要控制自己的情绪或采用手术疗法，让自己早日“脱离苦海”。

食疗改善手心出汗

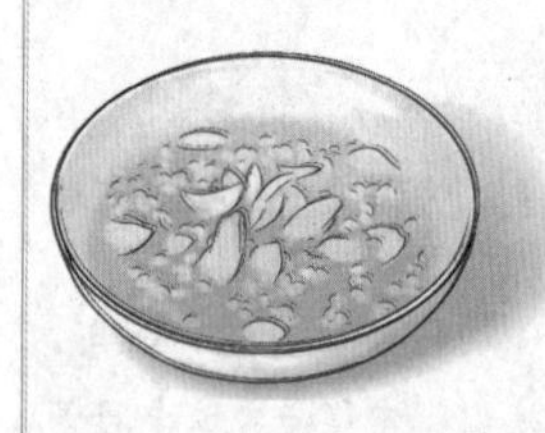

1. 百合粥。 百合20克，粳米50克，白糖少许。将百合洗净与粳米一起煮，待熟时加入白糖，再煮10分钟即可

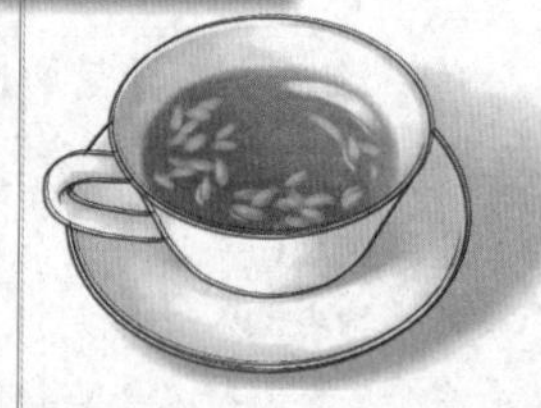

2. 浮小麦饮。 浮小麦15克，红糖适量。熬浮小麦汁100毫升，加红糖调味，饮用即可

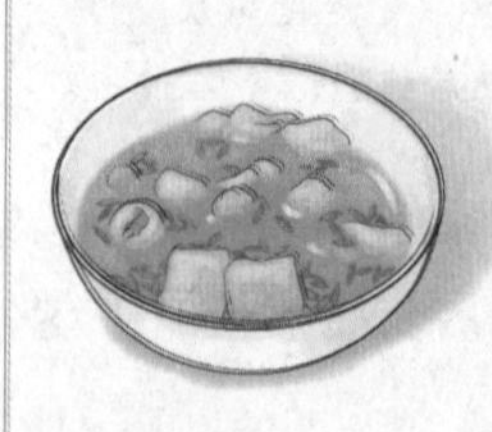

3. 小麦山药汤。 浮小麦15克，山药15克，白糖少许。二者一起放入锅中，加入适量清水熬煮，沸腾后再用小火煮30分钟，放入白糖即可。每服50毫升，早晚各服1次

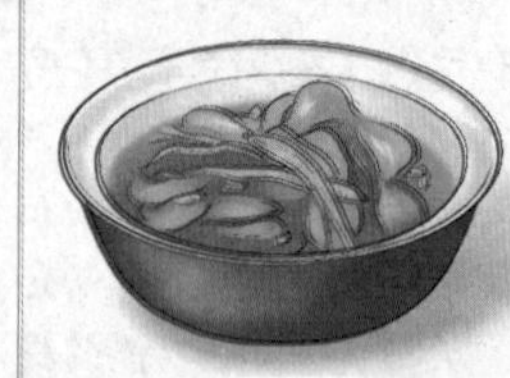

4. 参归腰子。 人参10克，当归8克，猪腰子1个，姜、葱、盐适量。将参、归切薄片，腰子去肾盂切碎，与姜、葱、盐同放于盆内，加水适量，煮烂食之

手麻僵硬不听使唤

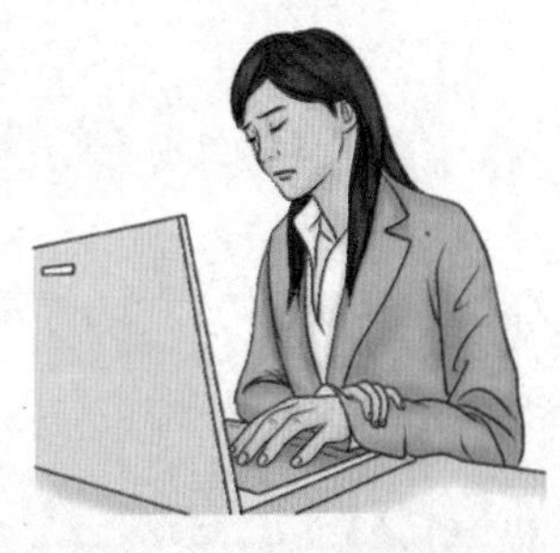

在工作和学习生活中我们有时会觉得手部突然僵硬麻木，手麻僵硬在大部分情况下是手部因为长时间的活动而产生疲劳造成的。但是，有时候，我们并没有做多少事情，也就是说手部并没有疲劳，也会出现手部僵硬麻木的情况，这时候就要注意是不是身体出现了什么疾病了。手部麻木是一种常见的神经传导症状，可能是多种疾病的信号。

1. 颈椎病。最常见的引起手麻的因素是颈椎病，它是现代社会高发的职业病之一。除了有手指麻木、感觉异常以外，还伴随其他症状，如颈肩部骨肉酸痛、上肢有放射痛或活动障碍等

2. 上肢神经卡压。睡觉时手部压迫到血管和神经，血流不通畅，导致手部得不到血的供应，使活动受限，引起麻木。手部麻痛是手部疾病中常见的一种症状，常提示上肢神经受到了卡压

3. 中风。引起手麻的另一常见疾病便是中风。虽然手指麻木不一定会发生中风，但对于年龄在 40 岁以上的中年人来说，如果经常出现头痛、眩晕、头重脚轻、肢体麻木、舌头发胀等症状，且患者平时又有高血压、高血脂、糖尿病、脑动脉硬化等疾病，应多加以注意，警惕中风的发生

4. 糖尿病。在糖尿病患者中，常常有人发现自己的手足麻木或疼痛，有的忽视了治疗，以至造成了严重的神经后遗症。糖尿病多发生在周围神经病变的初级阶段。早期表现就是手足发麻

5. 更年期综合征。进入更年期的妇女有时候也有手麻的现象，但是并不明显，随着更年期的结束，手麻现象就会随之消失

当你握着筷子夹菜吃饭时，当你操作电脑时，突然觉得自己大拇指使不上劲，示、中指麻木、僵硬，手腕疼痛，那就可能是患上了“腕管综合征”。遇到这种情况千万不能置之不理，一定要尽快去医院查清原因，及时进行有针对性的治疗。

改善饮食，远离手麻困扰

1. 党参桂圆粥

党参、黄芪、桂圆肉、枸杞子各 20 克，粳米 50 克。先将原料洗净，党参、黄芪切碎，煎取汁，加水适量煮沸，加入桂圆肉、枸杞子及粳米，文火煮成粥，加适量白糖即可。

2. 黄芪桂枝粥

黄芪、生姜各 15 克，桂枝、白芍各 10 克，粳米 100 克，红枣 4 枚。前四味一起放入锅中加水浓煎取汁，去渣。将粳米和红枣加水煨粥。粥成后倒入药汁，调匀即可。每日 1 次。

3. 黑豆汤

大粒黑豆 500 克。黑豆淘洗干净，加水放入砂锅中煮至汤汁浓稠即成。每日 3 次，每服 15 毫升。

4. 山药小麦粥

淮山药 60 克，小麦 60 克，粳米 30 克。材料分别洗净，加水适量，武火煮沸后，文火煮至小麦烂即可。

第3节

你的腿脚还好吗

膝部肿大要特别当心

新伤2~3天止痛消肿，3~6天治愈。3个月以内的伤一般2~3服药就治愈了。严重的需要3~4服药。陈伤需要3~6服药。软组织损伤应及时治疗，以免发生神经粘连，肌肉萎缩等其他后遗症和并发症的出现。

膝部肿大很可能是软组织损伤造成的。软组织是指人体的皮肤、皮下组织、肌肉、肌腱、韧带、关节囊、滑膜囊，神经、血管等。这些组织在受到外力作用时发生的功能或结构的异常，称软组织损伤。软组织损伤后可能出现的并发症有：血管舒缩功能紊乱引起的持久性局部发热和肿胀，营养性紊乱引起的肌萎缩，韧带松弛引起的关节不稳定、损伤性关节炎、关节周围骨化、关节内游离体等。在膝盖受到重击的时候，膝盖部位的一片弯月形软骨会本能地做出保护反应，医学上称这片软骨为半月板。当这块软骨受到损伤的时候，膝盖部位会形成肿胀，严重的时候疼痛会加剧，膝盖部位肿胀明显，甚至形成关节炎。

针对各种软组织损伤（扭伤）可以直接使用接骨散外敷，它局部给药，使药能快速渗透到损伤的部位，快速止痛消肿，活血化瘀，接骨续筋，达到治疗目的，而且安全可靠，有条件的理应首选

而30岁左右，甚至30岁以下的女性是最容易遭遇这一病变的群体。她们往往在户外运动中遭受外伤，从而引发膝盖肿大；40 ~ 50岁的女性，膝盖软骨老化，导致膝盖抗击能力变弱，也会引发膝盖肿大；另外，体重超标会给膝盖软骨带来强压，加速其老化。

膝盖透风又疼痛

天气转凉，气温下降，人们渐渐开始觉得有点儿冷了。可是下身明明穿得很厚，为什么却常常觉得有风从膝盖中间透过去，甚至在室内坐着的时候也是如此？除此之外，膝盖还经常感到疼痛，难道自己真的已经老了吗？

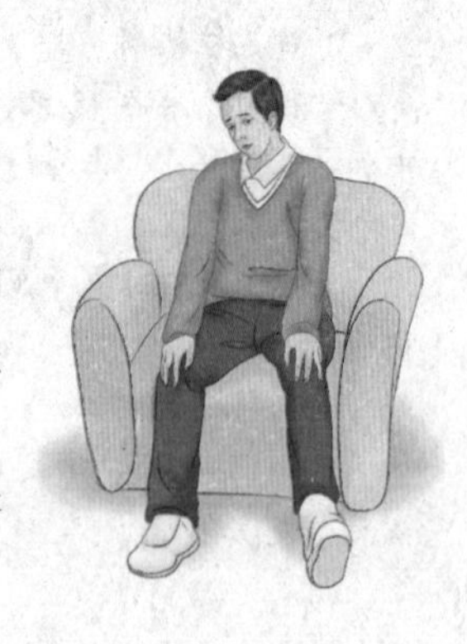

膝关节痛可由膝关节或膝周围组织疾患引起。导致膝关节疼的因素如下。

1. 膝部损伤。膝盖损伤是由于膝关节及其周围受到明显的压力出现损伤，感到疼痛，或者出现了膝关节肿胀、压痛等症

2. 膝关节结核。多见于青壮年，是全身结核病的一部分，常单发，以膝关节弥漫性肿胀、疼痛及功能活动受限为主要表现

3. 骨髓炎。常发生于股骨下段及胫骨上端，多有感染或损伤史，全身高热，有局部疼痛及压痛，患肢不敢活动

4. 风湿性关节炎。常以膝关节痛为主，伴有其他关节疼痛，多呈对称性、游走性。结合病史及全身症状，皮肤红斑等诊断不难

5. 胫骨结节骨骺炎。发生于爱好运动的青少年，常诉膝关节疼痛，不能跪跳或上下台阶，多表现出膝下胫骨结节隆起增大，压痛明显

6. 骨肿瘤。发生于股骨下端和胫骨上端的骨肿瘤，局部持续性钻入样疼痛，难以忍受是最早出现的症状，2 ~ 3 月后才可摸到肿瘤出现。有以上性质的症状，应及早就医详细检查

7. 急性化脓性膝关节炎。因膝关节开放性损伤、关节腔穿刺、周围感染病灶或远处感染病灶经血行感染等因素，出现膝关节疼痛，肿胀，活动受限，伴高热及全身不适等症状，应诊断为化脓性关节炎

在生活中想要远离膝盖疼痛，就要困扰防患于未然

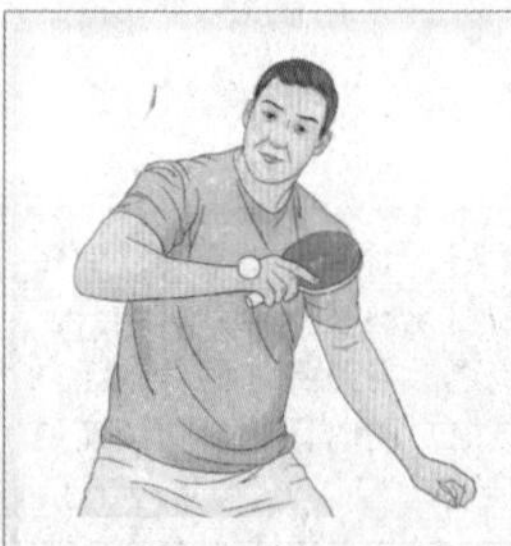

1. 增强锻炼

平时多做一些体能上的训练，如太极拳、打乒乓球、骑自行车等，特别是脚部的锻炼，但一定要循序渐进

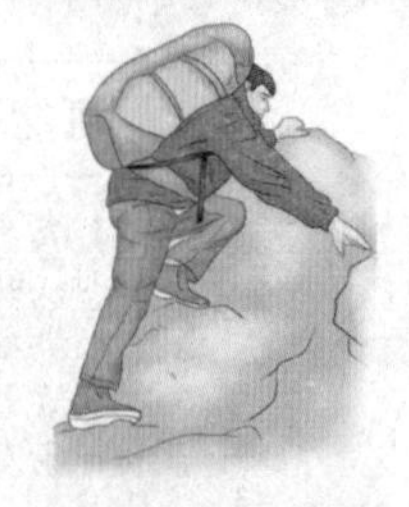

2. 正确负重

过量的负重会对人体造成不同程度的伤害，主要伤害的是脚、膝关节和腰等。负重的标准就是负重不要超过人体体重的三分之一

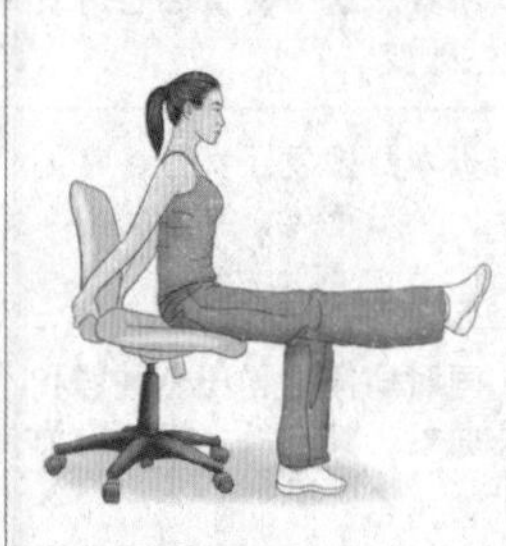

3. 坐位伸膝

坐在椅子上，将双足平放在地上，然后逐渐将左膝伸直，并保持直腿姿势 5 ~ 10 秒钟，再慢慢放下。双腿交替进行，重复练习 10 ~ 20 次

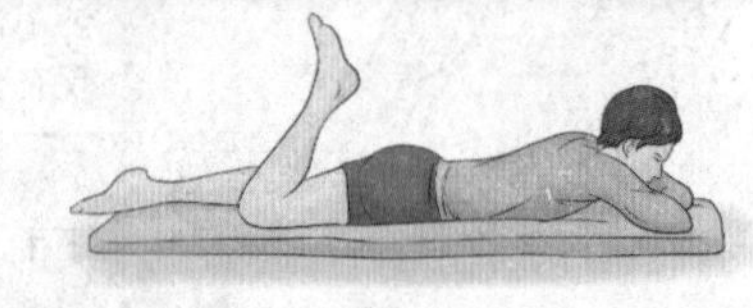

4. 俯卧屈膝

俯卧位，双手在头前交叉，将头部放在手臂上，然后将左膝关节逐渐屈膝，尽量靠近臀部，并保持屈膝姿势 5 ~ 10 秒钟，再慢慢放下。两腿交替进行。重复练习 10 ~ 20 次

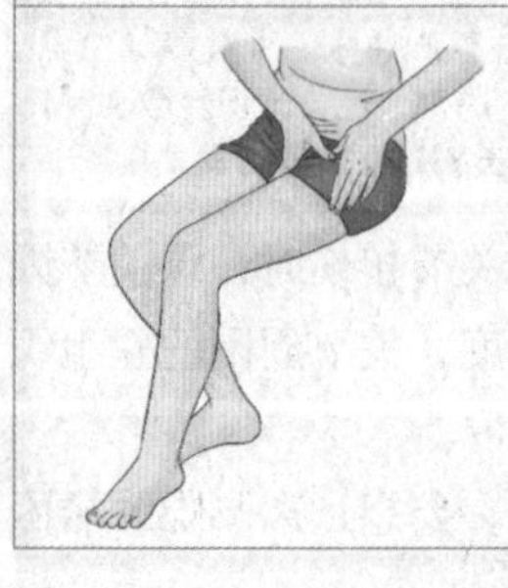

5. 推擦大腿

坐在椅上，双膝屈曲，用两手的掌指面分别附着左腿两旁，然后稍加用力，沿着大腿两侧向膝关节处推擦 10~20 次。双腿交替进行

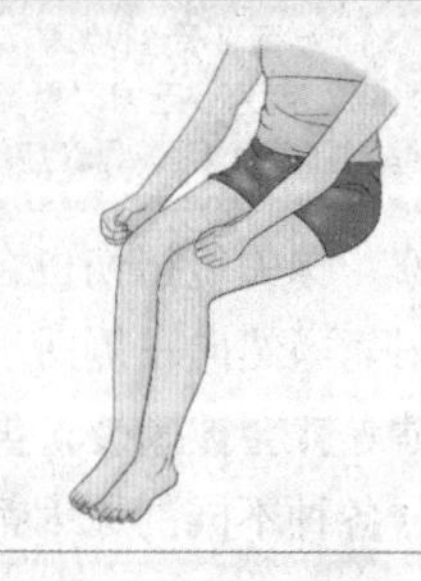

6. 拳拍膝四周

坐在椅上，双腿屈曲，双足平放在地板上，并尽量放松双腿，双手半握拳，用左右拳在膝四周轻轻拍打 50 次左右

爬山中的膝盖保护措施

下山的时候，有些人喜欢跑着下山，有些人喜欢跳来跳去。这些都是造成膝盖受伤的直接原因。正确的方法是，下山或走较陡的山路时重心偏后并稍降低，前脚站好才把重心移过去。这样造成的冲击会减少为站直跑或跳下去时的几分之一至十几分之一，从而有利于保护膝关节。

脚踝又肿了，是因为穿高跟鞋吗

脚踝肿痛是很多习惯穿高跟鞋的女性常会遇到的问题。不过脚踝变肿也不仅仅是穿高跟鞋造成的。

穿高跟鞋可以引发和加重脚病，但是，它并不是发生脚踝肿的唯一原因。如果发现自己有脚踝疼痛、红肿等症状，不要武断片面地认为根源在于高跟鞋，有可能它只是促进了脚病的明显表现。脚踝疼痛可能由多种疾病引起，一定要认真辨别，及早对症治疗，避免贻误病情。

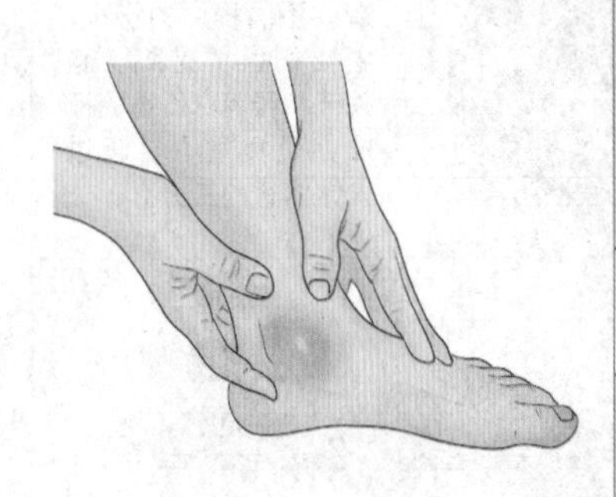

可能引起脚踝肿胀的疾病

1. 营养性脚肿。由于现代人工作忙碌，时间安排紧凑，许多时候经常匆匆忙忙解决用餐，进食缺乏合理安排和营养组合，长期如此，人体的消化功能就会减退，导致身体营养缺乏，出现营养性脚肿。这些人常伴有贫血，同时因免疫功能减退而易发生感染性疾病，如感冒等

2. 心源性脚肿。这是心脏功能减退所致。这时检查心脏可发现有器质性杂音和心脏扩大等病理性改变

3. 类风湿性关节炎。类风湿性关节炎本身多发于女性，常见于手、足等小关节处，急性发作时，关节疼痛，肿胀明显，影响活动

4. 静脉血栓。静脉血栓会导致脚踝部位疼痛并肿胀，有时疼痛出现在一侧，同时痛侧小腿还有肿胀和压痛感。长时间保持一个姿势，下半身血液循环受到影响，就容易发生静脉血栓。其起病之初仅仅为足踝部水肿，小腿后侧压痛，压迫小腿肌肉两侧，能引起剧烈疼痛

5. 下肢静脉曲张。下肢静脉曲张是现代社会中高发的职业病。现在大多数人在办公室办公，长期采取坐姿，缺乏运动，下半身的血液循环受到阻碍，长此以往，就容易出现下肢静脉曲张。下肢静脉曲张会导致脚踝酸痛、沉重、胀痛、疲劳、乏力以及静脉隆起、扩张、变曲，在脚踝部、足背出现轻微水肿，并发皮肤变薄、胶屑、萎缩、瘙痒、色素沉着症状。这类情况，通常在女性长期站立中容易发生

除了疾病原因之外，踝关节扭伤也会造成脚踝肿痛。当踝关节扭伤时，踝关节因为受到强大的外力作用而骤然向一侧活动，超过了其正常活动度，关节周围的软组织如关节囊、韧带、肌腱等就会被撕裂，重者有可能发生关节脱位。

总之，在生活中，各种不同的原因都会造成人的脚踝肿痛，要想远离脚踝肿痛困

扰，除了防止过于剧烈的运动造成关节扭伤之外，还得从生活的细节入手，养成良好的穿鞋用脚习惯，从而防患于未然。

1. 减少烟酒，避免大量摄入钠盐，多吃富含膳食纤维、低脂肪的食物，如新鲜蔬菜水果等，加强维生素 C 和维生素 E 的补充摄入

2. 避免穿着过紧的裤子和鞋，经常活动脚踝，增加其灵敏性，预防功能下降，可时常转动脚踝

3. 平时避免长时间站立，日常生活和工作时避免跷二郎腿

4. 密切注意控制药物副作用，如服用某些药物后，脚部有肿胀现象，应立即求医

5. 如果脚肿有剧痛，应采取一些静止性的运动，避免登山、举重等运动，以防症状加重

食疗调理脚踝肿痛

牛肉拌饭

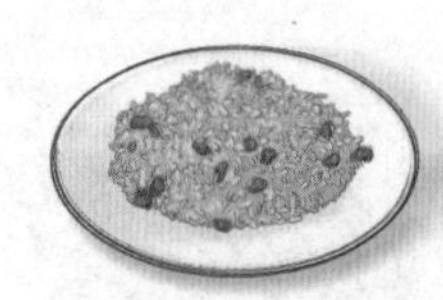

【材料】鲜牛肉 90 克，粳米 150 克，姜汁、酱油、生油各适量。

【做法】将鲜牛肉切碎剁成肉糜，加姜汁、生油和少许酱油，拌匀后备用。米饭蒸熟，放入牛肉，搅拌均匀，饭煮好后食用。

黄芪猪肚粥

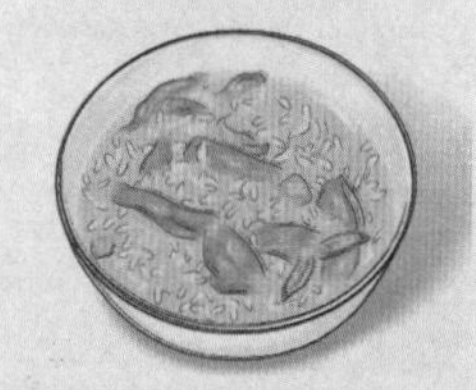

【材料】黄芪 80 克，猪肚 50 克，粳米 30 克，食盐少量。

【做法】黄芪放入锅中加水适量，煎 1 小时，去渣留汁加大米煮粥，并放入洗净切碎的猪肚，煮好后放少许食盐即可。

鲤鱼炖赤小豆

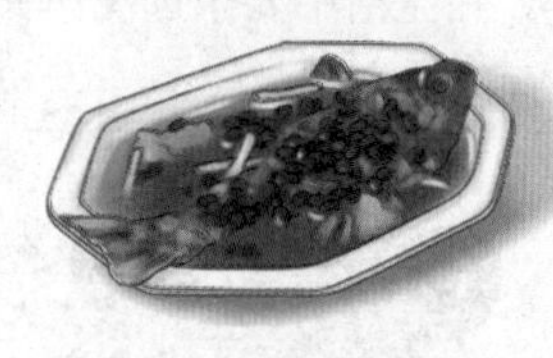

【材料】赤小豆 90 克，鲤鱼 1 尾，米醋、生油、料酒、食盐各适量。

【做法】鲤鱼去除内脏，和赤小豆一起放入锅中，加入清水、米蜡和生油，煮 1 小时即可。

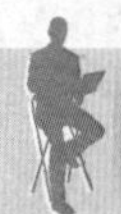

小贴士

脚踝扭伤后怎么办

当发生扭伤脚踝的情况时，千万不要立即贴上消肿止疼药膏，否则，会加重脚肿胀。专业医师提醒，扭伤后应立即冷敷患处，具体方法为：将冷水浸泡过的毛巾放于伤部，每 3 分钟左右更换一次。也可以用冰块装入塑料袋内进行外敷，每次 20 ～ 30 分钟。夏季则可用自来水冲洗，冲洗时间一般为 4 ～ 5 分钟，不宜太长；然后固定、抬高扭伤部位，切不可用手揉搓患处。24 小时后，才可在患处使用止疼膏、红花油等药物。

脚跟总是很疼痛

有时候人并未走多远的路，脚跟却酸软疼痛，并且在不走路的情况下，也总感觉无力。脚跟是人体保持平衡的重要支撑。脚跟疼痛未必是疲劳所致的小毛病，也很有可能是疾病先兆。

引起脚跟疼痛的因素很多。行走过久或负重过久都会引起后脚跟疼痛，但这种情况一般适当休息便可消除。除此之外，很多疾病也会导致脚跟疼痛，这就需要引起重视了。如果脚跟总是疼痛，很可能是患有跟痛症。跟痛症不是一个单独的疾病，而是指各种足跟部疾病引起的一种症状，因骨本身及周围软组织疾患而产生。

导致足跟疼痛的因素

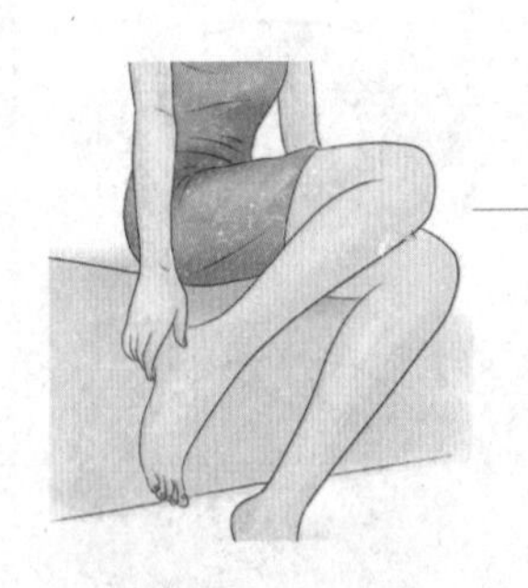

1. 假性脚跟痛。其病因包括跟腱炎、跟后滑囊炎、跟腱撕裂伤，跖腱膜炎等。对于此类脚跟脚底痛，经过休息和治疗，可以缓减脚跟脚底局部软组织受挤压和刺激的状况，进而使疼痛减轻或消失

2. 真性脚跟痛。经拍摄 X 光片，可以清晰地看到有跟骨骨刺的形成物，痛点集中，无其他征象。骨刺导致的脚跟疼痛较为剧烈，需要及时对症治疗

3. 跟踮炎。过度劳损、损伤容易引起跟踮炎，疼痛是水肿造成的水肿炎性反应，通过对应治疗可以予以缓解

4. 全身性疾病。其原因来自骨盆或脊椎躯干，如躯体两侧及两下肢的肌肉张力不对称，以及脊柱侧弯、长短脚、腰椎间盘突出症、颈椎病等疾病，导致一脚之脚跟长期负荷过高而发病

在生活中要想远离脚跟疼痛的困扰，轻轻松松地走每一段路，就要注意以下细节，从而防患于未然。

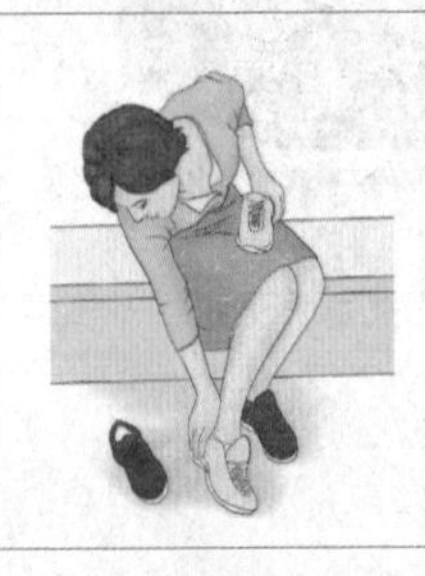

1 选择一双合适的鞋，能大大减轻脚的负担，避免和缓解脚步疼痛。挑选鞋时，注意选择厚底、鞋底软硬适中的鞋，最好后跟部有一定弧度，以适应足跟的弧形

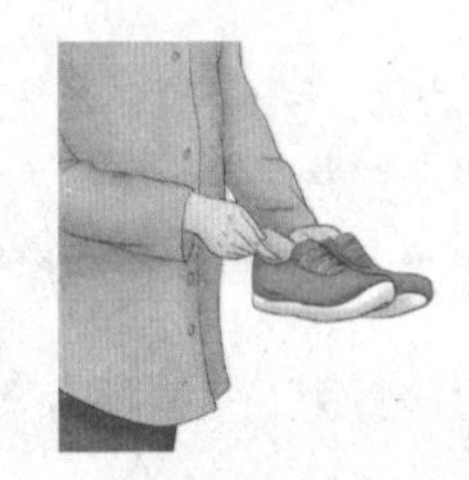

2 鞋底记得垫上鞋垫，选择偏软舒适的鞋垫或足跟部专用软垫，如硅胶制成的跟痛垫，保护足跟，减轻摩擦

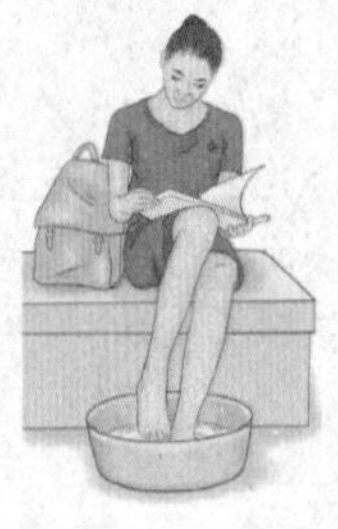

3 远行之后需要充分休息，有条件者最好使用温水泡脚，以较好地缓解脚部疲劳，防治脚跟疼痛

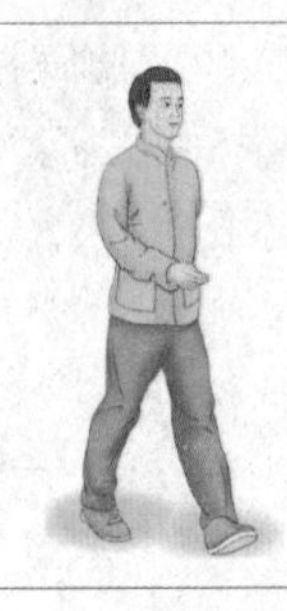

4 不穿鞋底硬、薄的皮鞋，减少步行活动，增加休息时间

两个小细节锻炼脚跟功能

除了众所周知的慢跑、散步等运动可以锻炼脚跟功能外，下面介绍的这两种方法也有不错的效果。

1. 开洞法：在鞋垫或海绵垫上与足跟疼痛处相应的部位剪个小洞，大小可随疼痛范围而定。

2. 加垫法：在足下疼痛部位的鞋垫下，用棉花、旧布等垫高 0.5 ～ 1 厘米，使跟下疼痛部位有持续挤压、按摩作用，也可以防治脚跟疼痛。

脚趾缝发痒还起皮

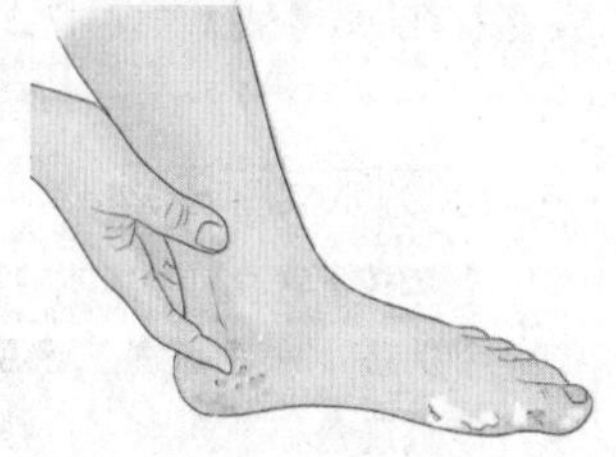

脚气即足癣，由真菌感染引起，表现为深在性的小水疱，可逐渐融合成大疱，边界清楚，可逐渐扩展。因病情发展或搔抓，可出现糜烂、渗液甚至脓疱等

很多人也许都有过感染脚气的经历，不仅仅是不雅，重要的是经常奇痒难耐，而且很难治愈。那么究竟是什么造成了脚气，又该如何防治呢？

脚气有别于脚气病，是一种极常见的真菌感染性皮肤病，即通常所说的脚癣、香港脚。脚气的传染途径很多，因此感染脚气非常容易，脚气的发病率也较高。通常情况下，由于夏季气温较高，脚部容易出汗，因此脚气常在夏季加重，冬季气温下降，出汗量下降，脚气症状也随之减轻。但由于其是顽固性真菌疾病，故脚气一旦传染上，很难治愈。脚气发作后，往往脚趾缝间开始发痒起屑，甚至裂开化脓，转为疼痛糜烂。因此，一定要做好相关的预防和调理措施。脚气通常可分为三种：角化型、水疱型和糜烂型。

1. 角化型。角化型脚气常发于脚跟，症状表现为皮肤粗厚而干燥，并有脱屑、发痒、皲裂现象。这种脚气病程较为缓慢，且难以治愈

2. 水疱型。常发作于脚底，这种脚气起初为饱满的小水疱，有的能融合成大疱，疱液透明，周围无红晕，发痒。挠破后会因继发感染而引起丹毒、淋巴管炎等

3. 糜烂型。常发作于脚趾之间，起初脚趾间常感觉非常潮湿，浸渍发白并会起小水疱，干涸脱屑后，剥去皮屑为湿润、潮红的糜烂面，有奇痒，容易继发感染

在生活中要想远离脚气困扰，就要注意生活的细节，防患于未然。

1. 保持足部清洁干燥是预防脚气发生的前提。为此，要养成常洗脚的习惯，但洗脚时忌用碱性肥皂等刺激性的化学用品。趾缝紧密的人可用卫生纸夹在中间，以吸水通气，保持清洁

2. 合理饮食，多吃维生素含量高的蔬菜水果和五谷杂粮等，少吃辣椒、生葱、生蒜等容易刺激出汗的食物

3. 有些人往往用道听途说的土法乱治脚气，有时虽能起到止痒的效果，但绝对去不了根。而且有些土法由于刺激性较大，还会造成过敏反应。因此，出现脚气症状应该尽早接受治疗

4. 不要使用别人的拖鞋、浴巾、擦布等，不要在澡堂、游泳池旁的污水中行走。此外还可以辅以食疗来调理脚气

食疗调理脚气

黄豆米皮糠

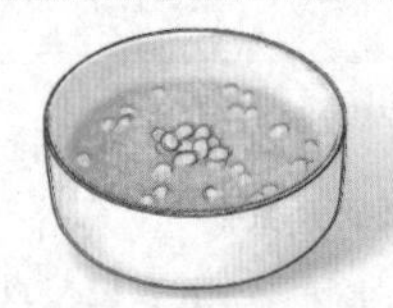

【材料】黄豆100克，米皮糠160克。

【做法】将黄豆与米皮糠用水炖熟吃。

青鱼煮韭黄

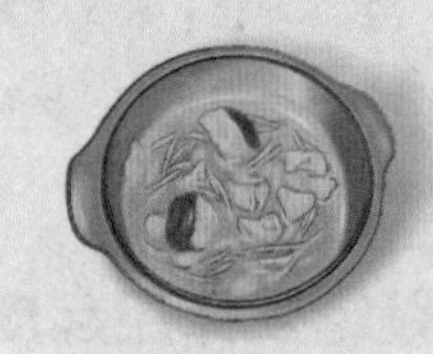

【材料】青鱼500克，韭黄250克，食盐、料酒、葱段、姜片各适量。

【做法】青鱼洗净，去除内脏，加入韭黄和料酒、葱段、姜片一起炖煮，熟后加入食盐即可。

红枣陈皮赤豆汤

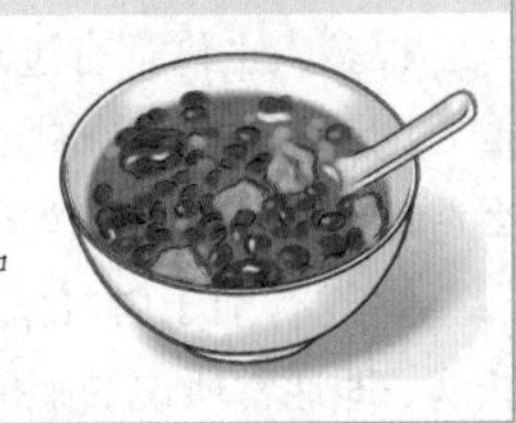

【材料】陈皮4克，赤豆70克，花生仁120克，红枣10枚。

【做法】洗净陈皮、赤豆和红枣，将其与花生仁一起放入锅中加水煎煮，熟后加入白糖食用即可。

脚丫子汗多且味重怎么办

如果自己的脚不仅仅爱出汗，而且气味让人难以忍受，那真是痛苦的经历。不过，不要以为脚臭只是让人尴尬的小事，其实它可能暗示着你身体的健康状况。

人的脚心是小汗腺分布密度最大的部位之一，每平方厘米就有620个汗腺，人体别的部位每平方厘米仅有140 ~ 340个汗腺，因此脚心的出汗量要多于其他地方。一般来说，在剧烈运动、穿透气性较差的鞋或长时间行走过后，脚汗会增多。情绪激动，交感神经冲动增加，乙酰胆碱分泌量增多，也会引起脚心出汗增多。如果闷捂的时间较长，未能及时透气洗脚，就会产生不良气味。除此之外，脚部大量出汗、脚臭也和某些疾病有关。

脚部出汗味重的原因

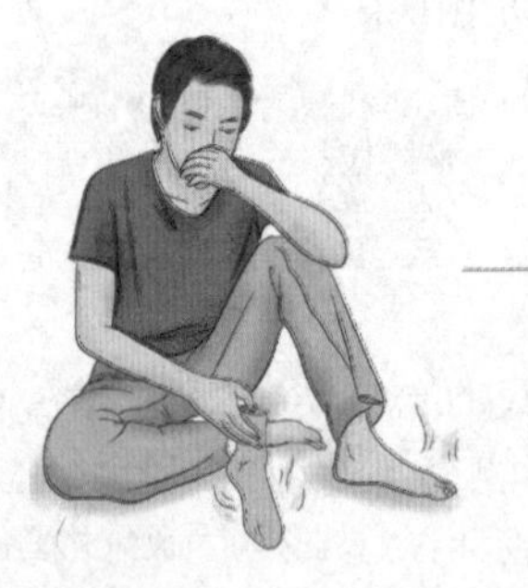

1. 全身性疾病。如甲亢、肥胖症、糖尿病等可以引起脚部多汗，因此这类患者的脚部常常会有异味散出

2. 脾胃失调。中医认为，脚多汗是脾胃功能失调引起的。脾胃失调可分以下虚、实两种：脾胃虚弱者伴有口干舌燥、心烦不安、舌红少苔等症状，属于津液不足的虚热证；脾胃有实证者多为饮酒过多及过食辛辣肥甘所致，伴有口臭口苦、大便不畅、小便黄浊、舌苔厚腻等症状。这两种情况均会引起脚臭多汗的症状

良好生活习惯远离脚臭困扰

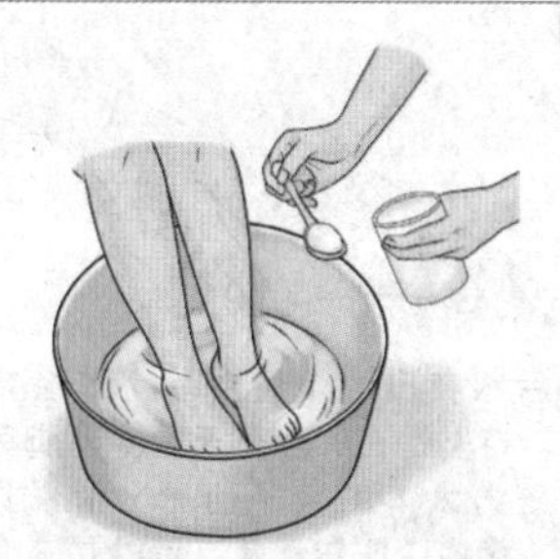

每日用温热水或淡盐水泡脚10～15分钟

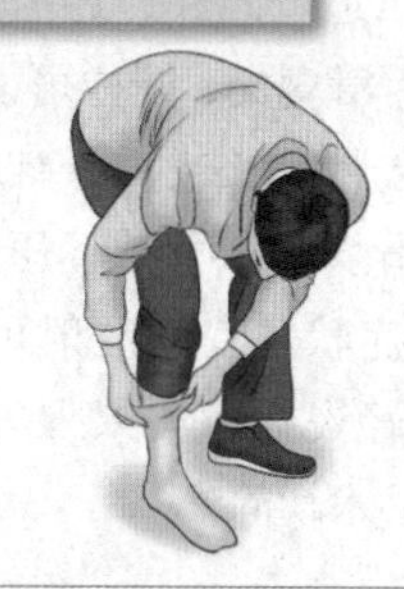

袜子要勤洗勤换，最好是每天都换洗一次

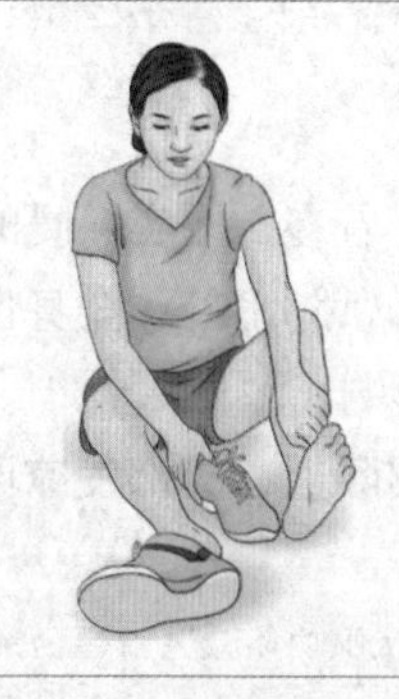

平时不宜穿运动鞋、旅游鞋等不透气的鞋子，以免造成脚汗过多，脚臭加剧

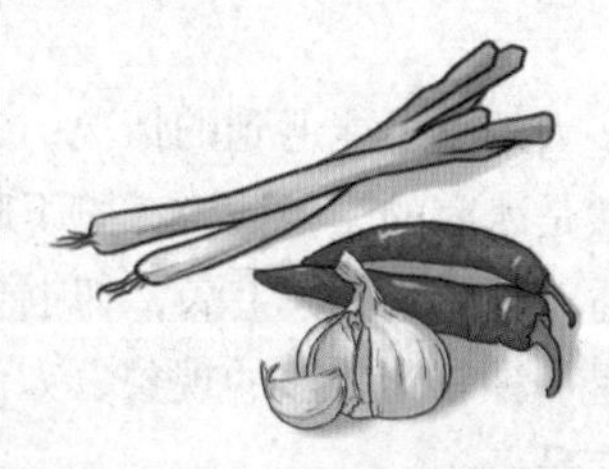

勿吃容易出汗的食品，如辣椒、生蒜、生葱等刺激性食物

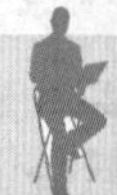

小贴士

外用调理脚臭的方法

1. 明矾泡脚方

明矾25克，热水1000毫升。将二者一起倒入盆中溶化后浸泡双脚，一次10分钟，浸后任其自然晾干。每日1次。

2. 葛根明矾方

葛根、明矾各15克。二者一起放入白酒中浸泡7日，过滤取液，兑入温热水浸泡双脚。每次10~15分钟，每日1次。

3. 干姜明矾方

明矾30克，干姜6片。将二者一起放入锅中加水煎熬30分钟，取液浸泡双脚。每日2次，每次浸泡30分钟。

4. 白萝卜泡脚方

鲜白萝卜600克，明矾15克。白萝卜洗净切片，加水2500毫升，煎30～40分钟，去渣取汁。待温度适宜，浸泡双脚20分钟，每日洗2次。

脚后跟上的肿块

如果脚后跟后方有个骨性生长物，那么你可能有跟骨后骨疣或跟腱后滑囊炎。

跟腱后滑囊炎发病的早期，会在足跟的后上方只见到一个小的轻度变硬有压痛的红斑。当发炎的滑囊增大时，跟腱上就会出现一个疼痛的红色肿块。

要想预防跟腱后滑囊炎，可以选用足弓垫或毡垫抬高足跟，除去鞋帮的压迫。此外，还需用鞋矫形器。而如果已经患上了跟腱后滑囊炎，同样可以采用这些方法。对于小部分病人，把鞋帮拉长或拆开鞋的后跟缝线可减轻炎症，把垫子放在滑囊周围可减轻压迫。口服非类固醇抗炎药可暂时减轻症状。浸润注射可溶性皮质类固醇与局部麻醉剂可减轻炎症。如果保守治疗无效，可能需要作跟骨后外侧手术切除。

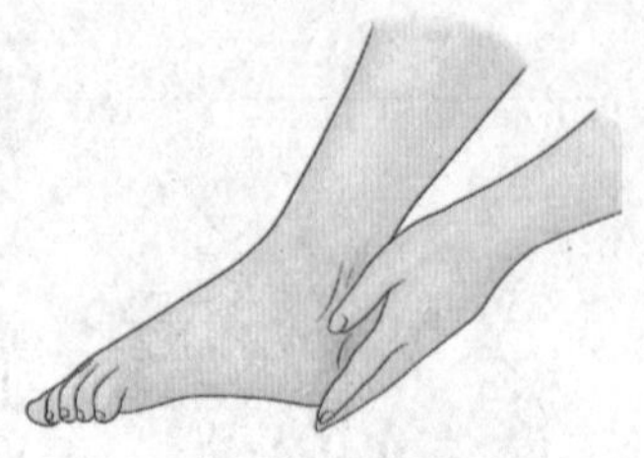

脚后跟突出的骨性肿块可能会疼痛，特别是在你由于反复穿对脚后方压力太大的鞋子而患上滑囊炎后，疼痛会比较严重。滑囊是充满液体的小囊，能够润滑和缓冲关节

脚总是冰冰凉

脚凉是许多人都有可能遇到的情况，无论春夏秋冬，无论穿着多么厚实保暖的鞋子，双脚也依然是冰凉的。俗话说，脚下暖，全身暖。可想而知，脚下冷，全身也都会感到冰凉不适。脚凉不是大毛病，却也会对人体带来不良的影响。

脚凉虽然是一种较为普遍的现象，人们往往缺乏注意，但实际上，脚部发凉可能是一些疾病的信号。

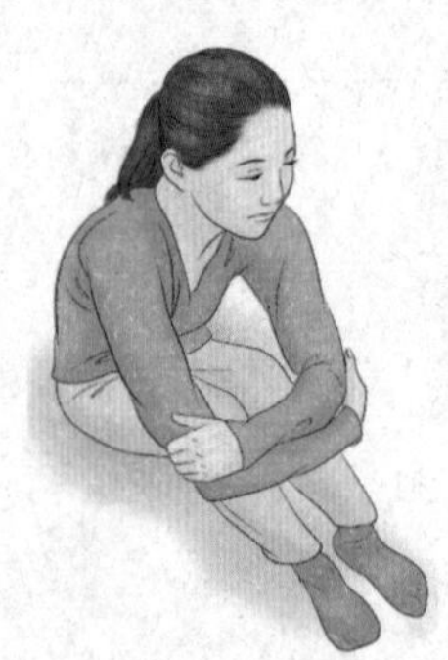

1. 贫血和肠胃有异常者，以及营养缺乏者或甲状腺功能减退引起全身或者局部血液循环不良者，或者肢体末梢血液循环不畅者，都会出现脚凉的现象。女性在经期、孕期和产期，由于体虚，也容易出现双脚冰凉

2. 雷诺现象多见于中、青年女性，典型表现为足趾末端在受凉后发白、发凉，然后变紫、变红，最后又可恢复正常。其原因是足趾末端小动脉痉挛

3. 糖尿病可以影响下肢和足部的血流供应。早期会出现脚凉、麻木、小腿抽筋、足部苍白，运动后腿部不适，短暂休息后症状减轻；中期则表现为下肢疼痛，夜间加重；晚期则为疼痛较剧烈，出现跛走，并伴有下肢供血不足、局部溃疡、坏疽，将导致足部抵御感染和伤口自愈能力的下降

以上我们了解了发生脚凉的一些主要原因，在生活中要想远离脚凉困扰，就需要从注意生活的细节入手，养成良好的生活习惯，防患于未然。

1. 加强体育锻炼。尤其是久坐或久立的人，必须重视工作间隙的休息，多做手足和腰部的活动，以加快全身的血液循环

2. 注重双脚及腿部的保暖。正如俗话所说，“寒从脚下起”，如果下肢保暖做得好，双脚就不会感到冰冷，全身也都会觉得暖和

3. 睡前用热水局部泡脚，不但可以促进末梢的血液循环，还有助睡眠

4. 洗完澡或是泡完热水澡后，擦干后立刻穿上袜子保温。泡脚具有加快血液循环、舒筋活血的作用，对因末梢血液循环不良而出现的脚凉等症状的缓解有一定的辅助作用。但泡脚时间不宜过长，以15 ~ 30分钟为宜。在泡脚过程中，由于人体血液循环加快，心率也比平时快，时间太长，容易增加心脏负担。另外，由于泡脚时更多的血液会涌向下肢，体质虚弱者容易因脑部供血不足而感到头晕，严重者甚至会发生昏厥。因此，泡脚时间以双脚及下肢感觉温热舒适为宜，不宜过久

5. 多吃一些性属温热的食品，以提高机体耐寒力。常见的温热食物有牛、羊、狗、鸡肉、大蒜、辣椒、生姜、圆葱、山药、桂圆等

调理脚凉的妙方

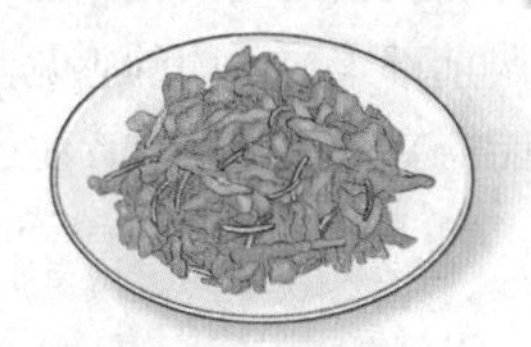

1. 姜丝爆羊肉

羊肉250克，生姜50克，花椒、八角、食盐、味精、麻油各适量。羊肉切薄片，生姜切细丝。锅内加油少许，起旺火，待油冒青烟时，入花椒、八角，炸出香味，入姜丝略炒，加入羊肉片翻炒，加入盐、味精，出锅时淋麻油即可

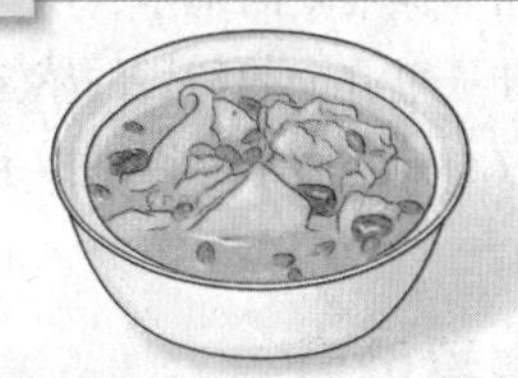

2. 大枣枸杞羊肉汤

羊肉300克，大枣、枸杞各30克，葱段、姜片、大料、食盐各适量。羊肉切大块，在开水锅中氽出血水备用。大枣和枸杞洗净备用。锅内加水，放入羊肉、葱姜大料同煮。煮半熟时，加入大枣、枸杞和盐，再煮，煮熟即可

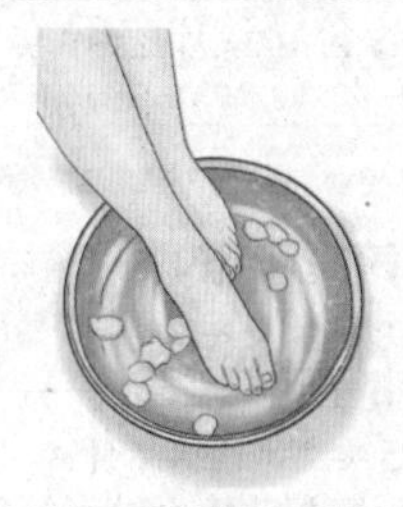

3. 生姜泡脚

生姜1块，食盐少许。将生姜用刀拍扁，用纱布包好放在水里一起烧开，再加一勺盐，泡脚

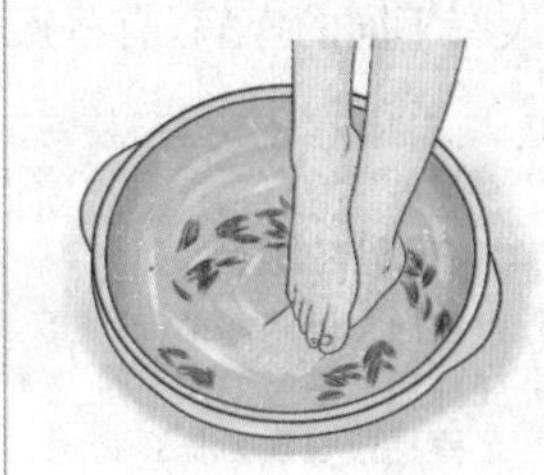

4. 红花泡脚

红花、食盐各少许。取红花用纱布包好放在水里烧开，然后加一勺盐，先熏脚后泡脚

足部刺痛、麻木

如果你感觉脚麻木或刺痛，则可能说明你快要患上踝管综合征了。踝管综合征被称为发生在下肢的腕管综合征。

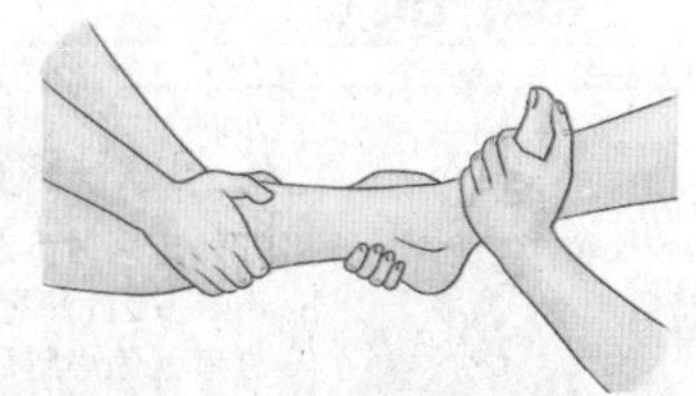

踝管综合征还可能表现为足部发热、烧灼感。这属于神经卡压范畴。任何对脚上的神经造成压迫的肿瘤或者异常生长物都可能导致神经卡压

足部的这种感觉还可能是一种进行性和破坏性骨疾病——夏科氏关节病的表现。这种疾病通常发生于承重关节，特别容易发生于膝关节和足部关节，也发生于髋关节。夏科氏关节病的其他表现包括关节松弛或肿胀、足部和脚踝畸形。其中一种畸形叫作马蹄足，是足部骨结构萎陷而形成球形突起。

夏科氏关节病在那些由于未控制的糖尿病而继发神经损伤（糖尿病性神经病变）的人中相当普遍。实际上，不论是缘于什么原因而出现神经损伤的人，都有可能患上夏科氏关节病。

无论是哪种因素造成的夏科氏关节病，都应该积极地采取治疗措施：

1. 病变关节，上肢避免用力工作，下肢尽量减轻负重

2. 破坏较重关节（如膝、肘和脊柱部位）可用支架保护

3. 足部病重且溃疡不愈者可做截肢术。青壮年病人膝、踝关节破坏严重者可作关节融合术，不过邻近关节可再发生此病。减少活动和支架保护是多用的有效方法

足前部的刺痛、灼热和麻木感也可能是一种叫作神经瘤的良性病变的表现。有神经瘤的人如果穿很紧的鞋子，压迫到神经瘤或者神经球，就会表现出更多症状。有些患者会有鞋子里有个鹅卵石的感觉，或者有种袜子在脚前部聚成一团的感觉。幸运的是，大多数的神经瘤都可以不做手术就治愈，不过可能需要足部矫正或者注射。

透过步态看健康

千里之行，始于足下。行走是人们的基本活动功能之一，是最为常见的身体行为，其姿态因人而异，多种多样，同时也是人体健康的测试仪——通过步态可以看出健康与疾病的征象。

步态，是指走路时所表现出来的姿态。矫健的步态说明人体精力充沛，体格健壮，各种异形步态说明人有不同的疾病。有些疾病因影响神经、肌肉系统，会导致步态异常。

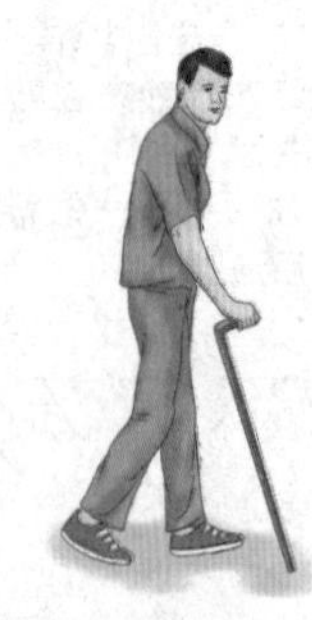

1. 拖腿性跛行

走路时，健腿在前面，患腿拖后，患肢前足着地，足跟提起表现为拖腿蹭地跛行。可见于儿童急性髋关节扭伤、早期髋关节结核或髋关节骨膜炎等

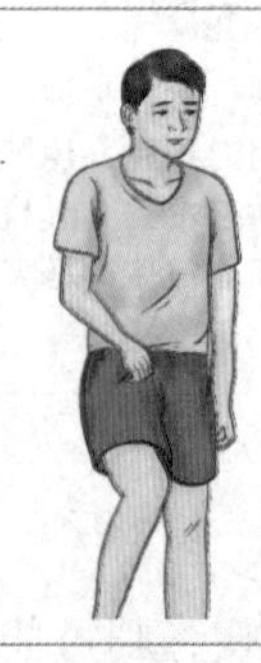

2. 跨越步态

患者两下肢弛缓无力，足尖垂下，故走路时为使足尖离地面抬高骨盆，髋、膝关节随之过度抬高，有如涉水。这是患了多发性神经炎

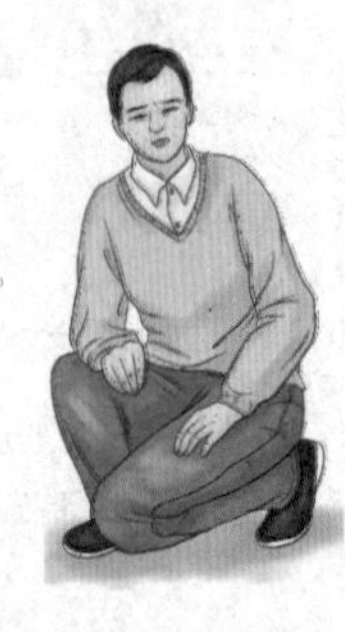

3. 间歇性跛行

开始走路时步态正常，但走不了多远（严重者不到百米）患者就因小腿后外侧及足底胀麻疼痛而被迫停步，需蹲下休息片刻，走走歇歇，因此称为间歇性跛行，常见于腰椎管狭窄症、坐骨神经受累以及血栓闭塞性脉管炎局部供血不足患者

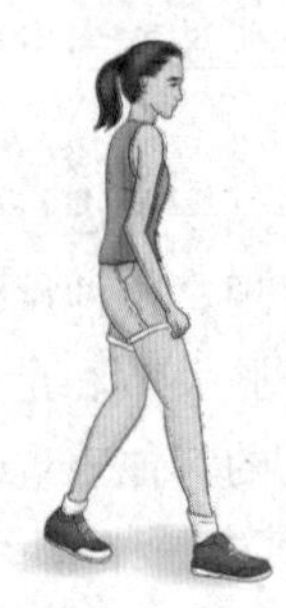

4. 摇摆步态

走路时患者靠躯干两侧摇摆，使侧骨盆抬高，来带动下肢提足前进，所以每前走一步，躯干要向对侧摆动一下，看上去好像鸭子行走，所以又称"鸭行步"，常见于小儿先天性髋关节双侧脱位、进行性肌营养不良、严重的"O"形腿，以及臀上神经损害患者

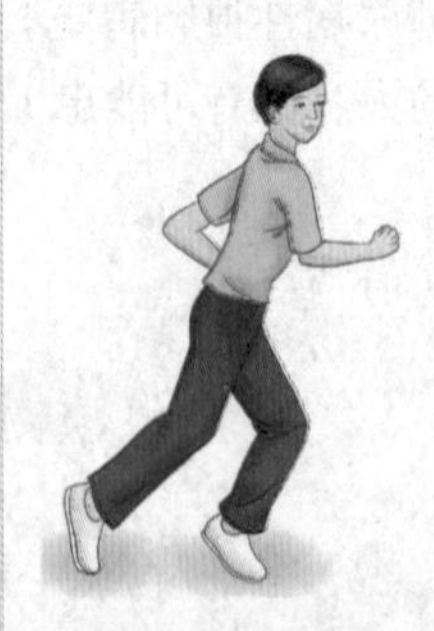

5. 震颤麻痹步态

表现为走路时身体前倾，呈小碎步样，起步动作缓慢，后逐渐加快，难于立即止步，状如慌张逃跑。故又称“慌张步态”。这是震颤麻痹病和各种因素引起的震颤麻痹综合征的表现

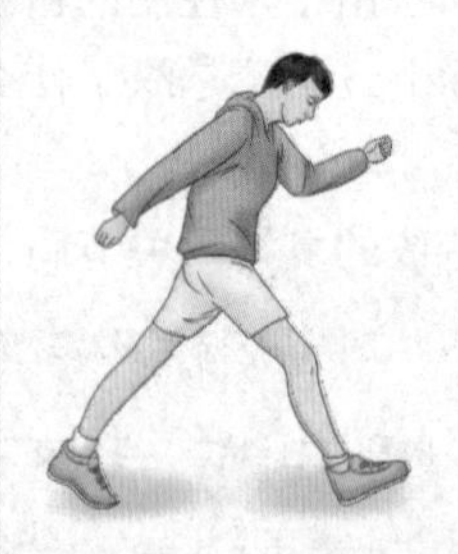

6. 共济失调步态

患者自觉两足落地如踩在棉花上，鞋子掉下也常不觉察，步行时双目注视地面，步幅宽大，举足过高，踏地有声。闭目或在黑暗中行走困难或不能走。这多为脊髓疾病所致

通过运动来改善步态异常

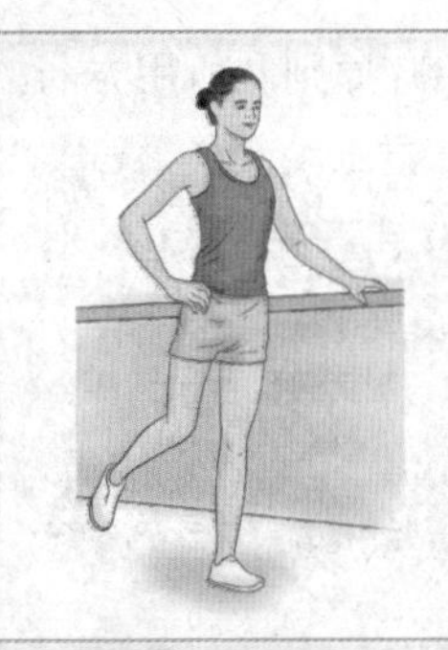

1. 甩腿

一手扶墙，先甩动小腿，将脚尖向前、向上翘起，然后向后甩动；接着将脚尖用力向后，脚面绷直向前甩。两条腿轮番做这两个动作，每条腿各做 2~3 分钟

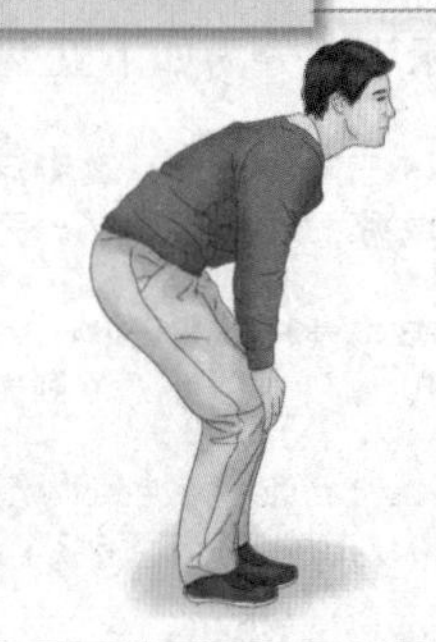

2. 扭膝

两脚平行靠拢，屈膝微微下蹲，双手放在膝盖上，分别做顺时针、逆时针扭转。这个动作做 5 分钟左右

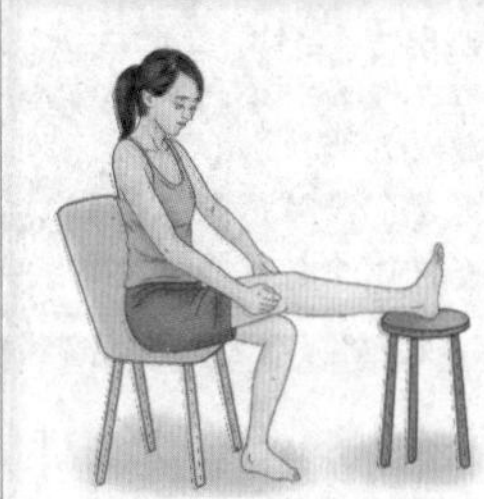

3. 搁脚

将脚搁至床头或桌凳上，先轻轻敲打膝盖，使腿慢慢伸直，然后尽量使头部向脚尖攀近。两腿轮番做这一动作约 5 分钟

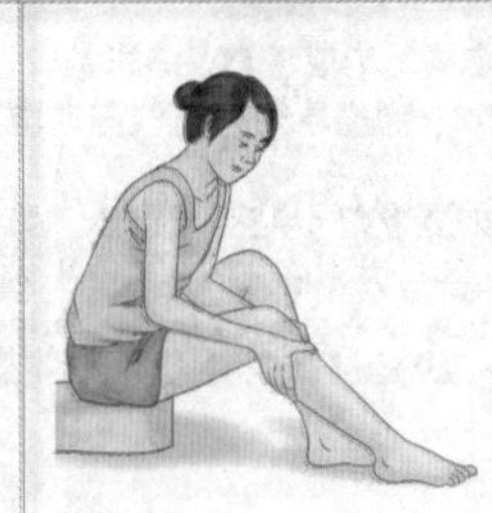

4. 干洗腿，揉腿肚

双手紧抱大腿根部，用力向脚尖按摩，再从足踝往回按摩至大腿根部，每条腿往返重复 20 次左右，然后双手紧夹腿肚，做旋转揉动。这一组动作各做 2~3 分钟

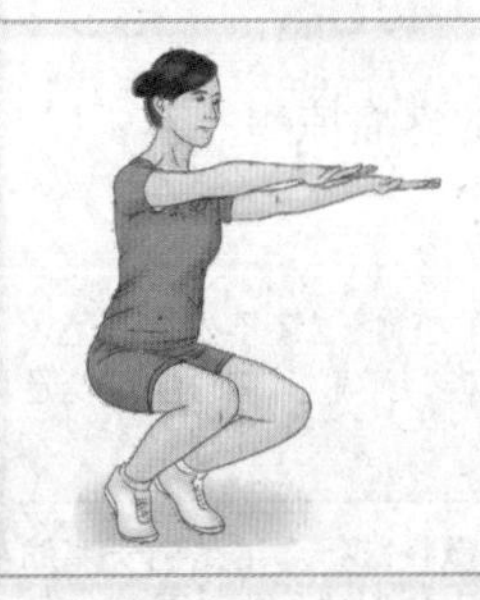

5. 下蹲

收腹屏气，身体蹲下、站起，两手平行，目光平视，使大腿伸屈自如。该动作也做 5 分钟左右

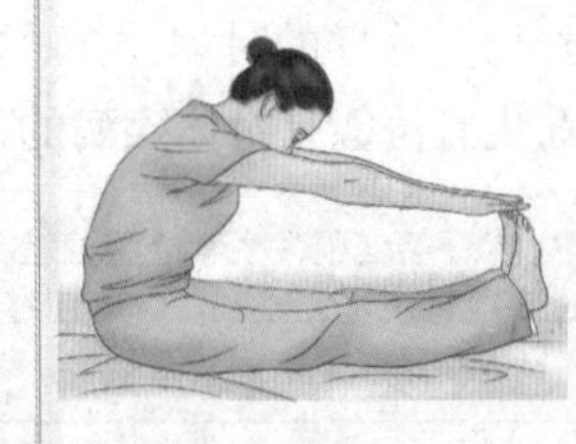

6. 扳足和搓脚心

端坐在床上，两腿伸直，低头向前弯，两手扳足趾20~30次，并接着用手掌搓脚心各 100 次

夜间为什么痉挛而醒

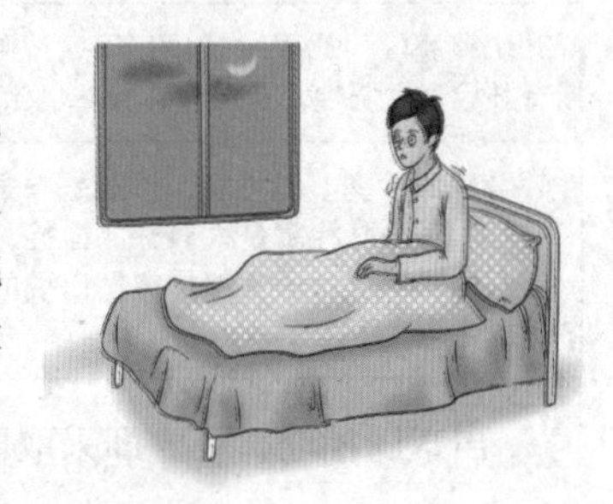

经过了令人筋疲力尽的一天之后，终于甜甜地熟睡了。可是，突然一种落体的感觉将你猛然惊醒。这是一种常见的、良性的表现，尽管有时候会令人心跳暂停。这种疾病有好几个医学名称——肌痉挛、肌阵挛性抽搐、临水肌跃症。

不论叫什么名字，这都是一种不自主的肌肉抽搐，通常发生在由清醒向熟睡过渡期间。大部分人都会偶尔发生这样的情况，往往在我们过于劳累或者缺乏睡眠的时候容易出现。

这种夜间的痉挛可能与一种神经性疾病——不宁腿综合征相关，或者与一些其他睡眠相关的疾病有关。

不过，有时候夜间痉挛会令你频繁惊醒。这是一种真正的疾病，叫作周期性肢体抽动症。这种病有时候可能是一种睡眠紊乱——发作性睡眠的表现。患有这种疾病的人会不知不觉就睡着。

发作性睡眠的临床辨证分为如下五型，据此制订了中医药治疗原则及所用方药。

1. 痰湿困脾型。多见于形体肥胖之人，表现为胸闷、纳呆、大便不爽、痰多泛呕、口中黏腻、身重嗜睡、舌苔白腻、脉濡缓，治疗原则为燥湿健脾豁痰开窍，方药用醒脾开窍汤加竹茹、半夏等
2. 脾气不足型。多见于病后或高龄之人，表现为神疲乏力、腹胀食少、食后困倦嗜睡、少气懒言、消瘦或肥胖浮肿、舌淡苔薄白、脉虚弱，治疗原则为益气健脾，方药用醒脾开窍汤加人参、白术、黄芪等
3. 肝郁脾虚型。患者长期忧愁思虑、精神萎靡不振、头昏欲睡多梦、时有两胁不适、纳呆食少、大便不利或腹痛泻泄、舌苔薄白或稍腻、脉弦细或涩，治疗原则为疏肝健脾开窍，方药用醒脾开窍汤加柴胡、党参、枳壳等
4. 气血两虚型。患者面色萎黄无华或淡白、纳呆食少、神疲乏力、心悸多梦、气短懒言、自汗、头晕目眩、舌淡嫩苔薄白、脉沉细无力，治疗原则为益气养血醒脾开窍，方药用醒脾开窍汤加黄芪、当归、人参等
5. 湿浊蒙蔽型。患者头重如裹、口干黏不思饮水、胸闷不饥、二便不利、舌苔厚腻。《黄帝内经》云："邪之所凑，其气必虚，正气存内，邪不可干。"头为诸阳之会，若被湿浊蒙蔽，清阳不升，浊阴不降，则困倦嗜睡。治疗原则为芳香化浊醒脾开窍。方药用醒脾开窍汤加佩兰、苍术、白豆蔻等

不可小视的腿抽筋

也许很多人都经历过这样的时刻：在睡梦中被腿抽筋剧烈的疼痛惊醒。不要以为这只是小事，腿抽筋也有可能是身体疾病的预警。

1. 扁平足。患扁平足的人似乎更容易发生夜晚腿抽筋。到底是什么因素导致了这种情况还不是很清楚，不过，这通常是用力过度或者脱水的表现。夜晚腿抽筋一般来说没有什么危险，不过，有时候可能是糖尿病、帕金森氏病、贫血和甲状腺疾病的表现
2. 间歇性跛行。如果在走路或者爬山时腿经常抽筋，那么你可能是出现了间歇性跛行。这是由于脂肪块聚集在腿部的动脉中，导致流向腿部的富含氧气的血液减少而出现的，属于典型的外周动脉病。外周动脉病是一类进行性的血液循环问题，可能会危及生命
3. 肺栓塞。你如果一条腿有压痛、肿胀、发红或者温暖感，继而出现胸痛或者呼吸困难，则可能是患有肺栓塞。肺栓塞是深静脉栓塞的致命性并发症
4. 肾静脉栓塞。腿抽筋，特别是一条腿抽筋，可能是另外一种可能危及生命的疾病——肾静脉栓塞的信号。肾静脉栓塞是大静脉的血栓，血栓很容易脱落，被血流推动到心脏和肺部，导致死亡。深静脉栓塞的其他症状通常都是突然出现的，包括受累区域肌肉压痛、深部肌肉疼痛或肿胀、皮肤压痛或温暖或变色

出现腿抽筋，可立即采取以下方法解救。

1. 立即离床下地走动，并忍痛用患足前掌下蹬地面，常可迅速解除小腿肌肉的痉挛，使疼痛消失
2. 立即坐起，把腿伸直，然后用双手用力将脚掌往背屈方向后掰，可迅速解除小腿痉挛
3. 用拇指或示指的指腹用力按摩、按压鼻尖下的人中穴，使穴位有酸胀感，可解除小腿抽筋
4. 用拇指和示指分别按压脚后跟两侧，并用力上下搓动，也可迅速解除小腿痉挛

第十一章

指甲形态有学问，指端末节可见深意

指甲虽为人体末端，但在提示身体健康状况方面起着不可忽视的作用。脆裂的指甲，出现凹痕的指甲，有竖沟状的指甲，还有不同颜色的指甲等，如果你的指甲出现了这些状况之一，那就要当心你身体的状况了。常常留心自己指甲的异常，才能及早预防疾病。

第1节 指甲的颜色说明了什么

你的指甲根有没有“健康圈”

我们发现，指甲根部有半圈淡淡的发白的形态，这就是所谓的“健康圈”。健康圈就是指甲根部发白的半月形小块，医学上将之称为甲半月，又叫小太阳。健康圈是人体阴阳经脉的交界线，是人体精气的代表。一般来讲，健康人群除了小指以外，其他手指上应该都有甲半月，即健康人的健康圈应该有8个左右。甲半月占整个指甲的1/5是最佳状态，过大过小或者仅隐隐约约都不太正常。健康圈的变化最能提示机体营养状况，是人体营养状况的“提示灯”。

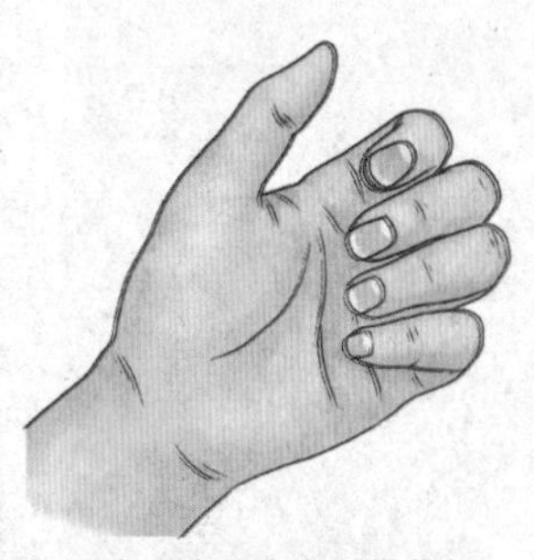

指甲半月痕的发育，受营养、环境、身体素质影响，其状况也传达着人体健康状况的信息

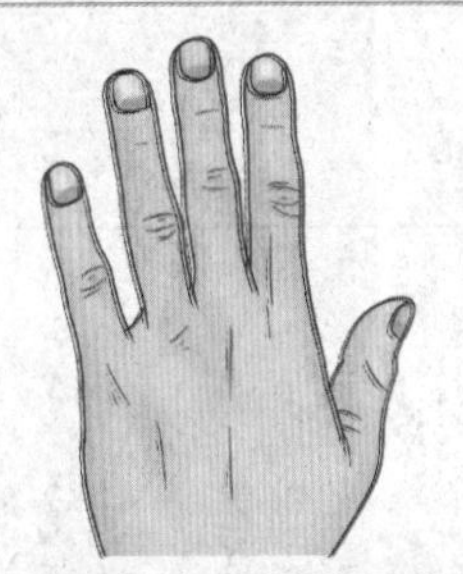

1. 健康圈发红

健康圈发红提示心力衰竭，应及时治疗

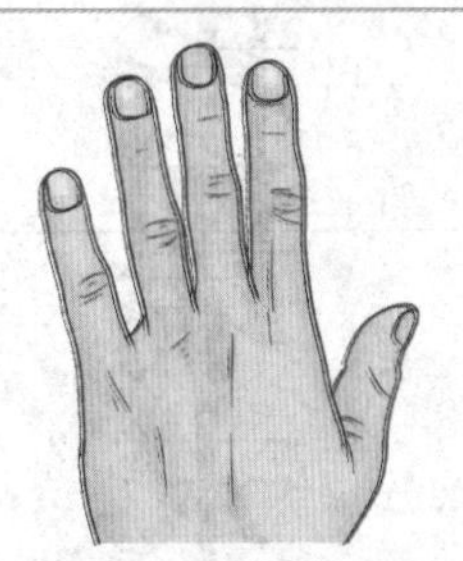

2. 健康圈发青

暗示呼吸系统有问题，容易患心血管疾病

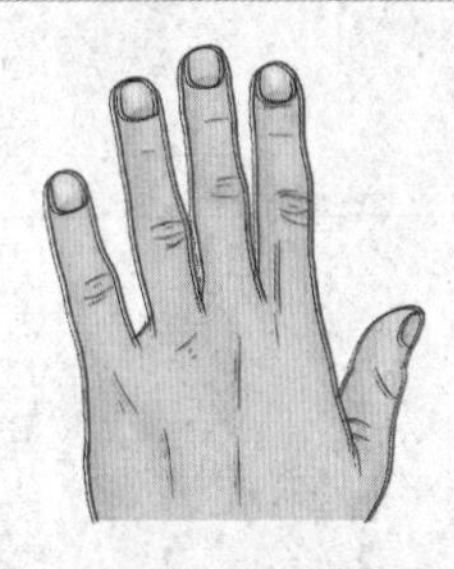

3. 健康圈发蓝

健康圈发蓝是血液循环不畅的表现

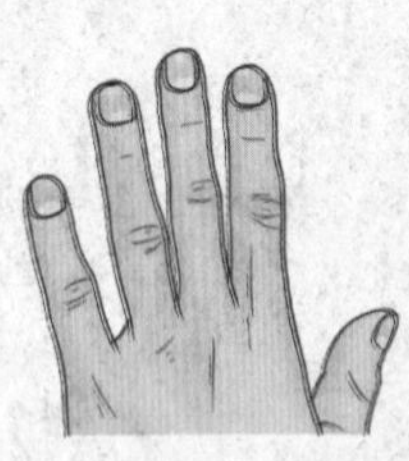

4. 小指出现健康圈

中医认为连小指也有半月痕，或半月痕增大，属热底型。热底型提示人体内阳气盛，脏腑功能强壮，身体素质较好。但在病理情况下，则是阳气偏盛，脏腑功能亢进。可见面红、上火、烦躁、便秘、易怒、口干、食量大、不怕冷、好动，严重者血压升高，血糖增高，易中风

5. 健康圈模糊

半月痕的边界模糊不清，颜色逐渐接近甲体颜色者，属寒热交错型或阴阳失调型。寒热交错提示体内有阴阳偏盛偏衰的变化。例如，热型者喜欢清热而过度用寒凉物质，寒型者则喜欢去寒而过度服用温热物质。用药失调，劳损过度也可导致寒热平衡发生变化

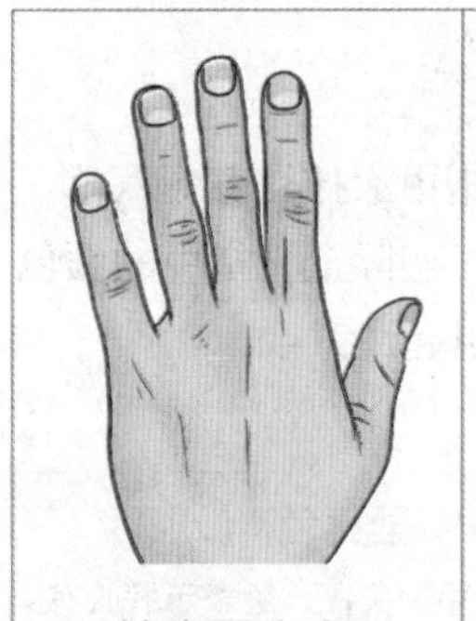

6. 健康圈太大

健康圈太大的人容易发生高血压、中风

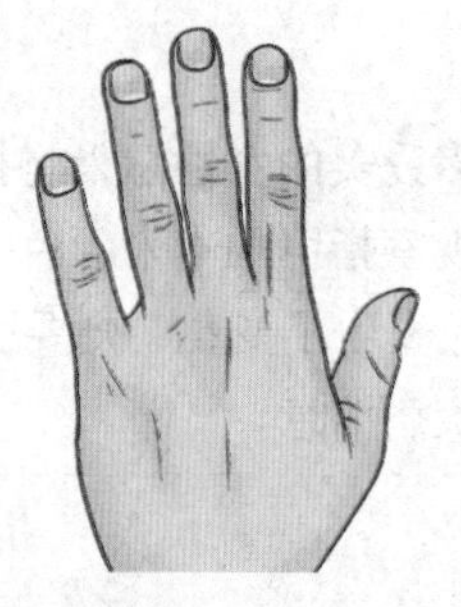

7. 健康圈太小

健康圈太小说明人体血压太低，且容易发生贫血

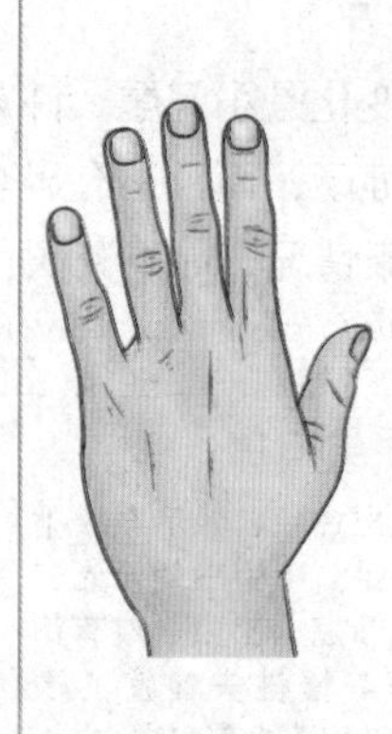

8. 健康圈消失

完全看不到半月甲的人，大多有贫血或者神经衰弱的症状。中医将没有健康圈者为视为寒底型体质者。寒底型提示体内阳气虚弱而阴寒较盛。这种人的脏腑功能低下，气血运行缓慢，容易疲劳乏力，精神不振，吸收功能差，面色苍白，手脚厥冷，心惊，嗜睡，容易感冒，且反复感冒，精力衰退，体质下降，严重者痰多湿重，易发生肿瘤

日常生活中可服用适量食用鱼油，并增加摄入维生素C和蛋白质含量丰富的食物，以及螃蟹、甲鱼、鳝鱼、鸡汤、黑木耳、海带等具有活血功能和营养丰富的食物。

如果人的甲半月较少、光泽度差，可在生活中适当地多吃一些羊肉、当归、姜、香菜等食物。

如果人十指都有甲半月，并且较长，可多吃苦瓜、芹菜等清热去火、消肿利水的食物。

健康圈确实能在一定程度上反映出指甲的循环及营养状况，进而反映出人体的健康程度。但是，甲半月的生长也受诸多其他因素的制约，如夏比冬快、成年人比老人和儿童长得快等，因此也不可一概而论，注重指甲的日常养护和体内营养元素的均衡并注意休息，即可保持健康。

白甲可以看出什么健康问题吗

白色甲，可见甲体苍白，质地疏松，指甲枯萎，甲床苍白而无华，甲半月枯涩如同白粉，甲襞边缘皱缩，部分见剥离状改变，各层次毛细血管弥散迟缓，延迟复原，有时出现淡白纹带。白色甲可表现为甲板部分或全部变为白色，且压之不见褪色，和甲下内映白色，压之可见褪色两种不同的情形。

出现白甲的原因主要有以下几种：

点状白甲：可发生于正常人，或由微小外伤感染所致。点状白甲为染色体显性遗传
线状白甲：多为不当或过度修甲所造成
全白甲：比较罕见，具有家族性，全白甲常为染色体显性遗传

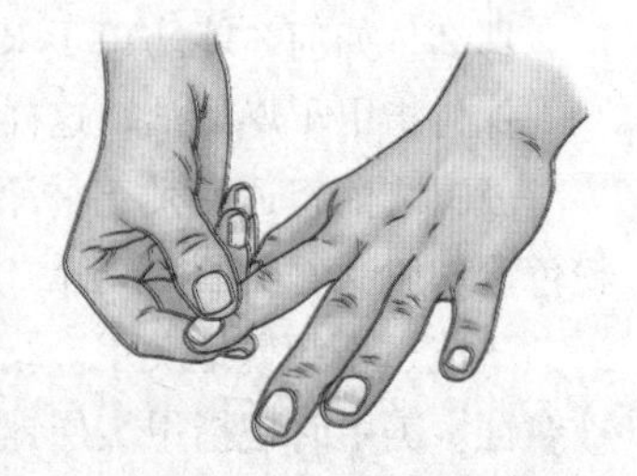

白甲症小孩身上比较常见，通常不需治疗，但是日常的预防还是不能忽视的。一定要制止小孩咬指甲，或者抠指甲周边的皮肤，因为这样很容易引起白甲症，而且，甲表面被咬、抠得凹凸不平，也是影响美观的。

透过指甲颜色看健康

别以为指甲的颜色变化是小问题。许多爱美的女性总爱将指甲涂抹得五颜六色。这样不仅无益于指甲的健康，而且还有碍观察指甲的本来颜色。实际上，指甲的颜色也能反映人体内部的健康情况，如果其颜色发生了变化，则要引起注意哦！

指甲颜色的不同变化，反映了不同的疾病信息。

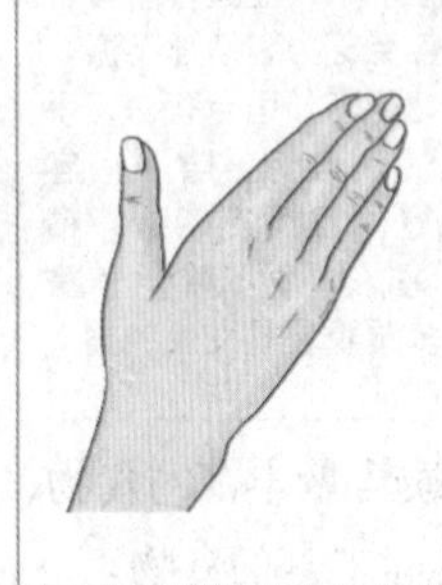

指甲呈白色

指甲呈白色，表示血液不太充足。指甲白蜡无光，正是溃疡病出血，或有钩虫病等慢性失血症的表现。指甲下大部分显白色，正常的粉红色只存在于靠近指尖的那一小条，可能是肝硬化的征兆

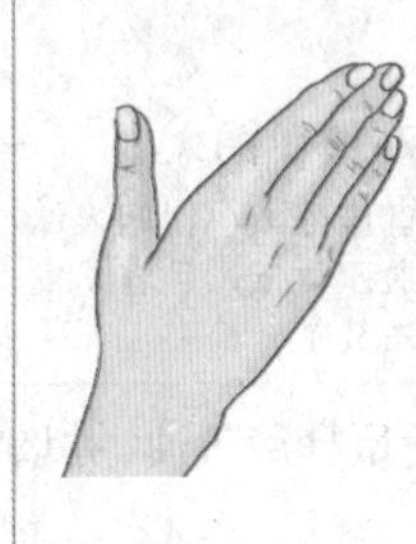

指甲呈黄色

指甲变黄，一般表示肝脏有问题，多为黄疸性肝炎，也见于慢性出血性疾患。甲状腺功能减退、肾病综合征、胡萝卜素血症以及甲癣，也可引起黄甲。如果发现指尖周围出现了黄色，则要警惕恶性黑色素瘤

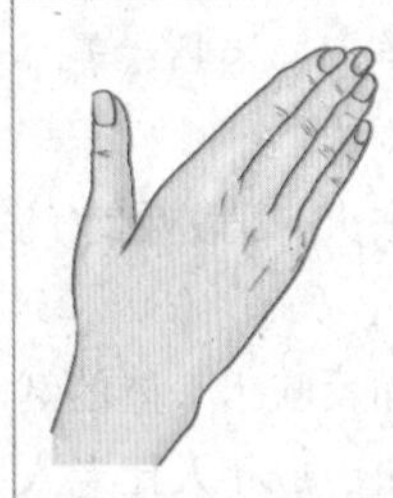

指甲呈青色

指甲呈青紫色，多见于先天性心脏病或大叶性肺炎、重度肺气肿等肺脏疾病

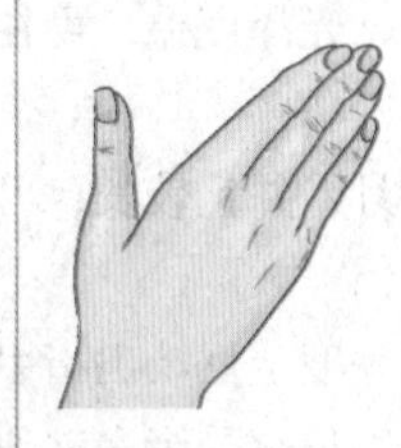

指甲呈紫色

指甲变成紫色，是心脏病、血液病的一个特点，反映血液内低氧或某些成分异常。若紫色与苍白色交替出现，可见于肢端动脉痉挛症

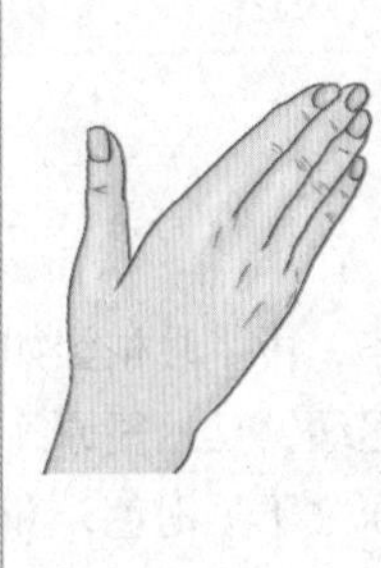

指甲呈红色

指甲全是绯红色，为早期肺结核、肠结核的征象。指甲下出现红斑点或纵向红色条纹，可能是由于高血压、皮肤病、心脏感染或一些潜在的严重疾病的存在。指甲周围出现红斑，提示可能有皮肌炎或全身性红斑狼疮。指甲呈深红色，压之色不变，可能某内脏有严重炎症

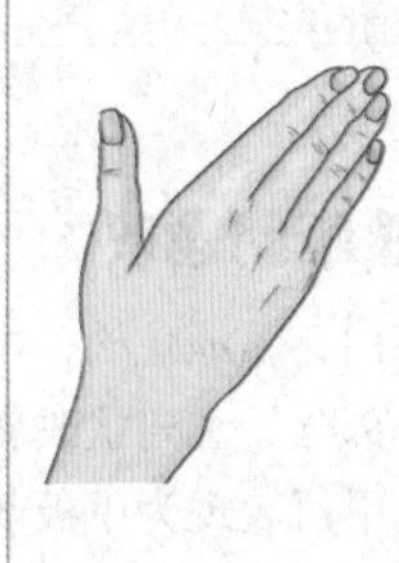

指甲呈蓝色

白喉、大叶性肺炎、急性肠道传染病、食道异物阻塞的患者，指甲呈青蓝色。指甲根部呈蓝色半月状，可能意味着病人患有血液循环受损、心脏病，或雷诺氏综合征，有时也与风湿性关节炎或自身免疫性疾病红斑狼疮有关

那么，如何才能防患于未然，让自己的指甲远离这些异常的色彩呢？

保持指甲干燥清洁，这样可以防止细菌或其他微生物在指甲内聚集，引起感染。

就寝之前将适量凡士林涂抹在手指及指甲上，再轻轻按摩，长此以往，指甲会如粉色珍珠般泛着美丽的光泽。

不能过于频繁地美甲。指甲表层有一层像牙齿表层釉质一样的物质，能保护其不被腐蚀。美甲时把指甲表层锉掉，手指就失去保护层了。

如果指甲缝破裂出血了，用蜂蜜兑一半儿温开水，搅匀，每天抹几次，就可逐渐治愈。如果指甲被挤掉了，最重要的是防止细菌感染。应急处理时，先把挤掉指甲的手指用纱布、绷带包扎固定，再用冰袋冷敷，然后把伤肢抬高，立即去医院。

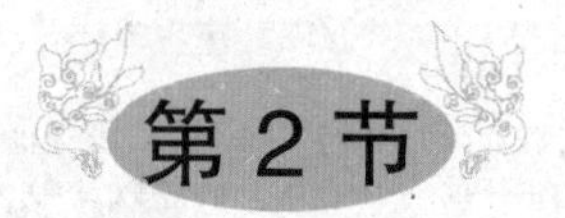

第2节 指甲变了，身体就变了

指甲形态改变应小心

不仅指甲颜色的改变常常意味着疾病的出现，指甲形态的改变同样是疾病的征兆，而不同的形态则提示着不同的健康状况。

1. 凸变。指在平滑的指甲上有凸起的形态变化。如凸条变提示人体某一部分组织器官存在慢性炎症，链条变提示人体某一器官存在反复发作的炎症，辫条变提示人体存在着增生性病变

2. 凹变。指在指甲上有凹陷的条纹、斑块、点状等形态改变。如出现大块状凹变，提示风湿性心脏病、风湿性关节炎、胆囊炎、胆石症等信号。如出现小块状凹变，提示体内有退行性病变或青春期营养不足。粗条状凹变，提示体内器官有萎缩、坏死改变。点状凹变，提示脑血管慢性硬化损害

3. 白斑变。指甲上出现不规则的白色斑块。白斑变呈暂时性出现，提示患了一过性腹泻和一般的功能低下症。若反复出现，则提示为虚弱型体质。若见长期不退的白斑，提示体内缺钙，有的人表现为轻微的心律失常、性功能低下症

4. 块条状发亮变。指甲上有块状或条状，如黏胶样发亮的色泽改变。该甲征的出现，提示肺门淋巴结结核、胸膜炎、胸腔积液等疾病信号，多伴有盗汗、自汗、午后潮热等全身症状出现

5. 甲泽油亮变。见指甲如同搽了油一样地发亮。该甲征的出现，提示患了亢进性病变，如甲状腺功能亢进症、糖尿病、急性传染病以及精神高度紧张等

6. 失光泽变。见指甲呈毛玻璃样改变、无光泽，粗糙不平，提示人体内部存在慢性消耗性疾病，如结核病、肝硬化、长期慢性失血性疾病等

7. 红带变。甲前端有一条大小一致的红色带状横弧形改变，提示胃肠道炎症性疾病

8. 双红带变。见指甲上出现两条横弧形红色条改变，提示精神高度紧张而造成心神不宁、头痛头晕、失眠以及狂躁型精神分裂症等

9. 甲根红斑变。见指甲根部出现明显的红色变化，大小不一，形态多样，提示相应的脏器有炎症性充血，如充血性心肌炎、盆腔炎、胃炎等

10. 斑点红变。其红斑与红点可在同一个指甲上出现，也可在不同的指甲上出现。红斑与红点若同时出现，提示炎症性充血已发展到出血的地步。如见中指根红变，则提示胃炎伴见胃出血

11. 圈状红斑变。在指甲中部有大小不同，浓淡不一的红色斑，提示胸、肺部的病变，如中下叶肺炎合并纵隔炎症、严重的蛔虫梗阻症状等

12. 淡紫红色变。指甲上淡紫红色的出现，提示血氧浓度低下，某一脏器静脉有瘀血。常见于呼吸困难的慢性心、肺病人，也可见于愤怒、忧伤、精神分裂症病人以及脑耗氧量增加者

13. 白环前红变。在白环的边界上见其红色由深而浅，提示体内有自身中毒，如血小板减少症等

14. 黑条变。从指甲处长出一条或数条如同铅笔划过的黑色线条，提示人体长期处于超负荷状态，睡眠时间减少

15. 短数条黑变。甲根处出现的数条黑条，长度只有甲长的一半儿左右，称为“短数条黑变”。该甲征的出现，提示人体内存在着恶性病变，如胃癌、霍奇金病等

16. 黑块变。指甲上出现黑色的斑块，此时指甲多不平整。该甲征的出现，提示所患疾病较为严重，如患了严重的贫血、营养不良、内脏下垂、碱中毒、肝癌以及中、晚期胃癌等

17. 黑弧线变。指甲中部出现一横弧，如铅笔画在指甲上一样。该甲征极为少见，病人毫无主观感觉，经 B 超检查，发现胆囊胀大 2~3 倍

18. 粉黑色变。指甲上出现一层如粉笔吸附在指甲上的灰黑色粉末。该甲征的出现，与结石病及炎症性病变有关，患者经常发生头昏、脑涨等不适感

19. 甲两侧毛糙黑变。甲侧甲皮稍见分离，边缘呈毛糙改变，甲内有污垢状堆积，称为“甲两侧毛糙黑变”。该甲征的出现，提示该女性生殖器官炎症性病变，病变组织有肥厚、增生、恶变的倾向

20. 缺变。指甲前沿见缺损改变。该甲征的出现，提示某一脏器有慢性炎症病变。如慢性咽喉炎、慢性支气管炎、慢性宫颈炎、慢性胆囊炎等

指甲脆裂可以看出什么健康问题吗

如果指甲出现了脆裂，那么很有可能是缺钙或者一些药物所致，不过首先需要仔细查清原因，然后才能对症下药。

出现指甲脆裂的主要原因包括以下几种：

原因
1. 指甲与水接触的时间过长
2. 饮食中蛋白质及钙、硫、锌元素或维生素 A、维生素 C、B 族维生素不足
3. 慢性疾患或情绪处于应激状态
4. 口服避孕药
5. 指甲被打磨或使用磨除剂所致
6. 可能缺铁，甲状腺问题，肾功能受损，血液循环问题
7. 缺乏营养，可能显示甲状腺功能亢进

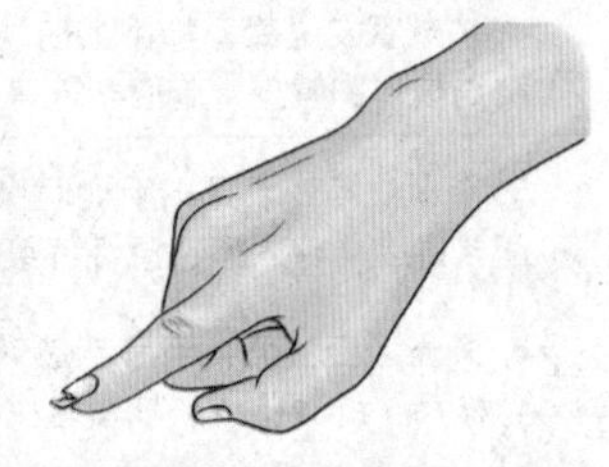

指甲有时候会变得很脆，稍不注意就弄断了或者裂开了，这往往意味着我们的身体也出现了不好的状况

不妨分别采取如下矫治法：

1. 每天口服两汤匙酵母及胆碱 1000 毫克，最好将此类营养物加入流体或牛奶中内服。这将有助于改善指甲的强度

2. 鉴于缺乏铁元素可引起指甲干燥、脆弱，平素最好多食些富含铁的食物，同时须摄取维生素 C 以提高吸收铁的能力

3. 每天将经过琢磨、没有缺陷的指甲浸泡在温麦芽油或其他天然油中 5~10 分钟，然后从指尖向表面角质层进行按摩。若采用砂板将指甲表面轻微磨损，可以让油更易渗透进去

4. 每晚将手指浸泡在醋稀释液中，是防治指甲易skip裂的良法。白碘用在指甲顶部及指甲尖下面不仅可恢复指甲的易弯曲度及强度，而且有阻碍指甲分段冲截的作用

第十二章

代谢之物须细辨，『输出』之中藏玄机

人体依靠新陈代谢来完成身体功能，代谢就意味着有输入也有输出。除了输入的东西之外，输出之物同样应该引起我们的重视。吐口痰，里面也许就藏着你的健康密码，而通过观察自己的汗水、尿液等输出之物，都能在一定程度上发现自身健康讯息。这是因为，『输出』之中藏有玄机。

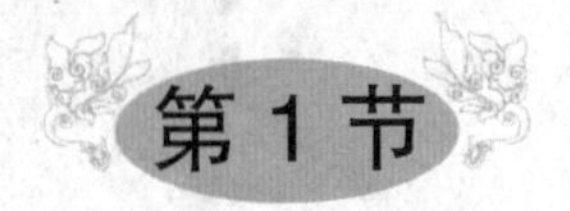

言“痰”之间学问多

吐口痰，里面有你的健康密码

人体痰液里面其实暗藏着身体的健康密码。通过观察其形状，可以推断出自己身体的状况，进而对症下药。

从痰液的颜色发现疾病

红色或棕红色痰液	提示痰液中混有血液或有血红蛋白存在。而粉红色痰液提示患了肺水肿。肺水肿的原因很多，例如给病人静脉输液时速度过快，致使大量液体在短时间内进入肺内而发生急性肺水肿。此时病人往往会吐出大量粉红色泡沫状痰液，严重者还可从鼻孔内涌出来。这是一种非常危险的征兆，如不争分夺秒抢救，生命就会发生危险
黄色或黄绿色痰液	提示原有病灶发生了继发性感染
铁锈色痰液	提示患了大叶性肺炎。大叶性肺炎开始时呈阵发性干咳，不久有少量黏液痰，发病后 2 ~ 3 日由于肺泡内血浆和红细胞渗出，咳出典型的铁锈色痰，随后痰液变成黄色，呈黏液性。如伴见高热持续不退，胸痛、咳嗽，又发现有铁锈色痰液，则大叶性肺炎的可能性就确定无疑了
白色痰液	提示可能感染了白色念珠菌引起的支气管炎或肺炎。白色念珠菌平时寄生于人的呼吸道与消化道，与其他细菌正常存在，一般情况下不会致病。当身体虚弱或大量、长期使用某些抗生素时，其他细菌被抑制，白色念珠菌却能大量繁殖，就由本来不致病的细菌转变成了致病菌。因此，在大量、长期地使用广谱抗生素的情况下，若见患者咯出白色痰液，就应考虑是否有白色念珠菌在大量繁殖
巧克力色痰液	提示可能患了阿米巴痢疾。阿米巴痢疾的发病原因是阿米巴原虫钻入肝内引起肝脓肿，然后钻入肺内，使肺内支气管破溃。因阿米巴原虫引起的肝脓肿的脓液与巧克力的颜色几乎相同，患者所咳出的痰液的颜色为巧克力色
绿色痰液	提示患了黄疸病、干酪性肺炎，肺部感染了绿脓杆菌等
黑色或灰色痰液	气管内存在着较多的粉尘，当痰液从气管内吐出时，就混有灰尘、煤尘或烟尘，常见于煤矿、风钻、锅炉工人或生活在多煤烟区或大量吸烟者。这部分人群在劳动和生活中，应加强自我保护意识

有痰一定不是什么好事，当你或你的朋友出现痰时，先不要惊慌，看看痰的性状判断可能是哪种疾病引起的。

从痰的性状上推测所患疾病

1. 黏液性痰（亦即呈无色或淡白色透明的黏液状的痰），提示你可能患了上呼吸道感染、急性支气管炎。肝火的早期及慢性支气管炎患者痰液多较黏稠，有泡沫

2. 脓性痰（亦即黄色或黄绿色黏稠样块状或不透明的脓液状痰），多见于肺脓肿、支气管扩张症等。大量脓痰久置可分三层，上层为泡沫黏液，中层为浆液，下层为脓及坏死组织，提示患了肺脓肿、支气管扩张症、肺结核形成空洞、肺癌晚期合并有感染

3. 血性痰（亦即痰中带血丝、血块），提示患有下述疾病。
①痰液中带有鲜红色血丝，提示患了肺结核或患了支气管扩张症；咽喉部有急性炎症时，也可见痰液中带有鲜红色血丝
②咳吐出血性泡沫样痰，提示患了肺水肿
③咳吐出黑色血痰，提示患了肺梗死
④长期痰液带血丝，或伴见胸痛、消瘦、乏力等症状，提示可能患了支气管肺癌
⑤每日清晨第一口痰液中带有血丝或小血块，提示可能患了鼻咽癌

从痰液的数量上推测所患疾病

痰液较少，但比正常时增多，提示患了上呼吸道感染、急性支气管炎、肺炎早期等

痰液增多，量较大，提示患了肺脓肿、肺结核合并空洞、支气管扩张症、肺水肿等

痰液由少变多，提示病情没有得到有效控制，或者出现了新的感染

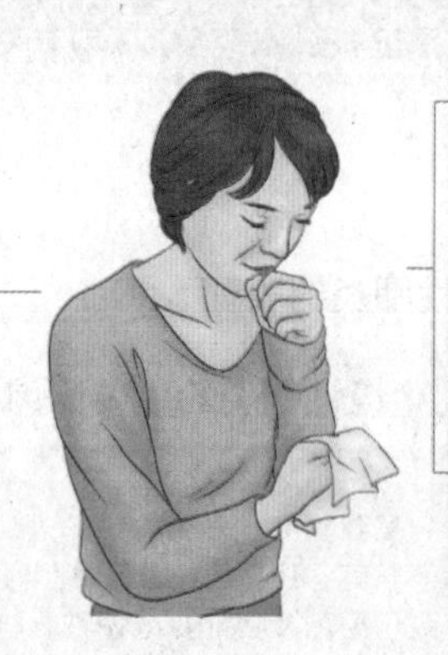

痰液由多逐渐变少，提示病情趋向好转

如果痰液由多突然减少，同时伴有体温升高等症状，很有可能是支气管有阻塞现象，造成引流不畅。此时要引起重视，首先要查明病因，再次要加强呼吸道引流措施，使痰液排出，而不能盲目增加或频繁更换抗生素

黄痰意味着什么

黄痰是慢性支气管炎的表现之一。不同的原因都有可能引起慢性支气管炎。而慢性支气管炎也可以通过很多方法来预防。

正常情况下，呼吸道具有完善的防御功能，对吸入的空气可发挥过滤、加温和湿化的作用。而气道黏膜表面的纤毛运动和咳嗽反射等，可清除气道中的异物和病原微生物。下呼吸道还存在分泌型IgA，有抗病原微生物的作用。因此，下呼吸道一般能保持净化状态。如果全身或呼吸道局部防御和免疫功能减退，尤其是老年人，则极易罹患慢性支气管炎，且反复发作而不愈。而引起慢性支气管的因素主要有以下几种因素。

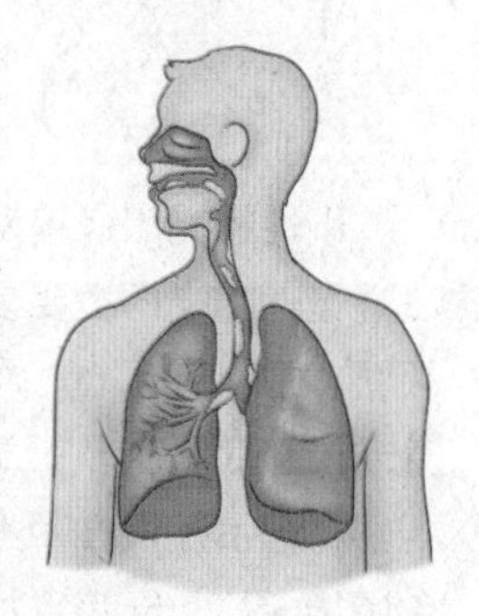

慢性支气管炎是气管、支气管黏膜及其周围组织的慢性非特异性炎症

1. 吸烟。香烟中含焦油、尼古丁和氰氢酸等化学物质，可损伤气道上皮细胞，使纤毛运动减弱，巨噬细胞吞噬功能降低，导致气道净化功能下降，并能刺激黏膜下感受器，使副交感神经功能亢进，引起支气管平滑肌收缩，导致气道阻力增加，以及腺体分泌增多，杯状细胞增生，支气管黏膜充血水肿、黏液积聚，容易诱发感染。此外，香烟烟雾还可使毒性氧自由基产生增多，诱导中性粒细胞释放蛋白酶，抑制抗蛋白酶系统，破坏肺弹力纤维，诱发肺气肿。研究表明，吸烟者慢性支气管炎的患病率较不吸烟者高 2 ~ 8 倍，烟龄越长，烟量越大，患病率亦越高

2. 大气污染。空气中有害气体对气道黏膜上皮均有刺激和细胞毒作用。据报告，空气中的烟尘或二氧化硫超过 1000 微克 / 立方米时，慢性支气管炎急性发作就显著增多。其他粉尘如二氧化硅、煤尘、蔗尘、棉屑等亦可刺激损伤支气管黏膜，使肺清除功能遭受损害，为细菌感染创造条件

3. 感染。感染是引起慢性支气管炎发生和发展的重要因素之一。病毒、支原体和细菌感染为本病急性发作的主要原因。病毒感染以流感病毒、鼻病毒、腺病毒和呼吸道合胞病毒为常见。细菌感染以肺炎链球菌、流感嗜血杆菌、卡他摩拉菌及葡萄球菌为多见

4. 过敏因素。喘息型慢性支气管炎患者，多有过敏史

5. 其他因素。慢性支气管炎急性发作于冬季较多，因此气象因子应视为发病的重要因素之一。寒冷空气可刺激腺体分泌黏液增加和纤毛运动减弱，削弱气道的防御功能，还可通过反射引起支气管平滑肌痉挛，黏膜血管收缩，局部血循环障碍，有利于继发感染。本病大多数患者具有自主神经功能失调的现象，部分患者副交感神经功能亢进，气道反应性较正常人增高。此外，老年人肾上腺皮质功能减退，细胞免疫功能受损，溶菌酶活性降低，营养低下，维生素 A、维生素 C 不足等均可引起气道黏膜血管通透性增强和上皮修复功能减退。遗传因素是否与慢性支气管炎发病有关，迄今尚无确切证据

清白痰意味着什么

喉管发痒咳清白痰多是慢性咽炎的表现。

发生慢性咽炎的主要原因

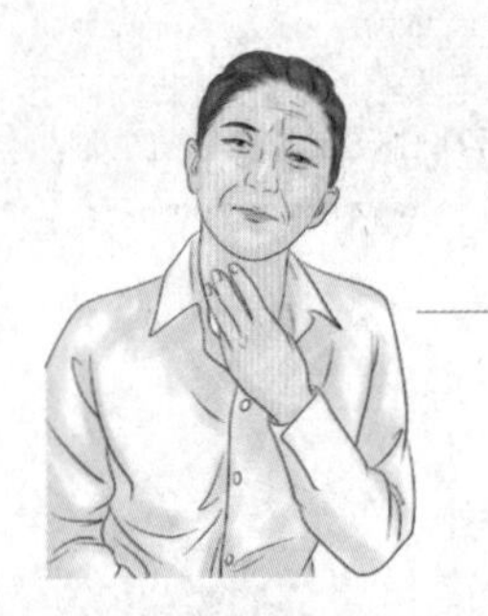

1. 局部因素。多为急性咽炎反复发作或延误治疗转为慢性；或者患有各种鼻病，因鼻阻塞而长期张口呼吸及鼻腔分泌物下流，致长期刺激咽部，或慢性扁桃体炎、龋病等影响所致。除此还可能是物理化学因素刺激所致，如粉尘、颈部放疗、长期接触化学气体、烟酒过度等都可引起本病

2. 全身因素。各种慢性病，如贫血、便秘、下呼吸道慢性炎症，心血管疾病，新陈代谢障碍，肝脏及肾脏病等都可继发本病

慢性咽炎因病程发展缓慢，病变部位隐蔽，故往往早期不易明确诊断。

慢性咽炎的主要症状包括鼻咽干燥不适，有黏稠样分泌物不易咳出，故病人咳嗽频繁，常伴有恶心。严重者有声嘶、咽痛、头痛、头晕、乏力、消化不良、低热等全身或局部症状。鼻咽部检查见黏膜慢性充血，增生肥厚，覆以分泌物或干痂。

目前治疗慢性咽炎的方法很多，如西医一般主张用口泰、复方硼砂溶液等漱口液，含服华素片、安吉含片等。这些药物长期使用会导致口腔内环境紊乱。对于肥厚增生性咽炎，可采用激光、微波、冷冻等方法。但这些疗法目前有滥用趋势，门诊上经常见到因手术后咽部瘢痕严重增生、挛缩而病情加重前来就诊的病人。

调理日常饮食改善慢性咽炎

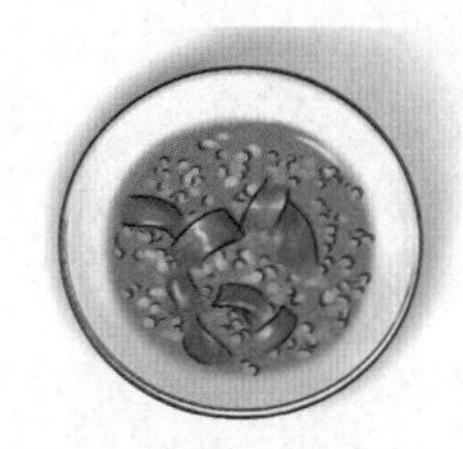

绿豆海带汤

绿豆一两，海带一两，白糖少许。将绿豆与海带（切丝）放于锅中，加水煮烂，后入白糖调味，每日当茶喝

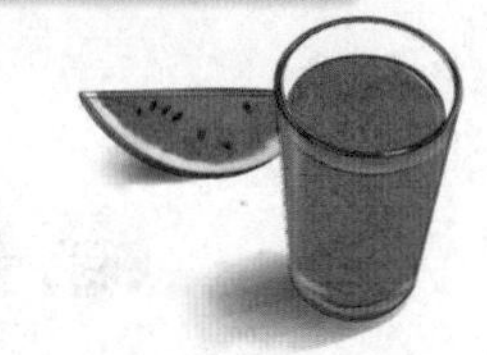

西瓜汁

将西瓜切开取汁，频频当茶饮，既可清热除烦，又能养阴润燥，甚宜常吃

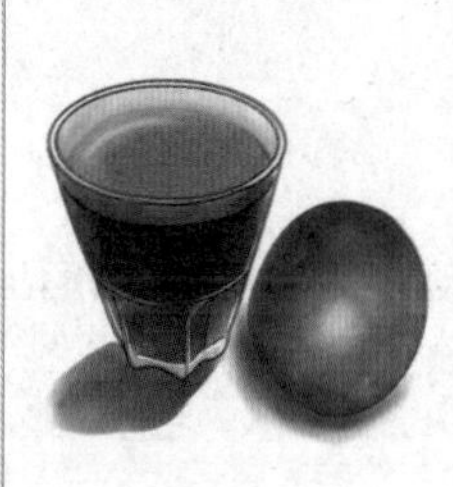

罗汉果茶

罗汉果1个。将罗汉果切碎，用沸水冲泡10分钟后，不拘时饮服。每日1～2次，每次1个。此茶能清肺化痰，止渴润喉，主治慢性咽喉炎，肺阴不足、痰热互结而出现的咽喉干燥不适，喉痛失音，或咳嗽口干等

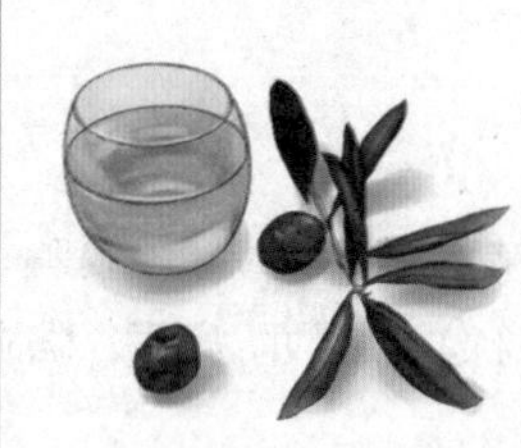

橄榄茶

取橄榄两枚，绿茶1克。将橄榄连核切成两半，与绿茶同放入杯中，冲入开水，加盖闷5分钟后饮用。适用于慢性咽炎，咽部有异物感者

燥痰意味着什么

燥痰，痰症的一种。又名气痰。痰燥的症状一般是痰少色白，或咯出如米粒状痰，涩而难出，或兼见面白色枯、皮毛干焦、口干咽燥、咳嗽喘促等，多由肺燥所致，治以清肺、润肺为主。而燥痰可以分为内伤燥痰和外感燥痰：

内伤燥痰。主要症状为咳嗽喘逆，痰火上升，时咳时止，痰不能出，连嗽不已，面赤气升，多因肺肾阴亏，或膏粱厚味，肠胃积热，火灼津液而起。治宜养阴润肺为主，选用二冬二母汤、二母固本丸、养阴清肺汤等。因膏粱积热者，宜用节斋化痰丸

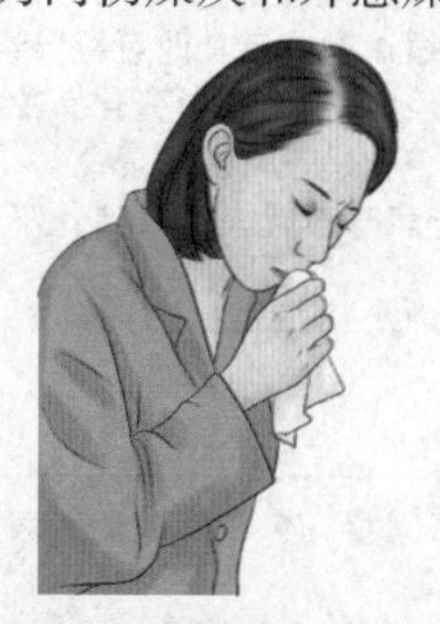

外感燥痰。时令燥热干犯肺胃所致燥痰证，亦称火痰，症见发热唇焦，烦渴引饮，喘咳短息，时作时止，吐咯难出。治宜清热润燥，降火化痰，用竹叶石膏汤、二母石膏汤、二母二陈汤等方

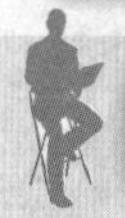

小贴士

润燥化痰食疗方

1. 川贝母10克，鸭梨1个，冰糖10克。梨洗净，靠柄部横切断去核，装入贝母末，再拼对好，以木签固定，放入碗中，加入冰糖和水少许，隔水蒸约40分钟。吃梨喝汤，1日2次。

2. 秋梨（去皮、核），鲜藕（去节）各等量，切碎，以洁净纱布绞挤取汁，频饮代茶。

3. 川贝母10克，米汤500毫升，冰糖30克。川贝母研末，与冰糖一起入米汤内，隔水炖15分钟，调匀，于早、晚温服。

4. 白皮大萝卜1个，蜂蜜60克。将萝卜洗净，挖空中心，装入蜂蜜，置入碗中，加水适量蒸熟，分次饮汁食下。

第2节 大小便里的疾病信号

观大便知疾病

俗话说："写字不要描，拉屎不要瞧。"这句话用到医学保健上来看已经是落伍的观念了。关注自身健康，预防疾病，瞧瞧大便自然也没什么不可取的。

大便有血丝

1. 肛周疾病：痔疮、肛瘘、肛裂
2. 小肠疾病：憩室、肿瘤、息肉、结核、克罗恩氏病、急性坏死性小肠炎等
3. 结肠及直肠疾病：细菌性痢疾、阿米巴痢疾、溃疡性结肠炎、息肉、结肠癌等
4. 全身疾病：如过敏性紫癜、原发性血小板减少性紫癜、伤寒、流行性出血热等

绿色的大便

1. 健康的信号：绿色蔬菜中富含叶绿素，多吃绿色蔬菜会使大便变绿
2. 服用某些药物的常见反应：绿色的大便也可能是服用含铁补充剂或者某些抗生素造成的。如果大便呈绿色而且松散，可能是过量服用了缓泻剂或者其他可能导致腹泻的物质
3. 母乳喂养：大便的颜色与肝脏所分泌胆汁的化学变化有关。母乳喂养的宝宝大便偏酸，胆汁中胆红素转变为胆绿素多一些，大便就呈绿色，是正常生理现象
4. 肠道疾病：大便呈绿色，那有可能意味着成人患有消化不良、肠道功能失调等疾病，如绿色大便中混有脓液，则为急性肠炎

红色或茶色的大便

1. 良性反映：可能是你吃了或者喝了大量红色东西的无害表现。甜菜、西红柿汁、红色明胶以及红色水果刨冰都可能是导致红色大便的元凶
2. 消化道出血性疾病：直肠癌、痔疮、肛部肿瘤、肠结核、直肠息肉、肠伤寒、肛门裂伤及局部肠炎等
3. 服用某些药物的反应：如利福平、肝素酚酞等
4. 其他疾病：红褐色大便也有可能是发炎性肠病变、小肠肿瘤

黑色、柏油样的大便

1. 良性反应：服用铁补充剂、炭（治疗胃肠胀气）、碱式水杨酸铋或其他含铋药物，或吃黑甘草和蓝莓都会令大便变黑
2. 疾病：黑色、柏油样的大便也是胃溃疡（也叫消耗性溃疡）或者十二指肠（小肠的一部分）溃疡出血的常见表现，还可能是胃炎（胃黏膜的炎症）甚至是上消化道任何部位的癌症的表现
3. 酗酒、长期服用某些药物：最常见的导致胃出血的药物有阿司匹林、布洛芬、萘普生以及其他非类固醇抗炎药，还有对乙酰氨基酚

苍白的大便

1. 良性反映：偶尔大便颜色苍白、浅黄甚至浅灰可能是你吃了太多白色或者浅色食物，如大米、土豆或者木薯粉的缘故。做钡餐X线显影的人会发现在此后几天内自己的大便呈白垩色。抗酸剂、钙补充剂以及某些止泻药也会导致浅色大便
2. 胆道阻塞不通：灰白色的大便是胆道结石、肿疡或者其他因素使胆道阻塞不通的时候所发生的变化。正常的大便的黄颜色是因胆红素的分解物的颜色而来的，所以当胆汁中的胆红素因胆道的阻塞不能到达消化管时，大便就不着色而变成灰白色。胆汁的堵塞可能是胆管肿瘤或者胰腺肿瘤的表现。一些会堵塞胆管的严重肝脏疾病，如肝炎、肝硬化和肝癌也会导致无胆汁粪便。胆管堵塞的其他可能表现包括尿液呈深黄色或者棕色、眼睛和皮肤发黄（黄疸）、皮肤瘙痒以及偶尔会肝区疼痛
3. 消化道疾病：出现白色油脂状大便，同时伴有大便量多，并有恶臭，多见于胰源性腹泻或消化道吸收不良综合征

漂浮的大便

1. 乳糜泻：如果大便中的气体是胃肠道疾病的结果，那么漂浮的大便可能是乳糜泻（也叫作口炎性腹泻，患者不能消化谷物中的麦麸）的表现
2. 胃肠道疾病：漂浮的大便也可见于肠易激综合征或炎症性肠病。患有胃肠道疾病的人在排漂浮的大便的同时往往还腹泻

油腻、难闻的大便

1. 胰脏疾病：当大便看起来有些油腻的感觉的时候就要注意是不是胰脏有问题。因为胰脏是分泌消化脂肪的酵素的器官，当胰脏有疾病以致脂肪消化酵素分泌不够的时候，会出现脂肪的消化的不够完全，大便看起来就会有油腻的模样
2. 吸收障碍综合征：脂泻是指大便中含有异常多的油脂。这种油腻、恶臭的大便可能是炎症性肠病的表现，或者说明吃了太多脂肪丰富的食物，或者身体无法吸收脂肪。确实，持续性脂泻往往是吸收障碍综合征的信号。吸收障碍综合征是一种脂肪和其他营养物质在消化道内不能充分吸收的疾病
3. 胆管堵塞：胆管堵塞可能会导致大便中油脂过多，因此，导致大便颜色苍白的疾病有时候也会导致脂泻：胆囊、肝脏或者胰腺的疾病或癌症

细细软软的大便

1. 痔疮导致大便细：痔疮是一种大家耳熟能详的疾病了，发病率也很高，素有“十人九痔”之说。是指肛门直肠底部及肛门周围黏膜的静脉丛发生曲张而形成的一个或多个柔软的静脉团。主要症状为便血，如果伴有血栓，会发生疼痛，痔核增大后同样可导致大便变细
2. 直肠癌导致大便细：多发于40岁以上的人群。早期常无明显症状。直肠癌患者的大便常伴有血液、黏液，与浓液有粘连，而且大便习惯改变，腹泻与便秘交替出现。大便的次数增多，大便变细，肛门常有刺激症状，常想大便，就是平时所说的里急后重现象。直肠癌患者还会出现全身症状的改变，如短期内明显消瘦、贫血等
3. 直肠息肉导致大便细：泛指直肠黏膜表面向肠腔突出的隆起性病变，包括腺瘤、炎症息肉及息肉病等。从病理上来看，其内容不一，有的是良性肿瘤，有的是炎症增生的后果。便血为鲜血，被盖于粪便表面而不与其混合。直肠下端的带蒂息肉排便时可脱出肛门外，大便变细，严重者会堵塞肛门。息肉合并溃疡感染时，可有黏液血便和里急后重感

排便是人体一项必不可少的生理活动，是新陈代谢的重要环节。通过有规律的排便活动，我们将体内有毒的废弃物质排出体外，从而保持了身体的清洁和健康。身体里有什么东西是我们不需要的或者对我们有害的，在我们的排泄物中，就会出现什么东西，所以从大便的状况，我们就可以看出我们的身体到底有没有毛病，有些什么样的毛病了。

为什么总是想尿尿

正常成人白天排尿4~6次，夜间0~2次，次数明显增多称尿频。尿频是一种症状，并非疾病，由于多种原因可出现小便次数增多，但无疼痛，又称小便频数。

尿频的原因
1. 尿频是怀孕的最典型表现之一
2. 不论男性女性，尿频特别是还伴随口渴，是糖尿病最常见的一个重要早期表现
3. 多尿也可能提示你患上了尿路感染或者某种性传播疾病。不论哪种疾病，生殖器可能还会有分泌物
4. 妇女排尿次数比以前增多，在更年期再普遍不过了。随着雌激素水平的下降，尿道内壁变薄，盆腔肌肉变得薄弱，就会导致尿频，还可能导致其他泌尿生殖器问题，如阴道霉菌感染和尿路感染
5. 老年男性的尿频问题可能是良性前列腺增生症的表现。患此症后，增大的前列腺会压迫尿道，阻断尿流。这样，膀胱不能快速、彻底地排空，患者就会感觉总是想尿尿

整天不停地去厕所很讨厌，晚上要起床好几次上厕所更是烦人。夜间尿多（医学上称为夜尿症）可能是一个警报，提醒可能出现了良性或者非良性状况。例如，夜间尿多可能是对某些药物的反应，包括利尿剂、心脏病药物以及某些治疗精神病的药物。导致白天尿频的疾病同样可能会导致夜晚多尿，如糖尿病和良性前列腺增生症。夜尿症也可能是肾病或者心衰的表现，或者可能是由于你喝了太多饮料，特别是含咖啡因的饮料、啤酒或者其他酒精饮料。

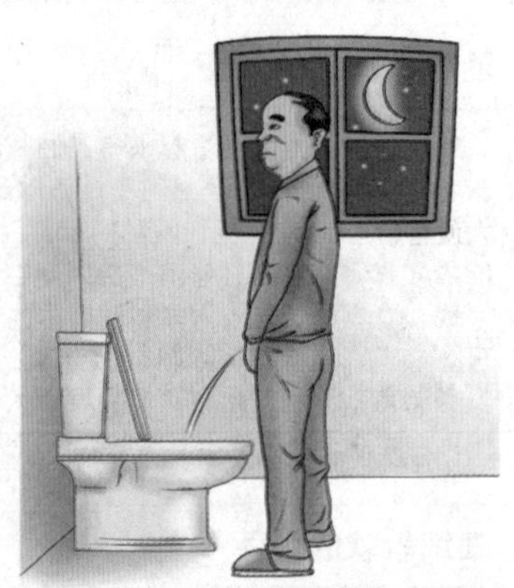
夜间尿多总是想上厕所，称为夜尿症，是身体多种情况的表现

如果你总是想上厕所，那么从现在开始，注意以下几点：

1. 控制饮食结构，避免酸性物质摄入过量，加剧酸性体质。饮食的酸碱平衡对于尿频的预防是非常重要的一个环节。饮食方面要多吃富含植物有机活性碱的食品，少吃肉类，多吃蔬菜
2. 经常进行户外运动，在阳光下多做运动多出汗，可帮助排出体内多余的酸性物质，多呼吸新鲜的空气，减少发病的概率
3. 保持良好的心情，不要有过大的心理压力，压力过重会导致酸性物质的沉积，影响代谢的正常进行。适当地调节心情和自身压力可以保持弱碱性体质，使尿频远离大家
4. 生活要规律。生活习惯不规律，如彻夜打麻将，会加重体质酸化，使病毒容易入侵
5. 远离烟、酒。毫无节制地抽烟喝酒，极易导致人体的酸化
6. 不要食用被污染的食物，如被污染的水、农作物、家禽鱼蛋等，要吃一些绿色有机食品，防止病从口入

我的尿为什么有泡沫

人体的尿液，除含有绝大部分的水分外，还含有极少量泡沫。尿液中泡沫的形成，是液体表面张力高所致。表面张力越高，形成的泡沫越多。

1. 尿液中蛋白质、黏液量和有机物质增多，可产生泡沫，这是蛋白质表面张力低所致。这时如果有其他肾虚症状，就需要请肾脏科医生详细检查
2. 泡沫尿也可能是蛋白尿的最早期表现，蛋白尿是指尿中胆汁盐或者白蛋白增多。蛋白尿是肾脏受损和心脏病的标志，特别是对于患有糖尿病或高血压的人

预防肾虚除了顺应自然规律，劳逸适度、节制房事、治疗已患有的慢性病外，建议采取饮食方法治疗。

对补肾有很好作用的食物

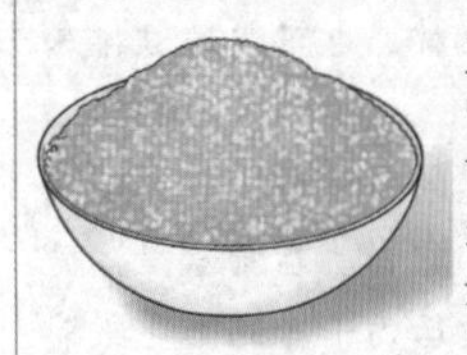

1. 粟米

又称谷子、稞子。能补益肾气。《名医别录》及《滇南本草》中都说到了"粟米养肾气"。明代李时珍还说："粟，肾之谷也，肾病宜食之，煮粥食益丹田，补虚损。"

2. 芝麻

甘平，有补肝肾、润五脏的作用。如《本草经疏》中就曾记载："芝麻，气味和平，不寒不热，补肝肾之佳谷也。"尤其是肾虚之人，腰酸腿软，头昏耳鸣，发枯发落及早年白发，大便燥结者，最宜食之

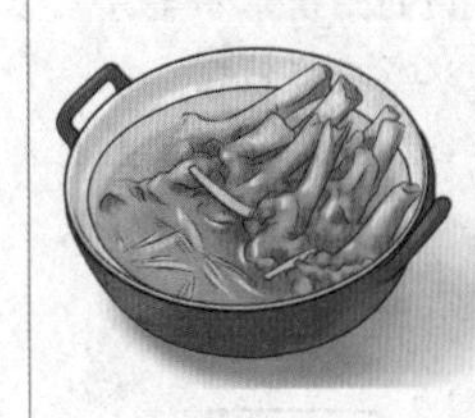

3. 羊骨

性温，味甘，能补肾强筋骨。唐代《食医心镜》介绍："（羊骨）治肾脏虚冷，腰脊转动不得：羊脊骨一具，捶碎煮烂，空腹食之。"肾虚劳损，腰膝无力怕冷，筋骨挛痛者，最宜食之

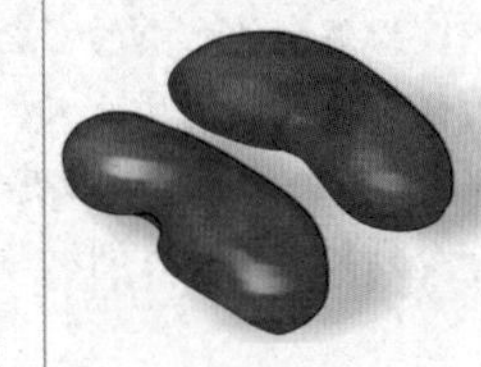

4. 猪肾

性平，味咸。唐代孟诜认为猪肾"主人肾虚"。《日华子本草》说它"补水脏，治耳聋"。水脏实指肾脏而言。故凡肾虚所致的腰酸腰痛、遗精、盗汗及老人肾虚耳聋耳鸣，宜常食之

气味让人受不了的尿

有时候人的尿会出现让人无法忍受的味道。其实尿的不同味道提示你身体的不同状况。

常见的尿味异常有以下几种表现：

1. 氨味说明尿在体内已被分解，是膀胱炎或尿潴留的表现
2. 苹果香味多见于糖尿病酸中毒或饥饿时。这种尿液常可引诱蚂蚁汇聚
3. 腐败腥臭味常见于膀胱炎及化脓性肾盂肾炎
4. 患有膀胱结肠瘘的病人，尿中常带有粪臭味
5. 有鱼臭味的尿可能提示被形象地称为臭鱼综合征的一种代谢问题。这样的尿也叫作三甲胺尿

要想让自己远离有特殊气味的尿液，很重要的就是经常补水，防止身体处于脱水状态。那么，在生活中又应该如何预防身体脱水呢？

1. 单纯失水，首先应防治原发疾病，防止某些原因的作用。高渗性脱水时因血钠浓度高，应给予5%葡萄糖溶液。高钠血症严重者可静脉内注射2.5%或3%葡萄糖溶液。应当注意，高渗性脱水时血钠浓度高，但患者仍有钠丢失，故还应补充一定量的含钠溶液，以免发生细胞外液低渗

2. 低渗性脱水，去除原因（如停用利尿药）、防治原发疾病外，一般用等渗氯化钠溶液及时补足血管内容量即可达到治疗目的。如已发生休克，要及时积极抢救

3. 等渗性脱水，防治原发病，输注渗透压偏低的氯化钠溶液，其渗透压以等渗溶液渗透压的1/2 ~ 2/3为宜

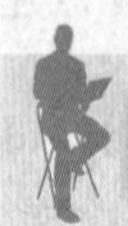

小贴士

如何预防尿路感染

1. 性生活后马上排尿：性交后马上去洗手间，即使细菌已经进入膀胱，也可以通过排尿将它排出体外。

2. 及时排尿：排尿时，尿液将尿道和阴道口的细菌冲刷掉，有天然的清洁作用。

3. 避免污染：引起感染的细菌最常见的是大肠杆菌。正常情况下，它寄生在肠道里，并不引起病症，但如果由肛门进入尿道口，就会导致尿道发炎。所以大便后用干净的卫生纸擦拭，要按从前往后的顺序，以免污染阴道口。如果洗手间有冲洗设备，最好认真地冲洗肛门部位。

4. 补充维生素C：维生素C能提高尿液的酸度，使各种诱发尿道感染的细菌不易生存。所以，多喝橙汁、柠檬酸、猕猴桃汁之类的富含维生素的饮料对预防尿路感染有益。

5. 向医生咨询：有时候即使做到了所有应当做的事情，仍然会得感染。如果出现了上面的症状，尽快向医生求教。如果经常性地发生感染，达到了一年4~5次，那么千万不要忽视，有必要求助医生，制订一个预防或治疗计划，与医生一道查明是什么因素引起反复感染。

彩色的尿一定有问题

我们可能喜欢粉红色，不过，如果你的尿是粉红色的，就是另外一回事了。粉红色、橙色、绿色或者茶色的尿很可能只是你吃了含有这些色素的食物或者药物的缘故；不过，有时候，尿的颜色可能是发现自己泌尿系统潜在问题、感染或者内脏器官损伤的宝贵线索。

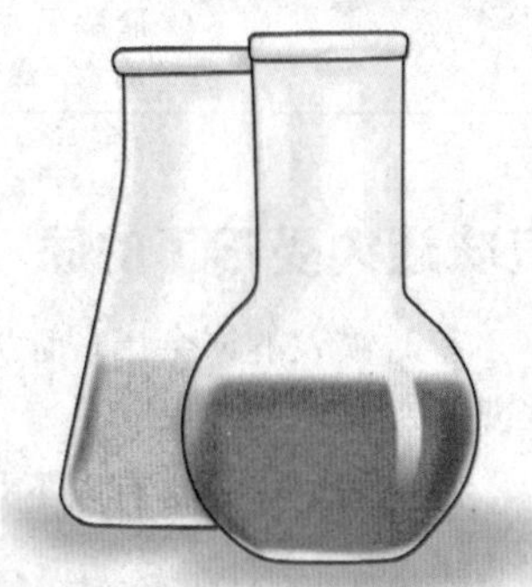

尿的颜色异常，也是身体有恙的重要表现

深红色或者紫色的尿

深红色或者紫色的尿是一种罕见的遗传性血液疾病——卟啉症的特征性表现。这类疾病在某些欧洲贵族家族中非常普遍，不过并不仅限于贵族血统。有意思的是，这种尿在见光后过一会儿才变成紫色的。卟啉症还有很多表现，从轻微的过敏和皮疹到严重的腹痛、精神错乱、癫痫发作都有可能出现，甚至可能意味着瘫痪

粉红色或者红色的尿

1. 富含红色素的食物，如甜菜、红辣椒和黑莓都会令尿染上玫瑰红。缺铁的人或者有吸收障碍综合征的人在吃甜菜后往往会排出甜菜根尿，医学上称为甜菜尿

2. 大黄和番泻叶也会令尿液呈粉红色。这些东西里含有蒽醌。蒽醌常用作染料，也是一种强效缓泻剂。粉红色或者红色的尿也可能是对于某些精神病药物的反应或者是对含有蒽醌的抗癌药物的反应

3. 尿中含血的表现，医学上称为血尿。血尿可能是肾脏损伤的信号。不过，血液可能来自泌尿通道中的任何部位。血尿可能是一些严重的肾病、肝病或者膀胱疾病的早期健康警示，包括这些器官的感染、结石、囊肿、肿瘤甚至癌症

淡绿色的尿

1. 可能是你吃的绿色的食物或者喝的绿色饮料的最终产物。很多人都知道，吃芦笋会令尿液变绿，也会令尿液发出一种奇特的气味

2. 绿色的尿也可能是对某些多种维生素的常见反应，或者是对治疗抑郁症、过敏、恶心、疼痛以及炎症的药物的反应。接受丙泊酚麻醉的人有时术后会排出绿色的尿（有些人会排出粉红色的尿）

3. 绿色的尿也可能是体内胆红素累积的表现。胆红素是胆汁中的一种黄绿色的化学物质，是肝脏产生的，与黄疸的形成有关。胆红素过多可能是肝脏和胰腺疾病的表现

深深的、茶色的尿

1. 颜色像浓茶一样的尿可能是脱水的重要表现

2. 与其他颜色的尿一样，可能只是对某些食物或者药品的反应。例如，大黄会令尿液颜色变得很深，或者呈红色和粉红色。奎宁也会导致尿的颜色变成茶色。有些饮料或者药物中含有奎宁，还有某些抗生素含奎宁，特别是甲硝唑（灭滴灵），甲硝唑常用于治疗某些肠道感染，如贾第鞭毛虫病和痢疾，以及阴道毛滴虫感染

3. 像浓茶一样的尿也可能是一些严重疾病的信号，如肾脏已经停止工作、膀胱出血，或者是肝炎或肝硬化的信号。肝病还会引起其他与颜色相关的身体症状，比如在眼睛和皮肤上出现黄疸，大便的颜色变浅等

4. 茶色的尿也可能是糖尿病酮症酸中毒的信号。这种病是糖尿病的一种危及生命的并发症

5. 茶色的尿通常还是横纹肌溶解的第一个表现。横纹肌溶解是一种致命的疾病，是指骨骼肌纤维降解为有毒的物质并进入血液循环中，往往是“挤压伤”（撞车或者被重物挤压后受的伤）引发的一种严重肌肉损伤。患有震颤性谵妄的酒精中毒者也可能会发生横纹肌溶解

深黄色到橙色的尿

1. 可能是脱水的警告。有味的尿是脱水的另一个确凿证据。尿量过少（医学上称为少尿）是脱水的另一个重要线索。值得注意的是，尽管可能认为自己没有脱水，可是一旦感觉到口渴，就已经离脱水不远了。脱水会导致癫痫发作、大脑损伤甚至死亡。对于儿童和 60 岁以上的成年人而言，脱水更为危险

2. 深黄色的尿可能提示摄入的 β 胡萝卜素太多了，β 胡萝卜素或者来自吃的食物，或者来自补充剂。有些药物会令尿液变成橙黄色。抗结核药利福平、血液抗凝剂华法林和某些抗癌药物位居榜首。这些药物也会令尿液变成橙色

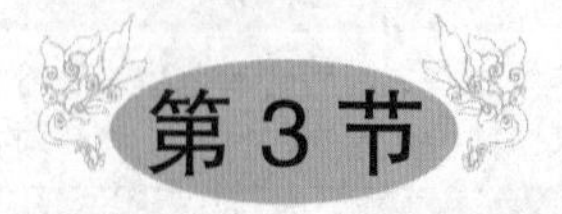

身体有啥病，代谢物里看

耳垢藏着什么秘密吗

耳垢，学名为耵聍，是外耳道分泌的一种淡黄色的黏稠液体。它能用多种方式来保护我们的耳朵。耳垢里面其实含有许多人们想不到的成分，如氨基酸、免疫球蛋白等。因此，耳垢可以起到保护外耳道上皮、防止皮肤干裂的作用，并能发挥抑菌和杀菌的生理功效。此外，耳垢还能阻挡灰尘、小飞虫等进入外耳道，保护我们的鼓膜。

湿性耳垢预示的疾病
1. 一般来说，有湿性耳垢的人，体内血脂水平要高于耳垢呈干性的人，故动脉硬化的发生率比后者要高
2. 有湿性耳垢的妇女，患乳腺癌的概率要比耳垢呈干性者高出一倍或一倍以上
3. 湿性耳垢还与腋臭（狐臭）有关联
4. 如果“湿性耳垢”还伴有异味，就可能有耳垢腺细菌感染，最好到医院就诊

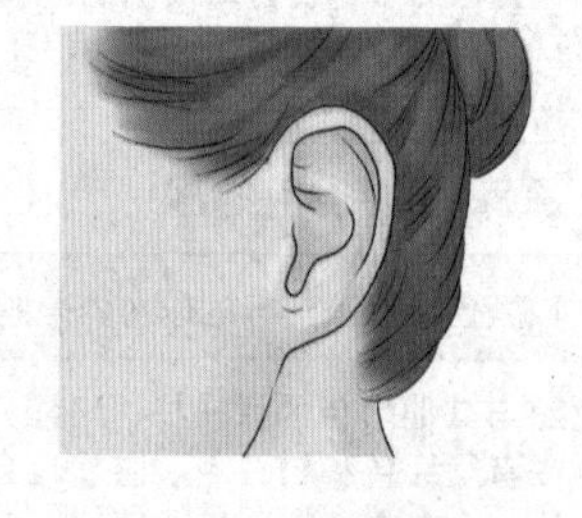
湿性耳垢的表现为耳内耳垢腺分泌旺盛、外耳道上皮脱落较慢，耳垢不表现为块状，而是黏稠的液体

必须指出，人的耳垢的干湿一般是由遗传因子所决定的。然而，对于高脂血症、动脉硬化和乳腺癌患者来说，遗传因素仅仅是造成这些疾病的诸多因素之一，其发病原因还与环境、饮食、熏洗习惯等许多因素有关。因此，有湿性耳垢的人也不必过于惊慌，平时应注意少进食高脂肪、高糖的食物，多进食富含纤维素的蔬菜和新鲜瓜果等，并保持适当的运动量，以防止高脂血症和动脉硬化的发生。

“鼻中之物”的疾病预兆

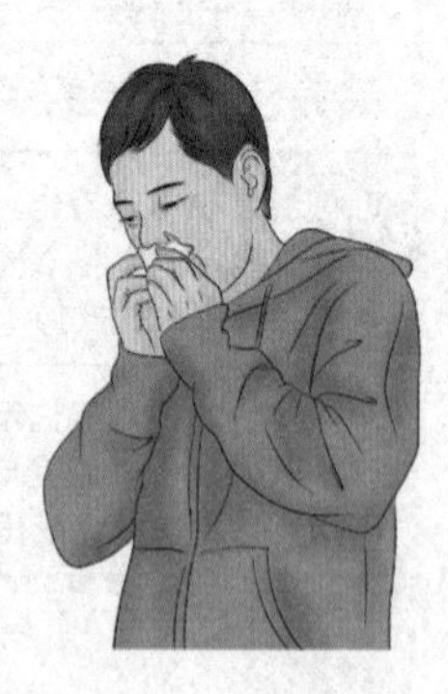

正常情况下，人的鼻腔黏膜时时都在分泌黏液，以湿润鼻腔膜，湿润吸进的空气，并粘住由空气中吸入的粉尘和微尘和微生物，这就是鼻涕。

正常人每天分泌鼻涕数百毫升，只不过这些鼻涕都顺着鼻黏膜纤毛运动的方向，流向鼻后孔到咽部，加上蒸发和干结，一般就看不到它从鼻腔流出了。其实感冒时流鼻涕是人体一种自然的清毒作用。吃药固然可以制止鼻塞等不适症状，却也破坏了这种自然机制，很多人喜欢用吸入蒸汽的方法来改善鼻涕的困扰，倒是一个省钱又能暂时解决鼻塞的办法。

流鼻涕最多见于鼻炎、鼻息肉、鼻窦炎等。常见的流鼻涕的原因包括：

1. **感冒**：初期为清水样或者黏液性，感冒后期可能出现脓涕

2. **慢性鼻炎**：鼻涕多为黏液性鼻涕。量可多可少

3. **过敏性鼻炎**：为流清水样涕，量较多，伴有打喷嚏、鼻痒感，可常年性发作，也可以季节性发作。过敏性鼻炎的病人可以伴有哮喘，尤其是小儿

4. **慢性鼻窦炎**：多为黏液脓性分泌物，双侧或者单侧，伴有鼻塞、头昏、记忆力下降等。单侧的鼻窦炎要考虑牙源性鼻窦炎

5. **鼻息肉**：出现流清水涕，感染时可以伴有流脓涕，可出现鼻塞、头昏、记忆力下降等

6. **冷空气刺激**：小儿的分泌比较旺盛，如果没有其他不适，可能为冷空气刺激鼻腔引起，不需要特别处理。单侧鼻塞伴涕中带血可能为鼻腔内异物所引起

7. **流黄水样分泌物**：要考虑鼻窦内囊肿的可能，摄鼻窦X线片或者CT

8. **血性样鼻涕**：多见于鼻部外伤、手术、异物、炎症感染以及全身性疾病（如原发性高血压、动脉硬化、血液病等），特别多见于急性上颌窦炎。需要注意的是，血性样鼻涕还提示患了早期鼻咽癌，特别是40岁以上的中年人，更应密切注意，切不可麻痹大意

9. **白色豆腐渣样鼻涕**：提示患了干酪性鼻炎，并发感染时，常伴随出现一种奇臭味

10. **白色黏液性鼻涕**：提示患了慢性单纯性鼻炎。主要表现为鼻塞和鼻涕增多。鼻塞多呈两侧间歇性或左右交替进行，有时可呈持续性，平卧时加重，侧卧时其下侧较重。鼻塞严重时，可伴有鼻音、嗅觉减退、头昏脑涨、咽部干痛等症状出现

伤风感冒引起流鼻涕已是众所周知的了，但为什么有的人感冒好了还经常流鼻涕？感冒时流涕称急性鼻炎，此时鼻腔黏膜充血肿胀，腺体分泌增多即形成鼻涕。起初为清水样的，3 ~ 5日后渐为脓涕，1 ~ 2周后可痊愈。如果急性鼻炎反复发作，鼻黏膜长期充血肿胀甚至肥厚，即为慢性鼻炎，就会经常流鼻涕了。

如果鼻涕过多，鼻腔分泌物长时间停留以及不断堆积就会直接导致一些问题，如病菌大量繁殖并侵入人体，引发感冒、流感等呼吸道疾病；鼻窦口的堵塞，鼻窦内病菌大量繁殖，引发鼻窦炎；各种过量病菌、真菌引发各类鼻炎；长期鼻腔炎症引发鼻腔内组织机械性病变，如鼻中隔偏曲、鼻甲肥大、鼻息肉。而这些都会加重鼻腔炎症，形成恶性循环。

天啊，我怎么不停地放屁

人为什么会放屁？因为肠子总是在不断地蠕动着，只要肠蠕动存在，就会有气体从肛门排出，就会放屁。

为什么消化道会产生气体呢？这是因为人在吃食物时，由于消化道正常菌群的作用，产生了较多的气体。这些气体，随同肠蠕动向下运行，由肛门排出。排出时，由于肛门括约肌的作用，有时还产生响声。所以，放屁是肠道正常运行的一种表现。如

果不放屁，或放屁过多过臭，则为一种异常现象。

1. 常放屁是因为经常吃一些产气的食物，例如地瓜、 洋葱、高丽菜、豆类及其他豆制品。胀气食品有芥蓝、豆芽、煮熟的白菜、生苹果、鸡蛋、橙子、西红柿、草莓、牛奶、葡萄干和豆制品。其中，豆子——就是最著名的造屁食物——中还有很大比例的糖（低聚糖），我们的身体不能吸收这种物质。当这些糖进入我们的肠子时，细菌就开始工作，并产生大量气体。我们还会从其他渠道产生气体，比如吸进的空气、通过血液循环渗入肠子的空气，以及唾液和胃酸反应后产生的二氧化碳中所含有的气体

2. 另外一种导致放屁的情况，则是有可能罹患了“激躁性大肠症候群”。此症临床上也会有腹痛、腹胀以及放屁等现象产生。在饮食上建议你少量多餐，不要暴饮暴食，吃东西时，宜细嚼慢咽，以免一起吃下太多空气，而容易产气的食物也要避免食用。每天喝杯优酪乳，有助于改变肠胃道细菌状况

你大概注意到了，很多蔬菜上了造屁食物的黑名单。在瑜伽课上，那些素食主义者总是会在把身体扭曲成各种奇怪的姿势时放出屁来，这就是原因。但是今天要给你推荐放屁也要吃的 5 种食物：

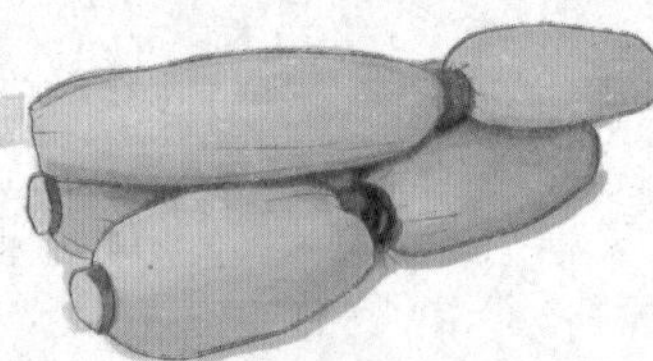

莲藕：藕能通气，还能健脾和胃，养心安神，亦属顺气佳品。以水煮服或稀饭煮藕疗效最好

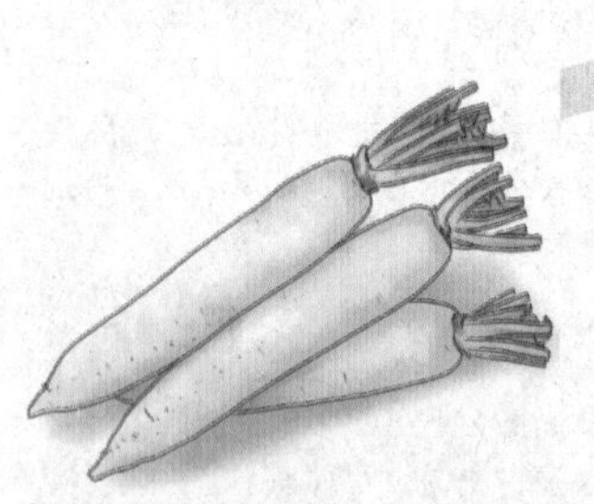

萝卜：长于顺气健胃，对气郁上火生痰者有清热消痰作用，以青萝卜疗效最佳，红皮白心者次之，胡萝卜无效。最好生吃，如胃有病，可做萝卜汤喝

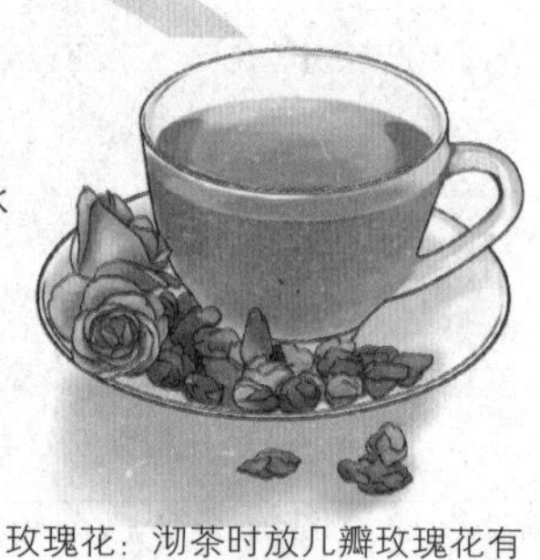

顺气的五种食物

玫瑰花：沏茶时放几瓣玫瑰花有顺气功效，没有喝茶习惯者可以单独泡玫瑰花喝，或者将香气扑鼻的玫瑰花插在居室的花瓶里，呼吸进花香也能顺气宁神

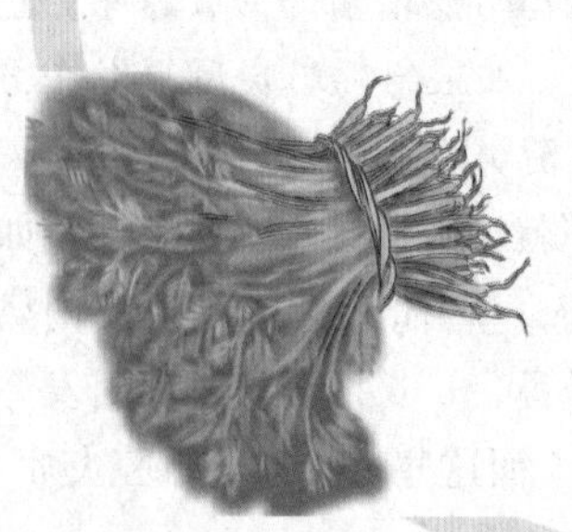

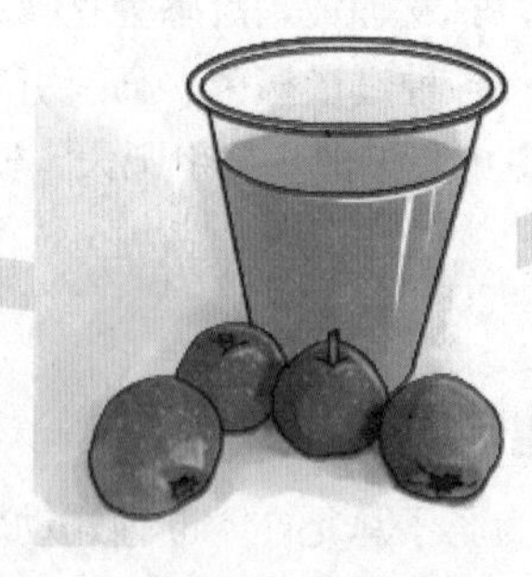

山楂：山楂擅长顺气止痛、化食消积，适宜气裹食造成的胸腹胀满疼痛，对于生气导致的心动过速、心律不齐也有一定疗效。生吃、熟吃、泡水，各种食用法皆有效

茴香：茴香果实做药用，名小茴香，嫩叶可食用。子和叶都有顺气作用，用叶做菜馅或炒菜都可顺气、健胃、止痛，对生气造成的胸腹胀满、疼痛有较好疗效

许多动物像鸟类、鱼类和昆虫的体内也有类似的结构，因此它们也会放屁。人一天要放屁 10~15 次。屁虽臭，但放屁是一种正常的生理需要，对人的健康有利。一个人一天到晚不放一个屁，对健康非常不利。一年到头绝不放屁的人，极有可能是胃肠道出了毛病。在此提醒，每天喝杯优酪乳，有助于改变肠胃道细菌状况。

夜晚睡觉一身汗

盗汗，是指入睡以后汗出异常，醒后汗泄即止的一种病症。古代医家用“盗”字来形容当人们入睡，或刚一闭眼而将入睡之时，汗液排泄的现象。

根据盗汗的表现，我们将盗汗分为轻型、中型和重型三种：

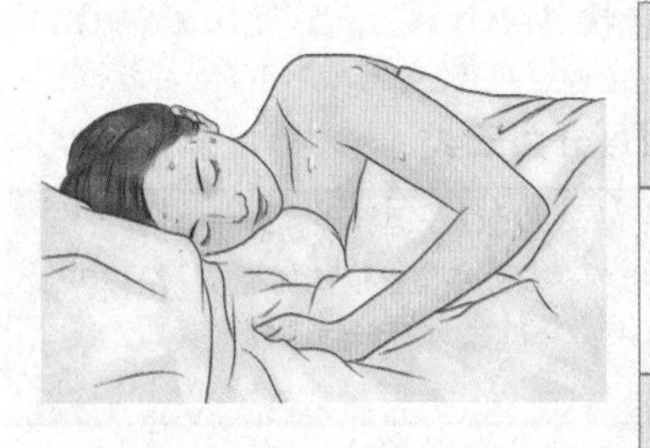

轻型与中型盗汗，对人体损伤不太大，重型盗汗者时间久了常会恶化为脱水症，严重威胁到人体健康

1. 轻型盗汗：多数人在入睡已深，或清晨5时许或醒觉前1~2小时汗液溢出，出汗量较少，醒后觉得身体某些部位有汗湿，醒后则无汗液再排出，一般不伴有不适感

2. 中型盗汗：多数人入睡后不久汗液即排出，甚至会使睡衣湿透，醒后汗即止，揩拭身上的汗液后，再入睡即不再出汗。这种类型的盗汗常有烘热感，醒觉后有口干、咽燥感

3. 重型盗汗：汗液极易泻出。入睡后不久或刚闭上眼即有汗液大量涌出，汗出后即惊醒，醒后汗液霎时收敛，再入睡再次汗出；且汗出量大，汗液常带有咸味，夹杂有汗臭。通常伴有明显的烘热感，心情烦躁，汗后口干舌燥，喜欢凉水

盗汗有生理性和病理性之分，幼儿的生理性盗汗的发生率很高，一般会让家长非常紧张，此时就需要掌握如何区分生理性和病理性盗汗。

生理性盗汗：幼儿皮肤娇嫩，所含水分较多，毛细血管丰富，新陈代谢旺盛，自主神经调节功能尚不健全，活动时容易出汗；如果在入睡前活动过多，或者在睡前进食，睡觉时汗腺的分泌也会增加，造成入睡后出汗较多。此外，室内温度过高，或被子盖得过厚，或使用电热毯均会引起睡眠时出大汗

病理性盗汗：入睡后于半夜出汗，往往由血钙偏低引起。低钙容易使交感神经兴奋性增强，好像打开了汗腺的“水龙头”，在佝偻病患者中多见。结核患者的盗汗以整夜出汗为特点，还伴有面色潮红、低热消瘦、食欲不振、情绪发生改变等症状

中医认为，“汗为心液”，如果盗汗长期不止，耗伤十分严重，应积极治疗。在治疗的同时，还要特别注意自我养护。在药物治疗的同时，加强必要的体育锻炼，养成有规律的生活习惯，注意劳逸结合。

1. 饮食方面，要摸索出对自己有利或有弊的饮食宜忌规律，进行合适的食疗调养；应禁食辛辣刺激性食物，切勿饮酒，并多吃一些新鲜蔬菜等，使汗腺分泌功能在机体健康的基础上得到恢复

2. 条件允许时，适当调节一下居住环境的温度与湿度，居住环境应稍偏冷一些

3. 被褥、内衣、睡衣等，应经常拆洗和晾晒，保持干燥，经常洗澡，以减少汗液对皮肤的刺激

4. 重症盗汗且长期卧床的患者，应特别注意加强护理，避免发生褥疮。还要注意观察面色、神志、出汗量大小，如有特殊改变，及时向医生报告

很容易就大汗淋漓

人体的汗腺，是分布在皮肤层、真皮层的一种外分泌腺，通过长长的导管，能把分泌物即汗液引向皮肤表面。人体表皮大都有汗腺分布，以腋窝、脚底、手掌以及额部最为集中。

健康的人在运动或遇到高温时，会增加汗腺的分泌，使上升的体温恢复正常。因此肥胖者往往较瘦者汗量多，并不是由于体表面积大，而是肥胖者体重偏高，体温容易上升，为降低过高的体温，必须以多排汗的方式来实现体温自我调节。

平常不太运动也会大量出汗的人，则有可能是身体出现某些疾病，导致排汗系统出现问题，从而出现多汗症。糖尿病、甲状腺功能亢进等内分泌疾病以及高血压、更年期和肾上腺皮质激素的作用等，都可能引发类似症状。

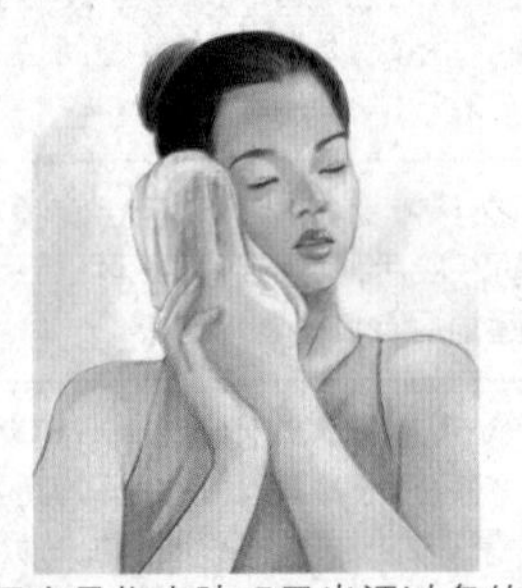

多汗症是指皮肤明显出汗过多的症状，分为全身性多汗和局部性多汗，常见于掌跖、前额、腋下、外阴等处，以掌跖多汗最常见。由于多汗往往会影响到正常的工作和生活，会使人感到非常苦恼

多汗症根据发生原因可分为三类
1. 由全身性疾病造成，如内分泌失调患有甲状腺功能亢进、糖尿病、垂体功能亢进、神经系统疾病，部分感染性疾病如疟疾、结核等，以及长期生病造成体质虚弱。这些全身性疾病得到控制后，多汗的情况就能得到解决
2. 精神性出汗，由高度紧张和情绪激动造成，为交感神经失调所致，内服一些镇静药物，如阿托品等能有暂时性的效果，但有口干等副作用
3. 味觉性出汗，属于一种生理现象，吃到某些刺激性的食物，如辣椒、大蒜、生姜、可可、咖啡后引起的多汗，一般不必治疗，只需忌口

不出汗也是个事儿

流汗是人在不同的温度环境下调节身体温度的正常现象。出汗可以帮助调节体温，因此如果从来不出汗，就可能是身体出现了问题。

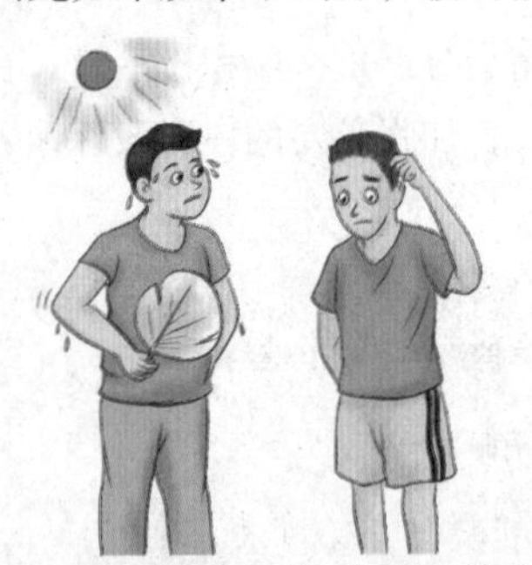

流汗是人的身体调节体温的正常现象，尤其是在温热的环境中。每个人排汗量的差异很大，即使是在同样的环境下，也是有的人汗流浃背，有的人却仍然全身干爽

不出汗的主要原因
1. 先天性汗腺发育不良或汗腺缺乏，表现为全身性或局限性无汗
2. 某些皮肤病，如严重的鱼鳞病、硬皮病、麻风病、放射性皮炎、皮肤萎缩等，能引起局限性无汗
3. 神经损伤，如横贯性脊髓炎、小儿麻痹、截瘫及交感神经延髓等头部的局部损伤，均会引起全身性或局部无汗
4. 某一些内脏疾病，如糖尿病、尿崩症、慢性肾炎、黏液性水肿、恶性肿瘤等，以及维生素 A 缺乏，也会引起全身性无汗

先天性汗腺发育不良引起的无汗症，目前尚无法治疗。其他疾病造成的无汗，则应积极治疗原发性疾病。

全身无汗的人，在夏季不能调节体温，有身体极端不适者，则必须迁居低温地区或进行人工降温，如在室内安装空调。

此外，某些药物，例如抗胆碱能类药物（山莨菪碱、东莨菪碱、阿托品等）以及交感神经阻滞剂（酚妥拉明、普萘洛尔等）亦可引起人体不出汗。

第十三章

男人和女人特有的身体语言

随着年龄的增长，无论是男性还是女性，都可能有种种难言之隐。下体痛痒、白带异常、月经不调……这些不知让多少女性困扰！而阳痿、早泄、该举不能举……又让多少男人失去了自信！虽然难言，但只有理性地面对，谨慎地呵护，才能最终摆脱它们，轻轻松松地面对人生的每一天。

第1节
做自己的女人问题专家

乳房长湿疹，好害羞

乳头周围的皮肤又红又痒，乳房出现无名的红肿和胀痛……出现这些现象，证明乳房也长湿疹了。这个时候你一定要留意你的健康状况了。

刚生完孩子的女性有时会觉得乳头附近总是又红又痒，有时忍不住用手去抓，就会出现很多小皮屑。这是“湿疹样乳腺癌”的征兆。

湿疹样乳腺癌与身体别处的皮肤湿疹一样，是一种皮肤病，多见于中、青年。它有时是乳房湿疹样癌的早期表现，应予以仔细鉴别：

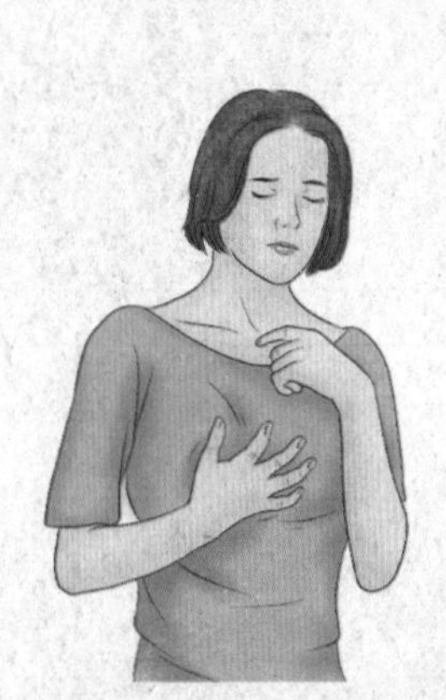

1. 单纯的乳房湿疹

是皮肤的一种非特异性过敏性炎症，与机体的过敏素质有密切关系，最常见于哺乳期妇女。有些病人对某些物质如丝织物、动物皮毛、某种肥皂、化妆品、染料等高度敏感，每当接触，即出现湿疹。此外，某些食物如鱼、虾、药物，失眠、精神紧张、劳累过度等，亦可引起或加重乳房湿疹

2. 湿疹样乳腺癌

多见于哺乳期女性，常为双侧发病，病变部位常在乳头及乳晕附近，重者可延及整个乳房，表现为皮肤红斑、瘙痒、渗出、糜烂、脱屑或结痂。久后可有皮肤增厚、乳头皲裂、疼痛，甚至继发细菌感染。乳房湿疹样癌50岁前后多见。表现症状是突然出现乳房湿疹样改变，甚至有溃疡形成与乳头的溃烂或消失；后期可出现乳房内肿块及乳头溢液或其他改变

乳房肿块出现的原因

乳房肿块可能是女性心中的一大噩梦。如果你有一天在洗澡时，无意中摸到胸部中好像多出一块东西，那要怎么去面对？

发现乳房有硬块或肿痛时，千万不要慌张。你需要做的就是连续观察几天，如果出现了压痛

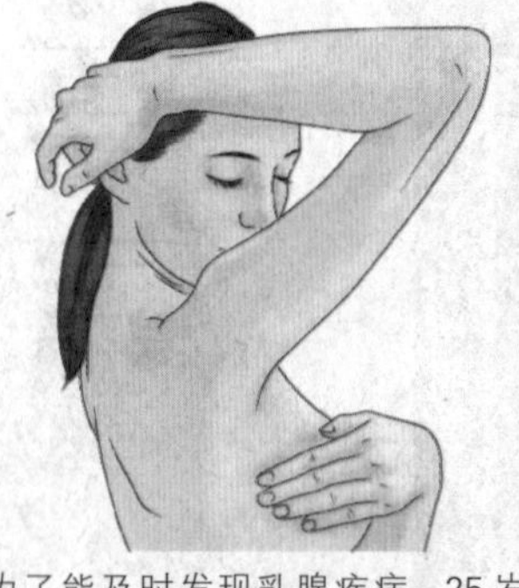

为了能及时发现乳腺疾病，25岁以上女性一定要每月自查乳房

具体方法是：洗浴后站在镜前，双手叉腰，身体做左右旋状，从镜中观察双侧乳房的皮肤有无异常，乳头有无内陷，然后用手指的指腹贴在乳房上按顺时针或逆时针方向慢慢移动，切勿用手挤捏，以免将正常乳腺组织误认为肿块

或者明显的肿块，则应及时就医，及早查明出现肿痛、硬块的原因。

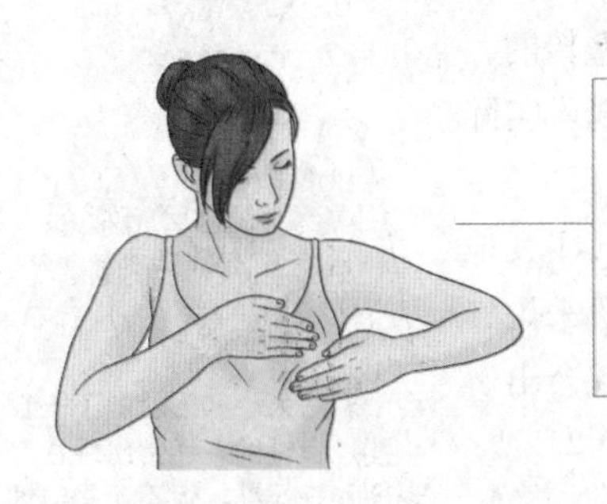

1. 受到雌激素与黄体素刺激，使乳房肿胀，有时也会有乳头疼痛并伴随透明性的分泌物。这种情况一般会发生在月经前期，而在月经结束后消失

2. 有些人会不定期地肿痛，但这种乳房疼痛不一定都与乳房肿瘤有关。即使有摸得到的乳房肿块，也不一定就是乳癌，因为乳癌初期很少会有疼痛的问题及其他较明显的症状产生。大多数偶发性的乳房疼痛可以通过一般的就医检查得到治疗，因而无须太过焦虑

而有些肿痛或硬块初期便可被诊断为乳房肿瘤，这些乳房肿瘤大多是良性的，但也有可能是形成乳癌的前兆。常见的情况有以下几种。

1. **乳腺增生**。是妇女常见疾病，好发于 30~50 岁妇女，患者一侧或双侧乳房内能触及多个大小不一的肿块（结节），呈圆形或不规则形状。触摸时质地硬韧，如同摸橡皮块。常分散在整个乳房内，也可能局限在乳房的一部，肿物与周围组织分界不清，与皮肤不粘连，推挤时可移动，但常与乳腺组织一起移动。病人常感到乳房胀痛，在月经来潮前 3 ~ 4 日更甚，月经一来，疼痛即可减轻，但常不消失，摸到的肿物一般不易消退。乳腺增生一般呈良性，少数可恶变为癌。其发病原因可能与卵巢功能失调有关。经过医生检查，如果呈良性，只要常吃海带（中药昆布），即有软坚散结，缩小肿块、消除疼痛的功效，同时密切观察其变化

2. **乳腺小叶增生**。可单发或多发，可累及双侧乳房。月经以后乳房疼痛减轻，肿块亦变软缩小

3. **乳腺纤维腺病**。乳房疼痛较轻，可为经前胀痛，或与月经无关，长期感到双乳隐痛可在月经前加重，或者疼痛并不定时

4. **乳房纤维囊肿**。这是最常见的良性乳房肿瘤，大多发生在 30 岁以上的女性身上，常是两侧乳房并发且多发性的，会有胀痛及压痛感，月经前期症状会较严重

5. **乳腺囊性增生病**。属界限不清、不规则的硬肿块，零散地分布于乳腺局部或全乳腺

6. **乳腺纤维腺瘤**。以 18 ~ 25 岁的女性身上最为常见，多为偶尔发现的单发无痛性肿块。这种肿块通常是单个出现在一侧乳房内，偶有多个肿块出现在双侧乳房。肿块形状呈卵圆形，触摸时相当平滑，质地硬实，边界清楚。其最大特征是可移动，而且不痛或只是稍微地痛

7. **乳腺癌**。乳腺癌引起的乳房肿块

8. **乳管肿大**。这种情况多发于 40 岁左右的妇女，两侧乳头会分泌一些黏稠的液体。病人会有灼热感，乳晕部位会隐隐作痛，触诊时会发现乳晕下有弯曲肿大的乳管

大小不一样的乳房

如果你曾经从镜子里仔细观察自己的乳房，可能会注意到两个乳房并不完全一样。某一个往往会比另一个略微大一些、低一些或者更偏离中心一些。这有可能是一种通常无害，但是不够美观的状况，叫作乳房不对称。

此外，乳房不对称还有可能是一种先天性缺陷——波兰氏综合征的表现。波兰氏综合征是指一侧胸肌缺失。这种疾病很少见，尽管是一出生就存在的，有时候是遗传的，但是可能直到青春期乳房开始发育的时候才被发现。实际上，患上波兰氏综合征的男性比女性更多一些。

有时候，波兰氏综合征患者会注意到自己的一些其他表现，如与小乳房同侧的手指有蹼指（并指）。一般来说，波兰氏综合征不会导致严重问题。不过，有些患者会出现肾脏和膀胱问题。

两个乳房大小和形状的不一致可能是良性的，通常出现在青春期和妊娠期。但不论是男性还是女性，乳房不对称都有可能是乳腺癌的重要健康警示

怎么会有额外的乳房

也许你觉得只有动物才会有超过两个乳房，其实不然，人类同样可能多长一个或多个乳房，而这种情况在医学上被称为多乳症。这些多出来的乳房也叫作副乳，有的可能还有乳头和乳晕。这种乳房异常通常很少被注意到，直到到了青春期、性激素刺激它们开始发育的时候才被发现。

副乳是从胎里带来的。在人的胚胎第六周，胚胎仅有1厘米多一点儿时，其躯干的腹面两侧，外胚层细胞增厚形成脊状，相当于腋下到腹股沟的弧形连线，这两条脊状突起叫生乳线，线上有许多乳腺始基。

副乳多见于腋下，正常乳房的上下，也可以长在臀部、颈部、肩膀和背部。男性和女性都可能会长出额外的乳房。乳房多了自然会影响美观，而且任何可能发生在正常乳房上的问题（包括癌症），也一样可能会发生于那些额外的乳房上。有额外乳房的人有时会存在肾脏或其他器官的缺陷。

副乳的形成除了可能是尚未退化完全的结果之外，也可能是外力使得乳房变形的结果，因为长期穿着不当的内衣或是太过紧身的外衣，都会造成对胸部的压迫，最终形成副乳

如果副乳的凸起组织过大，或经常与皮肤摩擦，造成反复出现湿疹困扰或带来生活上的不便，可考虑切除。副乳的切除有两种方式：如果是因为穿衣不当或单纯的脂肪囤积而形成的假性副乳，可利用抽脂手术来将它去除，伤口约0.5厘米；如果副乳内部有乳腺组织，需将副乳的乳腺去除，应选择切除手术，沿着腋下的皱折线下刀，开2~3厘米的切口，伤口会隐藏在腋下。

乳头内陷

有时候我们的乳头看起来更像个酒窝。医学上把这种情况称为乳头内陷。乳头内陷可能是良性的表现，也可能是比较严重的问题的信号。

乳头天生就“内凹”而不是“外凸”的男性或女性通常不必担心。不过，女性往

往会因为乳头内陷而感到不安，这样会为哺乳带来困难。不过，如果原来正常突出的乳头变得内陷了，可能就是乳腺癌的健康警示，特别是如果乳头还溢出血性液体或者乳头周围有肿块，就更可能是乳腺癌了。

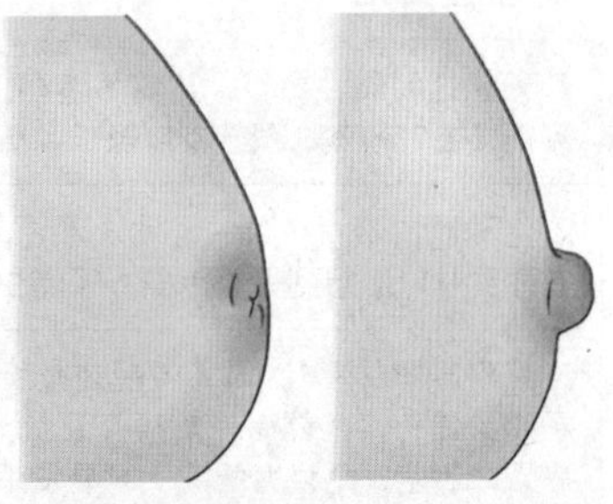

乳头内陷不仅不美观，还有可能影响哺乳，使妇女失去哺乳功能

继发性乳头内陷应针对病因进行治疗，如治疗乳腺炎症、外伤、肿瘤等。原发性乳头内陷则酌情采用非手术或手术治疗。而真性乳头内陷则需手术矫正。

在日常生活中要想预防乳头内陷，要注意以下几个方面：

乳房内陷的预防

1. **预防遗传**。凡是直系亲属中的女性有乳头内陷者的，应当作预防的重点对象。有遗传倾向的女婴出生后，母亲可轻轻将小乳头向外提拉，每天 1~2 次。注意动作一定要轻柔，最好请有经验者操作。这样，可以看到婴儿乳头呈绿豆状或小圆片状高出皮肤，将来发生乳头内陷的机会就大大减少

2. **注重衣着**。贴身内衣应为棉制品，并经常换洗、日光照射。乳头如有发红、裂口的迹象，内衣应进行蒸煮消毒，少女使用乳罩不可过早

3. **防止挤压**。内衣、乳罩适当，不可过紧，对于乳房较大的少女，更应注意乳房的宽松。对于有俯卧习惯的少女，则要及时纠正，防止乳头遭受挤压，以免加重乳头内陷的程度

患有乳头内陷的产妇分娩后，应特别关照乳头的保健和卫生。乳头内陷矫正专家说，乳头有轻度凹陷者，适当增加婴儿的吸吮次数，同时注重保护乳头，注意哺乳后清洗，谨防感染。一旦发生乳头红肿，应及时去医院诊治，防止形成乳腺炎。

白带又出异常了

白带是妇女从阴道里流出来的一种白色液体，白带分为生理性白带和病理性白带两种。

白带主要由子宫颈和子宫膜腺体的分泌液、阴道黏膜上皮毛细血管少量渗出液，以及脱落的阴道上皮细胞所组成。正常的白带对妇女的健康是有益的，能起到自净的作用，因为它能经常保持阴道、子宫湿润，利于阴道杆菌的生长、繁殖，而这种杆菌可以说是阴道的“卫士”，它所产生的酸性物质可杀死混进来的病菌。

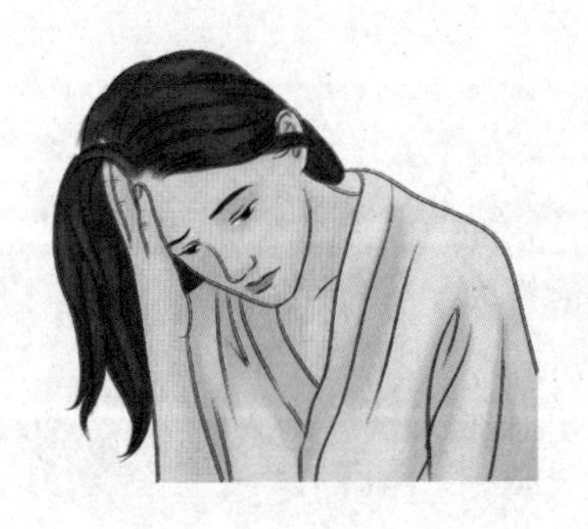

生理性白带

正常情况下的白带为白色糊状，无特殊气味，量不多，仅能使妇女微有湿润的感觉。健康的成年妇女，在排卵期和怀孕期，雌激素水平升高，会使白带的量多一些。月经前期、便秘、长期坐着工作会使盆腔充血而使自带增多。另外，性生活时白带量也会增加，这主要是性交时前庭大腺产生大量分泌物的缘故。还有一种情况，就是不论服用天然的还是人工合成的雌激素，都能刺激性器官，增加分泌物排出，从而使白带增多

病理性白带
1. 无色透明黏性白带：与鸡蛋清相似，或稍有混浊，但除白带增多外，很少有其他症状，这种白带多见于慢性宫颈炎、颈管炎以及应用雌激素后
2. 泡沫状白带：在公共浴池洗澡，或使用过公用的浴巾、浴盆后，出现灰白或灰黄色泡沫状白带，且有酸臭味，应想到是否传染上了滴虫性阴道炎
3. 豆腐渣样白带：为霉菌性阴道炎所特有。外阴和阴道壁常覆盖一层白膜状物，擦出后露出红肿黏膜面，易感染霉菌，常伴有外阴瘙痒及烧灼样疼痛感。糖尿病人或孕妇，更应想到这一点，因为孕妇和糖尿病人体质差，免疫力低下，容易发生霉菌感染
4. 黄色（脓性）白带：大多为细菌感染所引起。淋球菌、结核菌等都可能成为病因，梅毒螺旋体也会引起阴道的化脓性感染。当患者从阴道排出大量有特殊味的白带时，应怀疑是否有异物存在于阴道内，从而引起白带增多，严重感染
5. 水样白带：恶性肿瘤或子宫癌、输卵管癌等在早期会出现白带增多的现象
6. 血性白带：即白带中混有血液，出现此种白带应警惕恶性肿瘤如宫颈癌、宫体癌、阴道肿瘤等的可能。有些良性病变也可出现此白带，如老年性阴道炎、子宫颈糜烂等
7. 黄色黏液性白带：见于宫颈糜烂、慢性宫颈炎等，是轻度感染引起的
8. 白色黏液性白带：性状与正常相同，量增多。这种白带见于使用雌激素之后或盆腔充血时。它是宫颈腺体和阴道黏膜分泌增多引起的

总之，白带增多仅是一种症状，是各种不同疾病的临床表现，而以炎症最为多见，特别是滴虫、霉菌引起的阴道炎，容易交叉感染。马桶、浴具、游泳池等都可成为感染的媒介物，故应养成良好的卫生习惯，保持阴部的清洁，如有白带增多，应及时就医，以便针对原因进行治疗。

食疗缓解白带异常

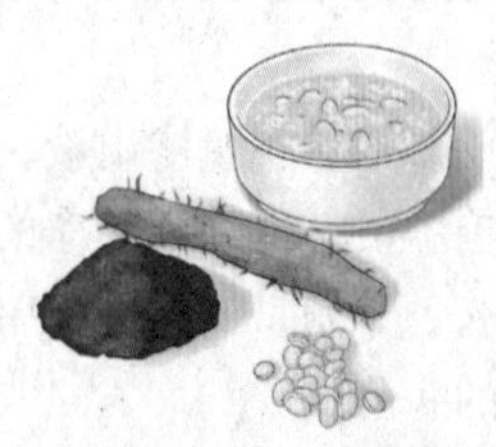

扁豆止带煎

白扁豆 30 克，淮山 30 克，红糖适量。白扁豆用米泔水浸透去皮，同洗净去皮切块的淮山共煮至熟，加适量红糖。每日服 2 次

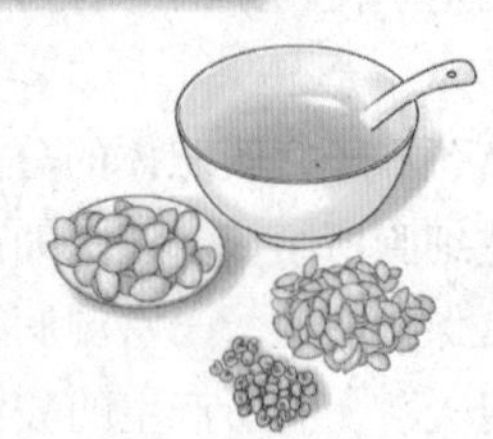

三仁汤

白果仁 10 个，薏苡仁 50 克，冬瓜仁 50 克，以上材料一起放入锅中加水熬煮，熟后取汤半碗饮用即可

不是例假也出血

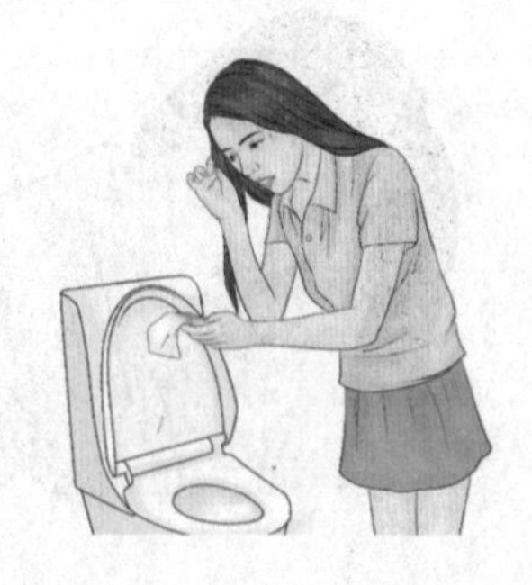

在非规律的月经时期阴道出血，而且出血症状异常，如过多、过少、颜色浅淡或浓深、有异常气味等，都不能视为正常的月经。这种现象属于阴道出血。

阴道出血，是妇科的常见症状。血由阴道流出，出血部位可能在阴道、子宫颈或子宫，以后者最多。出血量不等，

少的仅仅呈点滴状，多的则可能危及生命。产后恶露的排出属于正常的生理性阴道出血，不会危害身体健康。病理性的阴道出血则不同，很可能是身体疾病的一种表现。

通常导致阴道出血的疾病主要有以下几种：

1. 宫颈糜烂。子宫颈腺体分枝复杂，一旦感染就不易彻底清除，患病后历时较长，主要症状是白带增多，白带呈黏稠状或脓样，也有蛋清样者。少数患者白带见血或有少量阴道出血，有的也有接触性出血
2. 宫颈息肉。主要由慢性炎症，如颈管黏膜局部增生引起，息肉的直径多在 1 厘米以内。极小的宫颈息肉常无自觉症状，大多在妇科检查时才被发现。息肉较大者，常出现血性白带或接触性出血，尤其是在性生活或排便用力后发生少量出血
3. 由盆腔、阴道炎症诱发。如子宫颈糜烂可导致性交出血；有子宫颈息肉的人用力排便后，也可出现阴道出血。幼儿阴道炎也会有少量阴道出血。老年性阴道炎患者多是白带带血，并伴随外阴痒痛
4. 阴道肿瘤。阴道壁肿瘤，如阴道癌，但一般出血量不多
5. 子宫病变。急性子宫内膜炎由于子宫内膜充血、水肿过重，造成阴道出血淋漓不止。慢性子宫内膜炎患者经量增多或经期延长，或阴道不规则出血。另外，子宫内膜结核也可引起阴道不规则出血
6. 功能失调性子宫出血。发生在青春期前后、生育年龄，以及更年期前后，表现为月经周期、经期均会出现异常，出血可以时多时少，时有时无，甚至淋漓不止
7. 宫腔异物。如剖宫产后胎膜残留，由于影响了子宫内膜的收缩及修复而导致出血。宫内节育器机械性压迫，可使子宫内膜发生局部损伤、坏死及表浅的溃疡导致出血。子宫内膜异位症、子宫肌腺病也有可能出血
8. 血液疾病。如血小板减少性紫斑病、再生不良性贫血、白血病、缺铁性贫血等，也会造成生殖器出血。这时除了生殖器出血以外，也会有倦怠、发热、贫血等全身性症状，所以应该接受血液检查，以治疗造成出血的疾病

在非月经期，阴道少量出血，要注意女性的精神状况，看看脉搏快不快，并让其卧床休息。面色苍白、出虚汗者，应把头部放低，脚抬高一些，喝点儿淡盐水，注意保暖，但不宜过热。

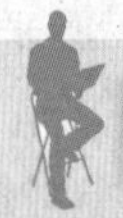

小贴士

食疗改善非例假出血症状

1. 山药莲子粥

山药 50 克，莲子 30 克，三七末 6 克，红枣 20 枚，小米 100 克。将山药、莲子捣碎，与三七末、红枣、小米共放锅内，加水适量，慢火煮粥。代早餐食。

2. 熟地炖鸡蛋

熟地黄、枸杞子各 30 克，仙鹤草 20 克，鸡蛋 3 个。将上 3 味药水煎 50 分钟，然后打入鸡蛋煮熟即成。吃蛋喝汤，每晚一次。

3. 双草方

鲜白茅根 100 克，龙胆草 10 克。水煎 30 分钟，过滤取汁，再加入赤小豆慢火煮至豆熟成粥，加白糖适量服食。每日 1 次。

下面痒痛，女人的尴尬

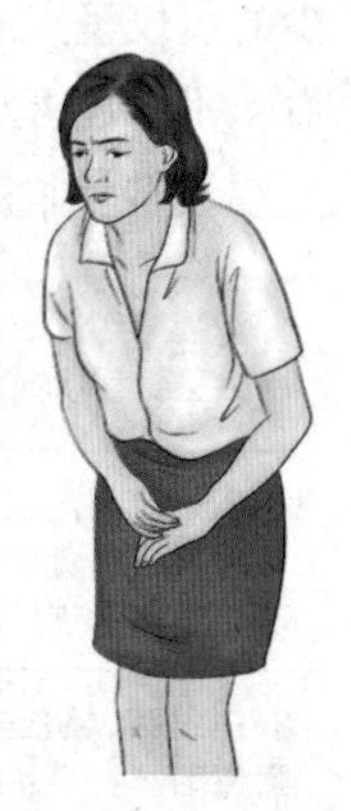

这儿痒，那儿痒，搔到痒处后抓一抓，真是舒服了。不过，要是痒的地方太过敏感，又恰巧发痒时在公共场所，上班、上课，想抓又抓不得，实在尴尬又难受。

其实，女性虽然比较爱干净，但是女性下体瘙痒的经验，却几乎是人人都有过。女性外阴部发痒的可能原因很多，其中霉菌、阴道滴虫是常见的感染因素。你或许会怀疑，天天洗澡身体怎么会出现霉菌呢？其实人体内部本来就容易出现霉菌（即念珠菌），口腔、肠道、肛门、大腿、尿液、精液都可能是其藏身之处。

外阴瘙痒的原因

外阴瘙痒的原因
1. 细菌感染。滴虫感染或霉菌致病是引起外阴瘙痒的常见原因。以女性来说，四成妇女的阴道都有霉菌栖息着。一般来说，只要宿主没有条件让它们快速成长，都是无害的。不过当霉菌发挥作用时，除了瘙痒感外，还会出现性交疼痛、阴道灼热感，且分泌物增加呈现豆腐渣、乳酪状。患有滴虫性阴道炎、细菌性阴道炎、宫颈糜烂时，白带会明显增多，炎性分泌物的大量分泌刺激了外阴皮肤黏膜，同时引起瘙痒。另一种阴道滴虫感染后，分泌物会呈黄绿色具臭味，而且会刺激阴唇、肛门至大腿内侧，痒、痛的感觉往往一起报到。阴道滴虫的感染多半儿是由性器官直接接触而来的，但是因为对男性没有影响，所以他们就算受到感染，也只会在传回女性身上时才发作
2. 外阴局部病变。如外阴湿疹、神经性皮炎、慢性外阴营养不良、外阴肿瘤等均能成为出现外阴瘙痒的原因
3. 全身性疾病。如维生素 A 及 B 族维生素缺乏、黄疸、贫血、白血病等引起的外阴瘙痒是全身瘙痒的一部分；糖尿病病人的糖尿刺激外阴，也会引起瘙痒；肥胖病人因皮脂腺、汗腺分泌过多，刺激外阴，也会发生外阴瘙痒
4. 不良卫生习惯。平时不注意清洁外阴，使阴道分泌物或经血积存于阴部，会引起瘙痒。反之，每日数次清洗外阴，或经常使用碱性强的肥皂或高锰酸钾水泡洗外阴，使外阴皮肤过于干燥，也会引起瘙痒

在了解了外阴瘙痒的原因之后就要对症下药，针对不同的诱因采取不同的措施来预防与改善外阴瘙痒：

1. 注意保持外阴卫生，避免阴虱、螨虫及其他寄生病原体的滋生
2. 避免使用具有刺激性的卫生用品及穿用尼龙内裤等，以免造成外界物质的慢性长期刺激
3. 穿用柔软宽大的内裤，保持外阴部汗液及分泌物的发散
4. 避免过多食用过于辛辣油腻的食品
5. 注意经期卫生，行经期间勤换卫生巾，勤清洗
6. 忌乱用药物、抓搔及局部摩擦
7. 进行适当的体育锻炼，每天做舒缓体操，舒展身体，调节情绪。锻炼出汗后，应及时洗澡换衣，保持外阴及身体的清洁干爽

到了日子还不来

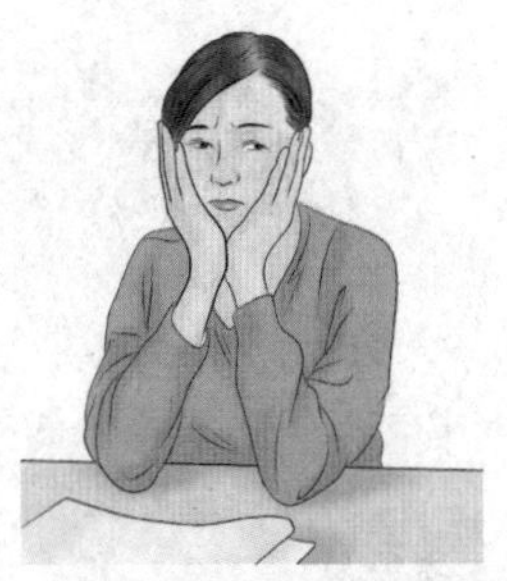
如果发生妊娠，首先就是月经停止。属于正常的月经推迟。疾病导致的月经推迟，应尽早检查病因

很多女性年纪不大，皮肤却已经明显出现色斑、松弛、晦暗无光、毛孔粗大粗糙、痤疮不断等现象，并且内分泌紊乱，往往已经到了每个月的那几天，熟悉的“老朋友”却还是没有如约而至。这种现象便叫作月经不调。

对于疾病导致的月经推迟，必须明确的是，月经推迟应该是超过五周的时间，如果仅仅是30天多一两天，不属于月经推迟。月经推迟的原因比较多，常见的有如下几种。

月经推迟的原因

1. 内分泌异常导致的月经推迟。临床最常见的是多囊卵巢综合征，如果有肥胖、多毛、痤疮、不孕等，应该检查内分泌看看，一旦发现异常，应该尽快治疗；卵巢功能早衰也会导致月经推迟。有一些患者，往往是在35岁左右出现月经推迟，而且常常有颜面潮红、烦躁不安、心慌失眠等，应该检查内分泌六项，看看尿促卵泡素、黄体生成素、雌激素是不是有问题。如果属于卵巢功能的问题，这些检查结果都会反映出来。一旦发现异常，应该尽快进行治疗，常用的中药有女性宝胶囊、六味地黄丸等，西药可以根据需要选择雌激素类药物
2. 精神因素导致的月经推迟。如果突然出现精神过度紧张，悲愤、忧伤、气恼、失恋等异常情绪，往往会出现月经推迟。这样的情况下，往往乳房胀疼、心烦意乱、郁闷不舒。这样的情况一般不需要治疗，但有时月经一直推迟，可以服用中药进行辨证调理
3. 服用某些药物导致的月经推迟。一些药物具有副作用，常常会导致月经推迟。例如，长期服用避孕药、服用紧急避孕药、胃动力药多潘立酮、治疗甲状腺功能亢进的药物、中药雷公藤多苷等。其特点是，服用这些药物之前月经周期往往正常，服用之后推迟，如果服用时间很短，常常在停止服用之后恢复正常，假如服用时间过长，往往需要药物调理
4. 慢性疾病导致月经推迟。一些慢性消耗性疾病，常常因营养缺乏而导致月经推迟，常见的有慢性肝炎、肺结核、肿瘤、甲状腺功能减退、严重的缺铁性贫血、再生障碍性贫血等，往往发生月经推迟。上述疾病，常常有明显的症状，一般能够发现异常，不容易误诊。一旦发生上述疾病，应该尽快治疗原发性疾病，原发性疾病治愈后月经自然恢复
5. 过度减肥导致月经推迟。在现实生活中，有好多的女性为了控制体重，服用一些减肥药物或者过度节食，发生月经推迟。这种情况，如果时间短暂，可以自然恢复正常的月经周期，但时间比较长者，往往需要进行药物调理方可恢复正常的月经周期
6. 贪凉引起月经不调。女性经期受寒，会使盆腔内的血管收缩，导致卵巢功能紊乱，可引起月经量过少，甚至闭经
7. 电磁波影响月经不调。如电脑、手机、电磁炉、微波炉等各种日常家电在使用过程中将会产生不同的电磁波。这些电磁波长时间作用于人体就会对女性的内分泌和生殖功能产生不良影响，从而导致内分泌紊乱、月经失调
8. 便秘可能会引起女性月经紊乱。直肠内大便过度充盈后，子宫颈会被向前推移，子宫体则向后倾斜。如果长时间反复发生子宫后倾，阔韧带内的静脉就会受压而不畅通，子宫壁会发生充血，并失去弹性，就会发生腰痛、月经紊乱的症状
9. 吸烟。烟草中的尼古丁能降低性激素的分泌量，从而干扰与月经有关的生理过程，引起月经不调。每天吸烟1包以上的女性，月经不调的发生概率是不吸烟女性的3倍

小贴士

月经不调，试试茴香酒

配方：小茴香、青皮各15克，黄酒250克。将小茴香、青皮洗净，入酒内浸泡3天，即可饮用。每次15~30克，每日2次，如不耐酒，可以醋代之。

功效：疏肝理气。主治经期先期先后不定、经色正常、无块行而不畅、乳房及小腹胀痛等症。

为什么总是"不想要"

理想的性生活可使夫妻双方感到幸福、快乐，不和谐、不协调的性生活可给夫妇的一方或者双方造成痛苦。

在性冷淡的案例中，女性占了绝大多数，女性性冷淡是较为多发的妨碍正常性生活的因素，不仅会对夫妻生活产生影响，而且往往会对双方感情造成阴影。

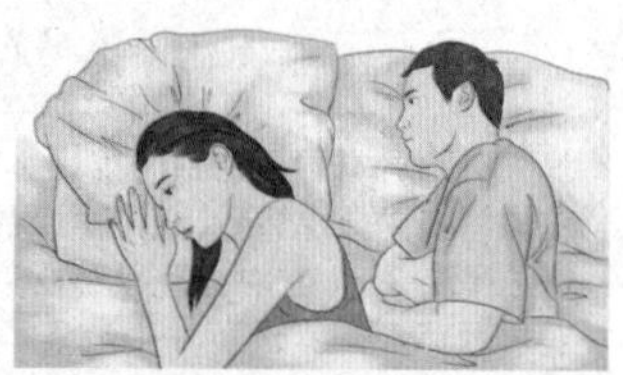

性生活是夫妻生活的重要部分，而性冷淡则使夫妻生活失去了应有的光彩

而导致性冷淡的因素主要有以下几种。

1. 情绪：人在情绪不佳时，性欲容易暂时减退，尤其是在极度悲伤、恐怖、消沉和绝望等恶劣状态下，性欲会受到显著影响，甚至可完全丧失。鉴于此，在爱人情绪不佳时，首要的问题是帮助他或她消除不良情绪，做好心理保健。此时不应过性生活。假若爱人勉强应付，非但激不起快感，还容易导致性冷漠，而且会损害夫妻感情
2. 营养：营养是性爱的物质基础。研究结果表明，蛋白质和锌等重要元素的缺乏，可引起性功能减退，对男子影响尤重。相反，充足、齐全的营养，特别是多吃些含优质蛋白、多种维生素和锌的食物，可维持性功能的正常水平
3. 嗜烟酒：长期大量吸烟者与不吸烟者相比，更容易发生阳痿。长期嗜酒可使性功能减退，性欲下降。据研究，大量饮酒可引起血管扩张，阴茎的血流和快感缺乏，因而导致性欲下降。但烟和酒精对性功能的影响是可逆的，戒除烟酒后大多数人性功能可逐渐恢复至正常水平
4. 药物：长期或大量服用某些药物，可致性功能减退，甚至可以引起男子阳痿和女子性冷淡。影响性功能的药物种类很多，其中重要并常见的有：利舍平、萝芙木、普萘洛尔、氯丙嗪、普鲁苯锌和一些抗癌药物。长期接受放射治疗，也可导致性欲减弱
5. 居住条件：居住在杂乱无章、通风不良、过于拥挤的环境里，不仅会引起心绪不佳，而且由于室内新鲜空气不足，导致大脑供氧不足，影响性功能，使性欲降低。特别是几代人同居一室，或与子女同睡一床，会形成无形的心理压力，容易引起性欲减退
6. 季节、气温：据调查，在气温偏低的冬春季节，多数人性欲较强，尤其是春季被认为是求爱季节，而汗流浃背的盛夏，性欲常暂时减弱。一部分妇女的性欲与月经周期关系密切，常在月经来潮前几天性欲增强，一部分则在来潮后一周左右较强。多数妇女在妊娠期间性欲有些减退。男子的性欲也有周期性变化，但多数不甚明显
7. 年龄：这是影响性欲的重要因素。男子多在青春期之后性欲达到高峰时期，30 ~ 40岁时开始减弱，自50岁左右起，减弱明显，但多数能保持至70岁，甚至更长。女子的性欲到30 ~ 40岁时才达到高峰，绝经后逐渐减退，60岁左右开始显著减弱

8. 诱因、性生活史： 性欲的发生除了内在原因性激素作用之外，外界的刺激也很重要。生活单调或很少与他人交往，从不看有关爱情的书刊和电影、电视，也不谈论有关话题，即缺乏性爱方面的诱发因素，性欲便受到抑制，处于较低水平。长期无性生活或很少获得快感和满足者可出现性欲减弱。同时，过频的性生活也会导致性欲减弱

9. 感情： 人类与其他动物不同，性欲的产生并不是单纯的生物本能，多由爱情所引发。因此，夫妻间感情出现障碍，特别是在已达到破裂的程度，对对方产生厌烦心理时，性欲大多减退。所以，性生活和谐，源于夫妻间感情和谐

健康状况对性欲的影响是既重要又复杂的。因为，只有身心都健康的人才能长期保持较高的性欲水平。但是，确实有一些患有较重疾病的患者，也和健康人一样保持着较强的性欲。所以，对这个问题，应该区别不同情况，具体分析：

1. 糖尿病。 糖尿病引起性冷淡，主要是并发症惹的祸。如糖尿病血管病变导致阴道分泌物减少，润滑度降低，故性交时干涩并有疼痛感；神经病变使阴道壁神经末梢敏感性削弱，很难激发起性高潮；等等等等。专家指出，有性功能障碍的女性，应该做糖尿病有关检查

2. 甲状腺病。 甲状腺分泌甲状腺激素，直接调控女性睾丸激素的分泌。甲状腺功能减弱时，甲状腺激素分泌量减少，睾丸激素亦随之减少，可引起性热情的下降。甲亢时，甲状腺功能增强，甲状腺激素增多，去甲肾上腺素、多巴胺、5-羟色胺、乙酰胆碱等会发生变化，削弱调控性表达的调节能力；同时，过多的甲状腺激素抑制垂体促性腺激素的分泌，导致月经紊乱，甚至闭经，导致性功能障碍

3. 阴蒂粘连。 阴蒂是女性最灵敏的性感区。有的女性阴蒂外皮过长，将整个阴蒂都包住，造成阴蒂粘连，导致阴蒂的头部无法接受刺激。另外，阴蒂外皮过长，分泌物积聚于阴蒂外皮与阴蒂头部之间，诱发炎症，也会削弱“性趣”。因此，发现不明原因的性欲低下，要及时到妇科检查阴蒂，并进行合理治疗

4. 卵巢早衰。 卵巢早衰是指女性卵巢过早失去了排卵功能，出现不同程度的潮热多汗、阴道干涩、性欲下降等类似绝经期的症状。卵巢活检的结果可以将此病分为两类：卵泡耗竭型和卵泡数目正常型。造成卵泡耗竭的因素有：卵泡先天储备少或半乳糖血症等遗传病，卵泡遭受生理化学因素的打击与破坏，曾患病毒感染如流行性腮腺炎等。卵泡数目正常的早衰患者大多由于卵泡不发育，对促性腺激素敏感性较低，导致卵巢功能过早衰竭。对卵巢早衰，应及早接受专科医生的正规治疗

5. 抑郁症。 据心理医生统计，性冷淡的女性患者潜在抑郁症的比例可达26%。因此，做有关抑郁症的检查，也是大有必要的

每一次性生活都好疼

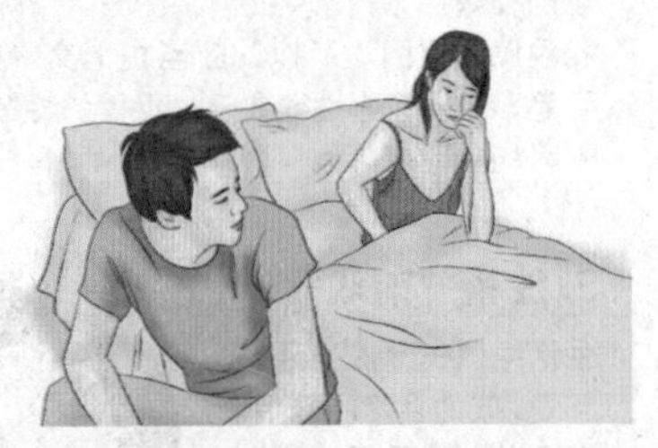
女性性交疼痛是影响夫妻性生活的严重问题

性交疼痛多发生在女性身上，是指性交时阴茎向阴道内插入或在阴道内抽动时，或在性交后出现的外阴、阴道局部或下腹部轻重不等的疼痛。

性交疼痛是女性常见的性功能障碍，给不少夫妻的性生活蒙上了阴影，严重者往往不能性交，造成夫妻间性生活不和谐。探索性交疼痛根源可以发现性交疼痛分浅痛、深痛两种。勃起的阴茎刚插入阴道产生的疼痛为浅痛。情欲高潮时，阴茎顶入阴道深部产生的疼痛为深痛。性交疼痛往往代表着一种严重的心理情感障碍，虽然性欲低下也会造成性交疼痛，但更多的还是疾病因素造成的。

1. 生殖器官和泌尿系统的各种疾病，先天畸形等都可能导致性交疼痛。较典型的病变是接近阴道后穹隆的宫底韧带上有内膜异位结节，盆腔内炎症使腹脏器粘连，阴茎插入时撞击宫颈，引起腹膜振动而牵动脏器产生疼痛
2. 女性盆腔脏器炎症粘连、局部疤痕、宫颈炎、子宫内膜炎、卵巢的囊肿或肿瘤、阴道痉挛等都会造成性交疼痛
3. 阴道润滑不足造成的性交疼痛。主要有两方面原因：一是性交前的准备不充分，即调情动作不够；二是有焦虑、紧张情绪，思想不集中，以及工作、生活所带来的抑郁不快等
4. 还有一些女性性交疼痛的发病原因是因夫妇感情不和，对配偶的强烈反感，无法进入角色，激发不起性兴奋，阴道润滑作用差，干涩的阴道加上心理上的厌恶，加剧了性交时的不适感
5. 应用抗组织胺药物、萎缩性阴道炎、放射性阴道炎和糖尿病等，都可导致润滑不够，阴道干涩，引起性交时疼痛。如肛门直肠感染性疾病、严重痔疮、直肠阴道瘘，疼痛常呈弥漫性。子宫后倾，或伴有子宫肌瘤，月经前期盆腔充血，可引起性交时的深部疼痛。子宫内膜异位，因子宫内膜种植于子宫直肠陷凹和子宫骶骨韧带，常致经前期性交疼痛，随性交动作而出现深部疼痛
6. 女性患有外阴炎或阴道炎时，平时局部有充血和肿胀的情况。在性生活时，局部充血就越发厉害，性生活时机械性的刺激，性高潮中阴道肌肉强烈收缩，可使阴部产生疼痛和不适加剧
7. 子宫颈炎或宫颈糜烂，在性交直接刺激下，尤其在性高潮中子宫颈部的收缩时，可导致事后阴部持续不适，有时还会有少量阴道出血
8. 偶尔出现的房事后阴部隐痛不适，很可能是性交持续时间过长或过于剧烈等所致，不必惊慌。倘若每次房事后均出现上述症状，则应找出原因，及时治疗，同时暂停房事，以免加重病情和症状

缓解治愈性交疼痛

1. 树立男女平等的心理

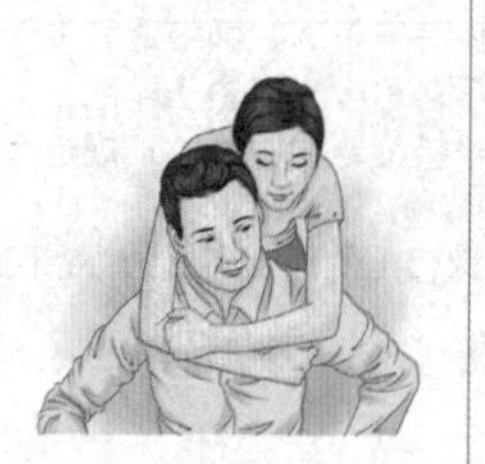

心理不平等，是造成女性的性交疼痛和困难的原因之一。很多女性由于社会习俗、旧观念的影响和压力，而在性生活中有可能常常处于被动、消极的状态中。成功的交媾必须打破缄默和隔膜的重围。所以，应当提倡交媾中男女心理平等，即平等的性欲要求、平等的性欲表达方式、平等的主动权等

2. 预防感染

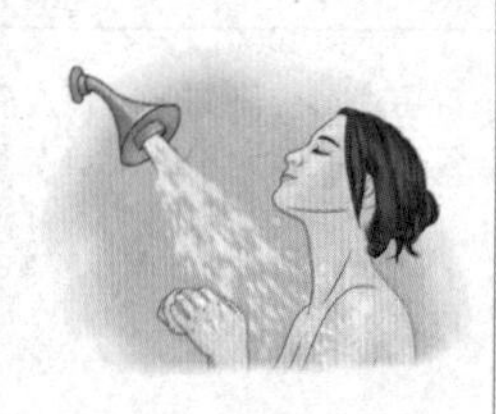

感染或其他刺激会导致阴道分泌的液体减少，造成性交不适。前庭大腺更容易在外阴受污染、不洁的手淫、性交时引起炎症，甚至形成脓肿，一旦发炎，腺体可能被破坏，失去功能。因此，应注意每日清洗外阴，勤换内裤，不用脏手摸外阴，注意经期卫生。尤其要注意性生活卫生，房事前要清洗阴茎和外阴。避免婚外恋，防止性病染身

3. 注重“前戏”

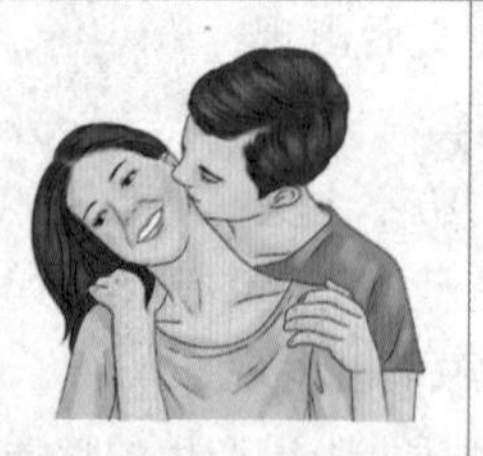

生活中的夫妻应当互敬互爱，成为平等的伴侣。房事前如妻子无“性”趣，丈夫不宜匆忙行事，更不能强迫为之。夫妻间的充分调情，对激发性欲十分重要。只有这样，才能启动性器官分泌黏液，润滑阴户，保证房事能顺利进行

4. 制造良好的环境

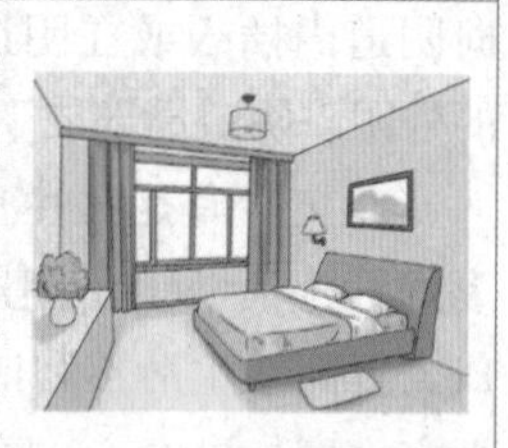

环境最能影响人的心理反应，做爱的环境合适，对于治疗交媾障碍是必不可少的条件。一般应选择面积较小的房间来做卧室，尽量安静、少干扰，没有噪声，卧室中不凌乱，窗帘要能挡住强烈光线的射进

第2节

扫清男人病，从此不“难人”

早泄，泄掉男人的自尊

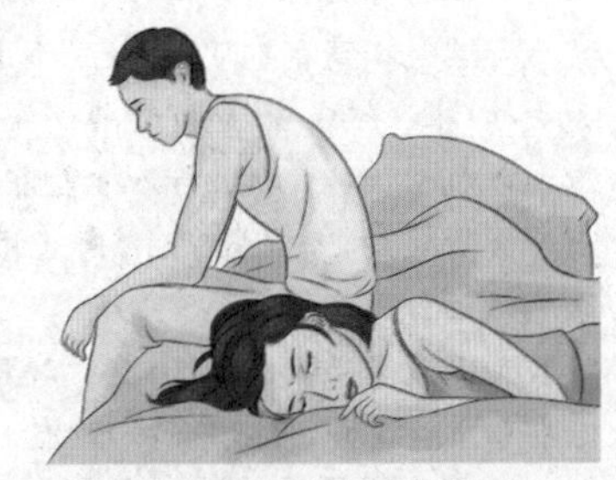

早泄，是男性常见的性功能障碍之一，指性爱活动的时间很短即射精。早泄往往导致性爱时间过短，从而影响性生活的和谐，也因此使男性的尊严丧失

早泄，是男性常见的性功能障碍之一，指性爱活动的时间很短即射精。有的根本不能完成性生活，有的阴茎还未与女性接触，或刚接触女性外阴或阴道口，或阴茎刚插入阴道内，即发生射精，排精后阴茎随之疲软，不能维持正常的性生活。

早泄，会给夫妻间的性生活带来很大烦恼，由于性爱时间短暂，双方还没有进入状态就匆匆结束，所以难以获得性的满足。如果早泄持续较久，甚至会导致家庭破裂，因此一定要对此引起必要的重视。

早泄问题通常由以下因素造成：

1. 由精神因素造成（心因性）

- 夫妻感情不融洽，比如对妻子的猜疑、嫉妒或者过分的敬重，也会导致早泄
- 有的人对性生活过分看重，期望过高，或者对有过的偶尔一两次早泄过分忧虑，可能加重心理负担，形成紧张——早泄——更紧张——继续早泄的恶性循环而使早泄固定下来
- 手淫过多、性交过频、性交中断或者延长等都可能使脊髓中枢及大脑中枢处于病理性兴奋状态，导致早泄
- 神经衰弱时由于大脑的抑制能力减弱，也可发生早泄
- 婚后纵欲过度、精神过度紧张、情绪过分激动或害怕射精过快而使性交失败
- 身体过度疲劳，精力不足，也可使射精中枢控制能力减弱

2. 有器质性疾病（外因性）

- 外生殖器先天畸形，包茎、龟头或包皮的炎症，尿道炎、阴茎炎、多发性硬化、脊髓肿瘤、脑血管意外、附睾炎、慢性前列腺炎等都可反射性地影响脊髓中枢，引起早泄。某种全身疾病，体质衰弱，也可以使性功能失调，造成早泄

在性生活中，夫妻之间应相互体贴、配合，一旦出现早泄，不可相互责备、埋怨，

应找出原因，共同配合治疗。早泄的治疗是夫妻双方的事，尤其妻子参与治疗十分重要。对早泄的心理治疗要取得病人妻子的配合。因为女方的误解或者埋怨，会使男方的紧张、焦虑感上升，加重心理负担。女方应持体谅、关怀的态度，给予言语及行为安慰，缓解男方的紧张心理，帮助其树立治愈信心。

小贴士

食疗改善早泄症状

猪肾炖桃仁。猪肾1对，核桃仁10克，山萸肉9克，补骨脂8克。将猪肾剖开，将核桃仁、山萸肉和补骨脂放入肾中，缝好切口，下到锅中加水煮熟，调入食盐食用即可。

羊肉炖山药。羊肉150克，淮山药120克，肉苁蓉100克，菟丝子150克，核桃仁150克，葱白10根，粳米30克，食盐少许。羊肉洗净切成碎末，山药洗净去皮切丁，将所有材料一起放入锅中加水煮熟，调入食盐即可。

羊肾炖枸杞。羊肾1对，肉苁蓉12克，枸杞10克，巴戟8克，熟地10克，同炖熟，弃药渣，食肉饮汤，每日1次。

龙马童子鸡。虾仁50克，海马25克，子公鸡1只。先将子公鸡宰杀去毛及内脏，洗净后将虾仁、海马用温水洗净后放入鸡腹内，再加葱段、姜块、味精、食盐适量，上笼蒸至烂熟，拣去葱段姜块，另用淀粉勾芡收汁浇在鸡上即可食用。

川断杜仲煲猪尾。川断、杜仲各15克布包，猪尾2～3条去毛洗净，加水，放入生姜3片，料酒、酱油适量，旺火烧沸，文火炖烂，加盐少许。吃猪尾饮汤，一次服完，每周1～2次，连用1个月。

龟头红肿是怎么回事

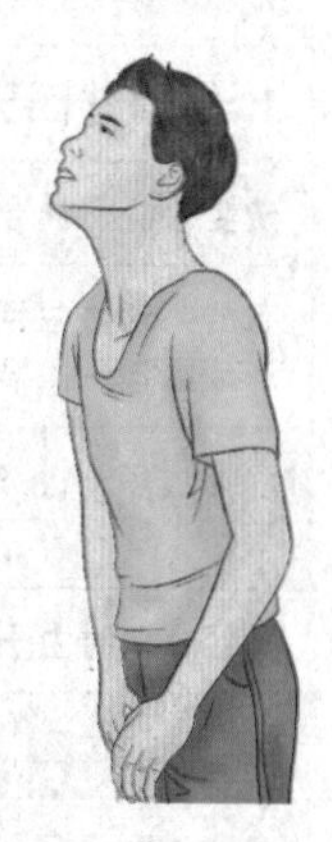

生殖健康是我们身体健康的一个很重要的部分，可是龟头红肿由于发生在隐蔽之处，再加上人们羞于谈性，很容易被忽视，尤其是年纪尚轻的男孩。有的男孩会出现龟头红肿发炎的现象，有的甚至龟头流出脓液，身体很不舒服。缺乏生理知识的男孩们心里十分恐慌，认为是患了性病，心里尽管困惑痛苦，还是不敢问父母亲，使问题越来越严重。龟头红肿的最大诱因是细菌或病原微生物，龟头红肿是生殖器官向男人发出的警示，应该赶快采取治疗龟头红肿的措施，并注意个人私处的卫生。

龟头红肿最可能预示的病症是包皮龟头炎

发病原因：包皮龟头炎可由感染和非感染引起。由于不洁性交，感染了白色念珠菌、滴虫、衣原体、支原体及淋病双球菌，都可引起包皮龟头炎。非感染因素多是包皮过长，清洁不够，导致包皮和龟头之间的不洁之物，即包皮垢堆积起来，刺激局部的包皮和黏膜

症状：包皮龟头炎发病初期可见龟头和包皮表面水肿、充血、龟头红肿，尿道口周围发红并出现创面、糜烂，并可发展成浅表的溃疡，有脓性分泌物流出，病人自觉龟头红肿、发痒或有灼热感，随后疼痛。溃烂后可流脓、味臭。严重者还会有乏力、低热、腹股沟淋巴结肿大及龟头红肿压痛

包皮龟头炎要是没有引起重视，没得到及时有效的治疗，危害是方方面面的。

包皮龟头炎的危害
1. 危害生殖系统健康。附睾炎以及输精管等器官的炎症，如果不能及时有效治疗，相互合并感染，会对生殖健康造成很大的伤害，导致泌尿系统疾病。包皮龟头炎还易引起泌尿系统的上行感染，一般多见于膀胱炎、肾炎、肾盂肾炎等，尤其是慢性龟头炎久治不愈者，最容易导致泌尿系统疾病，急性期发病处理不当可危及生命
2. 可导致性功能障碍。专家提醒：包皮龟头炎症期龟头部性感应神经处于敏感期，加之炎症的损伤，病人在性生活中易早泄，长期如此可导致阳痿的发生，而且包皮萎缩粘连形成的肥厚性狭窄环，勃起时受到向后牵拉压迫，会导致勃起不坚（阳痿）等
3. 可导致男性不育症。由于致炎因子长期刺激对生殖系统精子和性反应的调节，以及包皮内隐藏的炎性分泌物在性交过程中和精液一起进入阴道，降低了精液质量，并且破坏经卵细胞，容易发生男性不育
4. 导致干燥性闭塞性龟头炎。干燥性包皮龟头炎是包皮龟头炎比较严重的一种病理损伤，破坏了包皮龟头的生理结构，对性生活和美观性也会带来影响，也是早泄的常见因素

滴滴答答尿不净

很多人出现尿不净的情况后，往往会心情烦躁，一些未婚男子则会羞于向他人启齿。实际上，尿不净是一种较为普通的生理疾病，无须惊慌。

尿不净，是指一直有排尿的感觉，但却无尿，是泌尿系受刺激的症状。引起排尿困难的原因很多，如果发现自己有排尿困难的现象，一定要及时就医，找出病因。

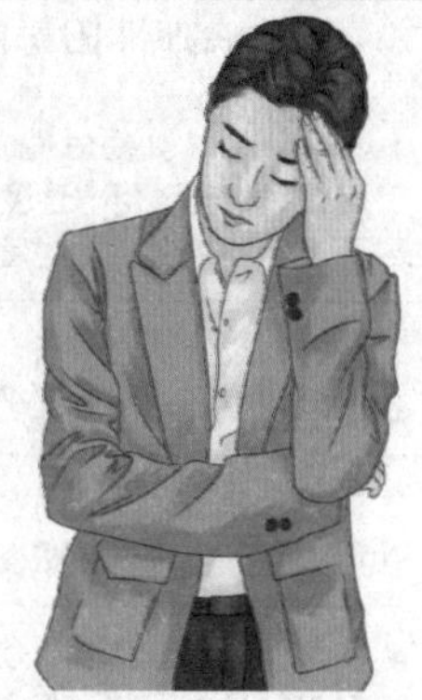

尿不净患者往往会心情烦躁

尿不净的原因
1. 饮酒过度。不当的生活方式，如长期的酗酒，或一次饮酒过多，能使生殖器官包括前列腺反复长期充血及引起性兴奋。酒后性交则可加重前列腺的充血，从而使人患病，导致排尿困难
2. 微生物感染。各种微生物，如细菌、原虫、真菌、病毒等都可成为感染的致病微生物，但以细菌感染为最常见
3. 性生活方式不当。性生活不正常或方式不当、性生活过频、性交被迫中断，或过多的手淫等，都可使前列腺不正常充血。但禁欲时间过长，性生活过度节制，也会产生长时间的自动兴奋，而造成前列腺被动充血
4. 尿道炎。尿道口和尿道膀腺是最容易受到淋菌感染的部位，有时会由一些炎症和一些细菌上行感染导致膀胱炎。这时主要表现为排尿困难，排尿时有烧灼感，伴有排尿不畅或致血尿。急性期体温会有升高，严重者尿道口有疼痛性包块
5. 前列腺增生。患有此病者，会出现排尿困难、尿线变细、尿力不足、尿程短、尿液淋漓不尽等现象，严重者甚至会有肾盂积水
6. 前列腺炎。有乳白色分泌物、乳糜状尿液，伴有尿道灼热感，尿频、尿急、尿痛，严重者会导致早泄、阳痿甚至不育症

不过，生活中如果出现了尿不净的问题，也不要太过害怕，通过一些习惯的培养即可远离排尿困难困扰。

1. 有尿意时，及时排尿，不要憋尿，每晚临睡前，排空膀胱
2. 尽量减少对会阴局部的压迫，如不穿紧身裤，骑自行车时间不要太久等
3. 多喝开水，增加尿量，使尿液不断地冲洗泌尿道，尽快排出细菌和毒素，保持泌尿道清洁
4. 保证身体与心理健康，加强身体锻炼，精神上不要受压抑。这是保持正常人体免疫力的基础

该举不能举，面子都丢尽了

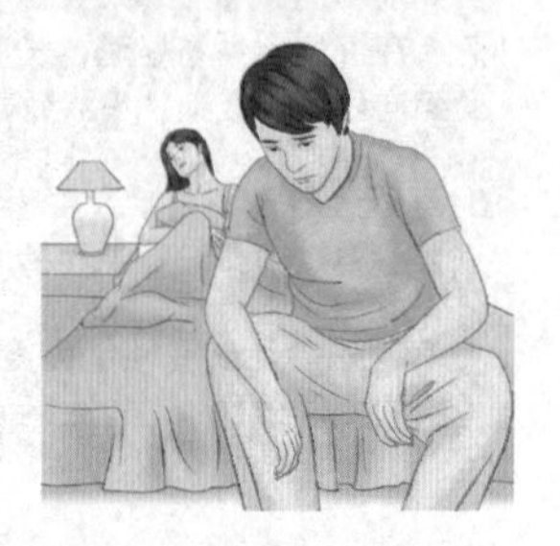

阳痿是指在有性欲要求时，阴茎不能勃起或勃起不坚，或者虽然有勃起且有一定程度的硬度，但不能保持性交的足够时间，因而妨碍性交或不能完成性交。

导致病理性阳痿的常见的因素有以下几方面：

1. 精神因素。如幼时性心理受到创伤，或缺乏性知识，有紧张和焦虑的心理，或夫妻感情不和；或不良习惯，如自慰用力过度，使阴茎的敏感度降低，精神紧张，思想负担过重等；或脑力或体力消耗过度，或不良精神刺激，如过度抑郁、悲伤、恐惧等；或性生活过度等引起大脑皮层功能紊乱而出现阳痿
2. 神经系统病变。肿瘤，大脑局部性损害，如局限性癫痫、脑炎、脑出血压迫等，脊髓损伤、脊髓肿瘤，慢性酒精中毒，多发性硬化症，盆腔手术损伤周围自主神经等可引发阳痿
3. 内分泌病变。如糖尿病、垂体功能不全、睾丸损伤或功能低下，或甲状腺功能减退及亢奋，肾上腺功能不足等均可导致阳痿
4. 泌尿生殖器官病变。如前列腺炎、前列腺增生、附睾炎、精索静脉曲张等常可导致阳痿。部分中老年患者就是由于前列腺炎和前列腺增生而发生阳痿的
5. 慢性疲劳。肌肉过度疲劳或过度用脑、忧郁不安、紧张等所致的心因性疲劳干扰性欲的唤起，包括大脑功能降低抑制了性兴趣、皮层边缘系统情感中枢兴奋性降低，以及垂体的促性腺激素和睾丸的雄激素分泌减少而降低性兴奋

要想改善阳痿，要注意以下方面：

1. 正确对待性欲。不能把夫妻做爱看作是见不得人的事而厌恶和恐惧；不能因为一两次性交失败而沮丧担忧，缺乏信心
2. 夫妻双方要增加感情交流，消除不和谐因素，默契配合。女方应关怀、爱抚、鼓励丈夫。尽量避免不满情绪流露，避免给丈夫造成精神压力
3. 性交时思想要集中，特别是在达到性快感高峰，即将射精时，更要思想集中
4. 节房事。长期房事过度，沉浸于色情，自慰用力过度导致精神疲乏，是导致阳痿的原因之一
5. 提高身体素质。身体虚弱，过度疲劳，睡眠不足，紧张持久的脑力劳动，都是发病因素。应当积极从事体育锻炼，增强体质，并且注意休息，防止过劳，调整中枢神经系统的功能失衡
6. 壮阳食物主要有狗肉、羊肉、麻雀、核桃、牛鞭、羊肾等；动物内脏因为含有大量的性激素和肾上腺皮质激素，能增强精子活力，增强性欲，也属壮阳之品
7. 含锌的食物。如牡蛎、牛肉、鸡肝、蛋、花生米、猪肉、鸡肉等，含精氨酸食物如山药、银杏、冻豆腐、鳝鱼、海参、墨鱼、章鱼等，都有助于增强性功能

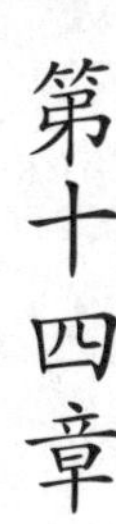

第十四章

注意身体其他部位的健康警讯

身体健康不仅仅是指身体没有大的疾病，小毛病中也可能隐藏着大问题。如果你足够细心，无论日常的笑容、咳嗽或者仅仅是人体的气味，你都可以借以观察身体健康的情况。做一个有心人，不要轻易忽视自己身体的一些小毛病，因为每个异动可能都是健康的威胁。

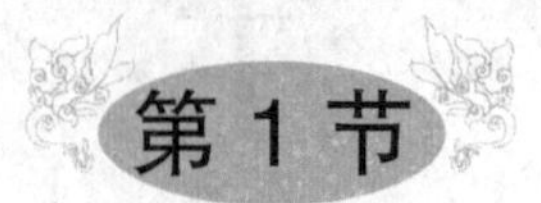

我们身上那些“看得见”的病

解读身体上的斑块与图案

在我们的一生中，皮肤难免会出现一些问题。有时候身上会出现各种颜色与斑块。它们的诱因大多不同，而治疗的方法也是各异的。

青肿的瘀痕

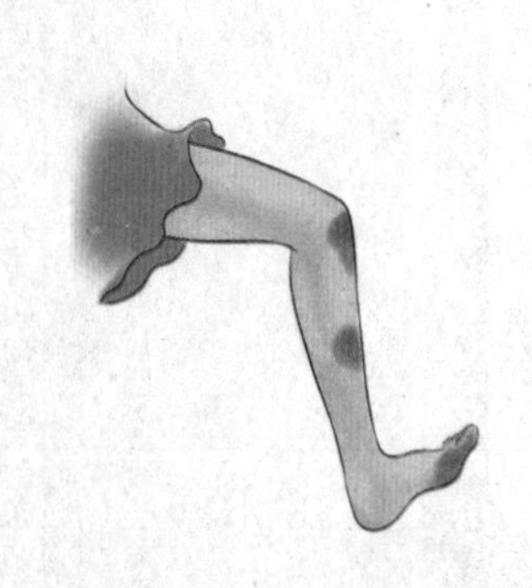

1. 瘀斑

腿或手臂受到碰撞，会出现青肿的瘀痕，医学上称为挫伤或者瘀斑。这种斑痕通常是良性的。如果用手指压迫这些瘀痕，压迫区不会发白，渗漏出来的血液在皮肤下形成一个很大的血块，就是血肿了。受伤部位的皮肤除了青肿以外，触摸上去还可能会凹凸不平

2. 紫癜

非物理性损伤导致的瘀青，称为紫癜。紫癜与血肿以及其他瘀青一样，是血液渗漏到皮下组织中形成的，压迫也不会变白。紫癜可能是对某些药物，如阿司匹林、华法林（香豆定）以及皮质类固醇药物的反应。血液抗凝剂特别容易引起紫癜

3. 白血病

频繁出现的或者难以解释的瘀青可能是一些严重的系统性疾病的健康警示，特别是白血病。白血病的其他表现包括皮肤苍白、疲倦、运动时呼吸短促、频繁感染以及难以解释的出血

4. 柯兴氏综合征

皮肤瘀青也可能是柯兴氏综合征（也叫作皮质醇过多症）的表现。柯兴氏综合征是肾上腺合成了过多的激素皮质醇，患者通常会肌肉无力、特别疲倦、不育。女性患者往往会出现多毛症——面部、胸部以及正常情况下毛发不多的部位长出过多的毛发，并且很容易肥胖、月经周期不规律

5. 血小板减少

皮肤大面积瘀青还有可能是血小板减少的早期表现，血小板减少是指血液中血小板计数低于正常值，往往是白血病和艾滋病等严重疾病导致的（血小板是骨髓生成的，是血液凝固所必需的血液成分。）

6. 其他疾病

皮肤出现大量青肿的瘀痕有时候提示可能患上了肝硬化或者一些其他严重的肝脏疾病、淋巴瘤（淋巴系统的肿瘤）、狼疮以及甲状腺功能减退

大大的白色斑块

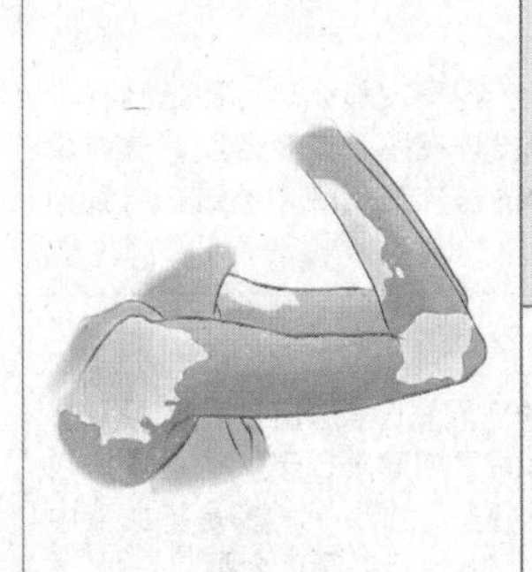

1. 白癜风

有的人身上有大块大块的白斑。这些白色斑块可能是白癜风（也叫作白斑病）的特征。白癜风是一种皮肤病，往往是家族遗传的，通常在20岁之前表现出症状。白色的斑块本身是良性的，是缺乏黑色素的缘故。长白斑的皮肤特别容易被晒伤，也很容易患上皮肤癌

2. 毒性弥漫性甲状腺肿

白癜风可能是自身免疫性甲状腺疾病，特别是毒性弥漫性甲状腺肿的早期健康警示。大约三分之一的毒性弥漫性甲状腺肿患者身上会有白斑，桥本氏甲状腺炎患者也常出现白斑。这两种疾病都可能在家族中遗传。不过，白癜风可能比毒性弥漫性甲状腺肿的其他表现早出现数十年

深色的斑块

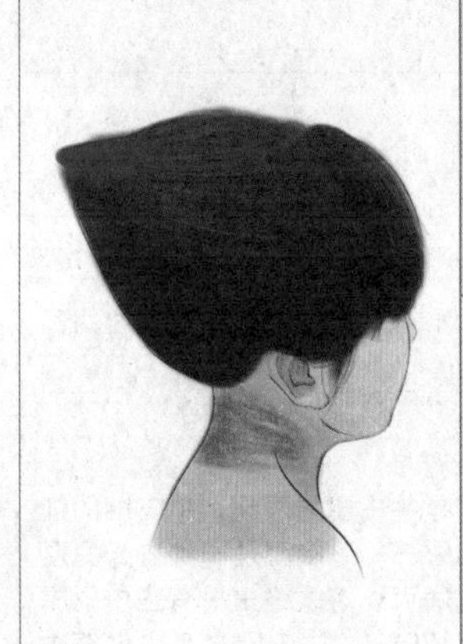

1. 肾上腺疾病

皮肤上的深色斑块，也可能是其他肾上腺疾病，如肾上腺不能正常发挥功能的阿狄森氏病的表现。阿狄森氏病的斑块是散布全身的，通常出现在暴露部位，也可能出现在腋下、乳头周围、手掌和脚底、生殖器和肛门周围，甚至可能出现在口腔中。如果嘴里和身上都有深色的斑块，那么它们就是患上了阿狄森氏病的确凿证据了

2. 黑棘皮症

如果有深色的斑块出现在身上，而不是脸上，比正常皮肤更厚，像天鹅绒一般，那么你有可能患了黑棘皮症。这些斑块颜色从浅褐色到深褐色不等，或大或小，常见于颈背部、腋窝、腹股沟或者身体上任何褶皱或褶痕处。黑棘皮症的另一个表现是皮赘，皮赘常常长在斑块上或者斑块周围。黑棘皮症有时候是遗传的，最常见于非洲血统的人。黑棘皮症可能是对某些药物的反应，包括皮质类固醇、口服避孕药、人生长激素以及胰岛素。黑棘皮症比较常见于肥胖的人，可能提示胰岛素抵抗

手掌和脚掌上有鳞屑的皮疹

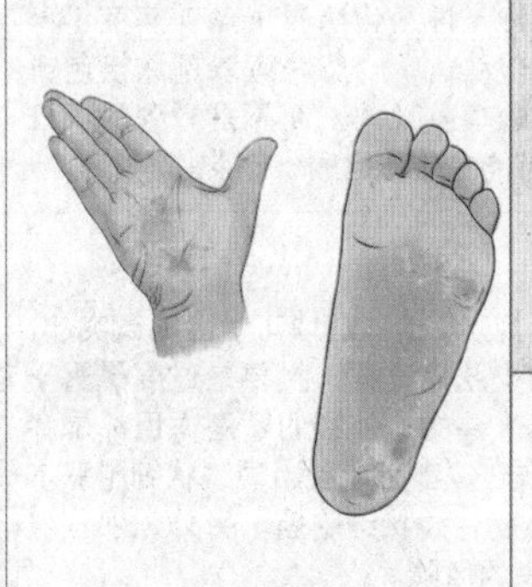

1. 赖特尔综合征

如果发现自己的手掌或者脚底有大量细小的鳞屑，一般可能会把它们误认为是一堆小小的疣甚至是牛皮癣。不过，这可能是患上了赖特尔综合征（也叫反应性关节炎），这种关节的炎症主要发生于年轻男性。这些病损,医学上称为脓溢性角化病,看起来可能红红的或者呈棕黄色,有时候表现为一簇带硬皮的边缘脱皮的斑块。赖特尔综合征可能是性传播疾病或者肠道感染导致的，其他表现包括眼睛感染和排尿疼痛

2. 掌跖脓疱性银屑病

手掌和足底的鳞屑也可能是掌跖脓疱性银屑病的表现。此病是一种罕见的牛皮癣，可能是对某些药物或者化学物质，如类固醇药物、锂、青霉素和碘的反应。感染和情感压力也会激发掌跖脓疱性银屑病

紫色的图案

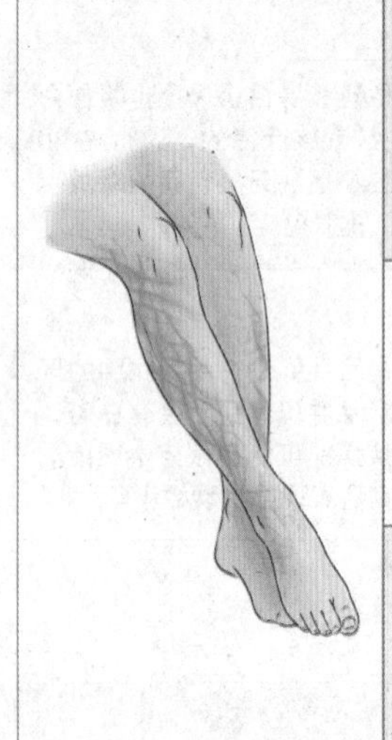

1. 网状青斑

如果皮肤上有渔网、花边或者交叉排线的紫色图案，那么这可能是网状青斑的典型表现。这种斑驳（网状）图案通常出现在躯干或者四肢，是血管收缩形成的。网状青斑通常在我们走到寒冷的室外时出现，不过，当我们暖和过来以后也不会立即消失

2. 其他系统性疾病

如果紫色图案的线条彼此邻接，像一块完整的渔网，通常是良性表现。不过，如果线条不连贯，就可能是某些系统性疾病的早期健康警示。这些疾病包括类风湿关节炎、风湿热、狼疮以及血小板增多。血小板增多是指血液中血小板过多，而血小板减少是血液中血小板太少，两者不可混淆

3. 抗磷脂综合征

网状青斑常常是抗磷脂综合征的第一个症状。抗磷脂综合征是一种血液凝固异常，会导致动脉或者静脉中出现血栓。这些血栓会增加癫痫发作、脑中风、心脏病发作以及肺部栓塞的风险。抗磷脂综合征也是反复自然流产的风险因素

红色斑点

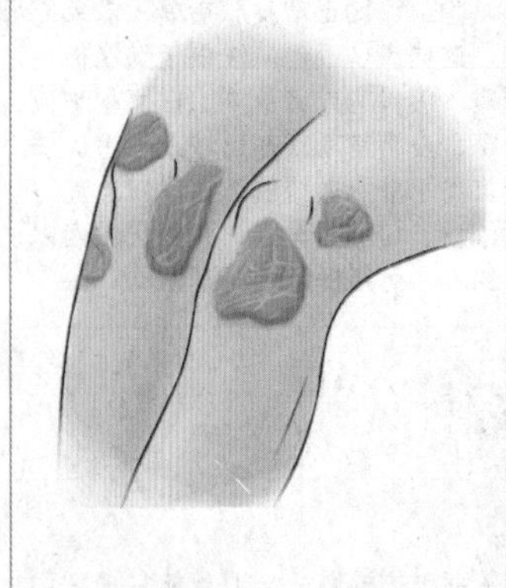

1. 良性皮肤问题

皮肤上出现很多红斑可能是长了粉刺或者痱子，属于一般性的良性皮肤问题

2. 牛皮癣

一簇突起的带有银色鳞屑的红斑可能是牛皮癣的表现，牛皮癣的红斑常见于头皮、肘部、膝盖、背部和臀部。牛皮癣是一种自身免疫性疾病，往往是家族遗传的。这种疾病可以持续终生，有些牛皮癣患者也会有很长时间的间歇期。大约 20% 的牛皮癣患者也患有关节炎——牛皮癣性关节炎。对于某些人而言，牛皮癣是关节炎的早期健康警示；而另外一些人则会先出现关节问题，后表现出牛皮癣

3. 日光性角化病

单个的红色、粗糙或者有鳞屑的斑块可能是日光性角化病（也叫作光化性角化病）的健康警示。日光性角化病属于癌前病变（身体上也可能会出现多个这类的癌前红斑），斑块可以是深粉色或者肤色的，患者更有可能是通过触摸发现的，而不是看到的。日光性角化病的红斑如果不去除，可能会转变为鳞状细胞癌

4. 鳞状细胞癌

鳞状细胞癌通常是红色、有炎症、有硬皮或者鳞屑的斑块，边界通常不规则。这些斑块可能会略微突起，呈疣状、破溃（溃疡）、出血，往往难以愈合。鳞状细胞癌与所有的皮肤癌一样，主要是过度暴露于紫外线下导致的。紫外线可能来自阳光，也可能来自晒黑沙龙。任何来头的紫外线的致癌作用都是会累积起来的。不论肤色深浅，那些有烧伤、斑痕或不愈合的溃疡的皮肤部位都可能会出现鳞状细胞癌。以前曾经暴露于大量X线或者某些有毒化学物质之下的皮肤也可能会发生鳞状细胞癌。另外，那些导致皮肤慢性炎症或者长期抑制免疫系统的疾病也会增加患上鳞状细胞癌的风险。

发红的手掌

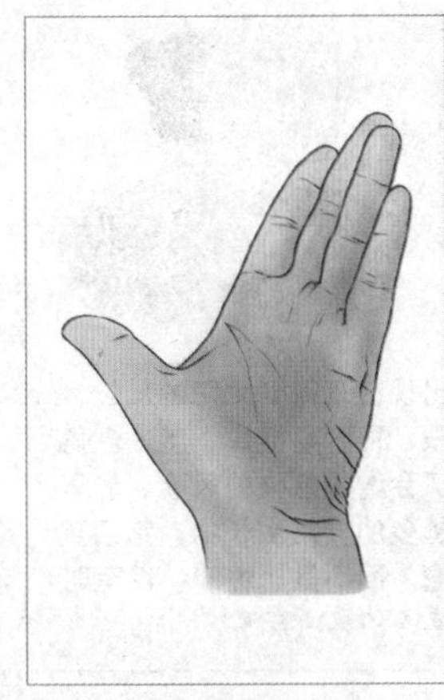	**1. 肝掌** 如果手掌总是红红的，但没有疼痛，那么可能是肝掌。肝掌可能是一种完全良性的状况，也可能提示机体缺乏 B 族维生素或者饮酒过度。的确，肝掌可能是酒精导致的肝硬化以及肝炎和其他肝脏疾病的健康警示。肝掌也可能是甲状腺功能亢进、糖尿病、类风湿关节炎、结核病甚至癌症的表现
	2. 詹韦损害 手掌上出现无痛、平坦的红斑可能是一种非常罕见的疾病——詹韦损害（也可能出现在足底）的信号。詹韦损害是感染性心内膜炎的表现。感染性心内膜炎是心脏内膜的感染，可能会导致心衰、血栓和脑中风。感染来源很多，从静脉注射到牙科治疗，到心脏手术都有可能。心内膜炎的其他表现包括手指和脚趾上有红色、无痛的小结（医学上称为奥氏结节）指甲下方出血，以及眼白出血（罗思斑）。水肿和过量出汗提示感染加重了

看得见的静脉

如果发现自己腿上的皮肤表面有小小的、突起的血管，就应该想到它们可能是蜘蛛静脉。蜘蛛静脉是小一号的静脉曲张，常见于大腿、小腿后部和脚踝，看起来就像蜘蛛网或者树枝。

一般来说，静脉曲张只会令腿变得不好看而已。不过，静脉曲张也可能会增大患静脉停止性溃疡的风险。静脉曲张的人患静脉炎（也叫作血栓性静脉炎）的风险也会增大。并非所有出现静脉炎的静脉都是可以看得见的，不过，如果看得到那些受到感染的静脉，这种静脉炎就叫作血栓性浅静脉炎。大部分情况下，这属于良性状况，不过会带来不适。偶尔，血栓性浅静脉炎可能是腹部肿瘤或者深静脉血栓的表现。深静脉血栓如果脱落，就可能会流入肺部，导致危及生命的肺栓塞，有时候还会到达心脏或大脑，导致心脏病发作或者脑中风。

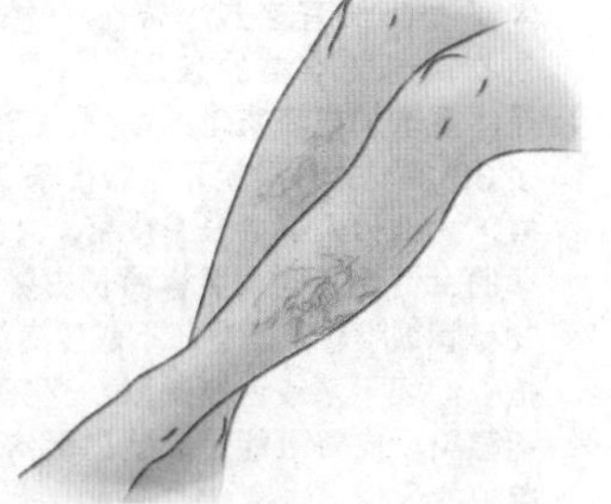

蜘蛛静脉常见于大腿、小腿后部和脚踝，看起来就像蜘蛛网或者树枝

身体上的结节与肿块

大部分人的皮肤上都出现过大小各异的结节或肿块。这些结节和肿块与很多其他皮肤信号一样，大多数是完全无害的。不过，有些则可能提示你存在潜在的系统性疾病，有些肿块甚至是恶性肿瘤。

辨别自己身上的肿块是恶性肿瘤还是良性肿块并非总是很容易的事情。皮肤上任何结节或肿块（医学上称为丘疹）如果大小或者外观发生变化、出血或者总是不消退，就可能是皮肤癌的表现，应该进行检查。

多彩的痣

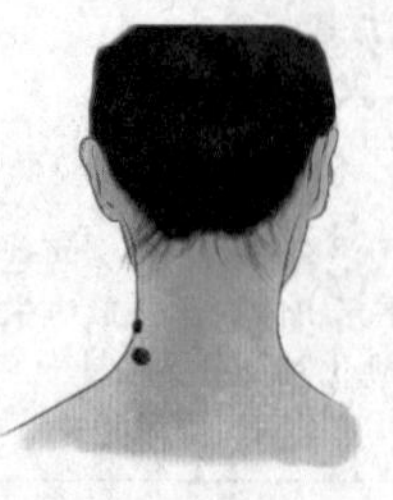

很多人身上都长有痣。如果身上的痣特别多，那么患黑色素瘤的风险就比较高了。黑色素瘤是最少见但最致命的一种皮肤癌，最常见表现是扁平、突起的、多种颜色的、形状不规则的痣。黑色素瘤最常出现在上背部和面部，不过，它们可能出现在身体任何部位，包括四肢、手掌、脚底、手指尖、脚趾以及口腔、鼻子、阴道和肛门内的黏膜。暴露在阳光下是形成黑色素瘤的主要原因。早期发现，黑色素瘤是可以治愈的。但是，如果未能早期发现，黑色素瘤会很快导致人死亡

蜡样、疣状生长物

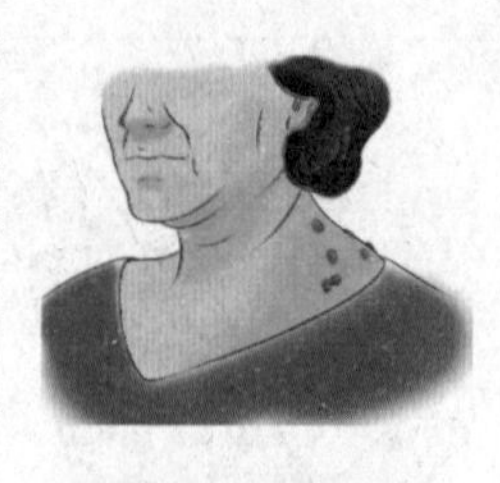

身上像棕色的蜡一样的东西，可能是脂溢性角化病的表现。脂溢性角化斑通常是棕色的，也可能呈黑色或者肤色，通常是圆形或者卵圆形的，宽度为6厘米到数厘米。这些异常生长物通常出现在晒得到太阳的部位，边缘通常不附着于皮肤，很容易抠掉。脂溢性角化病会导致瘙痒，搔抓会增加感染的风险。老年人身上就会出现越来越多的异常生长物，它们实际上是常见的良性肿瘤，而不是恶性的，但有时内部可能出现鳞状细胞癌和黑色素瘤

皮赘

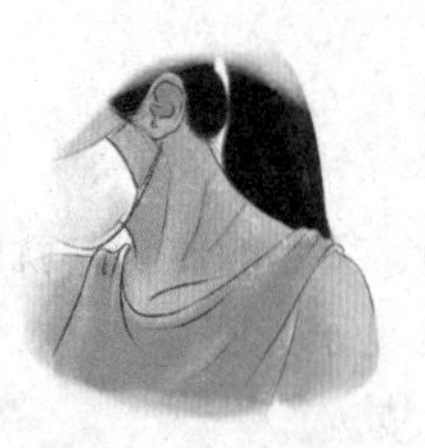

身上那些小小的、难看的、活动度好的、呈肤色的，看上去就像悬挂在身上的细线的异常生长物，就是皮赘。很多人身上都长有这些小赘生物，这些难看的东西是体重增加或者衰老的证据。它们通常在我们到了30多岁的时候就开始冒出来。到了70岁的时候，大部分人都会长有皮赘。体重超标的人和怀孕的女性比其他人更容易长皮赘。这些异常生长物尽管很难看，但是却不是癌症的表现。有时候，把它们切下来或者撕掉时，皮赘会出血，甚至可能感染。皮赘可能是非胰岛素依赖型糖尿病和肥胖症的表现

黄色小肿块

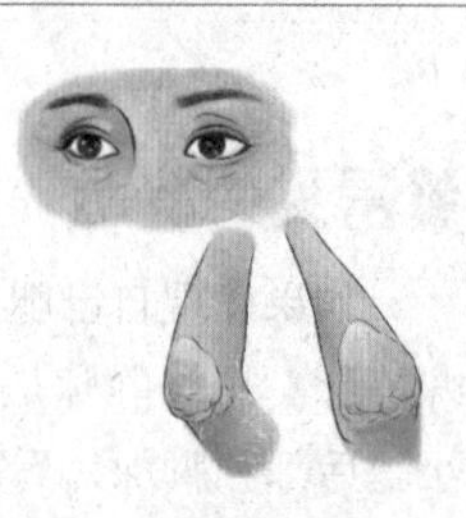

表皮下方柔软、黄色、边界清楚的小肿块最有可能就是脂肪沉积，医学上称为黄瘤。黄瘤可大可小，小的可以非常小，大的直径可达7.6厘米以上。这些脂肪沉积提示血脂水平过高，特别是遗传性的高血脂，还可能提示心脏病、糖尿病、原发性胆汁性肝硬化以及某些类型的癌症。黄瘤如果出现在眼睑上——黄瘤最常见的部位，就叫作黄斑瘤。黄瘤可能出现的其他部位有肘部、关节、腱、手、脚或者臀部。黄斑瘤和黄瘤通常都是良性的。不过，它们预示着胆固醇水平高。这是心脏病的一个重大风险因素

活动的结节

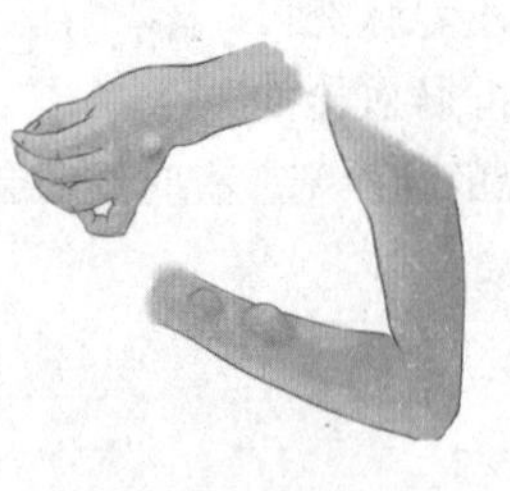

皮肤下方，特别是颈部、躯干和前臂上的圆形的、活动度好的、有弹性的结节，很可能是脂肪瘤，是一种无害（除非侵犯神经）、非癌症的脂肪肿瘤。脂肪瘤是成年人最常见的一种良性软组织肿瘤，通常生长缓慢，直径为5~7.5厘米，最常见于女性和体重超标的人。无痛、柔软、活动度好的、生长缓慢的肿块还可能是皮脂腺囊肿。这些囊肿最常出现于颈部，不过，几乎全身各处都可能长皮脂腺囊肿，包括阴囊和阴道的皮肤。与脂肪瘤不同的是，皮脂腺囊肿的中央通常有一个黑头样的小点。皮脂腺囊肿是良性的，有时候可能会有内容物溢出

肚脐肿块

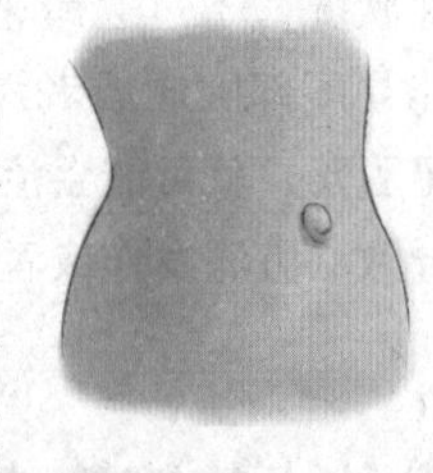

人的肚脐有的是内陷的，有的是外凸的。内陷的肚脐开始外凸，可能是怀孕的表现。如果没有怀孕，或者你是位男士，肚脐外凸可能就是脐疝的表现了。脐疝常见于婴儿，成年人身上也可能会出现，往往是过度肥胖、多胎妊娠、提重物，甚至咳嗽导致的，如果可以推回去，通常是良性的。如果脐疝是绞窄性的或者嵌顿性的，就会导致剧烈疼痛，甚至可能会危及生命。肚脐内如果有一个肿块，形状不规则，可能有可见的血管，就可能是恶性肿瘤脐转移。恶性肿瘤脐转移通常提示腹腔晚期癌症，不过，癌症可能发生于任何器官。有时候，恶性肿瘤脐转移可能是卵巢癌、直肠癌或者胰腺癌的唯一表现

湿疹意味着什么

湿疹是一种表皮及真皮浅层的炎症性皮肤病，一般认为与变态反应有一定关系，临床表现具有对称性、渗出性、瘙痒性、多形性和复发性等特点。湿疹可发生于任何年龄、任何部位、任何季节，有渗出倾向，病程慢，易反复发作。

湿疹的发生，一般与以下因素有关：

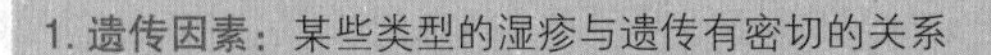

1. 遗传因素：某些类型的湿疹与遗传有密切的关系

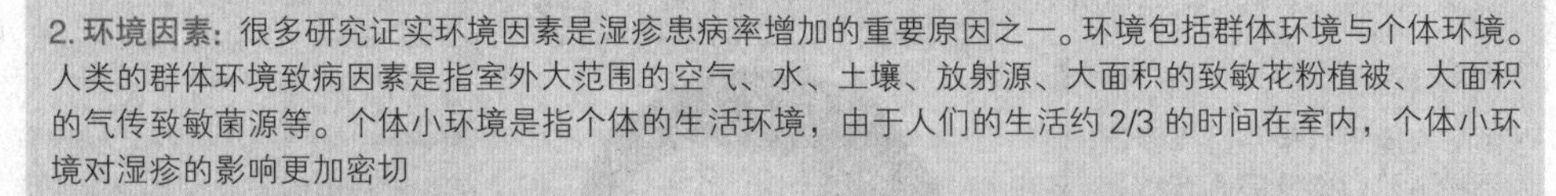

2. 环境因素：很多研究证实环境因素是湿疹患病率增加的重要原因之一。环境包括群体环境与个体环境。人类的群体环境致病因素是指室外大范围的空气、水、土壤、放射源、大面积的致敏花粉植被、大面积的气传致敏菌源等。个体小环境是指个体的生活环境，由于人们的生活约 2/3 的时间在室内，个体小环境对湿疹的影响更加密切

3. 感染因素：某些湿疹与微生物的感染有关。这些微生物包括金黄色葡萄球菌、马拉色菌、气源性真菌如交链孢霉、分枝孢霉、点青霉、烟曲霉、镰刀霉、产黄青霉、黑曲霉及黑根霉等

4. 饮食因素：易引起湿疹的食物主要有：富含蛋白质的食物，如牛奶、鸡蛋等；具有特殊刺激性的食品，如辣椒、酒、芥末、胡椒、姜等；某些生吃的食品，如生葱、生蒜、生西红柿等；某些富含细菌的食品，如死鱼、死虾、死螃蟹以及不新鲜的肉类等；某些富含真菌的食品，如蘑菇、酒糟、米醋等；某些富含蛋白质而不易消化的食品，如蛤蚌类、鱿鱼、乌贼等；种子类食品，如各种豆类、花生、芝麻等

5. 药物因素：药物因素是某些湿疹，尤其是湿疹型药疹的最主要诱因。一般来说，任何药物均有引起湿疹性药疹的可能性，但常见者主要为乙二胺类抗组胺剂如氨茶碱、哌嗪，安息香酊吸入剂，普鲁卡因，醋磺己脲，对氨基水杨酸等。氨苄西林、阿莫西林、镍、肝素及汞主要能引起狒狒综合征。青霉素、甲基多巴、别嘌醇、吲哚美辛、磺胺、金制剂、喹宁、氯霉素、可乐定与平阳霉素等主要能引起内源性接触性湿疹

6. 其他因素：湿疹的产生尚可由苦闷、疲劳、忧虑、紧张、情绪激动、失眠等神经精神因素及日光、紫外线、寒冷、潮湿、干燥、摩擦等气候、物理因素所引起。此外，慢性肠胃疾病、慢性酒精中毒、肠寄生虫以及新陈代谢障碍、内分泌失调等因素皆是湿疹发生的原因

可预防湿疹的 4 种蔬菜

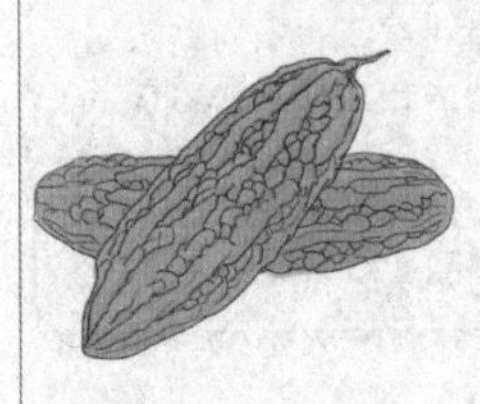

苦瓜

苦瓜内含奎宁。具有清热解毒、祛湿止痒之功。可用于治疗热毒、疖疮、痱子、湿疹等病症

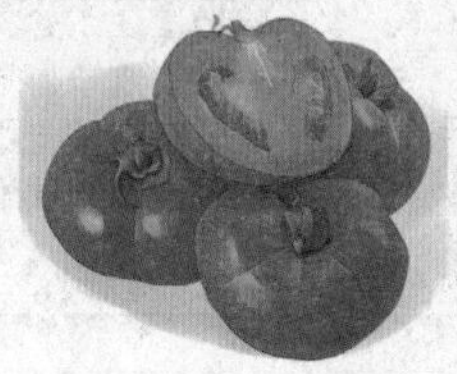

番茄

番茄中的果酸能保护维生素 C，故而有助于补充维生素 C；番茄碱可抑菌消炎，降低血管通透性，故外用番茄汁治疗湿疹可起到止痒收敛的作用

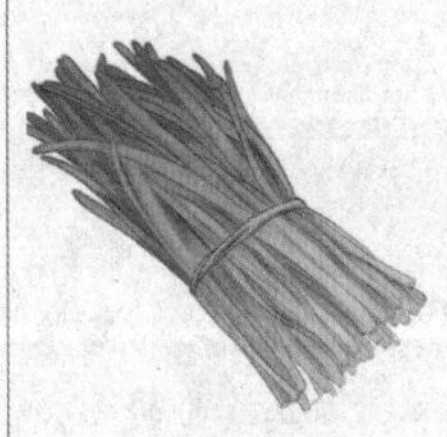

韭菜

韭菜内含胡萝卜素、B 族维生素、维生素 C 及钙。磷、铁、蛋白质、纤维素等。韭菜还有解毒祛湿的功效，故韭菜汁外搽可治湿疹

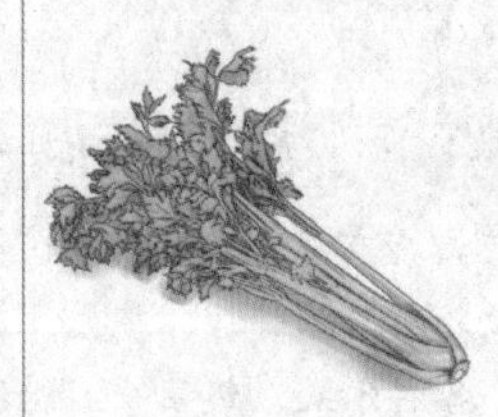

芹菜

内含丰富的纤维、维生素 B_2 及维生素 C，还有大量的矿物质、微量元素。芹菜具有化湿、利湿等功效，可有效防治湿疹的复发

“战痘”之余更要观痘

很多女孩子在为脸上的痘痘烦恼。事实上，面部长痘，是身体有疾病的表现，并且，不同位置的痘，代表的病症也不一样。

位于发髻的痘痘

因为卸妆没有卸干净，造成毛孔堵塞和污染，容易在较闷的发髻或眉间形成一些细小的痘痘

位于额头的痘痘

额头上出现痘痘，有可能是压力太大，容易脾气不好，造成心火和血液循环有问题。应养成早睡早起的习惯，保证睡眠充足，并多喝水

印堂痘

如果有出现在两眉正中间的痘痘，通常有胸闷、心律不齐、心悸等毛病。这时，不要尝试太过激烈的运动，应避免烟、酒等刺激性的食品

太阳穴痘

太阳穴周围长痘，说明胆汁分泌不足，要给胆囊减负。喝苦瓜汁，或者吃些黄瓜、冬瓜，是最快捷的方法

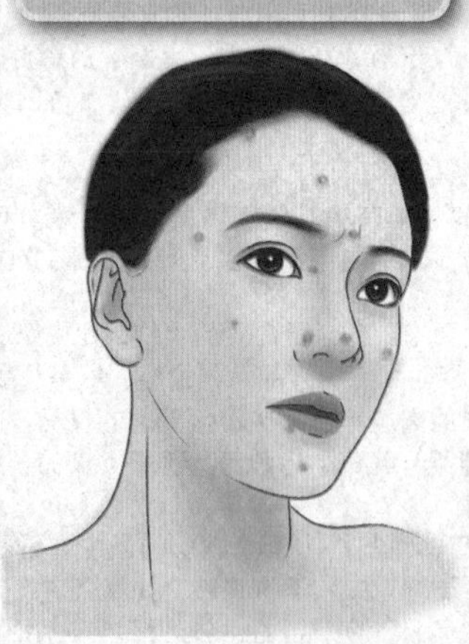

面部是身体状况的反映区，身体各脏器、系统的病变，一般都会在面部有所反映，而“痘痘”便是这些反映中的一种

鼻头痘

鼻头出现痘痘可能是胃火过大，消化系统异常的表现。患者要少吃冰冷食物，寒性食品容易引起胃酸分泌，造成胃火过大

眼头痘

靠近鼻子和眼头的痘痘，通常是肝功能不好引起的，需要注意调整作息时间，尽量在 11 点前上床睡觉

左边脸颊痘

肝功能不顺畅，如肝脏的分泌、解毒或造血等功能出了状况，容易在左边脸颊出现痘痘，患者需保证作息正常，保持心情愉快，不要让身体处在过度闷热的状态

右边脸颊痘

右边脸颊出现痘痘，说明近段时间可能消化系统有问题，饮食不健康，暴饮暴食，或者是肺部功能失常，手脚冰冷，也有可能是感冒前兆

下巴痘

内分泌失调，月经不调，导致雌性激素过盛，或者吃了太多的保健品，尤其是过多补充维生素，也有可能会导致下巴长出痘痘。患者要治疗好自己的内分泌失调，不要过于劳累，也不要吃太多的保健品

唇周痘

便秘导致体内毒素累积，或者是使用含氟过量的牙膏，都是造成唇周痘痘的主因。患者应多吃高纤维的蔬菜水果，调整饮食习惯，刷牙漱口要彻底

鼻翼痘

鼻翼突然冒出的肿大的痘痘，可能与卵巢功能或者生殖系统有关。患者不要过度纵欲或禁欲，尽量到户外走动

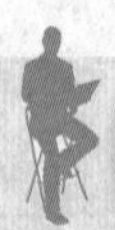

小贴士

好食物和你一起“战痘”

很多食物都对治疗痘痘有辅助功效。能改善微循环的食品有山楂、蜂蜜、麦芽、黑木耳等，能增强皮肤抵抗力的食物有动物肝脏、花生、百合、玉米仁等，能抑制皮肤油脂分泌的高维生素食物有新鲜果汁、各种水果、蔬菜等，能抗感染的食物有冬瓜、丝瓜、绿豆、葡萄等。

第2节

生活里不容忽视的小细节

从人的睡梦里早期发现疾病

古有周公解梦，今有弗洛伊德关于梦的解析。事实上，不同的梦境确实能提示人不同的身体状况。

夜里做梦，清晨醒后记得非常清楚，提示患了神经衰弱或体质衰弱。

从睡梦里早期发现疾病

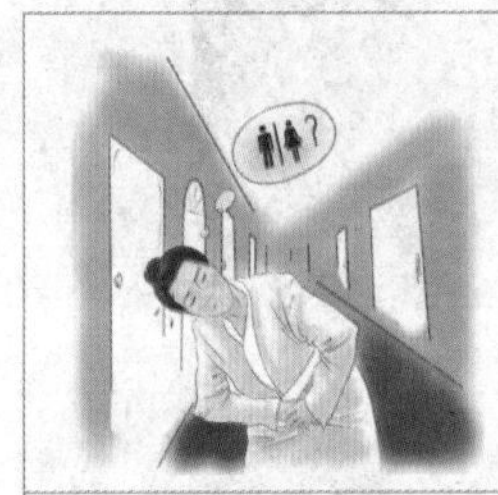

1. 经常性梦见想解小便，但一时又找不到卫生间，或经常梦见性交，提示患了内分泌系统疾病

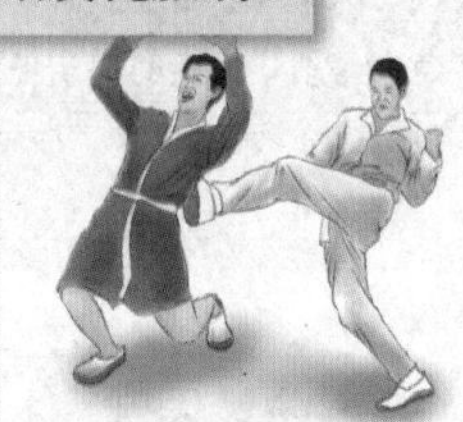

2. 经常性梦见有人从背后踢你一脚或用力刺杀而被惊醒，醒来后，总感觉被踢或被刺的部位出现疼痛，提示腰背部或肾脏有潜在性疾病

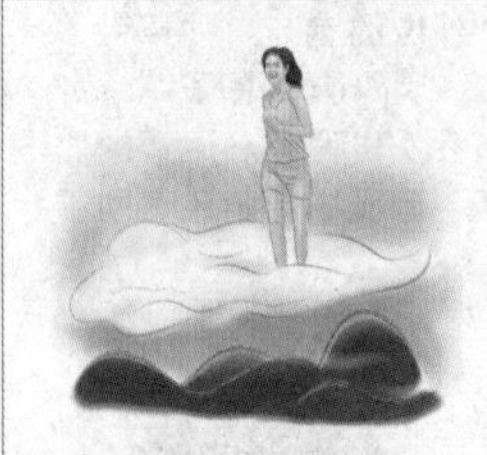

3. 经常性梦见自己腾云驾雾，面貌狰狞，提示循环系统和消化系统存在问题

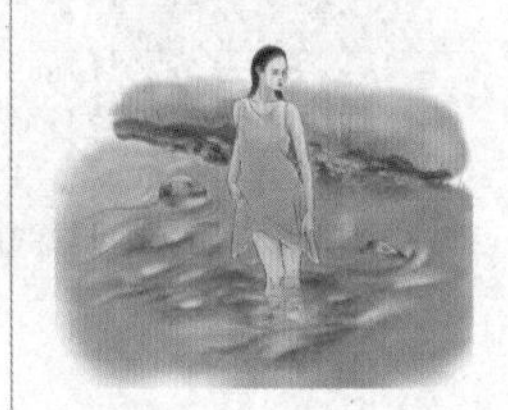

4. 经常性梦见自己涉水过河，或常与水打交道，或被洪水淹没，提示肝、胆有问题

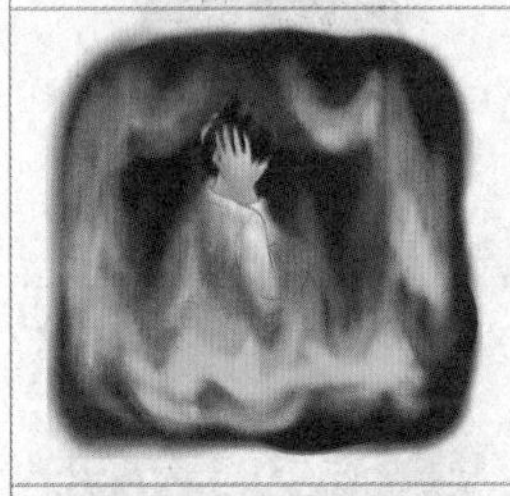

5. 经常性梦见大火，自己常与火打交道，或被大火包围，提示患了原发性高血压

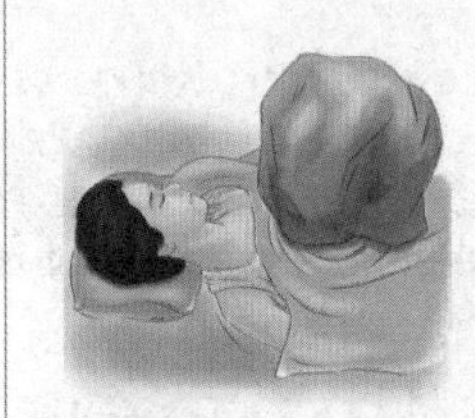

6. 经常性梦见自己被人关在黑暗的房间里，感觉呼吸十分困难；或经常性梦见自己胸部遭受压迫，或身负千斤重担而远道行走，提示呼吸道或肺部出现病变

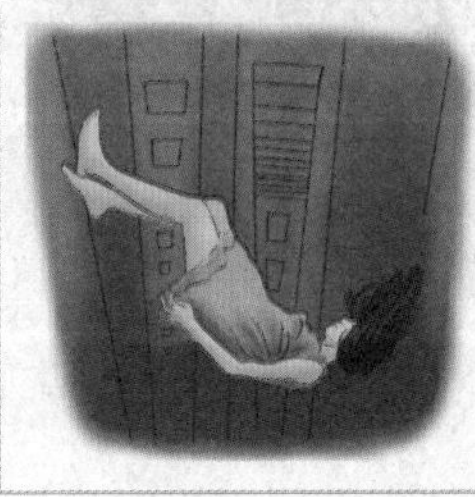

7. 经常性梦见自己从高处跌下，但终不能落在地上便被惊醒，提示患了隐匿性心脏病

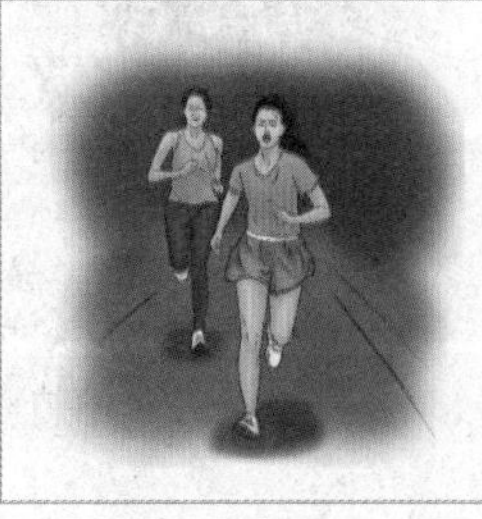

8. 经常性梦见自己后面有人追赶，想喊叫而又叫不出声，提示心脏冠状动脉供血不足

从人的说话声音中发现早期疾病

世上的人声音大多各不相同，这是天生的。但声音也会受身体状况的影响，呈现出不同的状态。如果声音出现嘶哑、粗糙，发音费力等情况，那可能提示你的身体出了状况。

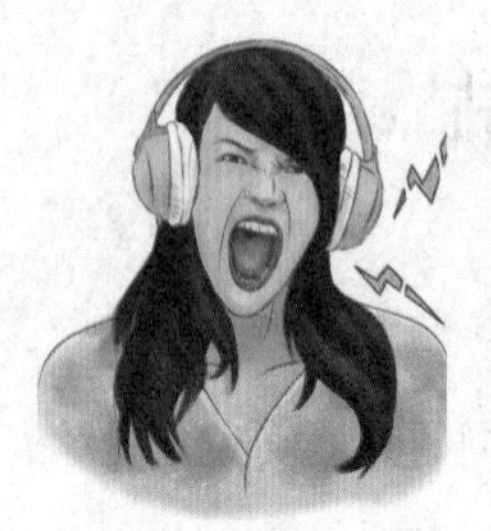

1. 说话时高音破裂

刚开始时发低音则无变化，但发高音时则声音破裂。用声易见疲劳，不能持久，以后则逐渐加重，出现沙哑声，声嘶呈间歇性逐渐发展，最后出现持续性声嘶，提示患了声带小结（又称为歌唱者小结、教师小结、声带颗粒等）。此外，声音嘶哑还可见于用声过度、急性咽炎、血管神经性喉头水肿、喉头结核、甲状腺癌、癔症、全身衰弱以及手术或外伤引起的喉返神经麻痹或损伤等

2. 说话时声音粗糙、低沉，发音费力

早晨较为严重，提示患了急性喉炎。说话时声音低沉、粗糙发硬或破裂，早晨较轻，午后加重，说话前常需清一下嗓子的，为慢性喉炎信号

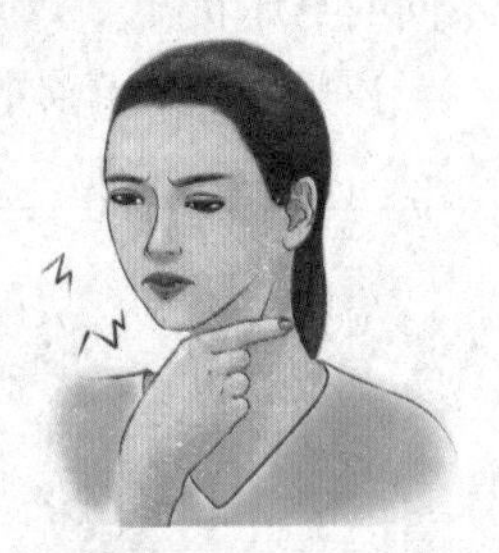

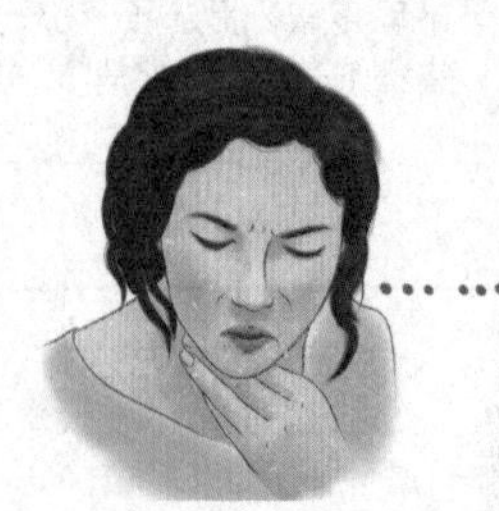

3. 发音困难

即使要发出一个简单的声音，也需要身体多个部位的参与，如声带、嘴唇、舌头、牙齿、软腭、咽、喉、气管、肺、横隔膜和鼻子等。身体中的这些部位任何一个出现了问题，声音都会发生变化。声音的变化不只是说明身体出现了问题，声音的清澈度、音质、音量还有助于帮助我们定位问题的所在

4. 经常清喉咙

这可能是长期咳嗽或者喉炎后留下的坏习惯。不停地清喉咙可能是焦虑或者紧张的表现，也可能是抽搐或者其他运动失调的表现，还可能是患有慢性后鼻滴涕或者胃食管反流病的重要线索，甚至是癌症的信号。有时，不停地清喉咙是咽喉干燥的表现，也可能是放疗造成的

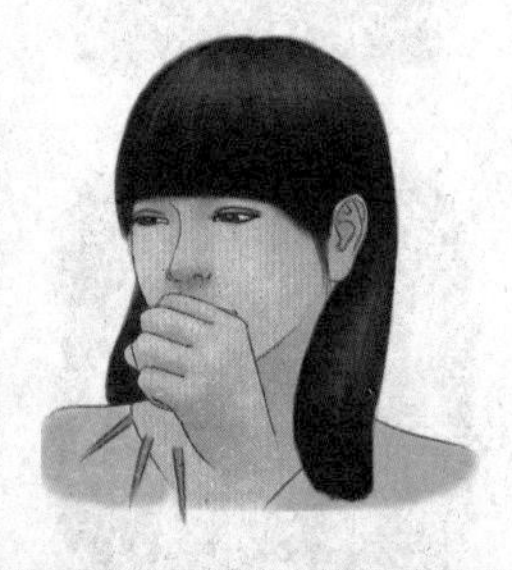

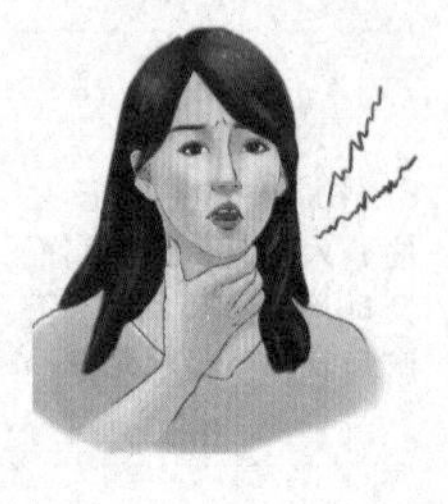

5. 声音颤抖

在感觉沉着冷静、泰然自若时，是否经常发现自己的声音发抖呢？这可能是衰老的表现。不过，也可能是一种头颈部特发性震颤的表现。特发性震颤是一种神经运动性障碍，通常不是特别严重。特发性震颤由于往往在家族中遗传，也叫作家族性震颤，最常见的表现是手的抖动，特别是意向性运动和抖动。不过，颤抖的声音可能提示更为严重的神经疾病，如多发性硬化和帕金森氏病

6. 言语不清

在鸡尾酒会上，说话含糊是喝酒太多导致的。从另一方面看，言语不清可能是多种疾病的信号。举例来说，可能是血糖过低（低血糖）的表现，还可能是一些神经疾病，如多发性硬化和帕金森氏病的表现。另外，言语不清也可能是小中风（医学上称为短暂性脑缺血发作）的证据，也可能是完全性脑中风的预先警报

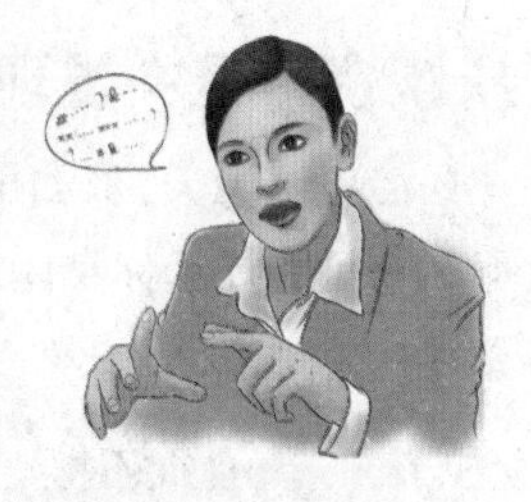

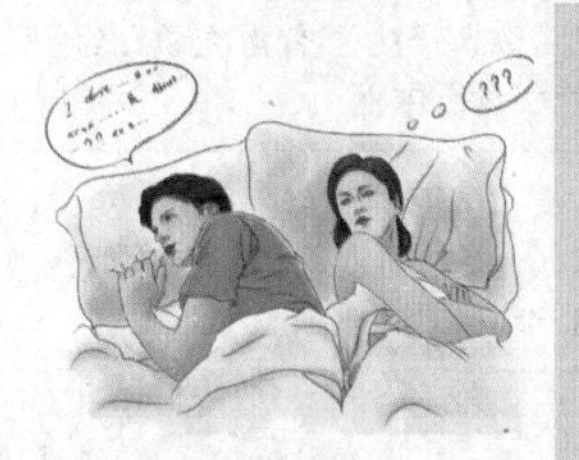

7. 突然说外地（外国）话

如果某天早晨醒来，听到自己的伴侣在用一种外地口音说话。你可能想自己还在睡梦中，或者惊慌失措地认为自己和一位陌生人上错了床。当发现你的伴侣实际上是患上了一种叫作外地口音（外语）综合征的罕见疾病时，你可能会松了口气，至少开始时会松口气。这种情况有时是心理问题，不过，更有可能的是头部受伤或者脑中风后大脑受损的表现

8. 说话声音太大或太轻

说话声音特别响亮，是非常令人讨厌的。不过，那更可能是耳聋的表现。与此相反，总是特别轻声地说话和总是特别大声地说话一样令人烦恼，也可能是听力问题导致的。轻声说话的人可能是患上了一种叫作传导性耳聋的疾病，这样的患者听到的自己的声音（不是其他人的声音）是放大了的声音。出现传导性耳聋的原因与其他类型耳聋的病因相同，包括耳部感染、异常生长物、耳垢和耳咽管堵塞

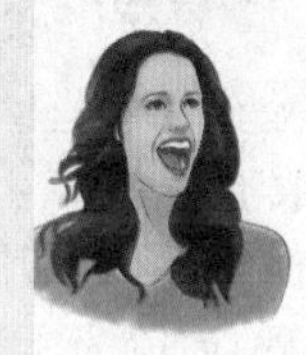

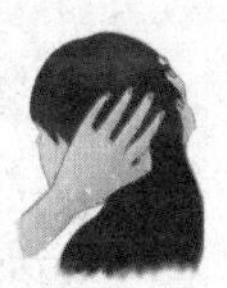

保护嗓子的方法

1. 水分是声带润滑剂

说话时，声带振动很快，只有用适当的水进行平衡才能让它得到润滑。多喝水有助于嗓子保持良好状态。不过，酒精和含咖啡因的饮料不起作用，含有大量水分的食品，比如苹果、梨、西瓜、桃、甜椒等则滋润性最强。此外，湿润的空气对嗓子也有好处，应尽量让家中和办公室空气湿度大一点儿

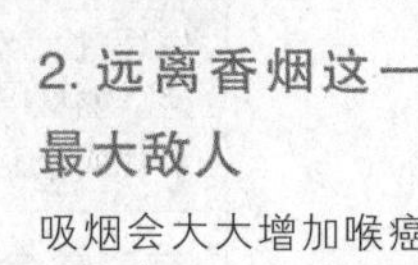

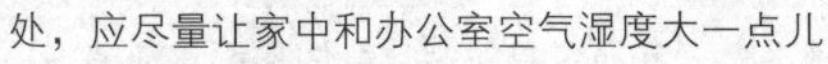

2. 远离香烟这一最大敌人

吸烟会大大增加喉癌发病率。即使是二手烟，一旦进入喉咙，就会严重刺激声带，损害嗓子

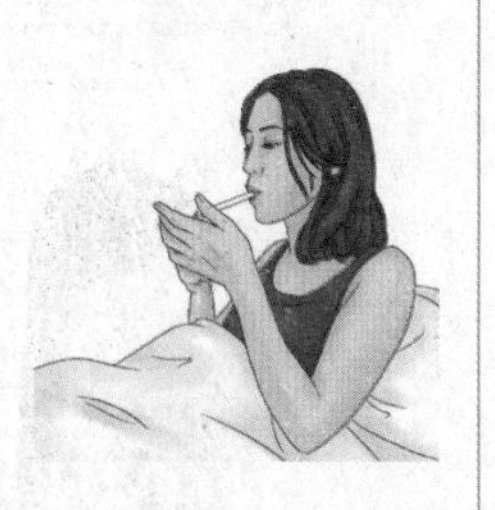

3. 让你的嗓子打个盹

每天让嗓子打几个盹，也就是休息几次，特别是长时间使用嗓子的时候。例如，教师在课间休息时最好不要讲话；平时说话多的人，午饭后噤声半个小时，不要没完没了地跟同事谈天说地

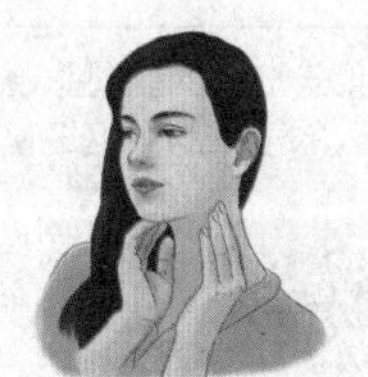

4. 低头仰头都不对

不管唱歌还是说话，保持头部平直，让气流畅通、喉咙和颈部处于放松状态，最有利于保护嗓子。

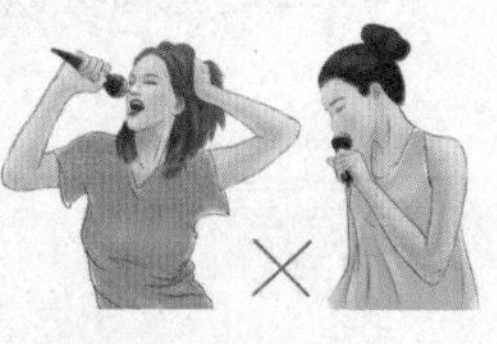

有人唱歌时喜欢在高音时仰头，低音时低头，时间长了容易导致肌肉紧张，并让发声达到极限，极易损害嗓子

从饮食习惯中发现疾病

民以食为天，但如果你发现自己食欲不振或食欲亢进或进食后感觉身体出现异样，那么它可能提示你身体出了状况。

食欲不振

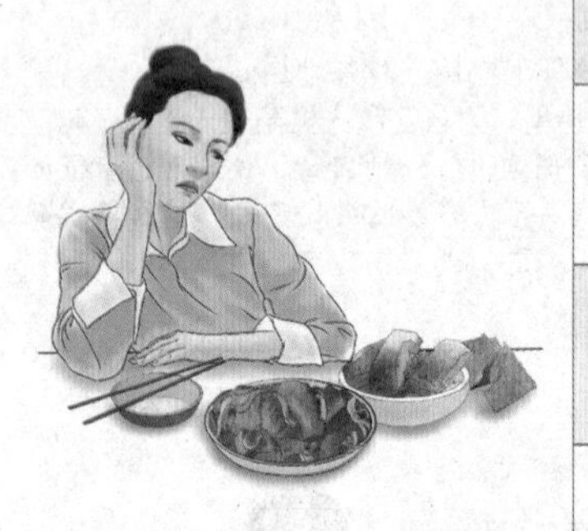

病理性食欲不振
1. 口中出臭气，食欲低下，提示可能患了习惯性便秘。由于便秘时粪便停滞，肠道细菌出现腐败，产生了有毒物质，经人体吸收后影响了肝脏的解毒功能和食欲中枢
2. 饮食无味，食欲呆滞，见食生畏，遇到油腻就恶心欲吐，全身困倦、乏力，稍有发热或无热，小便如同浓茶水，眼白（巩膜）发黄，提示可能患了黄疸型肝炎
3. 经常性食欲欠佳，大便稀薄，次数增多，一闻到食物气味就感觉不快，一进食油腻食物就要腹泻。这是由于肠胃消化功能减退，提示患了肠胃病
4. 突然不思饮食，口淡无味，全身乏力，流鼻涕，发热或不发热，舌苔黄腻或白腻，提示患了伤风感冒
5. 食欲不振还可由各种恶性肿瘤、急性传染病、肾脏疾病以及心脏疾病等所引起
6. 老年人和儿童，在一般情况下，出现食欲不振，往往是大病初起的先兆。应高度警惕，注意观察病情的发展

生理性食欲不振
指人体并无任何异常，只是由于情绪变化，如焦虑、恐惧、忧郁、愤怒等影响食欲中枢的正常活动而食欲不振

食欲亢进

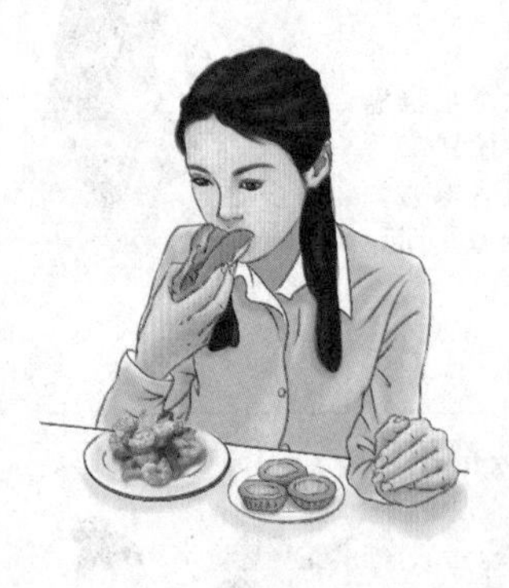

生理性食欲亢进
生理性食欲亢进是指人体无任何异常，但由于机体生理代谢旺盛。如从事重体力劳动或职业特殊，或妇女由于怀孕、分娩等，消耗或补充增加，必须增加食量进行补充，以保持生理平衡状态

病理性食欲亢进
1. 食欲亢进，但体重则明显减轻，且伴见困倦乏力，怕热，易见出汗，心跳加快，性情急躁，易激动，面部潮红，眼球突出，提示患了甲状腺功能亢进症
2. 食欲旺盛，大量进食，反而容易饥饿，身体反倒日渐消瘦，并兼见口渴、多饮、多尿、失眠等症状，提示患了糖尿病
3. 食欲亢进还见于严重的脑动脉硬化症。这是脑动脉发生硬化后，使控制食物摄入的下丘脑中枢缺血、低氧所造成的

进食后发生感觉异常

1. 中老年人，无其他原因出现食后上腹部饱胀，食欲不振，进食减少，全身呈进行性消瘦，提示患了早期胃癌，应及时去医院检查治疗

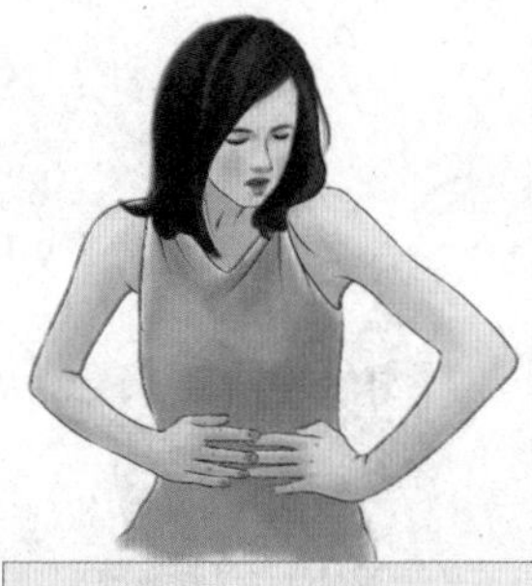

2. 进食后即出现呕吐，吞咽困难，只能喝水或流质饮食，上腹部和胸骨后出现不适或疼痛，全身渐见消瘦，体重明显减轻，造成营养失调，提示患了贲门痉挛症或食管癌
3. 进食后不会立即呕吐，隔一段时间甚至到第二日才吐出食物，且呕吐严重，提示患了幽门梗阻
4. 进食正常，食后肠胃蠕动亢进，有肠鸣、便感，即表现出吃一餐即排便一次的规律，提示肠胃功能紊乱症、肠道过敏症或习惯性慢性肠炎等
5. 进食冷饮后，出现腹痛、腹泻症状，说明肠胃对冷过敏，提示患了肠胃道功能紊乱症。进食冷饮后，平常表现不明显的多饮、多食、多尿症状加重，并渐见全身消瘦，困倦无力症状，提示患了不典型性糖尿病
6. 当佳节、宴会之际，待酒足饭饱之后，出现嗳腐、吞酸、腹胀、腹痛等症状，提示患了“伤食症”。出现头昏脑涨、恶心、呕吐、腹胀、腹痛、眼球突出、上肢麻木、下颌抖、心慌气短、心动过速、心律失常、全身困倦乏力等症状，提示患了“美味综合征”，是吃了太多的鸡、鹅、鸭、虾等美味佳肴所造成的
7. 暴饮暴食之后，突然出现上腹部剧烈疼痛，或疼痛呈束带状向左侧背部放射，或腹肌紧张全腹呈板样，并伴见恶心、呕吐、发热等症状，提示患了急性胰腺炎
8. 进食后腹胀加重，平卧时即见减轻，常伴见恶心、嗳气、上腹部不适，偶见腹泻或便秘，且体形瘦长，提示患了胃下垂
9. 进食后 30~60 分钟见胸骨剑突下或中上腹部出现不适感，若少量进食，上述症状即见缓解，提示患了慢性胃炎、胃及十二指肠溃疡等
10. 食欲正常，但当进食油腻性食物后，当即感觉右上腹部胀痛，有时放射至右肩背部，提示患了胆囊或胆道疾病，应及时到医院做详细检查

不热的时候感觉热

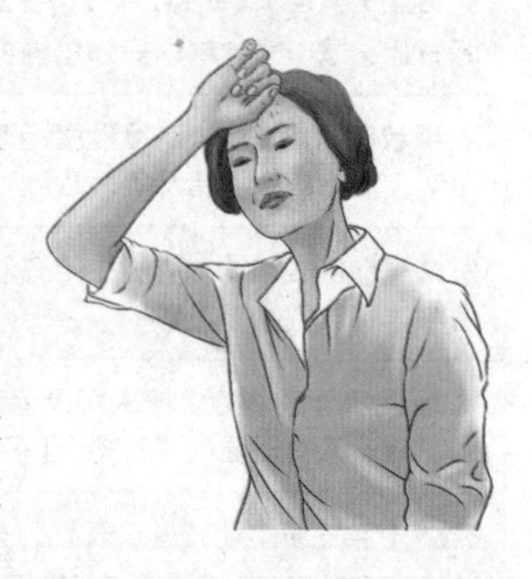

谁没听说过那句更年期名言：“是这里太热了还是我自己的问题？”总是感觉热并且出现潮热，是更年期的特征，不过，并非所有怕热的女性都有更年期相关的潮热。而且，也并非所有怕热的都是女性。

怕热是几种激素相关疾病的典型表现，特别是甲状腺功能亢进。过多的甲状腺激素会导致体温升高、新陈代谢加速。甲状腺功能亢进的其他常见表现包括神经紧张、体重下降，过度饥饿和口渴以及突眼。男性和女性均可患甲状腺功能亢进，不过女性更容易患这种病。

经常觉得热可能是对过量的咖啡因、安非他明，某些抗抑郁药以及甲状腺药物的反应。对热敏感甚至可能是严重疾病的信号，如多发性硬化。确实，天气热或者接触热水的确会暂时性地加重多发性硬化的症状。怕热还可能是缺汗症的健康警示。缺汗症就是不能出汗，这种疾病可能会危及生命。因为不出汗的人会过热，容易发生心力衰竭和中暑。

在生活中可以通过食疗来辅助治疗。

佛手粥

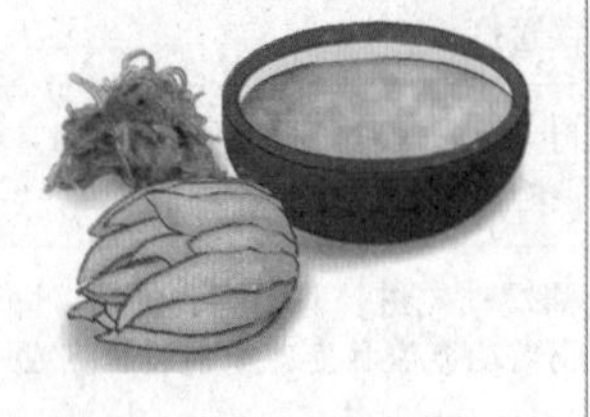

佛手9克，海藻15克，粳米60克，红糖适量。将佛手、海藻用适量水煎汁去渣后，再加入粳米、红糖煮成粥即成。每日1剂，连服10天～15天，能够疏肝清热，调整精神抑郁，改变情绪

青柿子羹

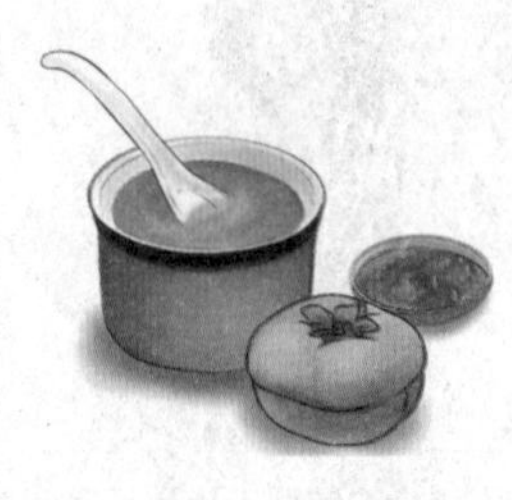

青柿子1000克，蜂蜜适量。青柿子去柄洗净，捣烂并绞成汁，放锅中煎煮浓缩至黏稠，再加入蜂蜜1倍，继续煎至黏稠时，离火冷却，装瓶备用。每日2次，每次1汤匙，以沸水冲服，连服10天～15天。以清热泻火为主，用于烦躁不安、性急易怒、面部烘热者

短期变瘦绝非福音

随着健康常识的普及，大家对肥胖是百病之源的说法都再熟悉不过。然而，瘦也需要一个限度，即不应低于标准体重的20%，否则形体过瘦、皮肤粗糙、皱纹密布、脂肪缺乏，不仅会影响身体的各种功能，更会成为各种疾病的先兆。

变瘦的原因很多，主要是体内分解代谢增加，“支出大于收入”或消化吸收功能出现了障碍等因素。如果一个人的饮食、精神及生活环境没有特殊变化，在短时间内身体日渐消瘦，一定要加以重视，认真找出原因。

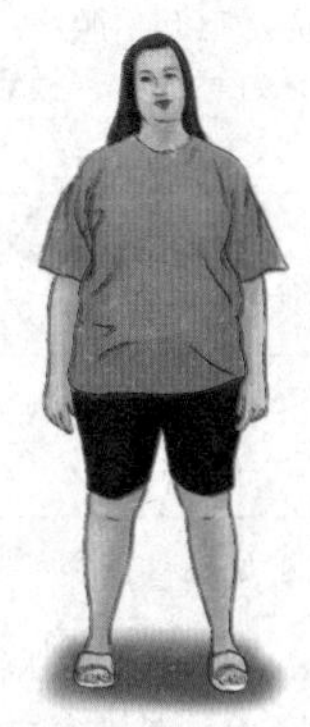

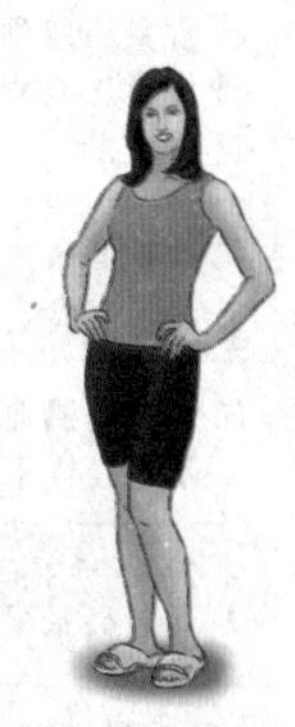

好的身材不仅美观，也是身体健康的一个表现。过胖、过瘦都对身体不利

1. **老年人消瘦。**人到60岁以后逐渐消瘦大都是正常现象，而且可以避免因肥胖而出现高血压、高脂血症、胆石症、冠心病、糖尿病和脑溢血等许多慢性病。但是，“老年瘦”也可能预示着某些疾病
2. **甲状腺功能亢进。**消瘦程度逐渐加重，并伴有怕热、多汗、烦躁不安等表现，有的病人甚至出现抑郁、冷漠、低热、精神错乱等表现
3. **消化和吸收障碍。**消瘦并伴有消化道症状，特别是慢性不明显的腹泻，多见于慢性胃炎、消化性溃疡、慢性非特异性结肠炎等
4. **糖尿病导致消瘦。**糖尿病患者，早期多肥胖，但时间一长，消耗增多，会造成消瘦。有些老年糖尿病患者虽没有明显的“三多”（多饮、多食、多尿）症状，但由于体内糖代谢紊乱，也会出现消瘦
5. **肾上腺皮质功能减退。**表现为先是消瘦，以后又逐渐出现皮肤黏膜色素沉着
6. **恶性肿瘤。**无任何原因的消瘦，特别是近期有明显消瘦者更应警惕，因恶性肿瘤早期都会出现不明原因的消瘦。例如：消瘦伴有吞咽困难，提示有食道癌的可能；消瘦伴有便血、便习惯改变、里急后重、粪便变细等情况下，要注意大肠癌、结肠癌；消瘦且有萎缩性胃炎或胃溃疡的病史时，应提防胃癌的潜伏；消瘦并可在体表摸到肿大的淋巴结时，要当心支气管癌或淋巴细胞瘤的存在

中年人消瘦比较少见。这是因为中年人进食的热量经常超过消耗量，多余的热量会转化为脂肪存储于各组织及皮下，所以进入中年期大多数人都会发胖。中年人不胖反瘦，而且是过度的消瘦，有可能是恶性肿瘤的征兆。

你了解发热吗

发热在日常生活中再普通不过了。发热本身并不是一种疾病，只是相关疾病引起的一种表象。我们需要通过现象看本质，找到引起发热的原因，对症下药。

临床上通常把超过正常体温 0.5℃称为发热，体温升高不超过 38℃称为低热；38.1 ~ 39℃为中等热，39.1 ~ 41℃为高热，41℃以上是过高热。

读者可以根据发热时出现的症状及发热病程的长短等，来进行自测。

发热时出现的症状

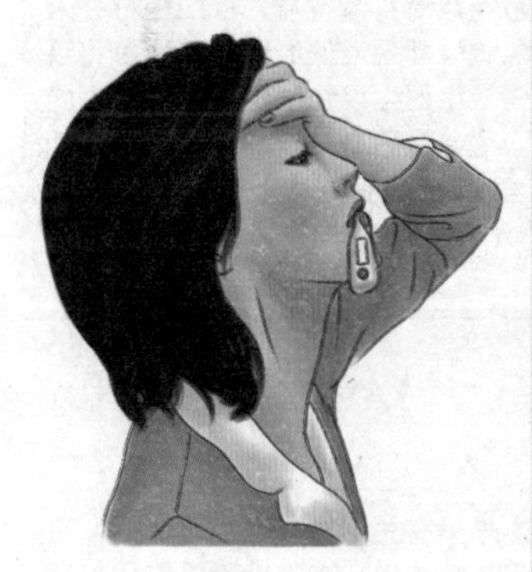

根据统计，引起不明热的疾病，仍以感染症居多（占 30% ~ 35%），其次依序是恶性肿瘤、自体免疫性疾病以及其他一些较少见的疾病，如肺栓塞、疟疾、伤寒等

1. 发热伴有咳嗽、咯痰、胸痛等症状，常见于呼吸系统疾病
2. 发热伴有腹痛、腹泻、恶心、呕吐等症状，常见于消化系统疾病
3. 发热伴有尿急、尿痛、频尿、腰酸等症状，常见于泌尿系统疾病
4. 发热伴有昏迷、头痛、呕吐等神志改变，常见于中枢神经系统的感染，如流行性日本脑炎、病毒性脑膜炎、细菌性脑膜炎等
5. 发热伴有淋巴结肿大，并有触痛，多为局部感染所致。如全身性淋巴结肿大，表示有结核病、血液病的可能
6. 发热时，出现皮下瘀斑，常见于流行性脑脊髓膜炎或血液病
7. 发热时，出现皮疹，常见于出疹性传染病，如麻疹、猩红热等
8. 发热时，伴有肝脾肿大，常见于伤寒、疟疾、急性血吸虫病等
9. 发热时，皮肤出现黄疸，常见于肝胆疾病及败血症
10. 发热时，并伴有皮肤感染，应考虑为丹毒和疖肿

发热病程的长短

短期发热（一星期以内），常见于流行性感冒、上呼吸道感染、中暑、食物中毒、痢疾等；也见于各种出疹性急性传染病，如水痘、麻疹、风疹、猩红热等

长期发热（超过两星期），常见于败血病、结核病、白血病、伤寒、胶原性病、恶性肿瘤、感染性心内膜炎等

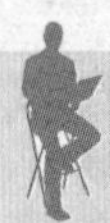

小贴士

"发热寻踪"——十种发热的危险信号

发热出现下列 10 种危险信号的话，就要提高警觉，及时就医救治。

1. 高热持续不退。
2. 高热突然下降到正常体温以下。
3. 卧床不起的发热。
4. 发热时出现惊厥。
5. 发热时伴有呼吸困难。
6. 发热伴有尿量显著减少。
7. 发热伴有异常消瘦。
8. 发热病人神志不清、意识模糊。
9. 发热病人脸色变青灰色或土黄色。
10. 发热伴有身上长疮。

咳嗽虽小，麻烦却大

咳嗽是一种保护性反射动作，可将呼吸道过多的分泌物或异物咳出体外，如果咳嗽个不停，由急性转为慢性，则会给患者带来很多不便。

咳嗽根据原因可分为生理性咳嗽和病理性咳嗽两类。区别咳嗽的种类，将有助于了解病情轻重及对症治疗。

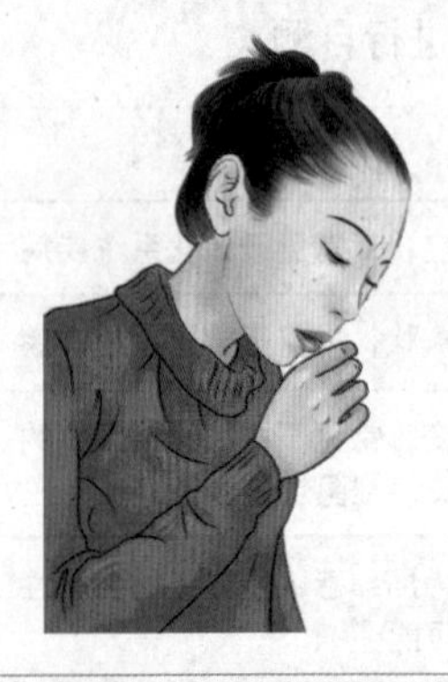

“解析咳嗽之一”——生理性咳嗽

生理性咳嗽并不是疾病所致。这种咳嗽通常对身体有益，目的是将进入气管的异物或尘粒咳出体外，吸烟者的咳嗽即是最好的例子。从鼻孔吸进的尘埃，首先由鼻毛负责拦截，有些较小的尘埃粒子仍能通过鼻毛的阻拦“闯关”进入气管，被黏液薄膜吸住，最后凝结成“痰”。痰逐渐增多就会刺激到咽喉。此时，猛吸一口气，并在瞬间将之吐出，就是咳嗽。许多医生建议，可以借由喝大量的水来避免咳嗽，并稀释呼吸道的分泌物

“解析咳嗽之二”——病理性咳嗽

1. 咳嗽是呼吸系统疾病的主要症状，咳嗽的形成和发作与反复呼吸道感染有关。在咳嗽患者体内，可存在有细菌、病毒、支原体等的特异性，如果吸入相应的抗原，则可激发咳嗽。在受病毒感染后，病毒可直接损害呼吸道上皮，致使呼吸道反应性增强。在乳儿期，呼吸道病毒（尤其是呼吸道合胞病毒）感染后，表现咳嗽症状者也甚多

2. 咳嗽无痰或痰量很少为干咳，常见于急性咽喉炎、支气管炎的初期；急性骤然发生的咳嗽，多见于支气管内异物；长期慢性咳嗽，多见于慢性支气管炎、肺结核等

3. 咳嗽声短促，多见于肺炎和胸膜炎；轻微短促的咳嗽，常见于肺结核病初期；咳嗽声犹如破竹，多见于急性喉炎或白喉；痉挛性阵咳，常见于百日咳和气管异物；犬吠样咳嗽，常见于假声带肿胀、主动脉弓瘤、纵隔肿瘤等

4. 发生在白天的咳嗽，多见于支气管及肺部炎症；夜间的咳嗽，常见于肺结核、百日咳、心力衰竭、支气管哮喘；清晨或夜间咳嗽加剧，则以支气管扩张及慢性支气管炎居多

5. 轻微单发的咳嗽，多见于气管炎、喉炎、早期肺结核以及吸烟者；阵发性咳嗽，常见于百日咳、支气管哮喘、气管异物；对于连续不断地咳嗽，则要考虑存在支气管扩张、慢性气管炎或肺结核伴有空洞等疾病的可能

6. 急性咳嗽多见于肺炎、胸膜炎、急性支气管炎或上呼吸道感染；慢性咳嗽多见于支气管炎、肺结核、肺癌等

7. 咳嗽时伴有发热，常见于感冒、肺炎、肺结核（高热多见于肺部感染，低热常见于肺结核）；咳嗽时伴有呕吐，则多见于百日咳、慢性咽炎；咳嗽伴有呼吸困难者，有哮喘、心力衰竭的可能；咳嗽痰中带血，常见于肺结核或急性支气管炎；咳嗽大量咯血，多见于支气管扩张及肺结核末期；至于咳嗽伴有身体快速消瘦，则应警惕存在肺癌的可能

对于咳嗽的治疗，若用药不当，不仅不能止咳，反而会加重病情。具体说来，人们自我药疗时选用止咳药，主要存在以下几方面的误区：

咳嗽自我药疗常见误区

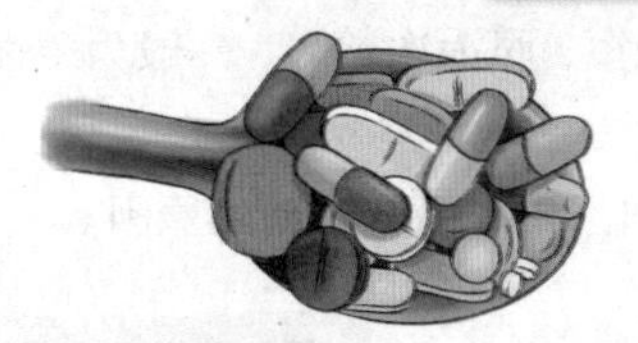

误区一：滥用抗生素

咳嗽最常见于感冒，而感冒的罪魁祸首多是病毒。抗生素类药物主要是针对细菌感染，对病毒无效。咳嗽时滥用抗生素非但改善不了症状，反而会促使细菌产生耐药性，当真正发生感染时，药物就有可能失去疗效

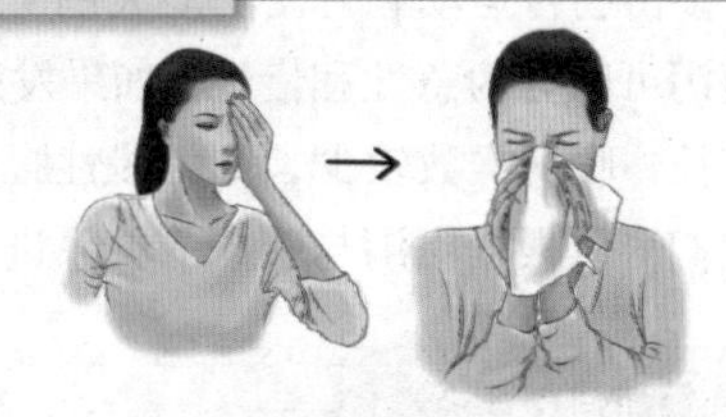

误区二：用药不及时

很多人认为咳嗽不用治疗，扛一扛就过去了。其实，如果在咳嗽发生的起始阶段没有进行及时有效的治疗，很容易出现咳嗽频繁发作，导致咽喉疼痛、声音嘶哑、胸痛等。对于感冒咳嗽，需要引起足够的重视，及时采用合理的药物治疗

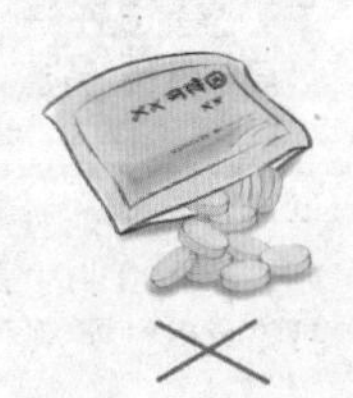

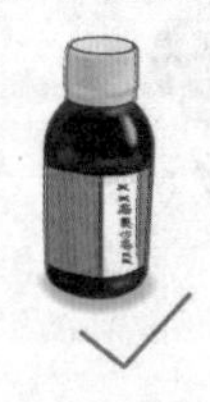

误区三：忽视成瘾性

中枢性镇咳药如可卡因虽然镇咳效果较好，但长期使用容易成瘾，停药后会出现烦躁不安、恶心和呕吐等心理和生理症状，因此其应用受到了严格控制。临床上应用比较广泛的镇咳药是右美沙芬制剂，镇咳作用与可卡因相似，能在 15 ~ 30 分钟内快速起效，并且在有效剂量内无成瘾性，被世界卫生组织推荐为替代可卡因的一种镇咳药

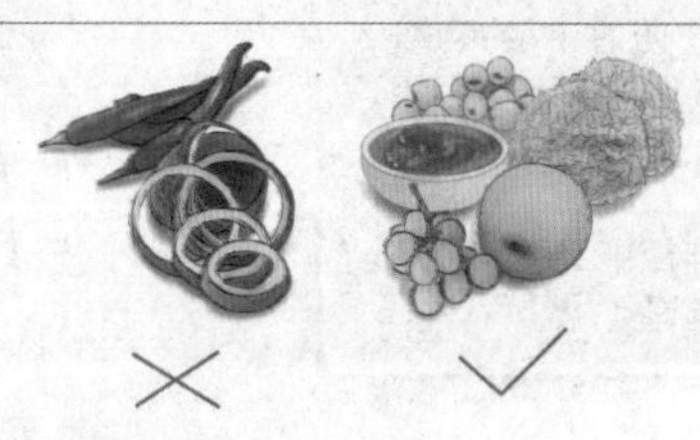

误区四：忽视饮食调护

俗话说："三分治，七分养"。治疗咳嗽，应加强饮食调护，注意食补养肺。可以适当进食一些养阴生津之品，如百合、蜂蜜、梨、莲子、银耳、葡萄，及各种新鲜蔬菜等柔润食物，少吃辛辣燥热之品。银耳大米粥、莲藕大米粥、山药大米粥、大枣银耳羹，调入适量白糖或冰糖可供选用

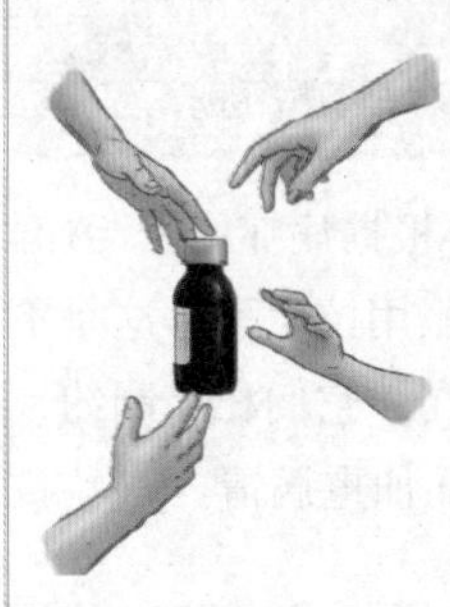

误区五：一药百治

咳嗽的原因是多方面的，中医学将咳嗽分为热咳、寒咳、伤风咳嗽、内伤咳嗽等，因此止咳中成药也有寒、热、温、凉之分，不对症下药，则无法达到止咳的疗效。例如川贝止咳露、强力枇杷露偏寒，不适合风寒咳嗽者服用

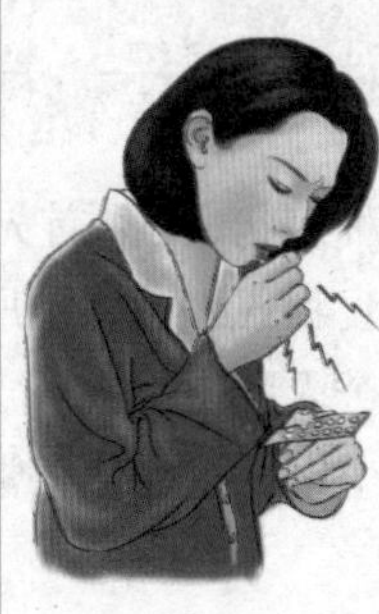

误区六：一咳就用药

人体的呼吸系统受到病源菌的感染时，呼吸道内的病菌和痰液均可通过咳嗽被排出体外。如患气管炎、肺炎等疾病时，呼吸道上下会存有大量痰液，这时就不宜使用镇咳药，否则会因咳嗽停止而将痰留在呼吸道内，使炎症扩散；一般应选用祛痰药，如氯化铵、碘化钾、痰咳净等

关于腹泻的说明书

腹泻是排便次数比正常多，大便稀薄，甚至如水样；或者大便中夹有黏液、脓血。由于肠蠕动增强，粪便通过结肠的速度加快，水分无法被充分吸收，就会引起排便次数增多，粪便稀薄。

腹泻的原因很多，胃、肠、胰、胆的疾病都可引起腹泻。其中又以肠胃感染最为常见，多由肠胃运动和分泌功能失调所致。

腹泻可区分为急性和慢性。如果发病急，病程短，腹泻次数多，一般为急性腹泻；病程较长，腹泻次数较少，则为慢性腹泻。

我们可以根据腹泻与腹痛的关系进行自我鉴别，初步了解腹泻的原因。

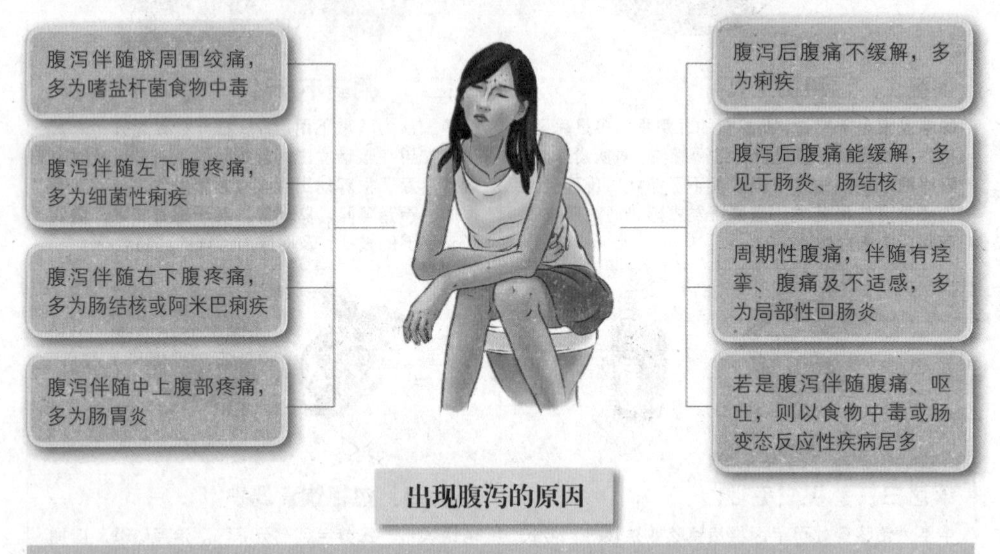

出现腹泻的原因

1. 腹泻伴随里急后重，多见于直肠或乙状结肠下段的毛病，如直肠癌、细菌性痢疾

2. 腹泻伴有腹部肿块，应警惕肿瘤，多见于结肠癌或增殖型肠结核等

3. 如触及肝脾肿大，就要怀疑血吸虫病的可能

4. 急性腹泻伴随发热等全身症状，以肠道感染性疾病居多，如食物中毒、沙门氏菌感染

5. 慢性腹泻伴随发热，常见于慢性细菌性痢疾、阿米巴痢疾、血吸虫病、肠结核及结肠癌等

腹泻在临床上只是一种症状，必须首先清楚其发生的原因，再根据病症给予治疗。很多人认为腹泻都是不洁食物或细菌感染所致，因此就自作主张服用抗生素，这是不对的。在正常情况下，每个人肠内都有一定数量和比例的菌群存在，它们相互制约，对健康有益。如果滥用抗生素，将会使正常的菌群遭受破坏，反而加重病情。

头痛也分三六九等

头痛是临床上常见的症状之一，原因繁多而复杂，其中有些是严重的致命疾患。普通的头痛大多数是紧张、疲惫或饮酒造成的，其症状往往在几个小时后自行消失，只需要调节一下生活规律和习惯，就会有所改善。为了让病人进一步了解头痛，对头痛有正确认识，并有效预防头痛的发生，在此以简单、系统的方式加以介绍。

头痛有不同的原因和致病机制；不同的头痛，也有不同的临床表现。

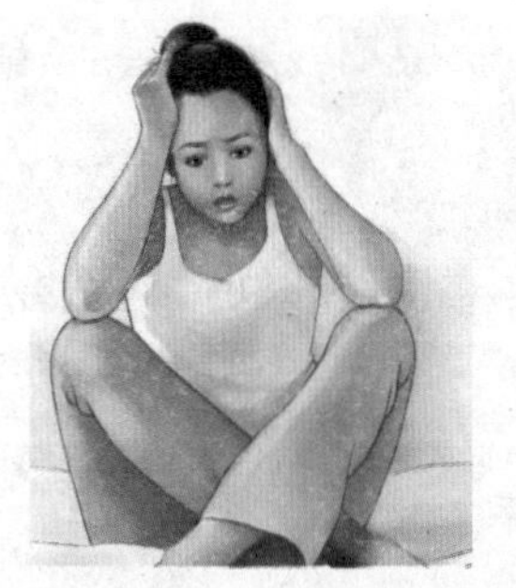

头痛较轻且以眩晕为主，常是贫血所致；中等程度的头痛，多见于脑瘤、副鼻窦炎和眼科疾病；剧烈头痛，常见于脑膜炎、偏头痛和高血压脑病。中老年人头痛剧烈，可能是脑出血

头痛的部位
1. 前额头痛多见于贫血、发热疾病或眼、鼻、咽部疾病。其中眼病引起的头痛大都位于眼区，也会扩展到整个头部，且常伴有视力减退现象；鼻火及鼻窦炎引起的头痛多在前额部，鼻腔常有脓性分泌物，或是鼻窦有压痛
2. 顶部头痛，多见于神经衰弱
3. 侧部头痛，多见于偏头痛、癔症（歇斯底里）及耳部疾病，其中 60 岁以上的人，太阳穴部位的头痛，可能是颅动脉炎症引起的
4. 后脑部头痛，多见于高血压、尿毒症、脑膜炎、癫痫以及蛛网膜下腔出血等
5. 整个头痛或位置不定的头痛，则多以脑炎、脑震荡、神经衰弱和动脉硬化患者居多

头痛的时间
1. 突发性的剧烈头痛，疼痛呈持续性，清晨头痛病突然加重，说明可能要发生脑溢血
2. 后脑部位的头痛，特别是清晨更为严重，之后可稍稍缓解，可能是高血压的先兆
3. 眼科疾病引起的头痛，多在下午或晚上发生，尤以阅读后为多
4. 入夜后疼痛加剧甚至闭睑，表示为急性虹膜睫状体炎头痛
5. 脑瘤和副鼻窦炎造成的头痛，上午较剧烈
6. 头痛多在餐后 3 小时左右出现，呈间歇性，进食后可缓解，通常是低血糖性头痛

头痛的性质和症状

1. **血管性头痛**：头痛多发生在人多拥挤时，且局限在患者一侧头部，疼痛时间较短，伴有面部潮红、出汗、流泪等症状，待离开拥挤环境后不久便可缓解

2. **紧张性头痛**：头痛发作时，头部沉重，似戴了一顶沉重的帽子，也有的呈痉挛性痛和胀痛，待按摩或热敷后可缓解，这类病人大都长期处在紧张的工作环境中，多为男性青年

3. **偏头痛**：头痛发生在头部一侧或两侧，呈搏动性，持续数小时到数天，并伴有恶心、呕吐、精神不振等症状。以 20~40 岁女性居多

4. **丛集性偏头痛**：多发于 30~50 岁男性。头痛环绕一侧眼球向脸颊和头额扩散，伴有脸部潮红、眼球充血、流泪、畏光、鼻塞、疼痛剧烈，每日发作一次至数次，每次持续半小时至两小时，疼痛持续数周至数月后自行缓解

5. **神经官能性头痛**：头痛常呈现跳痛或胀痛，日久会伴有眩晕无力、失眠多梦、记忆力减退等现象，一般临床检查常检查不出原因

6. **脑膜炎**：头痛突然发生，呈全头痛，疼痛程度剧烈且持续性加重，同时伴有发热、颈部强直、恶心、喷射性呕吐等征兆，严重者甚至出现脑神经麻痹、意识丧失、肢体瘫痪、癫痫样抽搐

7. **癫痫性头痛**：头痛常易突然发作，呈跳痛，痛点常在前额、头部或眼眶等处，疼痛剧烈难忍，每次发作可持续数秒到数十分钟

8. 颅内肿瘤头痛：头痛呈深钝性、间歇性，且伴有沉重感，多于夜间开始，晨起后加剧，先起于头部一定的部位，之后随着肿瘤的增大而加剧，且疼痛随着患者姿势变换而增减

9. 高血压性头痛：头痛发作时呈搏动性钝痛，头部有紧压感。摇头或用力时加重，并伴有头晕

10. 蛛网膜下腔出血：病人常有头部被猛击一下的感觉，继之出现突发性炸裂样剧烈头痛，疼痛部位在前额、后枕或整个头部，可延及颈背部，并伴有恶心、呕吐、颈部强直、烦躁不安，严重者会发生昏迷

11. 三叉神经性头痛：头痛发作时为电击样短促的剧痛，并沿单侧三叉神经的分支区间向颜面放射，有时只有十几秒，但反复发作，每天可发数次到数十次，间歇期完全不头痛

12. 五官科头痛：五官科疾病也常引起头痛，如近视眼、远视眼、散光眼，常在视物过久后出现头痛，休息后减轻或消失；青光眼，头痛较剧烈，急性期常伴有呕吐；副鼻窦炎，为钝性疼痛，伴有鼻塞、鼻流脓涕，晨起较为严重；耳病、牙病也常引起头痛，必须仔细加以分别

总之，头痛的成因五花八门，每个人的痛感和反应不一样，某些忍痛能力强的人，容易延误治疗的时间，等到想上医院做检查时，往往已经病得十分严重。这也是医生最感到头痛的病人。因此，对头痛最好的应对方法便是，及早发现，及早治疗，尤其是出现下列10种头痛的危险信号时，更应尽快就医。

头痛的危险信号

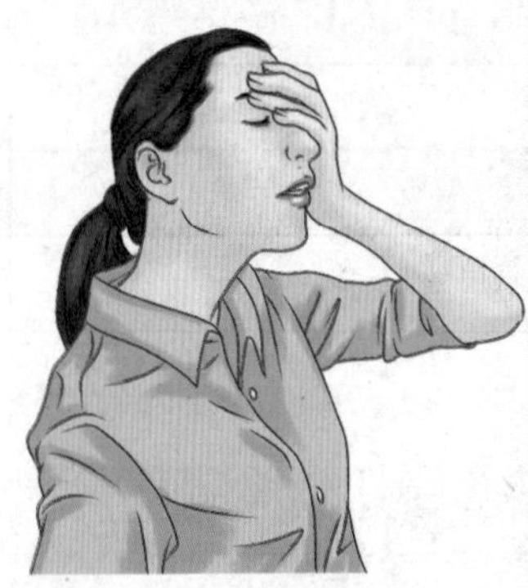

头痛是颅部乃至全身疾病可能出现的症状，有时是严重疾病的早期表现

1. 突发的严重头痛
2. 头痛在早上起床后最厉害，咳嗽或打喷嚏会加重
3. 头痛伴有视力模糊，且有恶化趋势
4. 已睡着了，却被痛得醒过来
5. 以前不曾头痛过，突然发生头痛，且头痛持续不减
6. 头痛伴随癫痫发作
7. 头痛伴有发热和脖子僵硬或疼痛
8. 头部外伤引起的头痛，伴有恶心、呕吐、视力模糊，或走路不稳
9. 小孩子有重复性头痛发作
10. 头痛伴有人格改变、记忆改变、性情改变，或思考改变

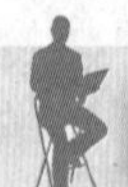

小贴士

你知道吗，食品也能引起头痛

饮食不当也可能是造成头痛的重要原因。如果有头疼的症状，下列五种食品应该加以限制。

1. 味精。临床诊断证明，有些头痛病，是长期大量食用味精的结果。
2. 火腿、腊肉、香肠、腌肉。其中的亚硝酸盐能使血管扩张。
3. 干奶酪及保存过久的野味、腌制的鲱鱼。经化验，上述食品中含有能引起人头痛的酪氨酸。
4. 巧克力及其制品。
5. 酒，尤其是白葡萄酒和香槟酒。

牵扯广泛的腰痛症

腰痛是指腰部一侧或两侧或正中等处发生疼痛之症，腰痛既可以是多种疾病的一种症状，也可以看作独立的疾病。腰痛的原因颇为复杂，因此，要确定腰痛的真正病因，就需要仔细观察、分析。腰痛的原因有以下几种：

“腰痛之一”——常见痛症

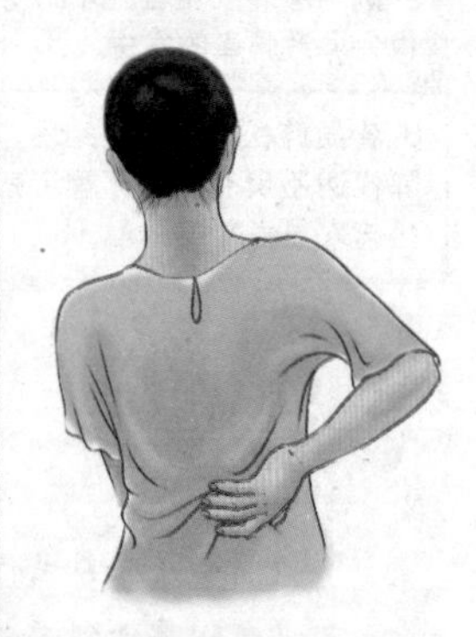

“腰痛之一”——常见痛症
1. 腰痛最常见的原因是腰肌的损伤或韧带的拉伤。当用力弯腰，搬运重物或举重物之后，身体常突然发生腰痛，且在腰椎两旁肌肉出现痉挛和触痛。姿势不当、肥胖、剧烈运动等都可以导致肌肉韧带的损伤。这种腰痛的原因可能为急性腰扭伤或腰肌劳损
2. 腰痛剧烈，有时痛会沿着神经的分布从臀部放射至大腿后侧、腋窝、小腿外侧，从而发生下肢疼痛或感觉麻木，甚至针刺或电击样的感觉，严重时连起床行走都有困难，特别是不能弯腰。病人躺卧后症状可减轻，但行走、咳嗽、打喷嚏和排便用力时，腰痛会明显加重。这种腰痛的原因可能为腰椎间盘突出症，也就是“软骨压到了神经”
3. 腰痛以第四、五腰椎旁最为明显，并向一侧下肢放射，有时疼痛或麻木可下移至大脚趾，平卧时患侧下肢无法直腿抬起，可能为根性坐骨神经痛
4. 腰痛多发于早晨起床后，腰部或骨盆关节处有点儿僵硬，活动时会有疼痛感，但不明显，有时症状会反射到下肢，类似坐骨神经痛，时好时坏，经过一段时间后，病灶往上延伸侵犯脊椎，病人腰痛加剧，身体无法前、后、左、右摆动，整个脊椎发生僵硬和固连，行动不便，就应考虑是否为僵直性脊椎炎
5. 开始为中上腹或右上腹部疼痛，之后可累及腰部钝痛。发病时病人坐卧不安，痛得弯腰打滚，大汗淋漓，恶心呕吐，脸色苍白，但当结石退回胆囊或进入十二指肠后，疼痛可完全消失，提示为胆结石
6. 一侧腰腹部突然发生犹如“刀割”的绞痛，疼痛可沿输尿管行走方向放射到下腹部、会阴及大腿内侧，每次持续数分钟到数小时不等，发作时可使病人屈腰拱背、坐卧不宁、脸色苍白、大汗淋漓，患侧腰背部有明显的撞击痛，疼痛过后，常出现不同程度的血尿，多见于泌尿系统结石
7. 心情紧张，除了内心紧张外，同时亦可造成背部肌肉紧张。长期肌肉紧张，导致血管收缩，血液循环不良，使得新陈代谢的废物无法顺利排出而积存在组织内（特别是乳酸量增加），会刺激神经末梢，导致腰痛。这就是情绪问题造成的腰痛
8. 在运动后腰痛加重，休息后减轻，提示为类风湿性骶髂关节炎
9. 患有结核病的腰痛病人，患的是腰椎结核或肾结核
10. 腰痛同时伴有频尿、尿急、尿意窘迫和发烧患者，应考虑有肾盂肾炎的可能
11. 腰痛在卧床时加重，起床后反而减轻，应考虑为腰纤维组织炎
12. 腰痛且有肾区叩击疼痛患者，应考虑有肾结核、肾盂肾炎、肾周围脓肿等肾脏疾病的可能

“腰痛之二”——妇科病
1. 月经期：女性自十四五岁，初潮过后，由于骨盆腔血液循环受阻，反射性地出现腰酸腰痛
2. 子宫颈炎：子宫颈发炎后可出现白带增多、局部瘙痒、刺痛等症状，还伴有腰酸腰痛等表现

3. 子宫脱垂：正常子宫的位置是前倾前屈位，支撑子宫的韧带经生产过度牵引或老化，使得子宫脱垂、后倾，同时部分神经受压，就会导致腰痛的产生
4. 骨盆腔肿瘤：包括卵巢瘤、子宫肌瘤、卵巢囊肿及其他妇科癌症，都会压迫和牵拉到骨盆腔的神经，造成腰痛
5. 妊娠腰痛：随着胎儿的逐月增大，腰部的支撑力增加，导致骶部韧带松弛，压迫骨盆腔神经及血管，也会导致腰痛的发生
6. 骨质疏松：女性停经后，卵巢和内分泌功能减退，骨质就会趋于疏松。这种毛病也常与蛋白质的新陈代谢不良有关，严重者就会发生腰痛。老年妇女的这种情形会特别严重，有些甚至痛得无法翻身，坐起来更为酸痛

生活细节防腰痛

1. 在日常生活与工作中，注意对腰部的保健，常坐硬板凳，睡硬板床。

2. 工作时要做到腰部姿势正确；注意休息，劳逸结合，防止过度疲劳；同时还要防止腰部受到外伤及寒冷等不良因素的刺激。

3. 一个姿势持续工作时间不宜过长，要少弯腰。一个姿势工作一段时间，应适当伸伸腰，也可自己轻轻捶捶腰。这样可使腰部的紧张得以解松片刻，防止腰部肌肉的疲劳。

4. 多卧床休息。卧床可缓解腰部肌肉的痉挛，可使腰肌和椎间盘得到充分的休息与放松。

5. 腰部敷一些热水袋之类的东西，可促进局部的血液循环，缓解痛楚。

6. 注意腰部保暖，特别是夜间睡觉时要注意睡姿，以双下肢稍屈曲位、侧卧为好，可使腰椎间盘内的压力减低、腰部肌肉松弛，以获得充分的休息。

7. 适当进行锻炼，尤其是加强腰部肌肉锻炼，可以有效地防止和减缓腰部肌肉和椎间盘的劳损。另外，每日半小时的倒退走路也可以治疗慢性腰痛。

心脏病可能反射为胸痛

一般来说，常见的发生胸痛的原因，如自律神经系统亢进引起的情绪变化，症状以“心悸、胸闷”来表现的较多。患有良性心脏疾病者，虽会有胸痛，但绝大多数只是心理问题，心脏并无大碍，有的甚至没有必要就医。

胸腔的浆膜或骨骼关节受刺激所引起的胸痛，较常见的有心包膜炎、胸膜痛、肋软骨或胸软骨关节痛等。这些病症虽然不会立即有生命危险，但必须就医治疗。

严重的胸痛，有因器官或组织撕裂而发生的疼痛，包括气胸、心绞痛、心肌梗死、主动脉瘤剥离、椎间盘破裂等。其中，急性心肌梗死发作后，会出现剧烈且持久的心绞痛样心前区胸痛。这类病人往往突然在数小时、数分钟之内，甚或瞬间停止心跳。这种不可意料的，骤然来临的死亡，医学上统称为“猝死”，须要特别加以注意。

胸痛的病因错综复杂，而且疼痛系神经传导及神经反射所致，极易出现转移及牵引性疼痛。但是，如果注意下胸痛的部位、疼痛性质、时间和伴随的症状，自己大致也能判断胸痛是由何种疾病所引起的。

“胸痛自我诊断之一”——依据胸痛的部位

1. 心绞痛常位于胸骨上段或中段之后，亦可波及大部分心前区，疼痛可放射到左肩或左臂内侧，甚至直达小指或无名指

2. 进行性肌痛时，胸、腹部肌肉剧烈疼痛，可向肩、颈部放射

3. 肺栓塞、自发性气胸、急性胸膜炎等，会出现患侧胸痛剧烈

4. 胸部皮肤上出现密集米粒大的水泡，沿肋间神经分布，但不越过中线，且有针刺或火烧般的疼痛，多见于肋间神经感染病毒引起的带状疱疹

5. 食道疾病、膈疝、纵隔肿瘤的疼痛多位于胸骨后

6. 肋间神经痛的部位则沿肋间神经分布

7. 外伤引起的胸痛，多位于外伤的部位

8. 肺部病变影响脏层胸膜时，可引起疼痛，且疼痛多位于病变邻近部位

“胸痛自我诊断之二”——依据胸痛的性质

1. 心绞痛呈压榨样痛，且在心前区常有重物压迫的窒息感

2. 心脏神经官能症患者，若将手指置于左乳下方（心脏前端心尖处），会有气闭般的痛苦

3. 急性食道炎的疼痛呈灼热痛

4. 癌肿转移到肋骨，可出现剧烈难忍的胸痛和局部压痛

5. 肋间神经痛常呈针刺样或刀割样；骨痛为酸痛或椎痛；肌肉痛则为酸痛

6. 胸部主动脉瘤破裂、自发性气胸、食道破裂等，都可出现突遽的胸痛

7. 对于白血病，特别是急性白血病患者，胸骨压痛更是重要的征兆之一。据临床观察，多数病人胸骨压痛以胸骨体下部（相当于第四、五肋间的胸骨体部）最为明显。因此，若发现自己的胸骨有压迫感而非外伤所引起时，应及时到医院诊察，不可大意

“胸痛自我诊断之三”——依据胸痛发生的时间

心绞痛或心肌梗死常在受寒着凉、暴饮暴食（饱餐）、情绪激动等情况下，或过度劳累后的晚上发作。胸膜炎或肋间神经痛的胸痛，多在呼吸或咳嗽时加重

食道炎、食道憩室、食道肿瘤、食管裂孔疝、弥漫性食道痉挛等所引起的胸痛，常在吞咽时发作或加剧

“胸痛自我诊断之四”——依据胸痛伴随的症状

1. 胸痛伴有呼吸困难和发绀，多见于气胸

2. 胸痛伴有呼吸困难、血痰、咳嗽，可见于肺栓塞

3. 胸痛伴有咳嗽、咳痰、咯血，常见于肺结核、支气管扩张及支气管癌等

4. 胸痛伴有发热，并有相关的胸部征兆，可见于脓胸、大叶性肺炎、结核性胸膜炎
5. 胸痛（心前区疼痛）伴有发热、咳嗽、呼吸困难、疲乏及出冷汗，可见于心包炎
6. 胸痛（心前区剧痛）伴有血压下降、出冷汗、面色苍白、恶心、呕吐，并有恐惧不安或濒死之感，多见于心肌梗死
7. 胸痛伴有胸闷、心悸，与此同时或在此之前，出现发热、咽痛、腹泻、身体酸痛等症状，可见于急性心肌炎
8. 胸痛伴有消瘦、吞咽困难，吞食物时有阻塞现象，且阻塞物似乎有逐渐下降的趋势，可见于食道癌

这些常见疼痛该如何处理呢？以下是一些家庭应急处理办法：

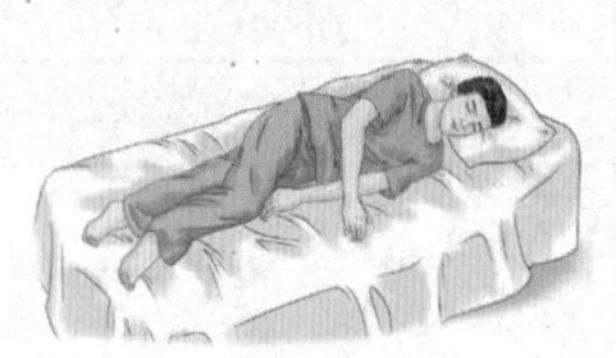 首先采取自由体位卧床休息，其次对疼痛部位进行热敷	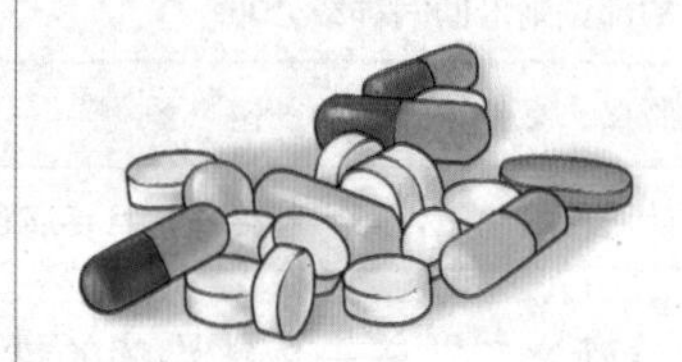 然后口服止痛药物
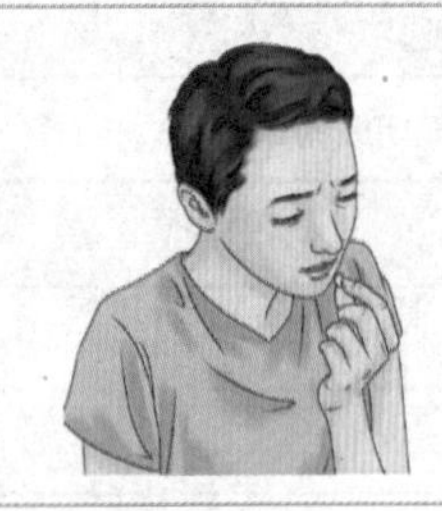 此外，若疑为心绞痛，可舌下含服硝酸甘油或硝苯地平	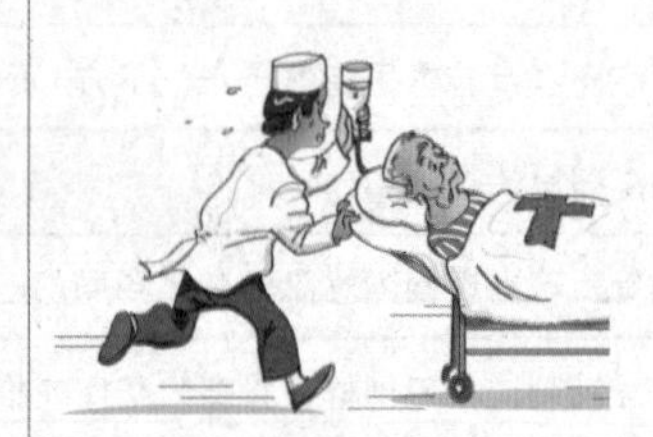 经上述紧急处理后疼痛仍未缓解时，应速送医院急救

小贴士

有镇痛作用的食物

最新研究发现，以下三种食物具有镇痛的作用。

1. 咖啡

很多人发现，喝一杯咖啡可以缓解头痛。这是咖啡中含有咖啡因的缘故。咖啡因的成分和人体中一种传递疼痛信息的化学物质相似，摄入咖啡因后，它会取代这种化学物质的角色，使细胞接收不到传来的疼痛讯号，从而减少疼痛感。

2. 莓类

研究证实，草莓、黑莓及樱桃阻断发炎的能力更甚于阿司匹林。而富含强力抗氧化剂的蓝莓，还能加强身体修复系统的战斗力。

3. 辣椒

近年来，研究发现辣椒所含的辣椒素，可以很快消耗掉神经中一种与疼痛传导密切相关的物质，从而达到很好的镇痛效果。

此外，辣椒里本来就存在一种物质——“水杨酸盐”，它正是止痛药阿司匹林的成分。这种“天然阿司匹林”也存在于许多水果中，例如樱桃、苹果、橘子、柿子、菠萝等。

第十五章

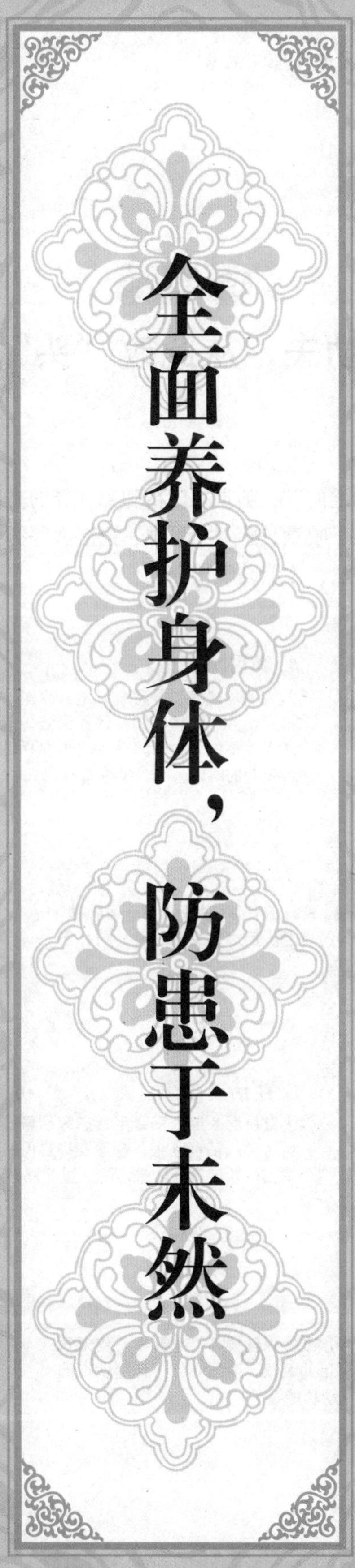

全面养护身体，防患于未然

我们不仅需要了解身体各部位的异常状况所预示的疾病，更应该懂得在日常生活中如何正确使用和养护身体，以防止身体出现异常，这样才可永葆健康。

第1节

多做头面功夫，从此改“头”换“面”

健脑七法

中医认为“脑为元神之府”，脑是人体精髓和神经的高度会聚之处，是生命要害的所在，人的视觉、听觉、嗅觉、感觉、思维、记忆力等都受到脑的控制，所以我们一定要学会养脑健脑的方法，才能健康长寿。

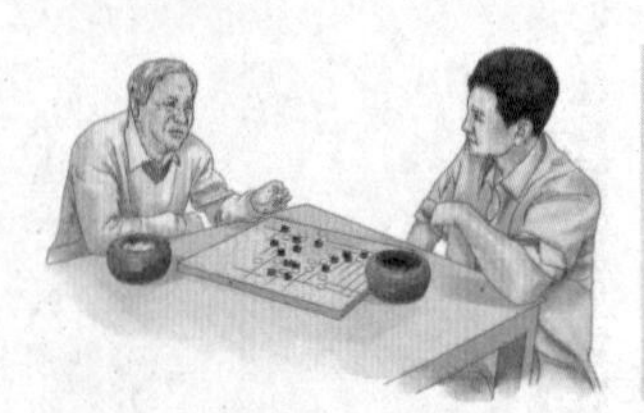

1. 勤用脑

大脑的功能变化最符合“用进废退”的原理。勤用脑的人，大脑不易疲劳，脑神经细胞保养良好，能避免老年痴呆；而懒于用脑的人，不仅智力下降，大脑也容易萎缩和早衰。当然，在生病或者疲劳的时候，还是要注意休息

2. 节欲健脑

中医认为，肾主骨生髓，通于脑。肾与脑有密切关系，节欲可养精，养精才能健脑全神，推延大脑的衰老。反之，纵欲过度，则会伤精耗神，未老先衰，百病丛生

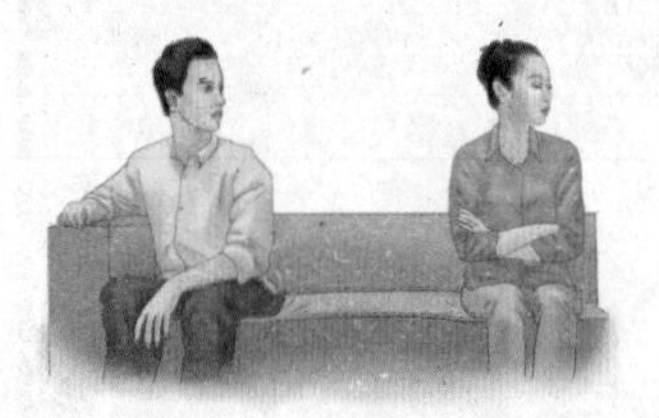

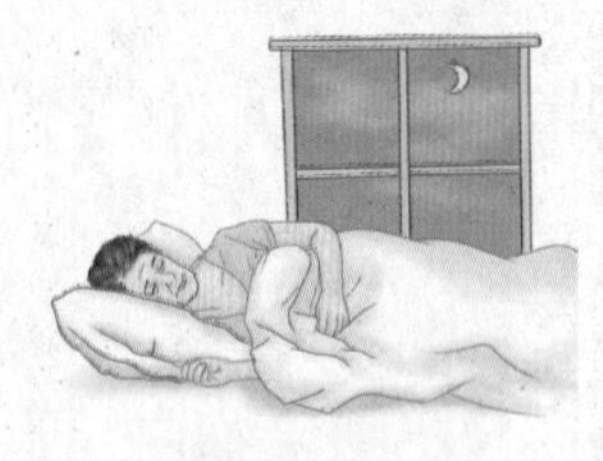

3. 生活有规律

大脑皮层长期处于紧张状态容易导致早衰，所以我们平时应该避免过度的精神紧张，合理安排工作、学习和娱乐，使大脑皮层兴奋部位轮流得到休息，防止过度兴奋而加重神经系统的负担

4. “健脑”锻炼

每日清晨起床后，到户外散步，或做保健操、打太极拳，或做气功锻炼等，可以使大脑得到充足的氧气，唤醒尚处于抑制状态的各种神经机制。提高大脑的活动功能

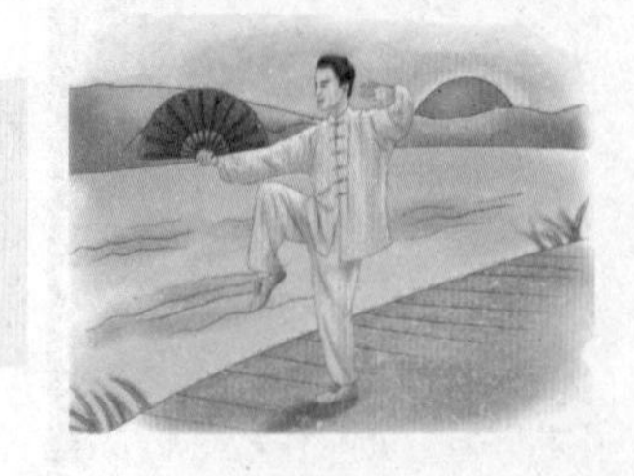

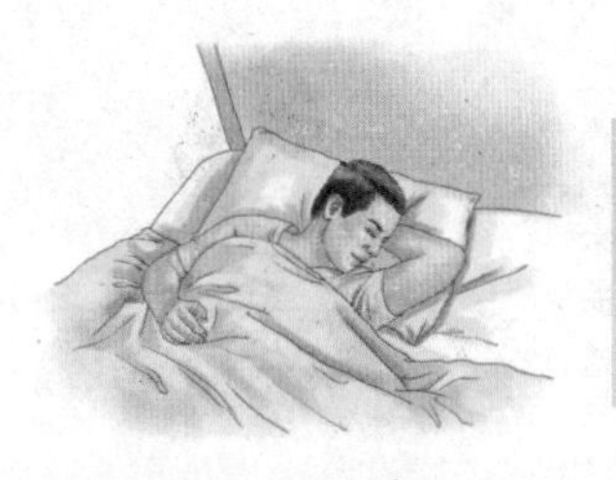

5. 保证充足睡眠

睡眠是使大脑休息的重要方法。人在睡眠时，大脑皮层处于抑制状态，体内被消耗的能量物质重新合成，使经过兴奋之后变得疲劳的神经中枢重新获得工作能力

6. 手指运动健脑

手托两个铁球或两个核桃，不停地在手中转动，长期坚持会有良好的健脑作用。经常进行手指技巧活动，能给脑细胞以直接刺激，增强脑的活力

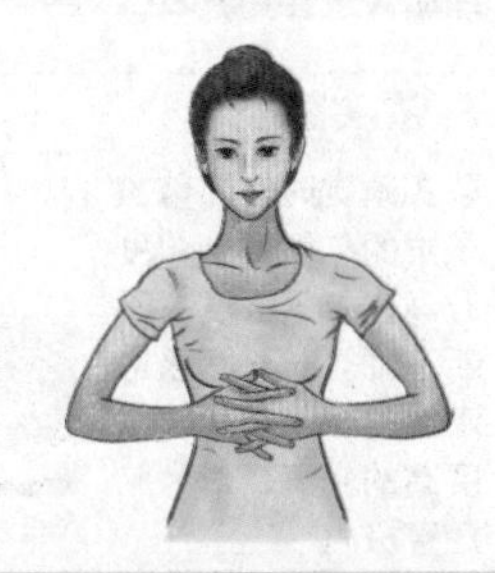

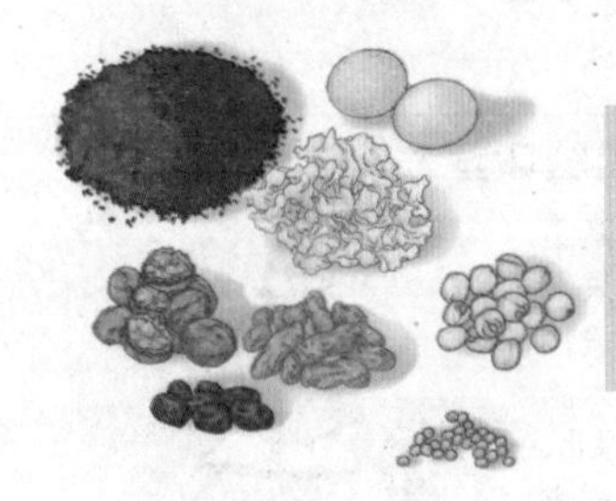

7. 多食补脑食物

平时可以多吃一些健脑的食物，如核桃、大枣、葵花子、黄花菜、银耳、莲子、黑芝麻、桂圆、黄豆、花生、鸡蛋、牛奶，动物肝、新鲜蔬菜、水果等

警惕损伤大脑的“杀手”

脑力工作者整日处于高强度、快节奏的生存状态，大脑很容易疲劳。要做到科学用脑，必须认识以下损伤大脑的十大“杀手”。

1. 长期饱食

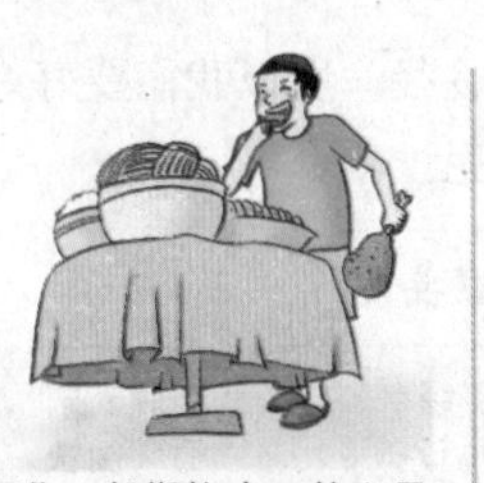

现代营养学研究发现，进食过饱后，大脑中被称为“纤维细胞生长因子”的物质会明显增多。纤维细胞生长因子能使毛细血管内皮细胞和脂肪增多，促使动脉粥样硬化。长期饱食，势必导致脑动脉硬化，出现大脑早衰和智力减退现象

2. 轻视早餐

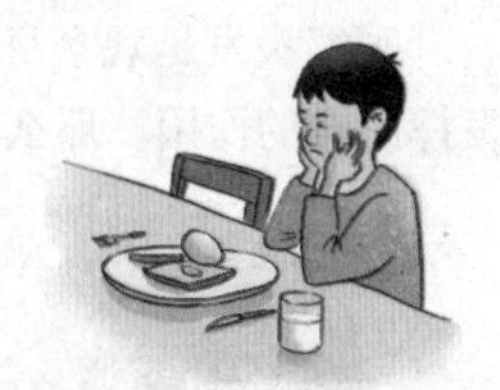

不吃早餐会使机体和大脑得不到正常的血糖供给，若大脑的营养供应长期不足，大脑就容易受到损伤。此外，早餐质量与思维能力也有密切联系。据研究，吃高蛋白早餐的人最佳思维普遍相对延长，而吃素的人精力下降相对较快

3. 嗜酒，嗜甜食

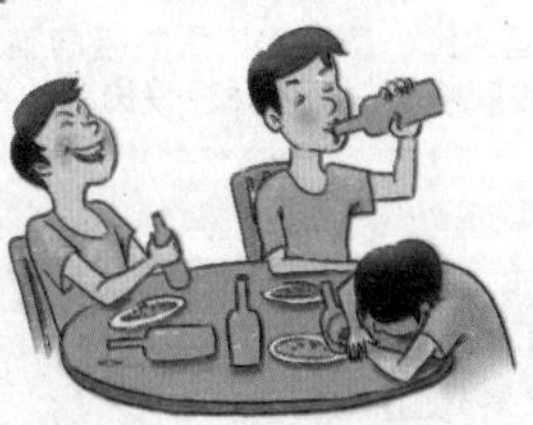

酒精使大脑皮层的抑制减弱，故酒后人觉得头重脚轻、举步不稳、反应迟钝等。酗酒对大脑的损害尤其严重。甜食会损害胃口，抑制食欲，减少对高蛋白和多种维生素的摄入，导致机体营养不良，影响大脑发育

4. 长期吸烟

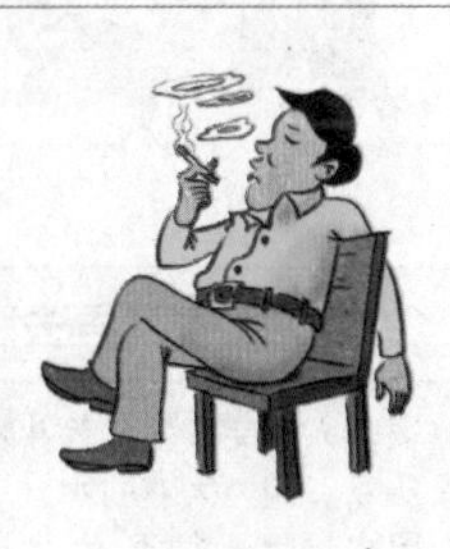

吸烟会破坏大脑细胞合成蛋白质的功能，造成记忆力衰退。常年吸烟会使脑组织呈现不同程度的萎缩。这是因为长期吸烟可引起脑动脉硬化，导致大脑供血不足，神经细胞变性，继而发生脑萎缩

5. 不愿动脑

思考是锻炼大脑的最佳方法。只有多动脑、勤思考，人才会变得聪明。反之，越不愿动脑，大脑退化越快，聪明人也会变愚笨

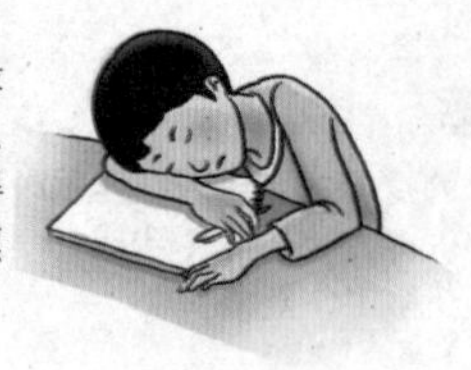

6. 带病用脑

在身体不适或患病时，勉强坚持学习或工作，不仅效率低下，而且容易对大脑造成损害

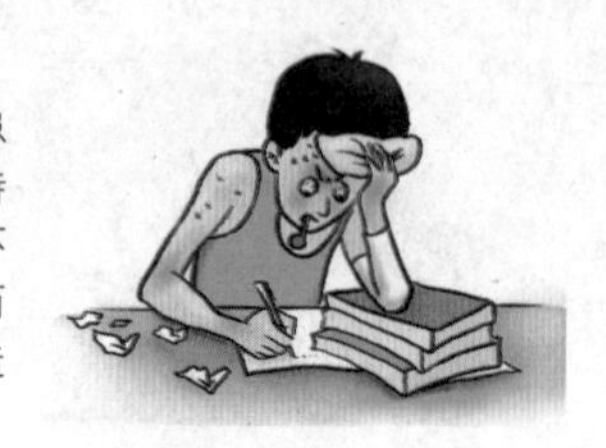

7. 蒙头睡觉

蒙头睡觉时，随着被子里的二氧化碳浓度升高，氧气浓度会不断下降。长时间吸进潮湿的含二氧化碳浓度高的空气，对大脑危害极大

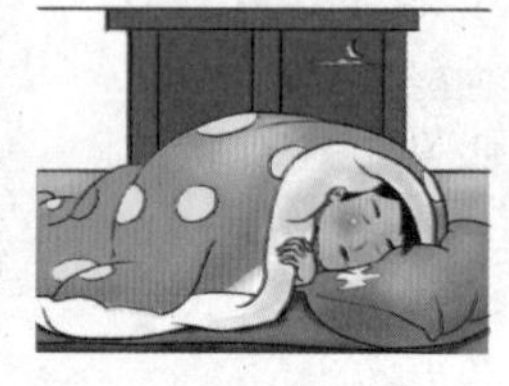

8. 睡眠不足

大脑消除疲劳的主要方式是睡眠。长期睡眠不足或睡眠质量太差，会加速脑细胞的衰退，聪明的人也会变糊涂

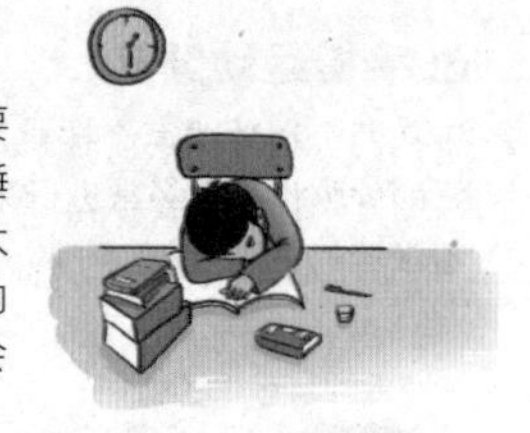

9. 少言寡语

大脑有专司语言的功能区，经常说话尤其是多说一些内容丰富，有较强哲理性或逻辑性的话，可促进大脑这些功能区的发育。整日沉默寡言、不苟言笑的人，这些功能区会退化

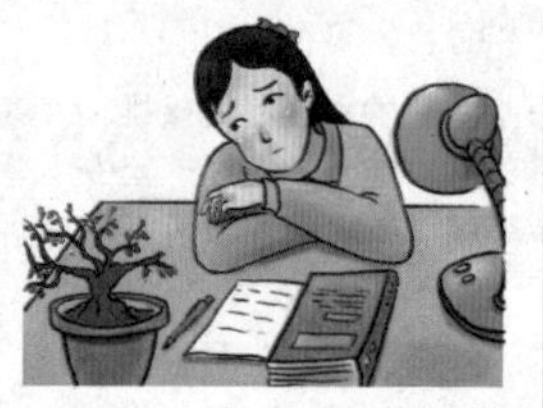

10. 不注意用脑环境

大脑是全身耗氧量最大的器官，只有保证充足的氧气供应，才能提高大脑的工作效率。因此，用脑时，要特别讲究工作环境的空气卫生

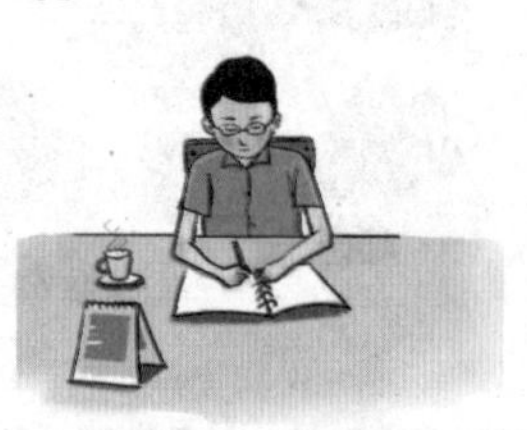

保养头发四步走

观察头发是观察身体健康状况的重要途径，所以我们要好好保养头发，以便让它发挥应有的作用。那么，具体该怎么保养呢？

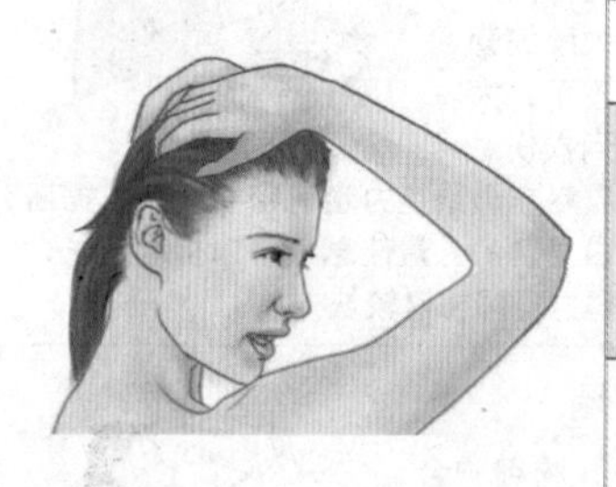

1. 经常按摩头皮

头皮上有很多经络、穴位和神经末梢，按摩头皮还能刺激头皮，使头皮毛细血管扩张，血液循环加快，使毛囊所获得的营养物质增加，有利于头发的生长，并能防止头发变白、脱落。此外，按摩头皮能够通经活络，刺激末梢神经，增强脑的功能

方法：每日的早、晚，用双手手指按摩头皮，从额骨攒竹穴位开始按摩，经神庭穴位、前顶穴位到后脑的脑户穴位，用手指各按摩数十次，至皮肤感到微微发热、发麻为止

2. 等头发干了再去睡觉

很多人洗完头发没等头发干就去睡觉，殊不知，经常这样会引起头痛。因为大量的水分滞留于头皮表面，遇冷空气极易凝固。残留水凝固于头部，就会导致气滞血瘀，经络阻闭，郁疾成患，特别是冬天，寒湿交加，更易成病。所以，洗完头后一定不要马上睡觉，要等到头发干了再睡

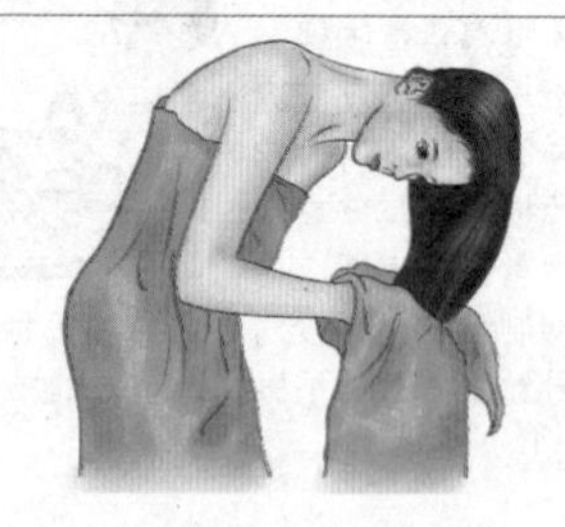

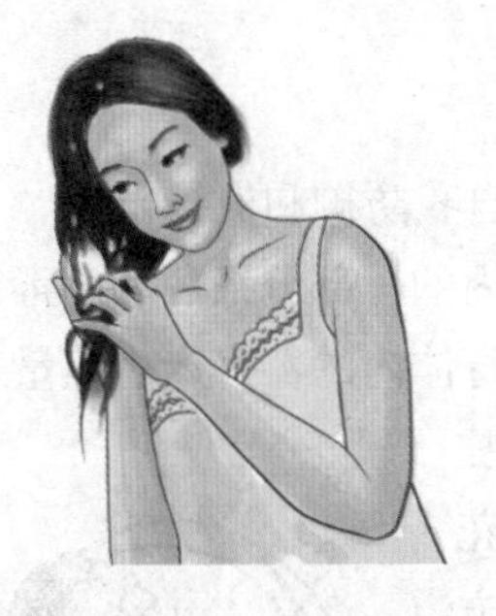

3. 千万不要像搓衣服一样洗头发

日常生活中，很多人洗头发时像洗衣服一样反复搓洗，殊不知这样很容易使头发打结、摩擦而受损，甚至在拉扯中扯断发丝

方法：洗发前先用宽齿梳将头发梳开、理顺，用温水从头皮往下冲洗头发，洗发水挤在手心中，揉出泡沫后均匀抹在头发上，然后用十指指肚轻柔地按摩头皮几分钟，再用手指轻轻捋发丝，不要将头发盘起来或搓成一团，保持发丝垂顺

4. 睡觉时要把头发散开

人工作了一天，晚上要睡觉休息，头发也一样，扎了一整天，晚上一定要散开来。尤其在春天，由于是生发的季节，不管是晚上还是白天，都不要把头发扎成马尾辫，而要让它散开。这样才能让它生发起来

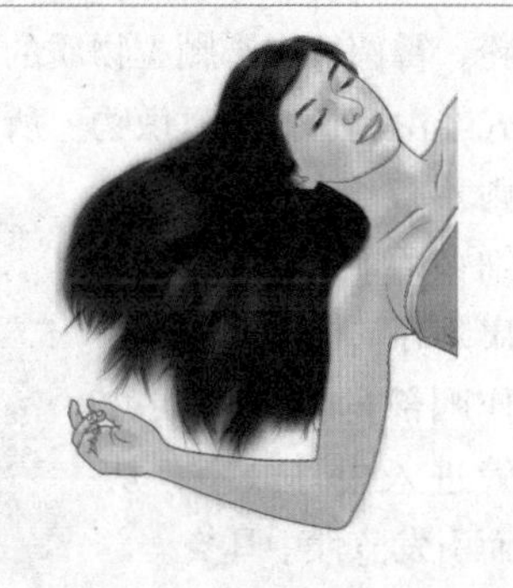

七彩颜色是养护眼睛的好方法

眼睛是我们最重要的视觉器官，我们看东西都要靠一双眼睛。大自然的各种色彩使人产生各种感觉，并可陶冶人的情操。不同的颜色会使人产生不同的情绪，为了自己的身心健康，我们应该多看那些让人感觉舒服的颜色。

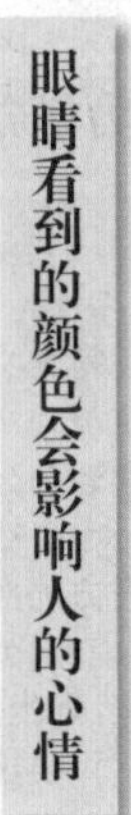

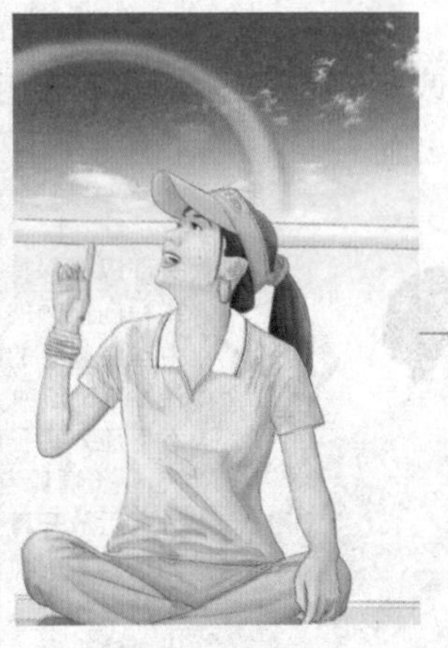

各种颜色都会给人的情绪带来一定的影响，使人的心理活动发生变化

- 红色表示快乐、热情，使人情绪热烈、饱满，激发爱的情感
- 黄色表示快乐、明亮，使人兴高采烈，充满喜悦之情
- 绿色表示和平，使人心里有安定、恬静、温和之感
- 蓝色给人以安静、凉爽、舒适之感，使人心胸开阔
- 灰色使人感到郁闷、空虚
- 黑色使人感到庄严、沮丧和悲哀
- 白色使人有素雅、纯洁、轻快之感

颜色不仅会影响人的情绪，还会对人的健康产生作用。在临床实践中，高血压病人戴上烟色眼镜可使血压下降；病人住在涂有白色、淡蓝色、淡绿色、淡黄色墙壁的房间里，心情就会很安定、舒适，有助于恢复健康。

所以说，不同的颜色给人心理上的感觉是不同的，对人的健康也会产生不同的影响。我们应该多给眼睛看一些健康的颜色，少接触那些会让人沮丧、绝望、烦闷的颜色。这样不仅有利于眼睛的健康，也有益于我们的身心健康。

打喷嚏是人体的自我保护

打喷嚏是一种呼吸道排斥异己的行为，也是一种人体自我防御和保护行为。

当我们感冒的时候，我们通常会通过打喷嚏来排出体内的一部分细菌和病毒；当我们受到风寒侵袭的时候，我们就会通过打喷嚏的方式使身体内的器官产生热量来赶走体表的微寒；当我们情绪不良的时候，也可以通过打喷嚏的方式使自己心情舒畅、情绪稳定；另外，鼻道如果受到花粉、霉菌等微小颗粒物质的刺激，人们也会通过打喷嚏的方式经由鼻道排出过敏物。所以，打喷嚏时不要一味地忍，否则不仅会把喷嚏中的细菌吞回体内，给健康埋下隐患，还容易使咽部的细菌由咽鼓管进入中耳鼓室，从而引发急性中耳炎。

打喷嚏太强烈会使血压突然反弹性增高，甚至使颅内压增高，引起脑血管破裂，进而导致颅内出血；胸腔内的压力也会从高压突然转成低压，易诱发心脏病或脑栓塞；强烈地打喷嚏会剧烈震动身体，有时可能引起腰肌损伤或关节错位；慢性肺气肿、肺大泡患者打喷嚏时，可能会出现肺泡和肺内血管破裂，导致气胸或血气胸

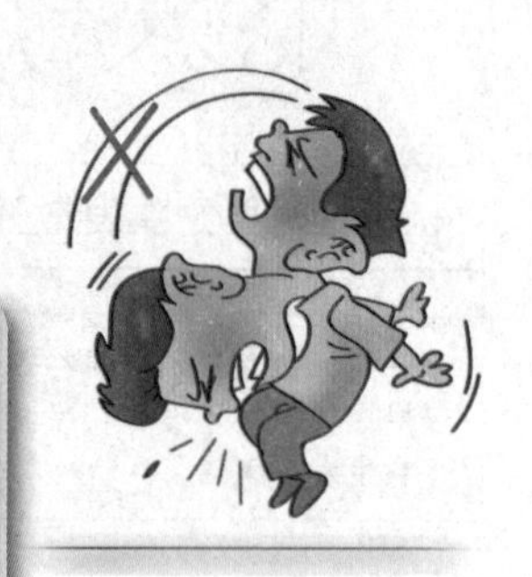

打喷嚏虽然有益健康，但不能太强烈

如何应对鼻出血

鼻出血是很常见的现象，多发于中青年，主要症状是一个或两个鼻孔出血，出血多半儿在一个小时内就停止。

鼻出血大多数由感冒、鼻部或头部损伤、气压改变、高血压、挖鼻孔、用力擤鼻或打喷嚏、鼻窦炎等引起。有些血液病也会引起鼻出血。

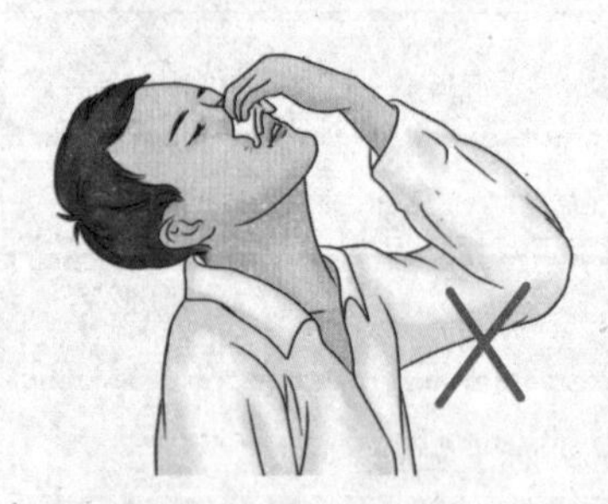

流鼻血时，一般人都习惯于将头向后仰，鼻孔朝上，认为这样做可以有效止血，其实是错误的。如此做只是眼不见血外流，但实际上血还是继续在流——在向内流

处理鼻子出血的方法

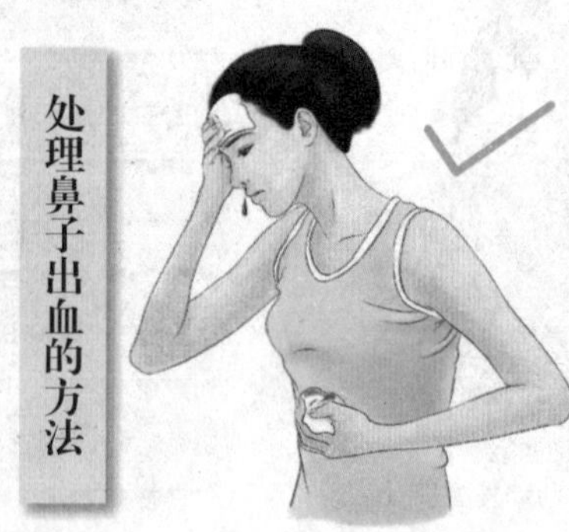

头部应该保持正常直立或稍向前倾的姿势，用力捏住鼻子的柔软部分最少 15 分钟。吐出或吞下流入鼻子后方的血液，张嘴呼吸。15 分钟之后放开鼻孔，静坐。如果再次出血，可再按照前面的方法做一次。出血停止后，静坐或躺卧一会儿。至少在 3 小时内不要擤鼻子

如果实施上述方法后仍未止住鼻出血，或者失血太多，一直面色苍白或头晕眼花，需尽快找医生。医生会实行局部麻醉，使鼻子麻木，然后塞进纱布或放入一个可以膨胀的气球；量血压，看患者是否患有高血压，如有需要，给予治疗；用电灼器烧灼易于出血的血管。

耳朵日常保健有妙招

很多人在年轻时不注意耳朵的保健，年老后就会出现严重的听力减退。耳科专家表示，虽然没有很好的办法避免老年性听力减弱，但经常进行耳朵保健可以延缓耳朵衰老。关于耳朵的保健，日常生活中要注意以下几点：

1. 克服不良习惯——掏耳

掏耳容易损伤外耳道皮肤，把细菌带入外耳道，引起发炎，不仅痛苦，而且难治。如果造成了鼓膜穿孔，更易引起感染，导致中耳炎，影响听力。如果耳痒难忍，可以用棉棒蘸酒精擦拭，但不要插入太深

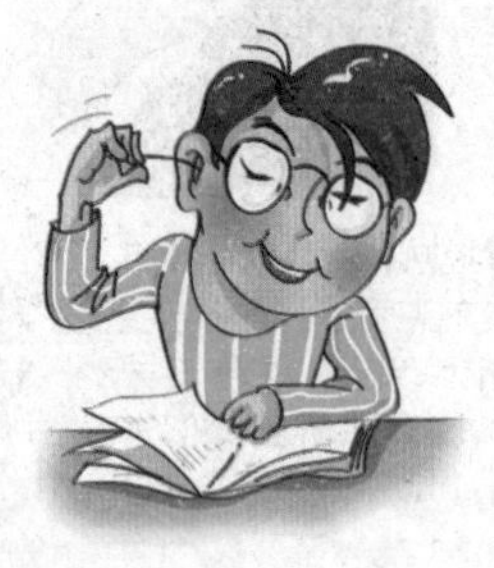

2. 预防游泳性耳病

硬结成块的耳屎可以形成栓塞，耳朵进水，耳屎变软膨胀，影响听力，刺激耳道，引起发炎。如果耳膜已经穿孔，则不要游泳，以免引起各种疾病的复发。平时游泳时最好用耳塞，头部仰起，高于水面

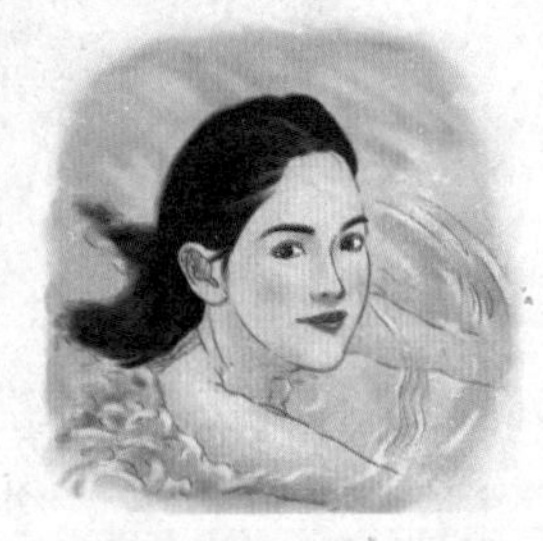

3. 预防药物中毒影响听力

可以致聋的药物主要有：链霉素、卡那霉素、新霉素等。这些药物易损害内耳、耳蜗（听觉感受器）、前庭（平衡感受器），造成耳聋和平衡失调。致聋药物可导致母婴感染，所以怀孕期间应避免使用各种耳毒性药物

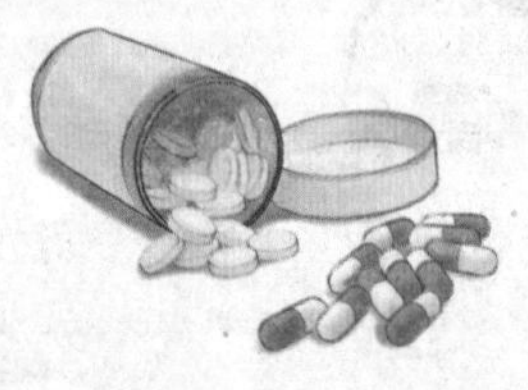

4. 养成科学的饮食习惯

多食锌、铁、钙丰富的食物，可改善微量元素的缺乏，从而有助于扩张微血管，改善内耳的血液供应，防止听力减退

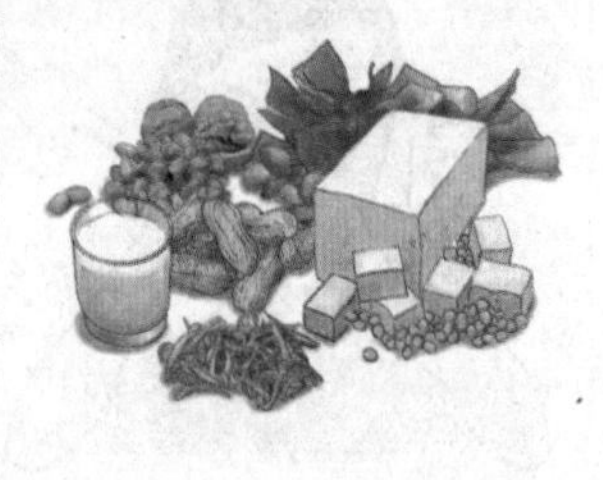

5. 远离噪声

不规律、强刺激噪声，不仅会引起心理不适，还会损伤听力。噪声损伤听力是缓慢的、进行性的损伤，很难治疗。强烈刺激的音乐也会使听力下降

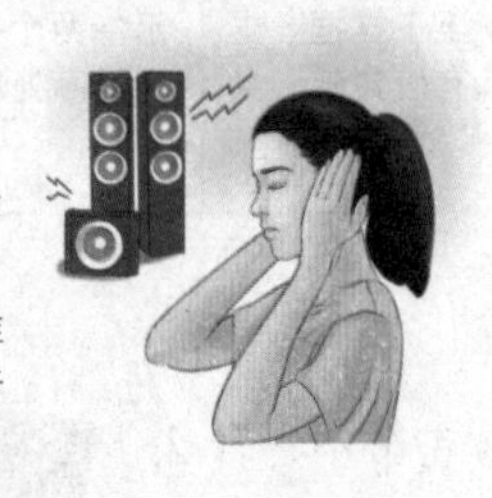

6. 保持良好的精神状态

当人情绪激动时，肾上腺素分泌会增加，可使内耳小动脉血管发生痉挛，小血管内血流缓慢，造成内耳供氧不足，导致突发性耳聋

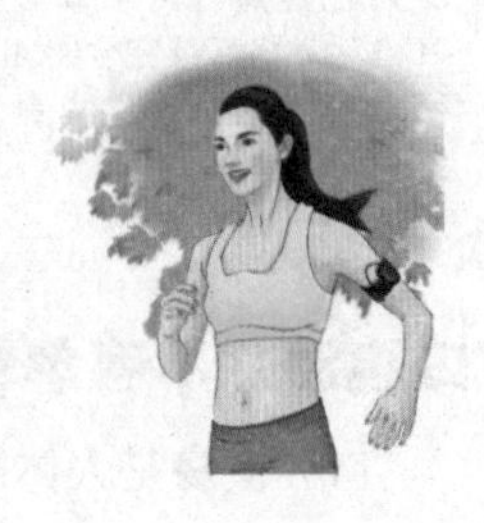

专科门诊：如何防治耳鸣

耳鸣是一种常见的耳朵疾病。

肾开窍于耳。肾的精气充足，人才能听觉灵敏；如果精气不足，人就有可能出现耳鸣。此外，过度疲劳、睡眠不足、情绪过度紧张时，也可能产生耳鸣。对于因为精气不足而出现的耳鸣，治疗时应该着重于补肾精、补元气，而对于过度疲劳、睡眠不足、情绪过度紧张等引起的耳鸣，只需将引起这些情况的不良生活方式戒除就可以了。此外，平常坚持进行保健按摩，对耳鸣的防治也很有效果。

保健按摩防治耳鸣

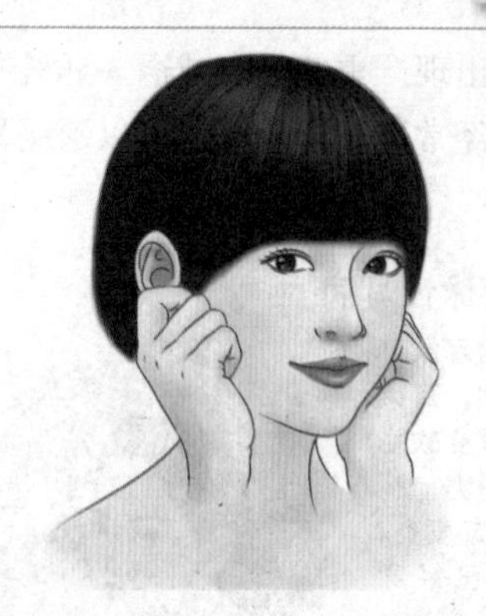

1. 先用示指和大拇指轻柔按摩听会穴（在耳屏的前下方，与小豁口平齐的张嘴时的凹窝处）5 分钟左右，350~400 次

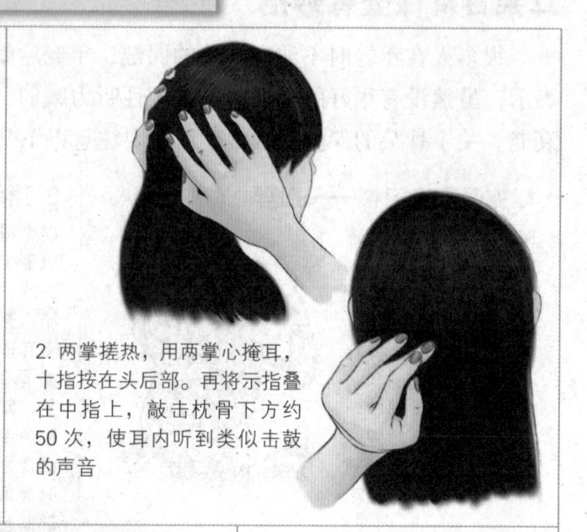

2. 两掌搓热，用两掌心掩耳，十指按在头后部。再将示指叠在中指上，敲击枕骨下方约 50 次，使耳内听到类似击鼓的声音

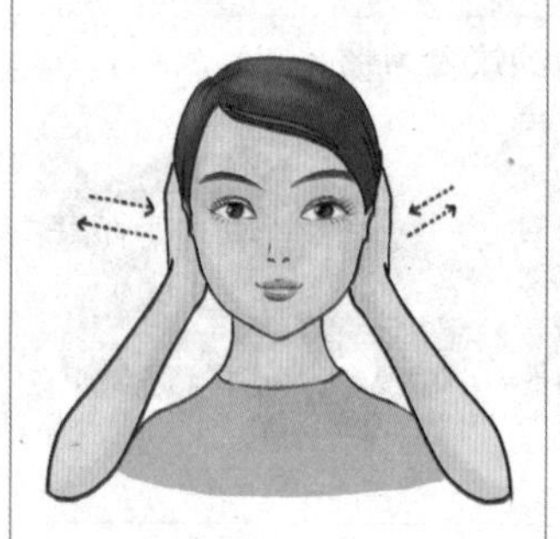

3. 用已搓热的两手掌心捂住两耳，手掌将耳朵完全封闭，然后两掌突然松开。这样重复捂耳 30 次

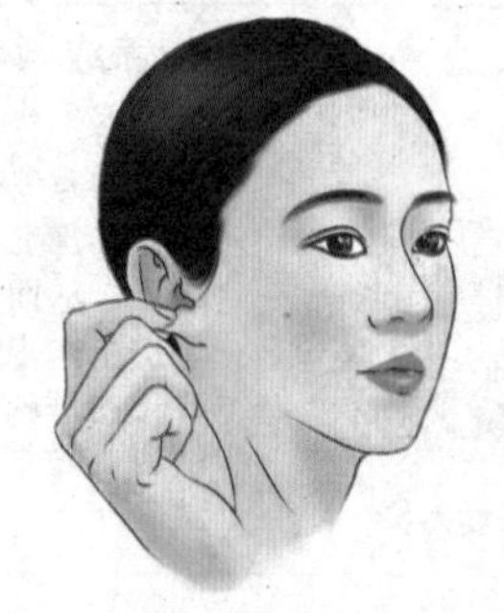

4. 用示指和大拇指先从上至下按捏耳郭，然后从下至下按捏。这样反复按捏至双耳有发热感，共按捏耳郭 100 次

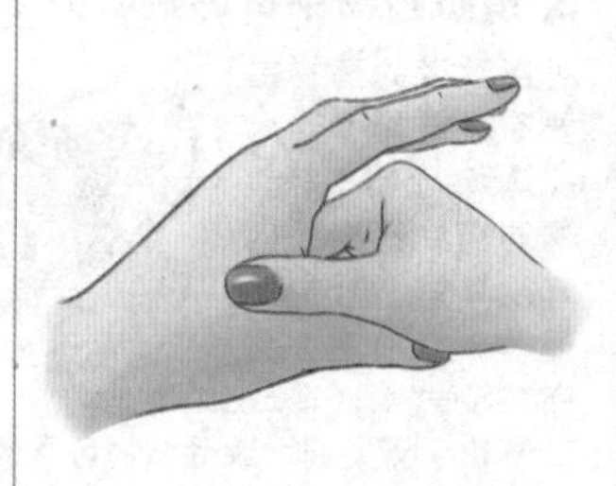

5. 按摩合谷穴（伸掌，大拇指、示指两个手指并拢，在两指间肌肉最高处取穴）80 次

口腔溃疡不容忽视

口腔溃疡是人体阴阳失衡的典型表现，它虽不是什么重病，却时时给人的生活带来不便与痛苦。治疗口腔溃疡，应根据具体情况采取正确的方法。

身体亏虚和寒湿较重所致的口腔溃疡会反复发作，要在饮食上忌掉所有的寒凉食物。另外，还要用艾叶煮水泡脚，将虚火引下去，一般泡一两次就好了。

胃有火气、肝热，就容易患口腔溃疡，有时还会伴随口臭。要想治好口腔溃疡，就坚持每天敲 15 分钟腿内侧的肝经和腿外侧的胃经。肝平胃好了，口腔溃疡自然就好了。

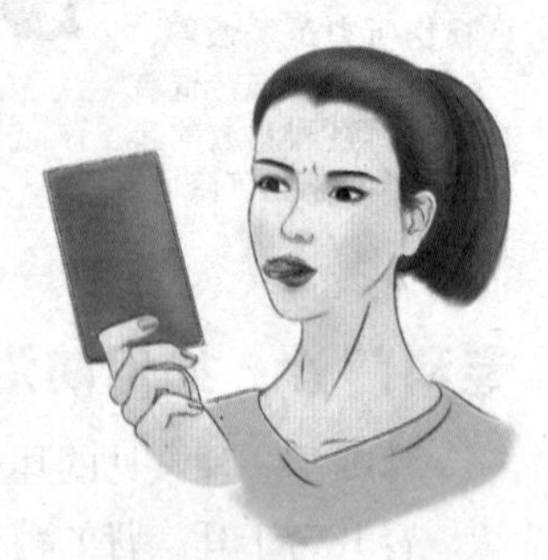

上火引起的口腔溃疡，可以用西红柿来治疗。西红柿是蔬菜、水果中含维生素和矿物质最多的，治疗内热上火效果特别好。方法是：将西红柿去皮，切成小块，拌上白糖连吃 2 次

第2节

从颈到腰关注我们的上半身

揭开颈部疼痛的秘密

有时候我们会有这样的感觉：看书或写字时间长了，颈部就会很痛。一般人以为这是颈部劳累的缘故，但是如果是长时间颈部疼痛，则很可能是疾病的预兆。

颈部疼痛预示的疾病

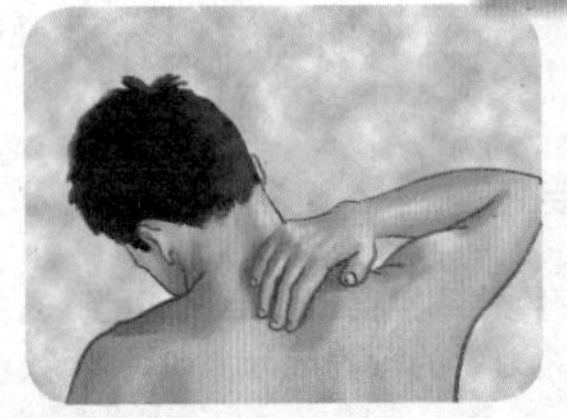

颈部软组织损伤

伤后颈部疼痛，有负重感，伤处有压痛，疼痛可循颈后延伸到枕部，或放射到一侧或两侧的肩部和肩胛部。损伤较重时颈部疼痛也较甚，甚至出现头重、头痛、雾视、耳鸣等交感神经症状

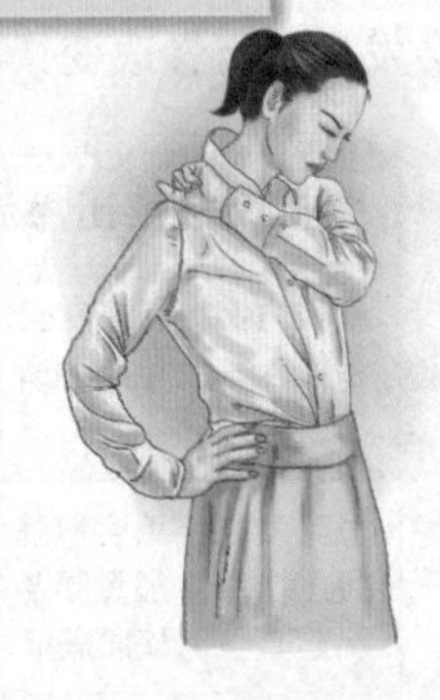

颈椎综合征

是颈椎发生退行性变而刺激或压迫周围的血管、神经等引起的肩、臂瘫痪等多种症状，因为肩、臂痛占大多数，所以称颈肩综合征

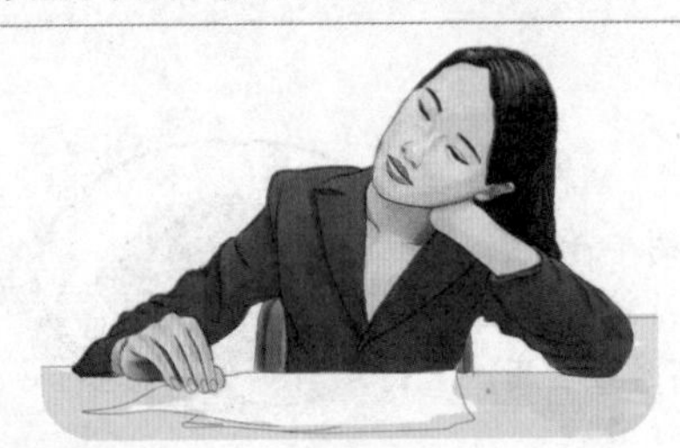

项韧带钙化

患者项韧带钙化时，一般有颈椎病的常见症状，并无特殊症状，有些人甚至没有明显的症状

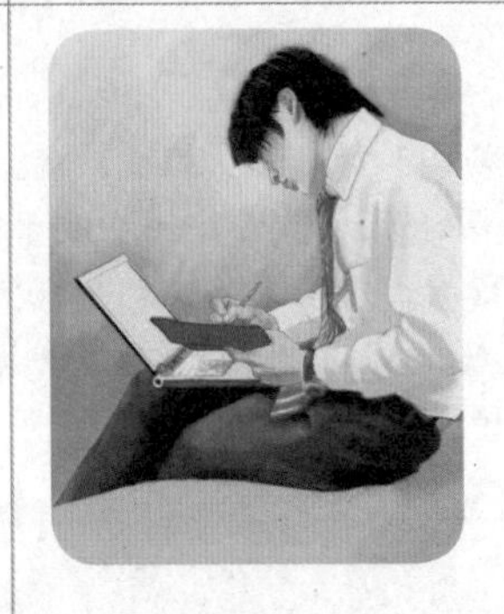

落枕

酸困不适，一侧发病，双侧者不见。重者头常向患侧斜，颈部不能自由旋转、回顾，颈部活动时，疼痛加剧

缓解肩部酸痛

活泼好动的年轻人，尤其是儿童和运动员经常发生肩部损伤。25岁以后，日常活动所致的劳损和撕伤可使许多人肩部疼痛。中年以后，人们在工作中更多地使用肩部，使其更易发生问题，一些周末运动如打高尔夫球，或自己做家务如粉刷墙壁而未

做准备时也会发生上述情况。

为了防止肩部的痛苦，最好是参加适当的体育活动，最简便的锻炼方法是每两小时左右做一做肩部放松操。

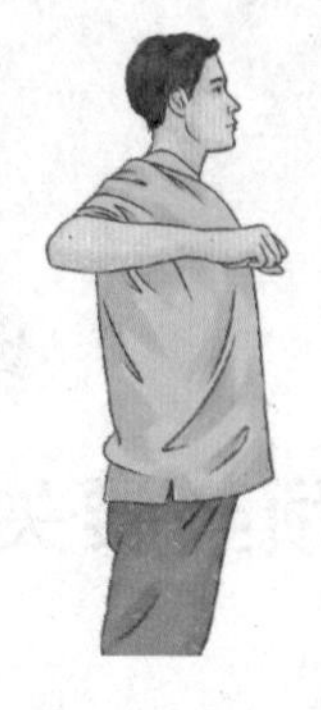

肩部放松操的做法是挺胸站立，两脚平行同肩宽，肩部尽可能向上方耸起，一耸一落，共做20次为一组；或者两肩胛骨尽量向脊柱中间靠拢，停一会儿再放松，20次为一组，可做两至三组

经常低头伏案工作的脑力劳动者还要注意锻炼肩部肌肉。简单的方法是低头，仰头，向左右转动头部，双肩做回环动作。俯卧撑、引体向上、跳绳、游泳等体育活动，对发展肩部肌肉力量很有好处，也能使疲劳的肩部肌肉得到恢复，对于预防颈、胸椎疾病很有用处。

腰椎间盘突出的食疗方

椎间盘是含水分很高的胶状体和富于弹性的软骨组织。人到中年，椎间盘的纤维就逐渐失去弹性，还会发生退行性改变，再加上外力因素的损伤，很容易导致椎间盘突出症的发生。

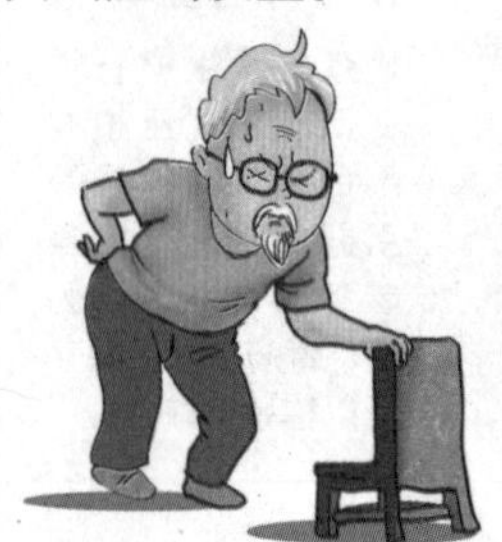

腰椎间盘突出患者饮食上要注意

营养方案：在饮食上，预防和治疗腰椎间盘突出都要保证足够的营养物质。多摄入一些能增强骨骼强度、肌肉力量的营养成分，如钙、磷、蛋白质、B族维生素、维生素C、维生素E含量较高的食品，有利于病情的好转

忌吃食物：慎食煎炸、生冷的食物，这类饮食不易消化，易导致便秘，使腹压增高，加重腰腿痛症状；少吃或不吃辣椒等刺激性食物，这些食物易引起咳喘而使腰腿痛症状加重

羊肾杜仲

【材料】新鲜羊肾1对，杜仲30克，精盐适量。

【做法】将羊肾剖开；洗净，把杜仲夹于剖开的羊肾内，用细线将羊肾缠紧，放入碗内。碗内加少量水及精盐，置锅内隔水慢火蒸2小时取出。分次食用羊肾，可连续食用。

【功效】补肾强腰，养精益髓。

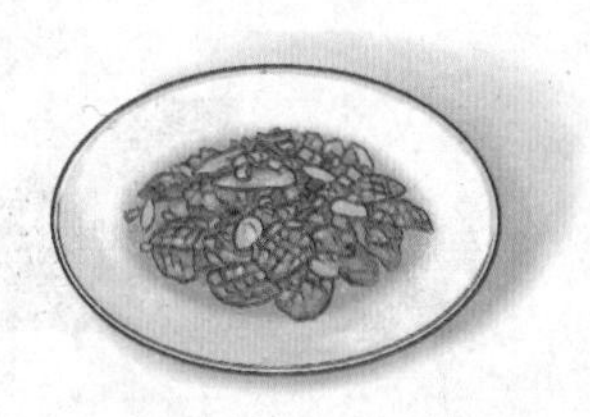

腰花粥

【材料】猪腰子1副，粳米65克，葱白、姜片、料酒、精盐、鸡精各适量。

【做法】将猪腰子洗净，去筋膜，切成小块，放入沸水中烫一下。将粳米洗净，放入锅中，加清水适量，用小火熬成粥，调入腰花、精盐、料酒、葱白、姜片、鸡精、煮沸后即可食用。

【功效】适用于腰椎间盘突出兼腰膝软弱、酸痛、行路艰难者。

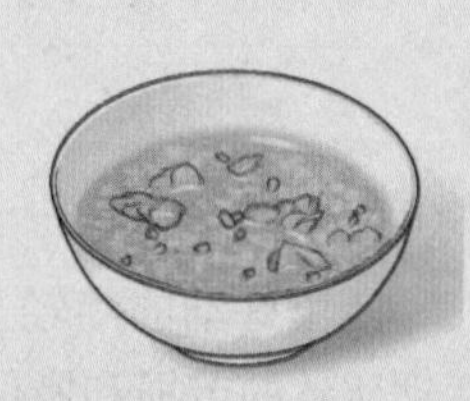

腰部保健五部曲

在我国传统的养生防病理论中，历来都有对腰部保健和锻炼的强调，素有“腰为肾之府”的说法。自古以来，锻炼腰部的方法不少，大多是通过松胯、转腰、俯仰等运动，来疏通腰部的气血运行，起到健肾强腰的作用。下面介绍几种效果好、简便易行的锻炼方法。

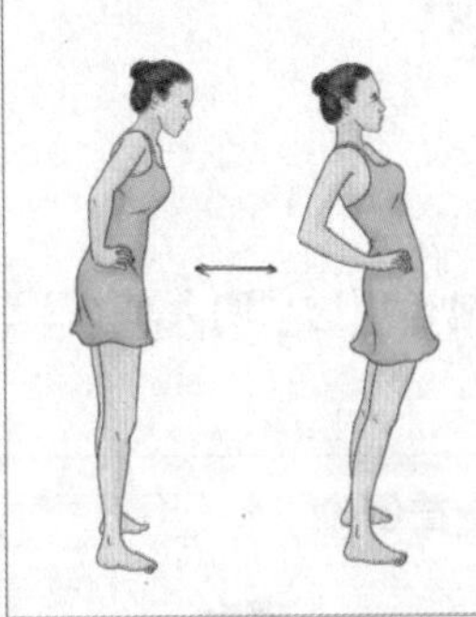

前屈后伸

两腿开立，与肩同宽，双手叉腰，然后稳健地做腰部充分的前屈和后伸各 5~10 次。运动时要尽量使腰部肌肉放松

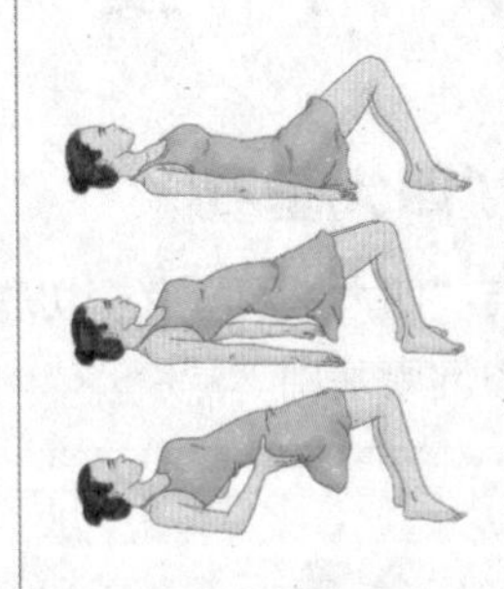

拱桥式

仰卧床上，双腿屈曲，以双足、双肘和后头部为支点（5 点支撑），用力将臀部抬高，如拱桥状。随着锻炼的进展，可将双臂放于胸前，仅以双足和后头部为支点（3 点支撑）来进行锻炼，每次可锻炼 10~20 次

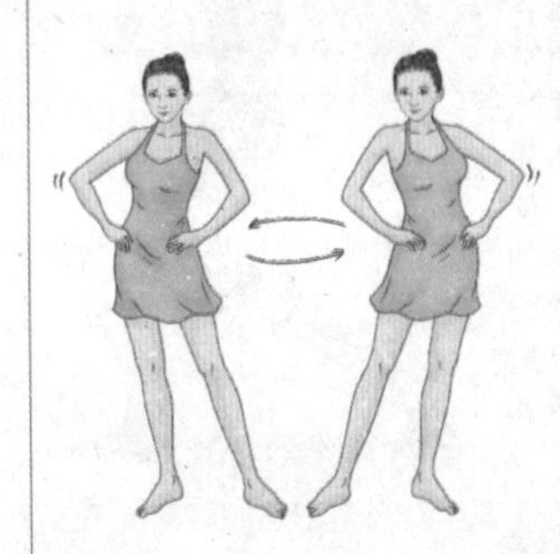

转胯回旋

两腿开立，稍宽于肩，双手叉腰，调匀呼吸。以腰为中轴，胯先按顺时针方向做水平旋转运动，然后再按逆时针方向做同样的转动。速度由慢到快，旋转的幅度由小到大，如此反复各做 10~20 次。注意上身要基本保持直立状态，腰随胯的旋转而动，身体不要过分地前仰后合

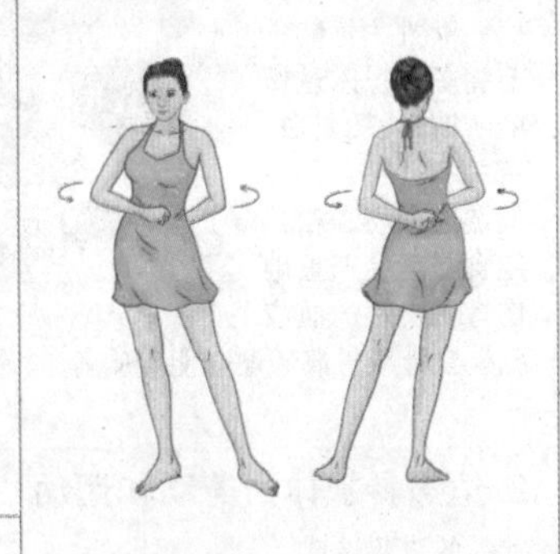

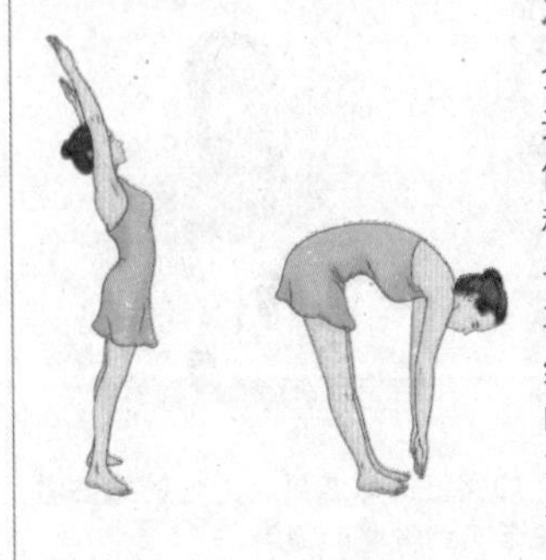

双手攀足

全身直立放松，两腿可微微分开，先两臂上举，身体随之后仰，尽量达到后仰的最大限度。稍停片刻，随即身体前屈，双手下移，让手尽可能触及双脚，再稍停，恢复原来体位。可连续做 10~15 次。注意身体前屈时，两腿不可弯曲，否则效果不好。老年人或高血压患者，弯腰时动作要慢些

交替叩击

两腿开立，与肩同宽，两腿微弯曲，两臂自然下垂，双手半握拳。先向左转腰，再向右转腰。与此同时，两臂随腰部的左右转动而前后自然摆动，并借摆动之力，双手一前一后，交替叩击腰背部和小腹，力量大小可酌情而定，连续做 30 次左右

腰部是人体的中轴，无论是劳动、负重，还是运动，我们都离不开它。腰部承载着我们上半身巨大的压力，稍不注意，我们的腰部受到伤害。除了腰部保健操之外，日常习惯的养成，对腰部健康也是很重要的。尤其是那些坐姿不正确的人，长期开车的人，爱穿露脐装的人，一定要注意腰部保健，改变不好的生活习惯。

第3节
举“手”投“足”谈健康

养护骨骼关节的“四大基石”

骨骼关节的健康与“四大基石”有密切联系，正确而合理地运用这“四大基石”，才能为骨骼奠定坚实的健康基础。

1. 合理膳食

痛风是一种与饮食习惯密切相关的疾病；女性的骨骼关节痛多与摄入过量的所谓“优质蛋白”有关；低钙食品可能造成骨质疏松；控食减肥会严重地伤骨；女性的血液黏稠会造成骨骼代谢功能障碍等

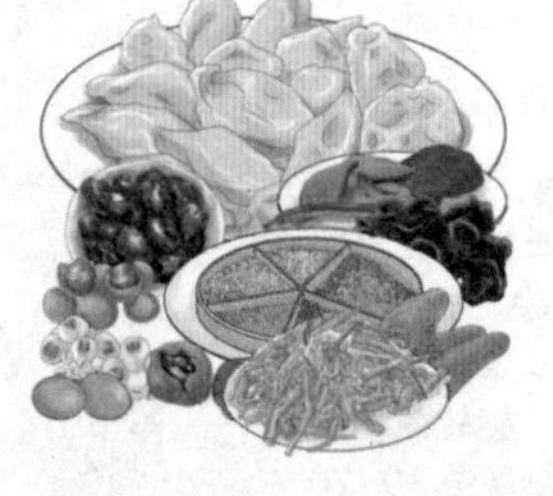

3. 参加合理的骨负荷锻炼

根据不同的人群、不同的体质特征，开展专门的骨负荷锻炼。骨关节在运动负荷中会产生“泵”的效应，使关节滑液渗透加速，使关节内软组织表面获得充足的营养，而深层营养则会滋养骨骼

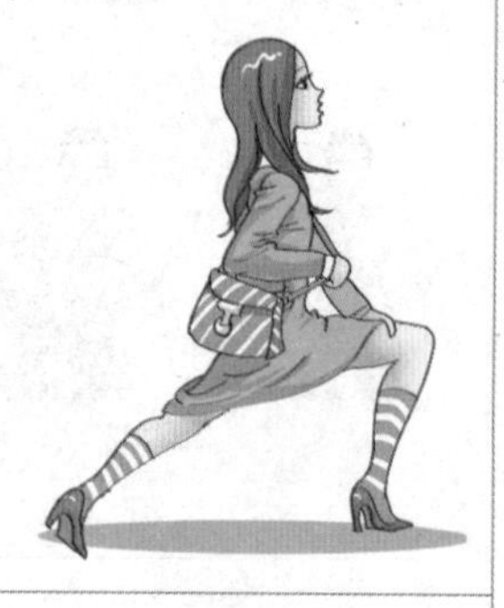

2. 适量参加体力劳动和运动

社会的进步造成了骨骼关节的质量问题的低龄化。现在的生活发展模式省时、省力、便捷、舒适，人们本应承受的体力支出大幅度缩减，而运动又被很多人视为可有可无之物。因此，骨骼问题正在向年轻人靠拢

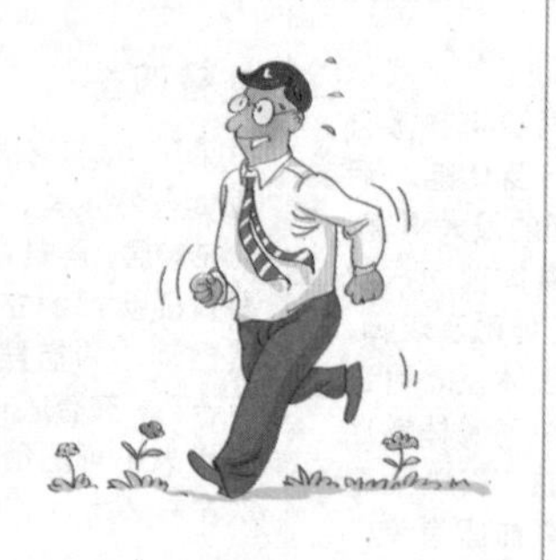

4. 控制致病因素

控制疾病对于降低骨骼关节的发病率十分重要。如糖尿病是骨骼关节的一大“杀手”，许多与代谢功能有关的疾病都会伤害骨骼。另外，人体激素水平也是一个重要的问题，如女性的雌激素、男性的雄性激素的变化，都会影响到骨骼的健康

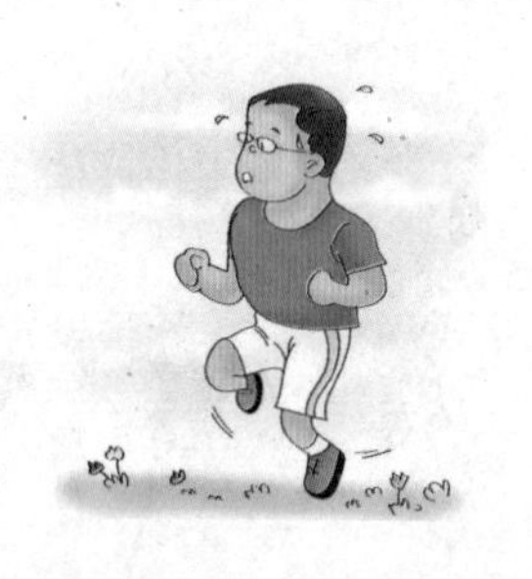

跷二郎腿小心会患疾病

检查一下，生活中的自己有跷二郎腿的习惯吗？如果有，要小心了，跷二郎腿会让你罹患四种疾病。

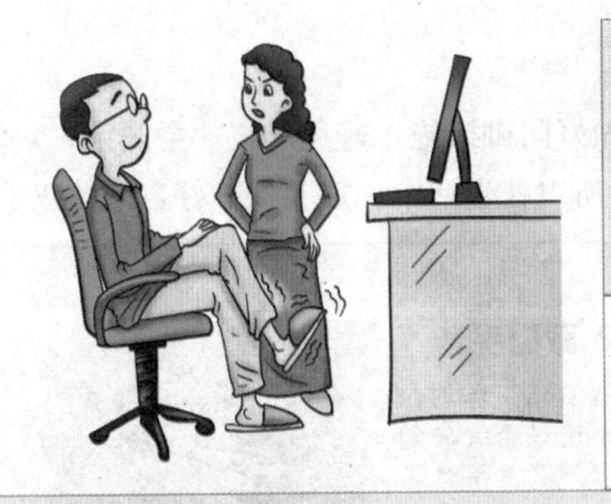

1. 可能引发腿部静脉曲张或血栓塞

跷二郎腿时，被垫压的膝盖受到压迫，容易影响下肢血液循环。两腿长时间保持一个姿势不动，容易麻木，如果血液循环再受阻，很可能造成腿部静脉曲张或血栓塞。特别是患高血压、糖尿病、心脏病的老人，长时间跷二郎腿会使病情加重

2. 影响男性生殖健康

跷二郎腿时，两腿通常会夹得过紧，使大腿内侧及生殖器周围温度升高。对男性来说，这种高温会损伤精子，长期如此，可能会影响生育

3. 导致脊椎变形，引起下背疼

人体正常脊椎从侧面看应呈S形，而跷二郎腿时容易弯腰驼背，久而久之，脊椎便成C字形，造成腰椎与胸椎压力分布不均。长此以往，还会压迫到脊神经，引起下背疼痛

4. 出现骨骼病变或肌肉劳损

跷二郎腿时，骨盆和髋关节由于长期受压，容易酸疼，时间长了可能会出现骨骼病变或肌肉劳损

跷二郎腿最好别超过10分钟，两腿切忌交叉过紧，如果感觉大腿内侧有汗渍渗出，最好在通风处走一会儿，以尽快散热。特别是坐公车时，如果遇到急刹车，交叉的两腿来不及放平，容易导致骨关节肌肉受损脱臼。

捏捏手指也可预防疾病

人的手指上有许多穴位，每个穴位都对应着某些器官。我们在日常生活中可以根据自身的需要养成经常捏手指的习惯，这样可以辅助治疗一些疾病。

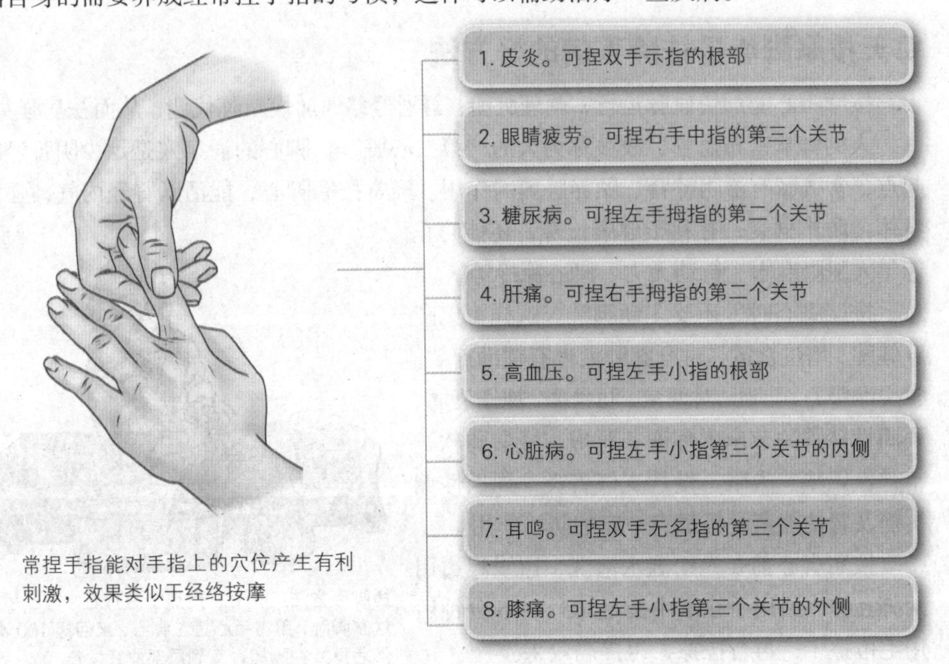

常捏手指能对手指上的穴位产生有利刺激，效果类似于经络按摩

手的日常养护方法

爱美的女孩子在日常生活中，要给双手做好防御措施，避免形成“主妇手”。倘若待双手出现毛病时才抢救，可能为时已晚，所以在生活中一定要保护好自己的双手。

1. 别把手当作清洁布

在清洗碗盘锅灶时不妨使用长柄的刷子，减少手与化学清洁剂的接触；或是在洗刷碗盘时，将碗盘放在热水或清洁液内先浸泡30分钟左右，然后再用冷水冲洗，比较省力地除去污渍油垢

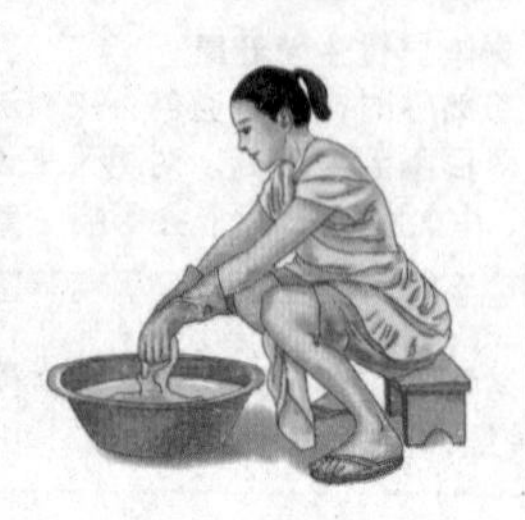

2. 戴副手套

做清洁工作时，不论是否会碰到水，戴上手套可以有效避免接触清洁剂。手套应宽松些，这样不容易引起刺激

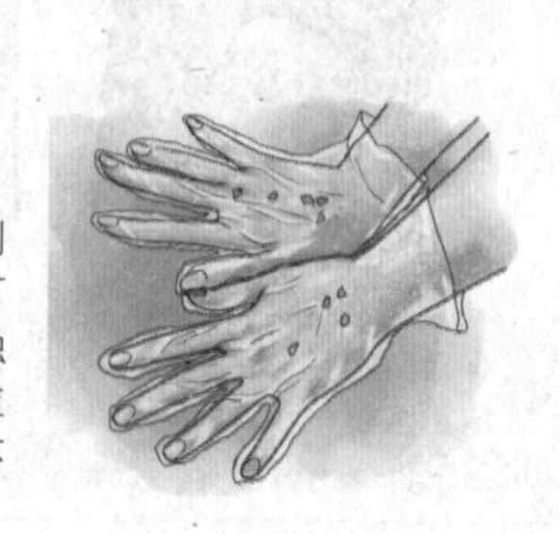

3. 仔细阅读清洁剂说明书

有的清洁剂虽然价格较高，去污作用较强，但是对手部皮肤的脱脂能力和刺激性很强。所以，在购买此类产品时，应细读说明书，最好选择以植物表面活性剂为原料的中性配方的清洁剂

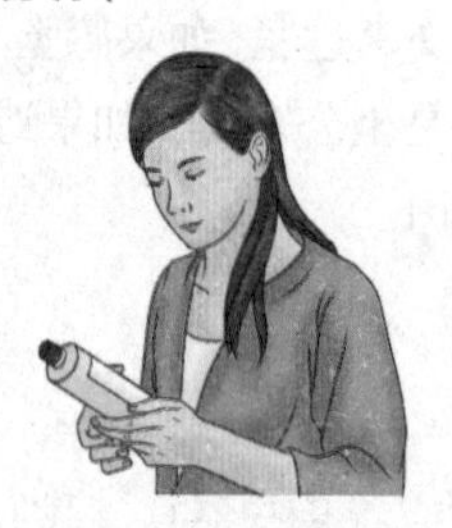

4. 给手抹点儿保湿霜

在完成了清理工作后，不要忘了抹上防护型的护手霜。这类产品一般含有天然胶原及维生素E等修复性元素，其中的果酸等成分对碱性物质的侵害有较强的修复能力

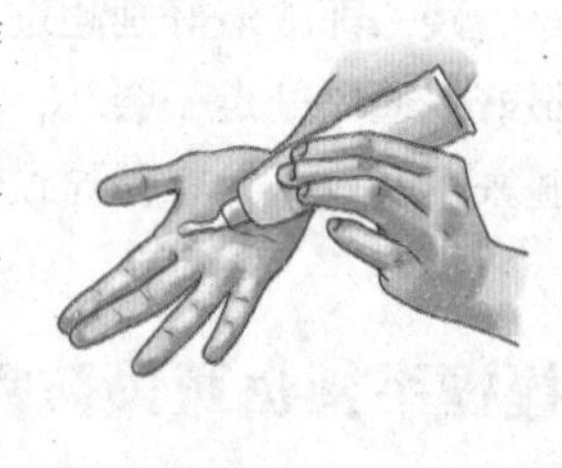

每天按摩脚心是祛除百病的好方法

按摩脚心能加快血脉运行，调理脏腑，舒通经络，加快新陈代谢，从而祛病强身。

人的脚掌密布血管，故被称为人的“第二心脏”。脚心的涌泉穴是足少阴肾经的起点，常按摩有滋阴补肾、颐养脏腑的作用。经常按摩脚心，能活跃肾经内气，强壮身体，防止早衰，有利于健康长寿，还能防止老年人腿脚麻木、行动无力、脚心凉冷等。

按摩脚心时，还要多动脚趾。这样可以疏肝健脾，增进食欲，对肝脾肿大也有辅助疗效。常按摩脚心、脚趾，对便秘、肋骨痛、神经衰弱、顽固性膝踝关节麻木痉挛、肾虚、腰酸腿软、精神性阳痿、失眠、慢性支气管炎、周期性偏头痛及肾功能紊乱等都有一定的防治作用。

按摩脚心前要先用温水泡洗，边浸泡边用两脚互搓，或用手在水中搓足，5 ~ 15分钟后用毛巾擦干，再行搓擦，以提高效果。

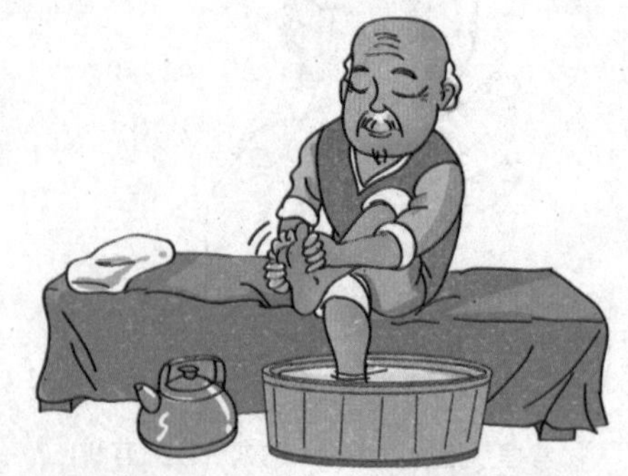

搓脚心方法：晚上，用热水泡脚后，用左手握住左脚趾，用右手心搓左脚心，来回搓100次，然后再换右脚搓，直到局部发红发热

第4节

时时刻刻不放松，管理好我们的“五脏城”

养生先养心，心好则命长

现在患心脏病的人越来越多，还有很多人年纪轻轻心脏就不好，不是憋闷，就是疼痛难忍，或者老是心慌。其实，养心贵在坚持，那么在生活细节中，我们应该注意什么呢？

日常养心的方法

1. 静心、定心、宽心、善心

养心就是培养平淡宁静、乐观豁达、凝神自娱的心境。生活中我们要做到静心、定心、宽心和善心

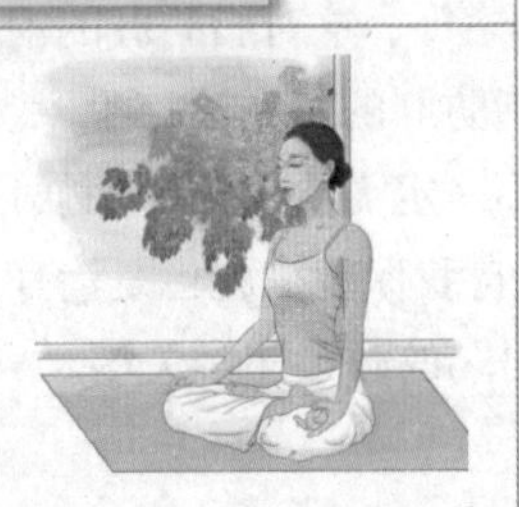

2. 通过饮食来保护心脏

合理的饮食能降低冠心病、心绞痛和心肌梗死等疾病的发病率。平时饮食要清淡，因为盐分过多会加重心脏的负担；不要暴饮暴食；戒烟限酒；多吃一些养心的食物，如杏仁、莲子、黄豆、黑芝麻、木耳、红枣等

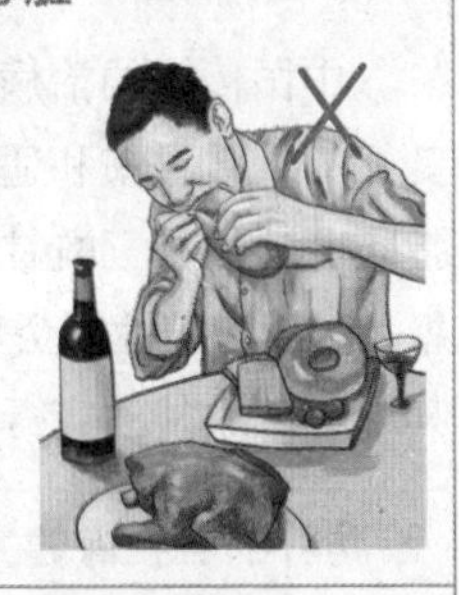

3. 保护心脏的穴位

内关作为冠心病的日常保健穴位之一，经常按揉可以增加心脏的无氧代谢，增强其功能。平时既可以边走边按揉，也可以在工作之余，每天花两分钟左右按揉，有酸胀感即可。内关穴在前臂内侧，腕横纹上2寸，两筋间

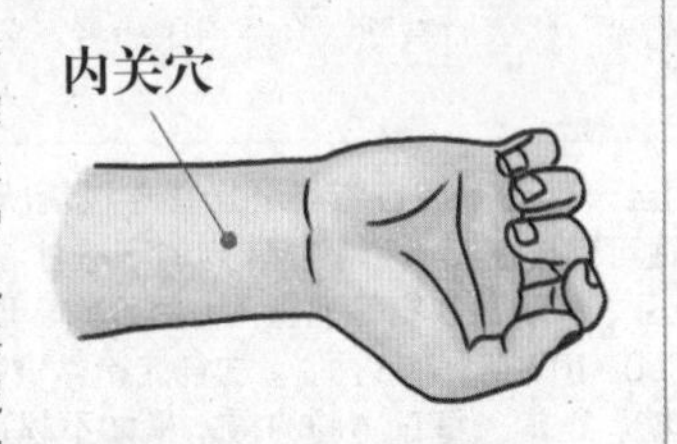

4. 适量运动益养心

进行适量的运动，如散步、慢跑、太极拳、游泳等，可根据自己身体的具体情况选择运动的方式和运动量。适量的运动有利于心血管系统的健康，可以增强心脏的功能。但是，有一点要提醒大家，不宜清晨锻炼，因为上午6时至9时是冠心病发病和脑出血的风险最大的时刻，发病率要比上午11时高出3倍多

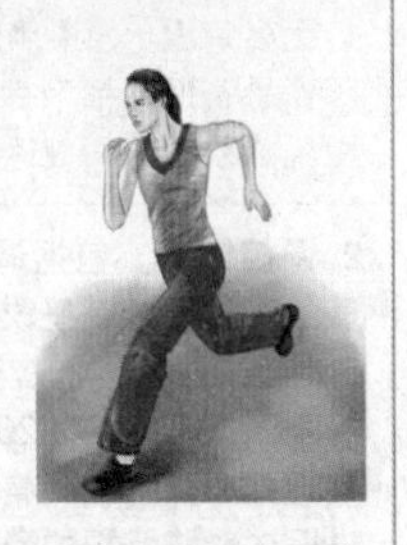

要想肝好，千万别动怒

中医认为肝“在志为怒”，所以七情中的“怒”与肝的关系最为密切。肝的疏泄失常可导致情志失常，而出现急躁易怒、心烦失眠，或抑郁寡欢、情绪低沉等症状。大怒伤肝，可导致肝的疏泄失常，而出现心烦易怒、面红目赤甚至吐血、不省人事等

症状。调节情志，化解心中的不良情绪，使自己保持一个好心情则有益于养肝。

现在，生活压力使很多人都没有好心情，其实你可以找个时间去附近的公园转转，那里有花有草有树，视野也开阔，环境优美，空气清新，对身心健康有益。满目的绿色会给人带来舒畅、朝气蓬勃的好心情，对肝脏的养生保健也有利。

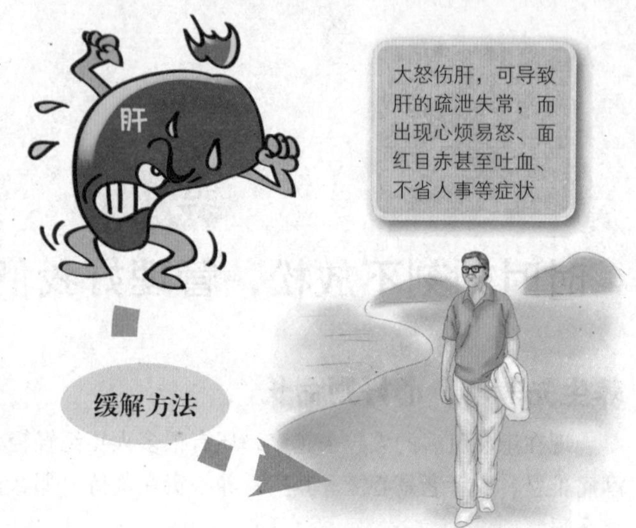

调节情志，化解心中的不良情绪

对付脂肪肝，三分治七分养

中国传统的治病概念是“三分治，七分养”，这对脂肪肝的治疗也是非常贴切的。良好的生活习惯和适当的保健措施是治疗脂肪肝的基本治疗手段。对于无症状单纯性脂肪肝，仅有三酰甘油轻度升高的患者，不一定需要用药，加强自我保健就能消除病患；对于脂肪性肝炎和脂肪性肝硬化患者，自我保健措施也是治疗方案中的重要部分，其中对三酰甘油实行“减少收入、扩大支出”的政策非常关键。

脂肪肝的自我保健方法
1. 远离病因。如果脂肪肝的病因明确，自我保健的第一步就是要远离这些病因，不让其再加重肝脏病变。不论是否是酒精致病，都必须严格禁酒；由肥胖引起者，需大力减肥；合并糖尿病者，要控制好血糖；由药物引起的，应避免再用该药
2. 调控饮食。包括调整饮食结构和控制摄入量。相当一部分单纯性脂肪肝是营养过剩所致，患者如能管住嘴巴，即调整饮食的“质”和“量”，病情往往可以控制“一半”。体内的三酰甘油多由摄入的糖分转化而来，因此应当减少淀粉类食物如米、面、土豆、糖和甜饮料等的摄入，每天的合理摄入总量（相当于米饭）女性为200~250克（4~5两），男性为350~400克（7~8两）。进食淀粉类食物太少也不好，会造成机体对胰岛素的敏感性降低，容易诱发低血糖。正常人每日脂肪的摄入量如不超过35克，可促进肝内脂肪沉积的消退。蛋白质食物应保持在每人100克（2两）左右，足够的氨基酸有利于载脂蛋白的合成，有助于体内脂肪的转运。各种畜禽的瘦肉、鸡鸭蛋的蛋白、河鱼海鱼都可以吃。总之，理想的饮食应该是高蛋白低脂少糖的食谱和保持一日三餐的规律
3. 加强锻炼。除药物、妊娠等所致的脂肪肝外，多数脂肪肝的治疗都需要加强体育锻炼。此与病毒性肝炎患者需要多休息截然不同。加强体育锻炼是为了消耗体内过多的脂肪。适宜的锻炼形式是长跑、快走、上下楼梯、骑自行车、体操、游泳等强度小、节奏慢的有氧运动，运动量因人而异，以微微气喘、心跳达每分钟120次左右为度。靠爆发力的大强度、快节奏的剧烈运动，如短跑、跳远、投掷、单双打、踢足球等，主要是从体内无氧酵解途径获得能量，消耗脂肪不多，因而对脂肪肝并无多大益处
4. 配合保健品。根据最近的药理实验，多喝绿茶、决明子茶或常吃山楂，可能有利于脂肪肝的治疗。如经济条件允许，买些保健品服用并无不可，关键是选用的保健品要确有降脂的作用。患者一定要有明确的概念，就是保健品代替不了上述的自我保健措施

思虑伤脾——压力过大造成消化系统疾病

近年来，随着社会竞争的加剧，职业发展的困惑、上司的期望、管理难题、人际关系、经济压力、家庭矛盾、健康危机等带来的压力，把很多人压得喘不过气来，身体不适也随之而来，肠胃问题更是雪上加霜。

中医有“思虑伤脾”之说，思虑过多就会影响脾的运化功能，导致脾胃呆滞、运化失常、消化吸收功能障碍，而出现食欲不振、脘腹胀闷、头目眩晕等症状。所以缓解压力就可以健脾。那么，生活中我们应该怎么减压呢？下面几种对策，你不妨试试看。

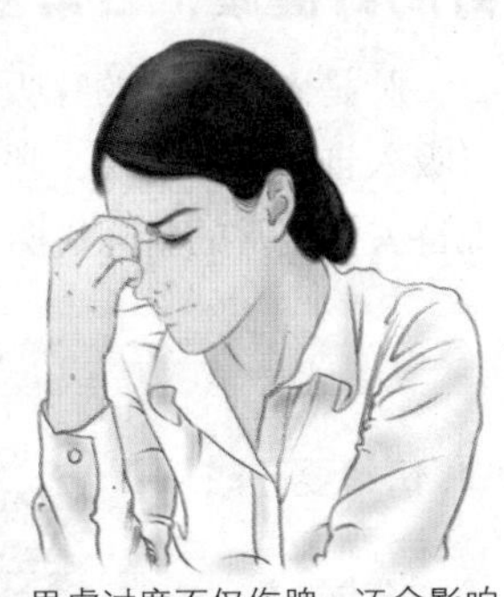

思虑过度不仅伤脾，还会影响睡眠，长久下去会造成气结，引发各种疾病

减压的方法

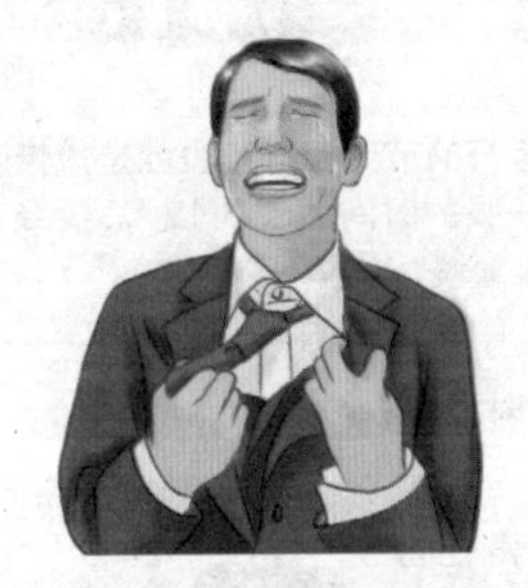

1. “笑一笑十年少”，“哭一哭也无妨”

当自己感到郁闷时能够“笑一笑”当然是最好的，实在笑不出来就“哭一哭”。在传统观念中，男人哭泣被认为是软弱的表现，是被人瞧不起的。但是心理学家研究发现，眼泪能杀菌，“哭”是一种极好的情绪宣泄方式，而且比其他的宣泄方式更有益于身体健康。所以，男人感到压抑时应该尽量放声痛哭，如果怕没面子，可以找个没人的地方痛快地大哭一场，等情绪稳定后再树立自己的男子汉形象也不迟

2. 劳逸结合，疲劳时学会放松

每个人都有感到无能为力的时候，在自己情绪低落或精力不足的时候，要给自己充分放松和休闲的时间，不要过分地强迫自己而不顾身体的实际情况拼命蛮干

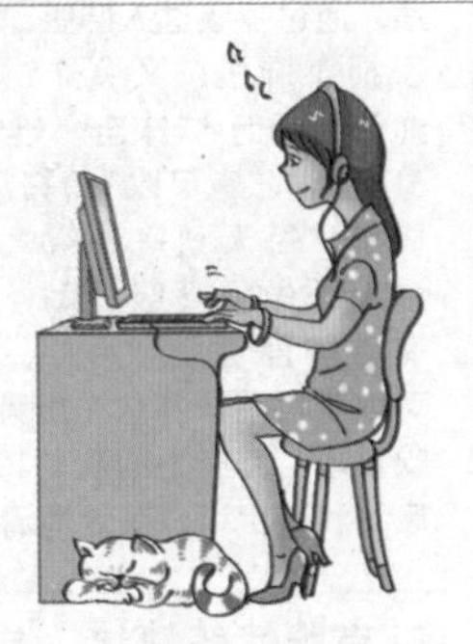

3. 多听悦耳动听的音乐

悦耳动听的音乐会通过人的听觉影响大脑皮层，使内分泌系统多分泌一些有益于健康的激素和酶，所以当一个人听到自己喜欢的音乐时，他会呼吸加深，神经松弛，疲劳也消除了

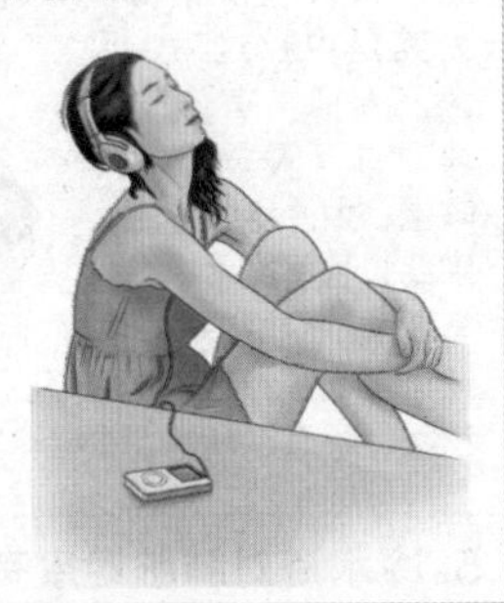

4. 找一个没人的地方自言自语

因为自己声音的音调有一种使人镇静的作用，可以使人产生安全感，所以在感到心情不好的时候，找一个没人的地方自言自语一会儿，可以发泄长年所遭受的思想和感情上的压抑，从而获得精神状态和心理状态的平衡协调

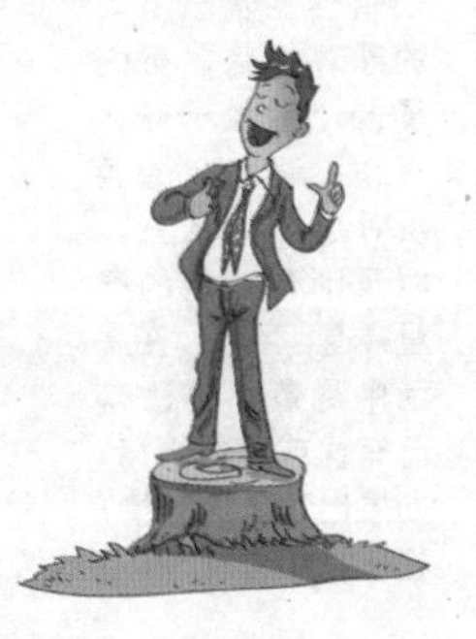

5. 降低对自己过高的期望值

有的人追求更高、更快、更完美地做事情，不断地给自己设定目标，给自己带来了无穷的压力和烦恼。因此，要正确认识自己的能力，量力而行，不要忘了健康是事业发展的本钱

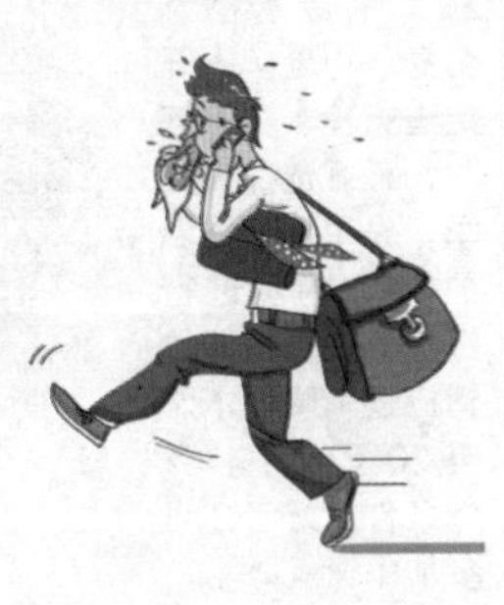

好肺好健康，日常生活中的护肺良方

肺是人体重要的呼吸器官，负责体内外气体的交换。通过肺的呼吸作用，我们可以吸入自然界的清气，呼出体内的浊气，从而进行吐故纳新，实现体内外气的交换，维持人体正常的新陈代谢。那么，在生活中，我们应该如何养肺呢？

坚持养肺六原则

1. 情绪要开朗

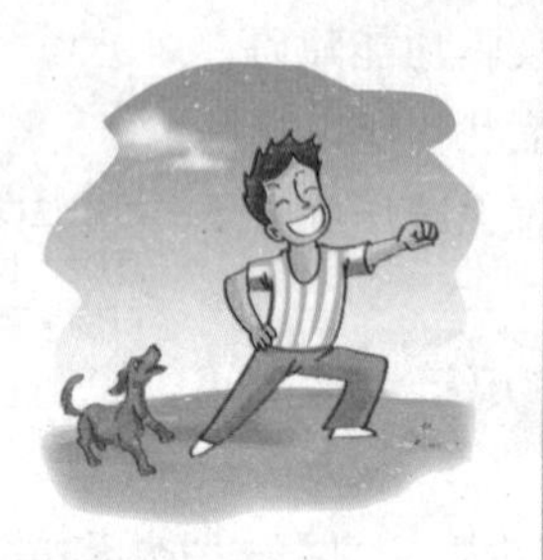

这点非常重要。因为肺气虚容易引起悲伤，而悲伤又会直接影响到肺，所以要戒忧。林黛玉就是悲悲凄凄伤到肺才早逝的。到了深秋时节，面对草枯叶落花零的景象，在外游子与老人最易伤感，使抗病能力下降，导致哮喘等病复发或加重。因此，秋天应特别注意保持内心平静，以保养肺气

2. 注意呼吸

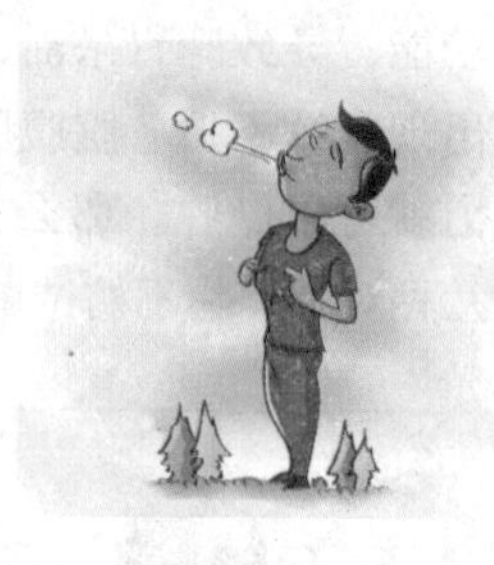

肺是主全身呼吸的一个器官。肺主全身之气，其中一个就是呼吸之气。要通过呼吸吐纳的方法来养肺。怎么呼吸呢？有一种方法：使呼吸节律与宇宙运行、真气运行的节律相符，也就是放慢呼吸，尽量使一呼一吸的时间达到6.4秒。要经常做深呼吸，把呼吸放慢，这样可以养肺

3. 注意饮食的调养

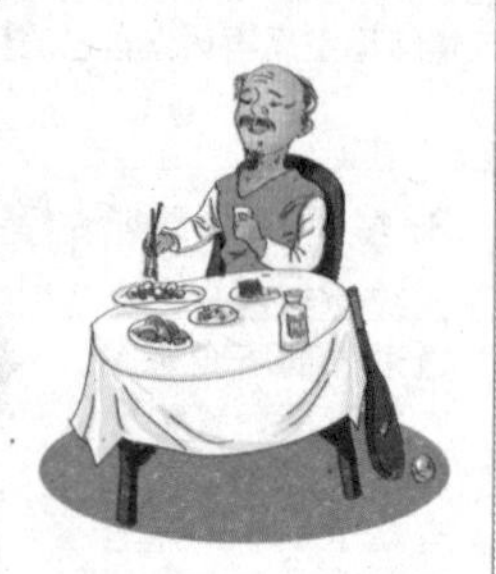

多吃一些玉米、黄豆、大豆以及水果，有助于养肺。肺喜润而恶燥，秋天气候干燥，尤其是中秋过后，风大，人们常有皮肤干燥、口干鼻燥、咽痒咳嗽、大便秘结等症。因此，秋季饮食应“少辛增酸”“防燥护阴”，适当多吃些蜂蜜、核桃、乳品、百合、银耳、萝卜、秋梨、香蕉、藕等，少吃辛辣燥热与助火的食物

4. 咳嗽能排出肺内毒素

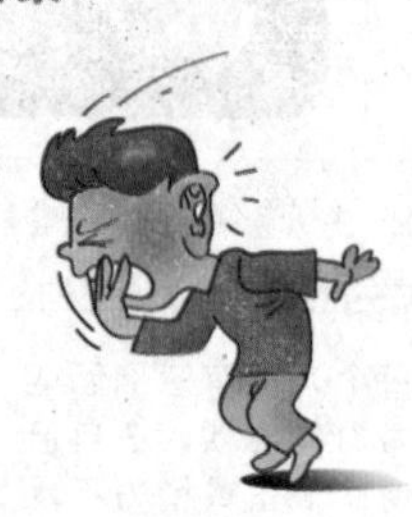

自然界中的粉尘、金属微粒及废气中的毒性物质，通过呼吸进入肺脏，既损害肺脏，又会通过血液循环而“株连”全身。主动咳嗽可以“清扫”肺脏。每天到室外空气清新处做深呼吸运动，有益肺部健康。另外，可以吹口哨清肺。在玩具店买一个口哨，用力地吹口哨，其有力的吹动将吸走肺中的灰尘，有毒废物和灰尘可以有效地清除掉

5. 冷水浴对肺脏健康有很好的作用

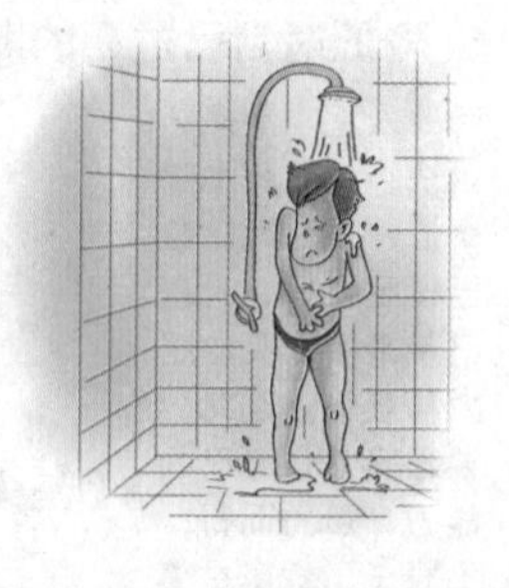

冷水浴：即用低于20℃的冷水擦洗全身。中老年人开始进行冷水浴锻炼时，最好选择在夏季，先用低于体温的35℃的水进行锻炼，随着机体的适应逐渐降低水温至20℃以下。身体条件较好者亦可参加冬泳运动

6. 克服忧悲情绪，减少对肺的伤害

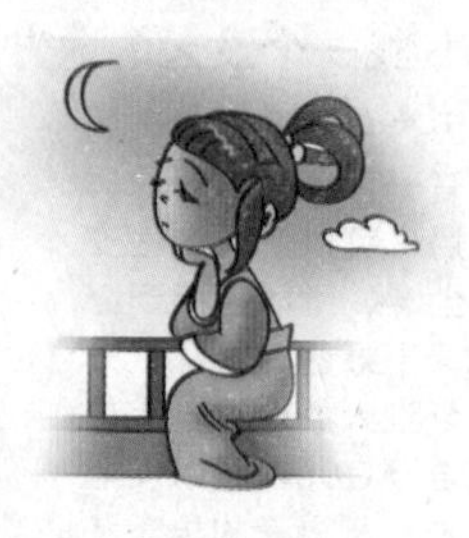

忧和悲是与肺有密切牵连的情志，人的悲哀情绪，可伤及肺，导致干咳、气短、咯血、音哑及呼吸频率改变，以及消化功能的严重减退。所以，在生活中尽量不要让自己有忧或悲的情绪，如果出现了这种情绪，就去找一些能让自己快乐起来的事情做，用喜的情绪来战胜忧伤的情绪

饭前先喝汤，养胃的良药方

常言道“饭前先喝汤，养胃的良药方”，这话是有科学道理的。这是因为，从口腔、咽喉、食道到胃，犹如一条通道，是食物必经之路。吃饭前，先喝几口汤，等于给这段消化道加点儿“润滑剂”，使食物能顺利下咽，防止干硬食物刺激消化道黏膜。

若饭前不喝汤，则饭后会因胃液的大量分泌使体液丧失过多而产生口渴感。这时喝水会冲淡胃液，影响对食物的吸收和消化。

汤可以是鸡汤、牛筋汤、猪蹄汤、鱼汤、肉皮汤、羊蹄汤、牛肉汤、排骨汤等。汤是非常重要的，但由于效价不同，不同的汤可以起到不同的抗病防疾效果。

1. 鸡汤抗感冒。鸡汤中的特殊养分，可加快咽喉部及支气管膜的血液循环，增强黏液分泌，及时清除呼吸道病毒，缓解咳嗽、咽干、喉痛等症状。煲制鸡汤时，可以放一些海带、香菇等

2. 排骨汤抗衰老。排骨汤中的特殊养分以及胶原蛋白可促进微循环，50 ~ 59 岁是人体微循环由盛到衰的转折期，骨骼老化速度快，多喝骨头汤可收到药物难以达到的功效

3. 鱼汤防哮喘。鱼汤中含有一种特殊的脂肪酸。它具有抗炎作用，可以治疗呼吸道炎症，预防哮喘发作，对儿童哮喘病最为有效

另外，急性病人要喝鱼汤，慢性病人不仅要喝鱼汤，也要喝牛肉汤；癌症病人不仅要喝鱼汤和牛肉汤，而且要喝牛筋汤；患糖尿病和血黏稠的病人不仅要喝鱼汤和牛肉汤，还要吃肉皮冻等。

喝汤以保证胃部舒适为度，饭前饭后切忌“狂饮”。

科学熬汤法

1. 熬汤用陈年瓦罐熬制效果最佳。熬汤时，瓦罐能均衡而持久地把外界热能传递给里面的原料，而相对平衡的环境温度，又有利于水分子与食物的相互渗透。这种相互渗透的时间维持得越长，鲜香成分溢出得越多，熬出的汤的滋味就越鲜醇，原料的质地就越酥烂。

2. 火候要适当。熬汤的要诀是：旺火烧沸，小火慢煨。这样才能把原料内的蛋白质浸出物等鲜香物质尽可能地溶解出来，使熬出的汤更加鲜醇味美。只有文火才能使营养物质溶出得更多，并使熬出来的汤颜色清澈，味道浓醇。

3. 配水要合理。水温的变化，用量的多少，对汤的营养和风味有着直接的影响。用水量一般是熬汤的主要食品重量的 3 倍，而且要使食品与冷水共同受热。熬汤不宜用热水，如果一开始就往锅里倒热水或者开水，肉的表面突然受到高温，外层蛋白质就会马上凝固，使内层蛋白质不能充分溶解到汤里。此外，如果在熬汤的过程中往锅里加凉水，蛋白质也不能充分溶解到汤里，汤的味道就不够鲜美，而且汤色也不够清澈。

4. 熬汤时不宜先放盐。因为盐具有渗透作用，会使原料中的水分排出，蛋白质凝固，鲜味不足。

5. 熬制时间不要过长。长时间加热能破坏煲类菜肴中的维生素；加热 1 ~ 1.5 小时，就可获得比较理想的营养峰值，此时的能耗和营养物质比例较佳。

加强胃肠功能的小方法

胃是一个特殊的器官，酸甜苦辣、荤素五谷都要在胃里消化，而胃又是一个颇为娇嫩的器官，不注意保养便可能出现问题。

摇摆运动通过脊柱的轻度活动，能减轻局部疼痛、肌肉麻痹，还可以带动胃肠的活动，从而加强胃肠功能，对防治便秘、肠粘连、腹胀、腹痛等有良好效果。

加强肠胃功能的方法

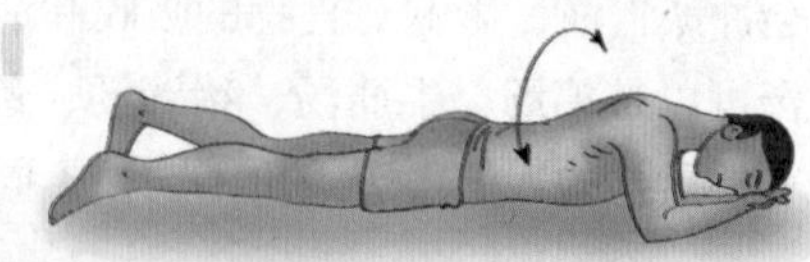

俯卧式

身体俯卧，伸成直线。两手十指交叉，掌心向上，垫于前额下。以双肘尖支撑，做迅速而协调的左右水平摆动

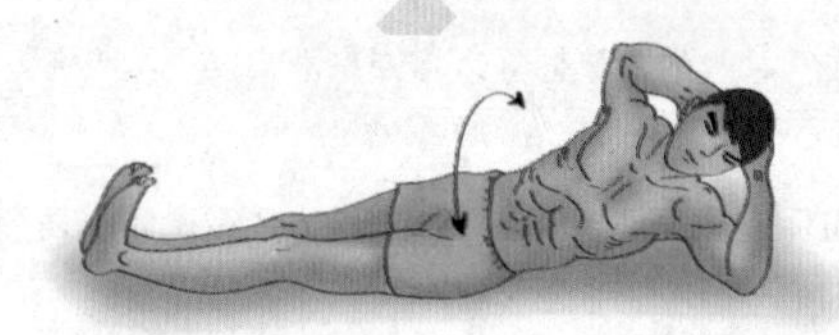

仰卧式

去掉枕头，平躺在硬床上，身体伸成一条直线；脚尖并拢，尽力向膝盖方向钩起；双手十指交叉，掌心向上，放于颈后；两肘部支撑床面。身体模仿金鱼游泳的动作，快速地向左右两侧做水平扭摆。如果身体难以协调，可以用双肘与足跟支撑，帮助用力。练习协调之后，可以逐渐加快速度。每次练 3~5 分钟，每天练习 2 次

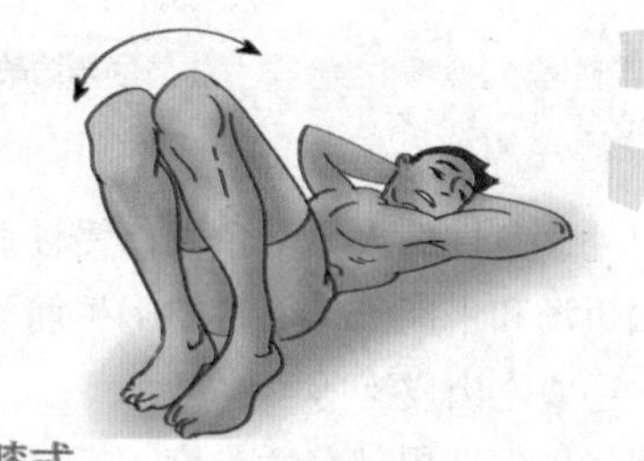

屈膝式

仰卧，双手十指交叉，垫在颈后，掌心向上。两腿并拢屈膝，脚跟靠近臀部。摆动时以双膝的左右摇动来带动身体的活动，向左右两侧交替扭转。开始时幅度可小，熟练后可加大幅度，增高频率

日常生活中怎样养胃

为了养好自己的胃，你应该在饮食上下功夫，坚持以下六条原则。

1. 定时定量。每日三餐定时，到了规定时间，不管肚子饿还是不饿，都应主动进食，避免过饥或过饱，使胃保持有规律的活动。每餐还应保持食量适度

2. 温度适宜。饮食的温度应以“不烫不凉”为度，否则，过烫过冷的食物进入胃部之后，都会刺激胃黏膜，久而久之，易引发胃病

3. 细嚼慢咽。对食物充分咀嚼，使食物尽可能变“细”，以减轻胃的工作负担。咀嚼的次数愈多，随之分泌的唾液也愈多，对胃黏膜有保护作用

4. 饮水择时。最佳的饮水时间是早晨起床空腹时及每次进餐前一小时。餐后立即饮水会稀释胃液，汤泡饭也会影响对食物的消化

5. 适当补充维生素 C。维生素 C 对胃有保护作用，胃液中保持正常的维生素 C 量，可有效发挥胃的功能，保护胃部和增强胃的抗癌力

6. 多甘多暖。甘味食物能滋补脾胃。比如山药、小米、南瓜等食物，都具有很好的补益脾胃的作用，且可以增强免疫力

如何祛除百病之源——便秘

便秘是很多人都会面临的一个问题。它不仅仅会影响一个人的心情和健康，还能让美丽的女孩脸上长痘痘或者导致肥胖。便秘可以发生在人生的任何一个年龄段，与我们的饮食不均衡、运动不足、压力过大、生活不规律等有着密不可分的关系。

便秘的危害

一旦便秘，粪便堆积在肠道中，会产生相当多的毒素。这些毒素通过血液循环到达人体的各个部位，会导致面色晦暗无光、皮肤粗糙、毛孔粗大、痤疮、腹胀腹痛、口臭、痛经、月经不调、肥胖、心情烦躁等症状，更严重的还会导致结肠癌

生活习惯防治便秘

养好生活习惯就能防止便秘的发生。每天多喝水，早晨第一杯水很重要，为的就是冲刷肠胃；坚持吃富含膳食纤维的五谷杂粮，如红薯、黄豆、豆腐等；多吃蔬菜和水果；多做运动；另外，因为一个人的不良情绪，如紧张、焦虑、压抑等，都会导致胃肠道生理功能发生紊乱，引起肠道内微生态的失衡，因此保持好的情绪很重要

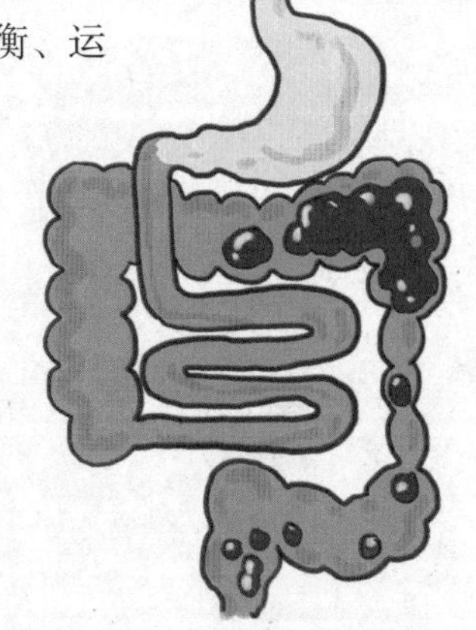

人体的肠壁并不是光滑的，而是有褶皱的，我们每天所吃食物的残渣会一点儿一点儿地积存在这些褶皱里，如果食物残渣在大肠中移动过慢，使便便体变得又干又硬，增加了排便的困难，就会导致便秘

呵护膀胱，驱除体内毒素

膀胱的主要功能就是储尿和排尿。中医认为肾与膀胱相表里，《黄帝内经》上说"肾开窍于二阴"，说的就是这个道理。肾是做强之官，肾精充盛则身体强壮，精力旺盛；膀胱是州都之官，负责储藏水液和排尿。它们一阴一阳，一表一里，相互影响。所以说，如果撒尿有问题，就是肾的毛病。另外，生活中我们经常会说有的人因为惊吓，小便失禁，其实这就是"恐伤肾"。恐惧对肾脏造成了伤害，而肾脏受到的伤害又通过膀胱经表现出来了。膀胱需要我们在日常生活中做好养护，方法如下：

1. 男士排尿时的注意事项：男士排尿时，应尽量把裤子脱得足够低，以免压迫尿道，阻碍尿流。阴囊处是尿道最宽也最有可能积存尿液的地方，所以在排尿结束之前，最好在阴囊下面轻轻地压一压，使可能残存的尿液都排出来

2. 这样避孕损害膀胱：有的男士为了达到避孕效果，射精前用手指压住会阴部的尿道，不让精液射出。精液会倒流进入膀胱。在房事后第一次排尿时你会在尿液中发现有白色混浊物，它们就是精液。经常这样做除了会导致性功能障碍外，还容易发生逆行射精现象，就是即使不压迫尿道，也无精液射出。精液经常流入膀胱，会使尿道和膀胱产生憋胀和灼热等不适感，并容易引起尿道炎症

3. 戒烟：研究表明，香烟中含有尼古丁、焦油、烟草特异性亚硝胺等多种毒性致癌物质，经常大量吸烟的人，尿中致癌物质的浓度比较高

4. 多饮水：饮水量少者膀胱中的尿液必然少，而致癌物质从肾脏排泄到膀胱后，在尿液中的浓度也相对较高。这些高浓度的致癌物质会对膀胱黏膜造成强烈的刺激。同时，饮水量小者，排尿间隔时间必然较长。这就给细菌在膀胱内繁殖创造了有利条件。膀胱癌患者，大多数是平时不喜欢饮水、饮茶的人

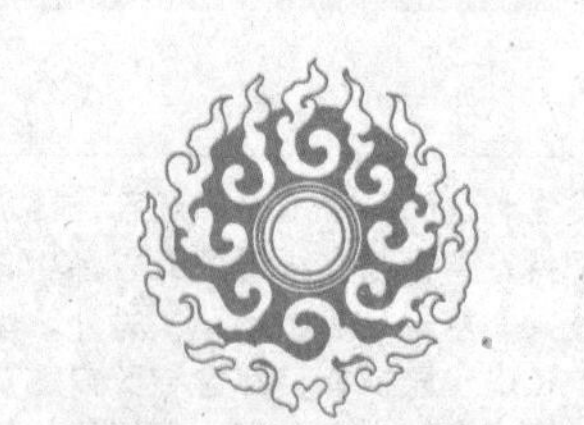